临床护理研究与思维实践

主编◎侯琳琳　刘茂珍　房秀民
朱　敏　李　慧　刘秀丽

U0301167

黑龙江科学技术出版社

图书在版编目(CIP)数据

临床护理研究与思维实践 / 侯琳琳等主编. -- 哈尔滨：黑龙江科学技术出版社，2022.9
ISBN 978-7-5719-1637-4

Ⅰ.①临… Ⅱ.①侯… Ⅲ.①护理学 Ⅳ.①R47

中国版本图书馆CIP数据核字(2022)第176338号

临床护理研究与思维实践
LINCHUANG HULI YANJIU YU SIWEI SHIJIAN

作　　者	侯琳琳　刘茂珍　房秀民　朱　敏　李　慧　刘秀丽	
责任编辑	单　迪	
封面设计	邓姗姗	
出　　版	黑龙江科学技术出版社	
	地址：哈尔滨市南岗区公安街70-2号　邮编：150007	
	电话：（0451）53642106　传真：（0451）53642143	
	网址：www.lkcbs.cn	
发　　行	全国新华书店	
印　　刷	哈尔滨午阳印刷有限公司	
开　　本	787mm×1092mm　1/16	
印　　张	23.75	
字　　数	558千字	
版　　次	2022年9月第1版	
印　　次	2022年9月第1次印刷	
书　　号	ISBN 978-7-5719-1637-4	
定　　价	128.00元	

前　言

　　随着社会经济的飞速发展和物质文化生活的不断提高,人类对珍惜生命、追求健康也不断提出新的要求。护理人员是卫生战线上的主力军,是推动健康新概念的中坚力量,是人类健康的捍卫者。护理学作为医学的一个分支,其概念和实质上都有了新的变化,而且现代医学模式逐渐重视专病专治专护。因此为了适应新世纪对护理工作更新更高的要求,使护士掌握的知识更加全面具体,我们组织编写了本书,旨在为广大护理工作者及医学爱好者,获得更全面的有关护理方面的知识提供一些帮助。

　　本书以临床常见疾病的护理为主,详细介绍了呼吸科、消化科、神经科等常见临床疾病的护理技术、临床护理中的技巧、注意事项以及护理常规和护理管理的相关内容,并对手术室护理与管理也作了系统阐述。本书资料新颖,条理清晰,系统全面,通俗易懂,突出科学性、实用性,充分吸收近几年的护理新理论、新知识和新技术,以帮助临床护理人员培养良好的思维判断能力,使护理工作更加有条理、清晰、主动,本书可供临床护理工作者参考使用。

　　由于学识水平有限,书中难免有疏漏和不足之处,期望广大专家学者给予批评指正。

编　者

目　　录

第一章 呼吸科疾病的护理

第一节 呼吸系统常见症状

一、发热

发热是指致热原直接作用于体温调节中枢,体温中枢功能紊乱或各种原因引起的产热过多、散热减少,导致体温升高超过正常范围的情形。正常成年人清晨安静状态下的口腔温度在 $36.3\sim37.2℃$;肛门内温度 $36.5\sim37.7℃$;腋窝温度 $36\sim37℃$。

按体温状况,发热分为:低热,$37.4\sim38℃$;中等度热,$38.1\sim39℃$;高热,$39.1\sim41℃$;超高热,$41℃$以上。

(一)常见原因及临床表现

发热本身不是疾病,而是一种症状。其实,它是体内抵抗感染的机制之一。当机体受到外来病原微生物(外致热原)的侵袭,或体内某些物质(内致热原)释放增加,产生发热效应,体温调节中枢将体温调定点上移,引起心搏加快,骨骼肌收缩等,使产热增加;末端血管收缩,汗毛孔关闭等,散热减少,体温上升。

(二)护理

1.应注意对高热患者体温的监测。每4小时测量体温1次,待体温恢复正常3天后可减至每日测体温2次;同时密切观察其他生命体征,如有异常情况,应立即通知医师。

2.用冰袋冷敷头部,体温≥39.5℃时进行酒精擦浴或药物降温,降温半小时后测体温并记录。

3.补充营养和水分。高热时,由于迷走神经兴奋降低,使胃肠活动及消化吸收降低;而另一面,分解代谢增加,营养物质大量消耗,引起消瘦、衰弱和营养不良。因此,应供给高热量,高蛋白质的流质或半流质饮食;并鼓励患者进食,对不能进食者,必要时用鼻饲补充营养,以弥补代谢之消耗。高热可使其机体丧失大量水分,应鼓励患者多饮水,必要时,由静脉补充液体、营养物质和电解质等。

4.加强口腔护理。长期发热患者,唾液分泌减少,口腔内食物残渣易于发酵,促进细菌繁殖,同时由于机体抵抗力低下及维生素缺乏,易于引起口腔溃疡,应加强口腔护理,减少并发症的发生。

5.高热患者由于新陈代谢率增快,消耗大而进食少,体质虚弱,应卧床休息减少活动。在退热过程中往往大量出汗,应加强皮肤护理,及时擦干汗液并更换衣物及床单以防感冒。

6.高热患者体温骤降时,常伴有大量出汗,以致造成体液大量丢失,年老体弱及心血管患者极易出现血压下降、脉搏细速、四肢冰冷等虚脱或休克表现,应密切观察。一旦出现上述情况,应立即配合医师及时处理,不恰当地使用退热药,可出现类似情况,应慎用。

7.饮食护理

(1)发热期间选用营养高易消化的流质,如豆浆、藕粉、果泥和菜汤等。

(2)体温下降病情好转,可改为半流质,如面条、粥,配以高蛋白质、高热量菜肴,如豆制品、蛋黄等以及各种新鲜蔬菜。

8.药物降温护理

(1)根据医嘱使用降温药物,了解降温药物作用和不良反应及注意事项等,避免不良反应及过敏反应的发生。

(2)患者使用药物降温后,要密切观察降温的效果及其他不良反应,如体温、脉搏、血压的变化,出汗的情况以及有无不适主诉,有无脱水症状,有无皮疹等。防止体温突然下降,出汗过多而导致虚脱,尤其要注意年老体弱、婴幼儿患者。

(3)药物降温后,应在 30 分钟后复测体温,若体温逐渐下降,说明降温效果好,同时应注意观察有无体温骤降、大量出汗、体弱无力等现象。如有以上虚脱表现应及时通知医师并给予保温,饮热开水,严重者遵医嘱给予静脉输液。

(4)药物降温后应鼓励患者多饮水,如出汗较多者及时更换衣物及床单,保持皮肤清洁干燥,注意保暖。

二、咳嗽

咳嗽是呼吸系统疾病最常见症状,是一种保护性反射动作,呈突然、爆发性的呼气运动,以清除呼吸道分泌物及气道内异物。

(一)常见原因

1.呼吸系统的感染

多见于呼吸道及肺内感染性疾病,如急、慢性支气管炎、气管炎、支气管扩张、肺结核等。

2.物理和环境因素

如吸入刺激性气体,过热或过冷的空气,吸烟或呼吸道有异物等,工作环境中有灰尘。

3.过敏因素

呼吸道黏膜接触过敏原后可引起咳嗽。

4.其他

支气管肺癌、气胸、二尖瓣狭窄所致肺淤血或肺水肿、膈下脓肿、胸膜炎或胸膜受到刺激等。

(二)临床表现

1.干性咳嗽

即刺激性咳嗽,指咳嗽而无痰或痰量甚少。

2.湿性咳嗽

常由肺部炎症、过敏、肺水肿、肿瘤、理化刺激等引起,咳嗽伴有较多痰液。痰量常提示病变程度,痰的不同性状可提示不同的病原体感染。

(三)护理

1.注意咳嗽的性质、出现时间及音色,因为这与疾病有密切关系。急性发作的刺激性干咳多是由上呼吸道炎症引起;长期晨间咳嗽多见于慢性咽炎或吸烟者;带金属音的咳嗽,常见于支气管管腔狭窄或受压所致,应警惕肺癌的可能;变换体位时的咳嗽,常见于支气管扩张、肺脓肿等,故注意细节,并准确地向医生表达,可以使医师对疾病进行准确的判断。

2.注意有无伴随症状:有无发热、胸痛、呼吸困难、烦躁不安等表现。

3.保持室内空气新鲜,温湿度适宜,避免灰尘和烟雾刺激。

4.咳嗽伴有脓痰者,应注意漱口,随时清除口腔异味,保持口腔清洁。

5.痰液黏稠不易咳出时,要多饮水,并遵从医嘱做雾化吸入或口服化痰药。

6.注意休息,频繁咳嗽时往往会消耗体力,患者会感到疲乏,应注意休息。

7.注意饮食,避免进食辛辣食物,以免刺激引起咳嗽。应给予高营养,高维生素食物。

三、咳痰

咳痰是气管、支气管的分泌物或肺泡内的渗出液,借助咳嗽将其排出的过程。

(一)常见原因

1.呼吸道疾病

上呼吸道感染、慢性支气管炎、肺炎、肺结核、支气管肺癌、支气管扩张、肺脓肿、职业性肺疾病、肺过敏性疾病等。

2.心脏疾病

主要由左心功能不全引起的肺淤血,肺水肿所致。

(二)临床表现

咳痰的临床表现多种多样,应注意痰液的颜色、气味、黏稠度及有无分层。铁锈色痰多见于大叶性肺炎;白色泡沫痰或黏液样痰多见于慢性支气管炎;黄脓性痰多见于呼吸道细菌感染性疾病;脓痰量多且臭,静止后呈分层状,多见于支气管扩张、肺脓肿;粉红色泡沫状痰多见于肺水肿。

(三)护理

1.深呼吸和有效咳嗽

适用于神志清醒,一般状况良好、能够配合的患者,有利于气道远端分泌物的排除。指导患者掌握有效咳嗽的正确方法。

(1)患者尽可能采用坐位,先进行深而慢的呼吸5～6次,其后深吸气至膈肌完全下降,屏气3～5秒,继而缩唇,缓慢地通过口腔将肺内气体呼出,再深吸一口气后屏气3～5秒,身体前倾,从胸腔进行2～3次短促有力的咳嗽,同时收缩腹肌,或用手按压上腹部,帮助痰液排出。也可让患者取俯卧屈膝位,借助膈肌、腹肌收缩,增加腹压,咳出痰液。

(2)经常变换体位,有利于痰液的咳出。

(3)对胸痛不敢咳嗽的患者,应避免因咳嗽加重疼痛。如胸部有伤口可用双手或枕头轻压伤口两侧,可避免咳嗽时胸廓扩展牵拉伤口而引起疼痛。

2.吸入疗法

适用于痰液黏稠和排痰困难者。通常是在湿化的同时加入药物以雾化方式吸入,可在雾化液中加入痰溶解剂、抗生素、平喘药等,达到祛痰、止咳、平喘的作用。

3.胸部叩击

适用于久病体弱,长期卧床,排痰无力者。禁用于未经引流的气胸、肋骨骨折、有病理性骨折史、咯血、低血压及肺水肿的患者。方法:患者取侧卧位或在他人协助下取坐位;叩击者双手手指弯曲并拢,使掌侧成杯状,以手腕力量从肺底自下而上由外向内,迅速而有规律地叩击胸壁,每分钟 120～180 次,或运用振肺排痰仪进行排痰治疗。

4.机械吸痰

适用于无力咳出黏稠痰液、意识不清或排痰困难者。可经患者的口、鼻、气管插管或气管切开处进行负压吸痰。注意事项:①每次吸引时间小于 15 秒钟,两次吸痰间隔大于 3 分钟;②吸痰动作要迅速、轻柔,将不适感降至最低;③在吸痰前中后适当提高吸入氧的浓度,避免吸痰引起低氧血症;④严格无菌操作,避免呼吸道交叉感染。

四、咯血

咯血是指喉部以下的呼吸器官出血经咳嗽动作从口腔排出。咯血可分痰中带血、少量咯血(每日咯血量≥100mL),中等量咯血(每日咯血量 100～300mL)和大咯血(>300mL/次或>600mL/24 小时)。

(一)常见原因及临床表现

1.情绪方面

情绪急剧变化可加快心脏搏动和血液循环,血压和肺内压升高,致使受损伤血管破裂而出现咯血。

2.运动方面

大量运动或剧烈咳嗽,可造成肺活量及肺内动脉压上升,使血管破裂,引起咯血。

3.气候方面

当气候出现过冷,过热,忽冷,忽热时咯血的患者也相应增多。这可能与血管张力的变化以及血管脆性的增加有关。

4.疾病方面

(1)呼吸系统疾病:肺结核、支气管扩张、肺癌、肺脓肿、慢性支气管炎肺炎、肺真菌病、尘肺等,其临床表现主要有胸痛、呼吸困难、咳嗽、咳痰偶有血痰或咯血。

(2)心血管系统疾病:风湿性心脏病、二尖瓣狭窄、肺栓塞、肺动静脉瘘。

(3)全身性疾病及其他原因:血液病和其他急性传染病。

(二)护理

咯血发生时应积极采取有效措施配合抢救,保持呼吸道通畅,嘱其采用患侧卧位,有利于健侧通气;向患者说明屏气无助于止血,且对机体不利,应尽量将血咳出,以防窒息;充分做好吸痰、气管插管、气管切开等抢救工作;同时遵医嘱给予止血药。

1.一般护理

咯血患者的居室应保持安静,清洁,舒适,空气新鲜,阳光充足。咯血尤以初春为多。生活上如果注意预防,可以把诱发咯血的因素降低到最低限度。其注意要点是:①注意气候与咯血的关系;②注意生活规律;③注意稳定情绪;④饮食。

2.对症护理

注意咯血的先兆观察,约 60%肺结核咯血患者都有咯血先兆。咯血先兆常表现为胸闷、气急、咽痒、咳嗽、心窝部灼热、口感甜或咸等症状,其中大咯血好发时间多在夜间或清晨。根据咯血发生的规律,严格交接班制度,密切观察其病情变化,加强夜班巡视,尤其是咯血高发时间,特别注意倾听患者的诉说及观察情绪变化,同时及时报告医师,给予有效的处理。

3.心理护理

多数患者都对大咯血有明显的恐惧心理,医护人员应耐心解释,解除顾虑。在大咯血的抢救过程中,患者容易产生埋怨心理,应耐心地做好解释工作,告诉患者止血有一过程,而且还取决于原发病的治疗情况。绝望心理常见于大咯血和多次咯血治疗无效,及少量咯血并伴有全身衰竭的重症患者,对这类患者的心理护理仍是难题,给他们讲述严重大咯血抢救成功的病例有一定的积极作用。在大咯血时,患者显得紧张并求救心切,有时因咯血不能说话,常用手势向医护人员表示求救,要多进行鼓励,同时也要告诉患者不必过于担忧,只有放松自己,消除紧张,安静休息,对疾病的恢复才会更有利。

五、胸痛

胸痛主要由胸部疾病,少数由其他部位的病变累及壁层胸膜时所致。

(一)常见原因

1.肺及胸膜病变

如胸膜炎、脓胸、气胸、血胸或胸膜肿瘤;或累及胸膜的肺部疾病,如肺炎、肺栓塞、晚期肺癌等。

2.胸壁疾病

如皮下蜂窝织炎、带状疱疹、肋间神经炎、流行性胸痛、肌炎和皮肌炎、肋骨骨折、强直性脊柱炎等这些疾病,累及或刺激肋间神经和脊髓后根传入神经引起疼痛。

3.胸腔脏器疾病

主要通过刺激支配心脏和血管的感觉神经、支配气管、支气管和食管迷走神经感觉纤维引起胸痛,累及胸膜的病变则主要通过壁层胸膜的痛觉神经。

(1)心血管疾病:如心绞痛、急性心肌梗死、心肌炎、急性心包炎、夹层动脉瘤、肺栓塞、肺梗死。

(2)呼吸系统疾病:如胸膜炎、气胸、肺炎、肺癌等。

(3)纵隔疾病:如纵隔炎、纵隔气肿、纵隔肿瘤、反流性气管炎、食管裂孔疝、食管癌等。

4.其他相邻部位疾病

肝脓肿、膈下脓肿、脾梗死等可引起牵涉性胸痛。

(二)临床表现

胸痛的表现多种多样。如带状疱疹呈刀割样或灼热样剧痛;食管炎多呈烧灼痛;肋间神经痛为阵发性灼痛或刺痛;心绞痛呈绞榨样痛并有重压窒息感;心肌梗死则疼痛更为剧烈并有恐惧、濒死感;气胸在发病初期有撕裂样疼痛;胸膜炎呈隐痛、钝痛和刺痛;夹层动脉瘤常突然发生胸背部撕裂样剧痛或锥痛;肺梗死亦可突然发生胸部剧痛或绞痛,常伴有呼吸困难与发绀。

(三)护理

1.休息与体位

一般胸痛患者可适当活动;如有发热、咯血、气胸,则应卧床休息并采用舒适的半坐卧位或坐位;胸膜炎、肺炎患者可取患侧卧位以减轻疼痛。

2.缓解疼痛

(1)适当使用镇痛药物或镇静药。

(2)疼痛局部肋间神经封闭治疗。

(3)用分散注意力的方法减轻疼痛,如听音乐,看杂志。

(4)胸膜炎、肺炎患者可在呼气末用1.5cm的胶布粘贴患侧胸部,使患侧胸部固定,以减低呼吸幅度而减轻疼痛。

六、呼吸困难

呼吸困难是一种觉得空气不足,呼吸费力和胸部窒息的主观感觉,或者患者主观感觉需要增加呼吸活动,客观表现为呼吸频率,深度及呼吸节律的改变。

(一)常见原因及临床表现

1.呼吸系统疾病引起的肺源性呼吸困难

(1)吸气性呼吸困难:特点为吸气困难,伴有干咳,重者可出现吸气时胸骨上窝、锁骨上窝和肋间隙明显凹陷,即"三凹征"。主要见于急性喉炎、喉头水肿、喉癌、喉与气管异物、气管肿瘤、气管外压性狭窄等。

(2)呼气性呼吸困难:主要见于慢性阻塞性肺疾病(COPD)、支气管哮喘等。特点为呼气费力,呼气时间延长,常伴有干啰音或哮鸣音。

(3)混合性呼吸困难:吸气、呼气都有困难。主要见于重症肺炎、肺结核、肺不张、急性呼吸窘迫综合征;肺栓塞、肺动脉高压;各种类型的肺间质疾病;气胸、大量胸腔积液等。

2.心血管系统疾病引起的心源性呼吸困难

(1)左侧心力衰竭:冠状动脉粥样硬化性心脏病、高血压性心脏病、风湿性心脏病、心肌炎、心肌病等。活动或仰卧位明显,休息或坐位时减轻,严重者可咳出粉红色泡沫痰、大汗。

(2)右侧心力衰竭:肺源性心脏病、心包积液和缩窄性心包炎等。

(3)先天性发绀型心脏病:法洛四联征等。

3.中毒性呼吸困难

(1)各种原因引起的酸中毒多为深大呼吸,如急、慢性肾衰竭、糖尿病酮症酸中毒。

(2)药物和化学物质中毒,表现为呼吸浅表、缓慢、可有节律异常,如吗啡类、巴比妥类药物、有机磷中毒、一氧化碳、亚硝酸盐中毒等。

(3)血液病性呼吸困难:重度贫血、高铁血红蛋白症等。

4.神经精神性呼吸困难

(1)器质性颅脑疾病:表现为呼吸浅慢或呼吸过快和过慢交替,呼吸暂停,比如潮式呼吸、间歇呼吸等。主要见于颅脑外伤、脑血管病、颅内感染和肿瘤等。

(2)精神或心理疾病:焦虑症、癔症等。常表现为呼吸浅表,常因过度通气出现呼吸性碱中毒表现。

(二)护理

(1)提供安静舒适、空气洁净的环境、适宜的温、湿度。重度呼吸困难时患者宜取半坐卧位或端坐卧位,尽量减少活动,避免不必要的谈话,以减少耗氧量。动态观察患者的呼吸状况,判断呼吸困难的类型,必要时监测患者血氧饱和度、动脉血气的变化,及时发现和解决患者的病情变化。

（2）保持有利的换气姿势，改善患者呼吸困难。①借助坐姿，向前倾伏于桌上，半坐卧位等；②指导患者利用放置枕头或靠背架等方法，帮助患者用力呼吸，保持舒适，减少疲劳。

（3）教会患者有效的呼吸技巧，改善呼吸困难，如缩唇呼吸运动。呼吸困难使患者消耗体能，同时增加耗氧量。有效的呼吸技巧可助其减慢呼气的速度，改善呼吸的深度，有效地防止呼吸道发生凹陷。腹式呼吸和缩唇呼气训练，均能增加呼吸运动力量和效率，调动通气的潜力。

（4）指导患者活动时勿屏住呼吸。患者在活动过程中不可屏住呼吸，而应继续维持呼吸状态。在开始活动时正常吸气（不是深吸气），然后在开始执行某一动作时开始呼气，以免发生气喘甚至气胸。

（5）保持呼吸道通畅。

（6）氧疗和机械通气的护理。根据呼吸困难类型、严重程度，进行合理氧疗和机械通气，以缓解症状。

（7）指导患者弯腰时应呼气。肺气肿患者应在弯腰之前正常吸气，弯腰系鞋带或捡东西时则进行呼气，以免发生气喘。

（8）指导患者进行全身锻炼。合理安排休息和活动量，调整日常生活方式，在病情许可的情况下，有计划的逐渐增加运动量和改变运动方式，病情好转后，可让患者下床活动。

第二节　急性呼吸道感染

急性上呼吸道感染是指鼻腔、咽或喉部的急性炎症，是呼吸道最常见的传染病。本病全年均可发病，多为散发，以冬、春季多见。本病大多数由病毒引起，常见的有流感病毒（甲、乙、丙），副流感病毒，鼻病毒，腺病毒，呼吸道合胞病毒等；细菌可继发于病毒感染或直接感染，常见溶血性链球菌，其次为流感嗜血杆菌、肺炎链球菌和葡萄球菌等。病原体常通过飞沫或被污染的用具传播。

（一）病因与诱因

1.病因

急性上呼吸道感染有 70%～80% 由病毒引起。其中主要包括流感病毒，副流感病毒，呼吸道合胞病毒，腺病毒，鼻病毒，埃克病毒，柯萨奇病毒，麻疹病毒，风疹病毒等。细菌感染占 20%～30%，可直接或继发于病毒感染之后发生，以溶血性链球菌最为多见，其次为流感嗜血杆菌、肺炎链球菌和葡萄球菌等，偶见革兰氏阴性杆菌。

2.诱因

各种可导致全身或呼吸道局部防御功能降低的原因，如受凉、淋雨、过度紧张或疲劳等均可诱发本病。

（二）发病机制

当机体或呼吸道局部防御功能降低时，原先存在于上呼吸道或外界侵入的病毒和细菌迅速繁殖,引起本病。年老体弱者、儿童和有慢性呼吸道疾病者易患本病。

(三)临床表现

1.症状与体征

根据病因和临床表现不同,分为不同的类型。

(1)普通感冒:又称上呼吸道卡他,俗称伤风或上感。以鼻咽部卡他症状为主。起病急,初期出现咽痒、咽干或咽痛,或伴有鼻塞、喷嚏、流清水样鼻涕,2～3天后变稠。可有流泪、声嘶、干咳或少量黏液痰。全身症状较轻或无,可仅有低热,轻度畏寒、头痛、食欲差等。可见鼻腔黏膜充血、水肿、有分泌物,咽部轻度充血等体征。如无并发症,经5～7天后痊愈。

(2)咽炎和喉炎:常由病毒引起。急性咽炎表现为咽部发痒和有灼热感,有轻而短暂的咽痛,当有吞咽疼痛时,常提示有链球菌感染,咳嗽少见。急性喉炎表现为声嘶、说话困难、咳嗽时疼痛,常伴有发热或咽炎,可见喉部充血、水肿,局部淋巴结肿大伴触痛,可闻及喘息声。

(3)疱疹性咽峡炎:主要由柯萨奇病毒A所致。好发于夏季,多见于儿童。表现为咽痛明显,常伴有发热,可见咽充血,软腭、腭垂、咽和扁桃体表面有灰白色疱疹及浅表溃疡,周围有红晕。病程约1周。

(4)细菌性咽-扁桃体炎:多由溶血性链球菌引起。起病急,咽痛明显,伴畏寒,发热,体温可达39℃以上。可见咽部明显充血,扁桃体肿大、充血,表面有黄色点状渗出物,颌下淋巴结肿大、有压痛。

2.并发症

本病如不及时治疗,可并发急性鼻窦炎、中耳炎、气管-支气管炎。部分患者可继发心肌炎、肾炎、风湿性疾病等。

(四)实验室和其他检查

1.血常规

病毒感染者,白细胞计数正常或偏低,淋巴细胞比例升高。细菌感染者,可见白细胞计数和中性粒细胞增多,并有核左移现象。

2.病原学检查

病毒分离,病毒抗原的血清学检查等,有利于判断病毒类型。细菌培养可判断细菌类型和药物敏感试验。

(五)诊断要点

根据咽部的症状,体征和流行情况,血常规以及胸部X线检查无异常表现,可做出临床诊断。通过病毒分离、血清学检查和细菌培养等,可明确病因诊断。

(六)治疗要点

1.对症治疗

重点是减轻症状,缩短病程和预防并发症。

2.抗感染治疗

目前尚无特异性抗病毒药物。由于常并发细菌感染,临床可根据病原菌和药敏试验选用抗生素。常用青霉素、头孢菌素、氨基糖苷类抗生素,也可口服大环内酯类或喹诺酮类及磺胺类抗菌药物。

3.中医治疗

常用中成药有板蓝根冲剂,感冒清热冲剂,银翘解毒片等。

(七)常用护理诊断及问题

1.舒适的改变

与鼻塞、流涕、咽痛、病毒和(或)细菌感染有关。

2.体温升高

与感染有关。

(八)护理措施

1.一般护理

保持室内适宜的温度、湿度和空气流通;患者应注意休息,减少消耗;给予高热量、丰富维生素、易消化的食物,鼓励患者每天保持足够的饮水量,避免刺激性食物,限烟酒。

2.病情观察

观察鼻塞是双侧还是单侧,是清涕还是脓涕,咽痛是否伴声嘶;注意观察体温变化,有无咳嗽、咳痰及痰液的特点等。监测体温,体温超过 38.5℃ 时给予物理降温,或按医嘱给予解热药,预防高热惊厥,并观察记录用药效果。

3.对症护理

进食后漱口或口腔护理,防止口腔感染;高热时可行物理降温或遵医嘱选用解热镇痛药物;咽痛、声嘶时给予雾化吸入。出汗后及时给患者用温水擦净汗液,更换衣服。加强口腔护理。

4.观察并发症的早期表现

如高热持续不退或退而复升,淋巴结肿大,耳痛或外耳道流脓,咳嗽加重,呼吸困难等。

(九)健康指导

1.避免诱发因素

帮助患者及家属掌握上呼吸道感染的常见诱因,避免受凉、过度疲劳、注意保暖;保持室内空气新鲜、阳光充足;在高发季节少去人群密集的公共场所;戒烟;防止交叉感染。

2.增强免疫力

注意劳逸结合,加强体育活动,提高机体抵抗力及抗寒能力。必要时注射疫苗预防,如流感疫苗。

3.识别并发症并及时就诊

药物治疗后,症状不缓解,或出现耳鸣、耳痛、外耳道流脓等中耳炎症状,或恢复期出现胸闷、心悸、眼睑水肿、腰酸或关节痛者,应及时就诊。

第三节　肺炎

肺炎是指终末气道,肺泡和肺间质的炎症,可由病原微生物、理化因素、免疫损伤、过敏及药物所致。

一、常见病因

以感染为最常见病因,如细菌、病毒、真菌、寄生虫等,还有理化因素、免疫损伤、过敏及药物等。正常的呼吸道免疫防御机制使气管隆突以下的呼吸道保持无菌。是否发生肺炎决定于两个因素:病原体和宿主因素。如果病原体数量多,毒力强和(或)宿主呼吸道局部和全身免疫防御系统损害,即可发生肺炎。

病原体可通过下列途径引起肺炎:①空气吸入;②血行播散;③邻近感染部位蔓延。当病原体直接抵达下呼吸道后,滋生繁殖,引起肺泡毛细血管充血、水肿,肺泡内纤维蛋白渗出及细胞浸润。

二、临床表现

1.症状

细菌性肺炎的常见症状为咳嗽、咳痰,或原有呼吸道症状加重,并出现脓性痰或血痰、伴或不伴痛。肺炎病变范围大者可有呼吸困难、呼吸窘迫。大多数患者有发热。

2.体征

早期肺部体征无明显异常,重症者可有呼吸频率增快,鼻翼翕动,发绀。肺实变时有典型的体征,如叩诊浊音,语颤增强和支气管呼吸音等,也可闻及湿啰音。并发胸腔积液者,患侧胸部叩诊浊音、语颤减弱、呼吸音减弱。

三、辅助检查

1.胸部 X 线

以肺泡浸润为主。呈肺叶段分布的炎性浸润影,或呈片状或条索状影,密度不均匀,沿支气管分布。

2.血液检查

细菌性肺炎可见白细胞计数和中性粒细胞增高,核左移,或细胞内见中毒颗粒。年老体弱、酗酒、免疫功能低下者白细胞计数可不增高,但中性粒细胞比例仍高。

3.病原学检查

痰涂片革兰染色有助于诊断,但易受咽喉部寄殖菌污染。为避免上呼吸道污染,应在漱口后取深部咳出的痰液送检,或经纤维支气管镜取标本送检,结合细菌培养,诊断敏感性较高。必要时做血液、胸腔积液细菌培养,以明确诊断。

4.血清学检查

补体结合试验适用于衣原体感染。间接免疫荧光抗体检查多用于军团菌肺炎等。

四、治疗原则

给予对症和支持治疗,选用抗生素应遵循抗菌药物治疗原则,即对病原体给予针对性治疗。

五、护理

1.评估

(1)病史。①患病及治疗经过:询问本病的有关病因,如有无着凉、淋雨劳累等诱因,有无上呼吸道感染史;有无 COPD、糖尿病等慢性病史;是否使用过抗生素、激素、免疫抑制药等;是否吸烟,吸烟量有多少。②目前病情与一般情况:日常活动与休息、饮食、排便是否规律,如是否有食欲缺乏、恶心、呕吐、腹泻等表现。

(2)身体评估。①一般状态:意识是否清楚,有无烦躁、嗜睡、反复惊厥、表情淡漠等;有无急性病容、鼻翼翕动。有无生命体征异常,有无血压下降、体温升高或下降等。②皮肤、淋巴结:有无面颊绯红、口唇发绀、皮肤黏膜出血,浅表淋巴结肿大。③胸部:有无三凹征;有无呼吸频率、节律异常;有无胸部压痛、叩诊实音或浊音;有无肺泡呼吸音减弱或消失,异常支气管呼吸音,干湿啰音,胸膜摩擦音等。

(3)实验室检查。①血常规:有无白细胞计数升高、中性粒细胞核左移、淋巴细胞升高。②X线检查:有无肺纹理增粗、炎性浸润影等。③痰培养:有无细菌生长,药敏试验结果如何。④血气分析:是否有 PaO_2 减低和(或) $PaCO_2$ 升高。

2.护理要点及措施

(1)休息与生活护理:发热患者应卧床休息,以减少氧耗量,缓解头痛,肌肉酸痛等症状。病房安静,环境适宜,室温 18～20℃,湿度 50％～60％,定时通风。

(2)口腔护理:高热及咳痰的患者应加强口腔护理,保持口腔清洁,预防口舌炎、口腔溃疡的发生。每日 2 次口腔护理,口唇干燥者涂液状石蜡。

(3)饮食与补充水分:给予能提供足够热量,蛋白质和维生素的流质或半流质,以补充高热引起的营养物质消耗。鼓励患者多饮水,每日 1～2L。轻症者无须静脉补液,失水明显者可遵医嘱给予静脉补液,保持血钠＜145mmol/L,尿比重＜1.020,补充因发热而丢失较多的水和盐,加快毒素排泄和热量散发,尤其是食欲差或不能进食者。心脏病或老年人应注意补液速度,避免过快导致急性肺水肿。

(4)降温护理:高热时可采用酒精擦浴、冰袋、冰帽等物理降温措施,以逐渐降温为宜,防止虚脱。儿童要预防惊厥,不宜用阿司匹林或其他解热药,以免大汗和干扰热型观察。患者出汗时,及时协助擦汗,更换衣服,避免受凉,使患者感觉舒适。

(5)病情观察:监测并记录生命体征,以便观察热型,协助医生明确诊断。重症肺炎不一定有高热,重点观察儿童、老年人、久病体弱者的病情变化。

(6)用药护理:遵医嘱使用抗生素,观察疗效和不良反应。应用头孢唑啉钠可出现发热、皮疹、胃肠道不适等不良反应,偶见白细胞减少和丙氨酸氨基转移酶增高;喹诺酮类药偶见皮疹、恶心等;氨基糖苷类抗生素有肾、耳毒性,老年人和肾功能减退者,应特别注意观察是否有耳鸣、头晕、唇舌发麻等不良反应的出现。

(7)呼吸困难、咳嗽、咳痰护理:①抬高床头取舒适的平卧位,根据病情及血气分析结果选择给氧方式,重症肺炎或伴有低氧血症的患者出现明显呼吸困难、发绀者,要给予鼻导管或面罩吸氧。②实施胸部物理疗法指导并鼓励患者进行有效的咳嗽、咳痰,以利于排痰;对无力咳嗽或痰液干燥不易咳出时,给予雾化吸入,变换体位,翻身叩背等,使其保持呼吸道通畅。

(8)感染性休克的护理

1)病情监测。a.生命体征:有无心率加快、脉搏细速、血压下降、脉压变小、体温不升或高热、呼吸困难等,必要时进行心电监护;b.精神和意识状态:有无精神萎靡、表情淡漠、烦躁不安、神志模糊等;c.皮肤、黏膜:有无发绀、肢端湿冷;d.出入量:有无尿量减少,疑有休克者每小时应测尿量及尿比重;e.实验室检查:有无血气分析等指标的改变。

2)感染性休克的抢救配合：发现异常情况，立即通知医师，并备好物品，积极配合抢救。a.体位：患者取仰卧中凹位，头胸部抬高 20°、下肢抬高约 30°，有利于呼吸和静脉血回流。b.吸氧：给予高流量吸氧，维持 PaO_2＞60mmHg，改善缺氧症状。c.补充血容量：快速建立两条静脉通路，遵医嘱给予右旋糖酐或平衡液以维持有效血容量，降低血液黏稠度，防止弥散性血管内凝血；有明显酸中毒可应用 5％碳酸氢钠静脉滴注，因其配伍禁忌较多，宜单独输入。随时监测患者一般情况、血压、尿量、尿比重、血细胞比容等；监测中心静脉压，作为调整补液速度的指标，中心静脉压≤5cmH₂O 可加快输液速度，达到 10cmH₂O 应慎重，输液不宜过快，以免诱发急性心力衰竭。下列证据提示血容量已补足：口唇红润，肢端温暖，收缩压＞90mmHg，每小时尿量＞30mL 以上。如血容量已补足，每小时尿量＜400mL，比重＜1.018，应及时报告医师，注意有无急性肾衰竭。d.用药护理：遵医嘱输入多巴胺、间羟胺等血管活性药物。根据血压调整滴速，以维持收缩压在 90～100mmHg 为宜，保持重要器官的血液供应，改善微循环。输注过程中注意防止液体溢出血管外，以引起局部组织坏死和影响疗效。联合使用广谱抗菌药物控制感染时，应注意药物疗效和不良反应。

（9）心理护理：评估患者的心理状态，有无焦虑等不良情绪，疾病是否影响了患者的日常生活和睡眠。对于病情危重者，医护人员应该陪在患者身边，安慰患者，使其保持情绪稳定，增强战胜疾病的信心。

3.健康教育

（1）患者及家属了解肺炎的病因及诱因，避免受凉、淋雨、吸烟、酗酒、防止过度劳累。有皮肤痈、疖、伤口感染、毛囊炎、蜂窝织炎时应及时治疗，尤其是免疫功能低下者（糖尿病、血液病、艾滋病、肝病、营养不良等）和慢性支气管炎、支气管扩张者。

（2）保证饮食均衡，营养充足，多饮水，并适当活动锻炼，以增强体质。

（3）室内常通风换气，在天气晴朗时，到室外呼吸新鲜空气，晒太阳。在感冒流行季节，应尽量避免去人多拥挤的场所。必要时佩戴口罩。

（4）指导患者遵医嘱按时服药，了解肺炎治疗药物的疗效、用法、疗程、不良反应，防止患者自行停药或减量，定时随访。

（5）特殊患者的康复护理，慢性病、长期卧床、年老体弱者，应注意经常改变体位、翻身、拍背、咳出气道痰液，有感染征象及时就诊。

（6）根据气温变化合理增减衣服。衣着宽松，保持呼吸通畅。

（7）积极治疗原有的慢性疾病，定期随访。

第四节　急性气管-支气管炎

急性气管-支气管炎是指感染、物理、化学、过敏等因素引起的气管-支气管黏膜的急性炎症。临床主要表现为咳嗽和咳痰，多见于寒冷季节或气候突变时。

一、病因

(一)感染

由病毒、细菌直接感染或上感迁延而来。病原体常为流感嗜血杆菌、肺炎链球菌、腺病毒、流感病毒等,奴卡菌感染有所上升。

(二)理化因素

寒冷空气、粉尘、刺激性气体或烟雾(氨气、氯气、二氧化硫、二氧化碳等)可刺激气管、支气管黏膜而引起本病。

(三)变态反应

花粉、有机粉尘、真菌孢子等的吸入以及对细菌蛋白质过敏等,均可引起气管-支气管的变态反应。寄生虫(如钩虫、蛔虫的幼虫)移行至肺,也可致病。

二、临床表现

(一)症状

起病较急,常先有鼻塞、流涕、咽痛、声嘶等上感症状,继之出现咳嗽、咳痰,先为干咳,胸骨下有闷痛感,1～2天后咳少量黏液性痰,以后转为黏液脓性痰,痰量增多,咳嗽加剧,偶可见痰中带血;气管受累时,可在深呼吸和咳嗽时感到胸骨后疼痛;伴支气管痉挛时,可有气促,胸部紧缩感。全身症状较轻,可伴低热,乏力等,一般3～5天后消退。咳嗽、咳痰可持续2～3周,吸烟者则更长。

(二)体征

胸部听诊呼吸音正常或增粗,并有散在干、湿啰音。咳嗽后,啰音部位、性质改变或消失。支气管痉挛时可闻及哮鸣音。

(三)实验室及其他检查

病毒感染时,血常规白细胞计数多正常;细菌感染较重时,白细胞计数和中性粒细胞增高。痰涂片或培养发现致病菌。胸部X线检查多无异常改变,或仅有肺纹理增粗。

(四)诊断要点

根据病史咳嗽、咳痰等呼吸道症状,肺部啰音随咳嗽改变等体征,以及血常规和胸部X线检查,可做出临床诊断。痰涂片和培养有助于病因诊断。

(五)治疗要点

主要是控制感染和止咳、化痰、平喘等对症治疗。

1.对症治疗

(1)止咳:剧烈干咳者,可选用喷托维林,氢溴酸右美沙芬等止咳药;对于有痰患者,不宜给予可待因等强力镇咳药;兼有镇咳和祛痰作用的复方制剂,如复方甘草合剂在临床中应用较广泛。

(2)祛痰:咳嗽伴痰难咳出者,可用溴己新(必嗽平),复方氯化铵合剂或盐酸氨溴索等祛咳药,也可用雾化吸入法祛痰,也可行超声雾化吸入。一般不用镇咳剂或镇静剂,以免抑制咳嗽反射,影响痰液咳出。

(3)平喘:如有支气管痉挛,可选用支气管舒张药,如茶碱类、β受体激动剂等。

2.抗菌治疗

及时应用抗菌药物控制气管、支气管内炎症,一般选用青霉素、头孢菌素、大环内酯类、喹诺酮类抗菌药物,或根据细菌培养和药敏试验结果选择药物。以口服为主,必要时可静脉滴注。

(六)常用护理诊断及问题

1.清理呼吸道无效

与呼吸道感染痰液黏稠有关。

2.气体交换受损

与过敏引起支气管痉挛有关。

(七)护理措施

1.一般护理

(1)病室环境要保持舒适、洁净,室温维持在 18~20℃,湿度为 50%~60% 为宜。保持空气新鲜,冬季注意保暖,防止受凉。

(2)给予高蛋白,高维生素,足够热量,易消化饮食;少量多餐,避免油腻、刺激性强、易于产气的食物,防止便秘,腹胀影响呼吸。张口呼吸,痰液黏稠者,应补充足够水分,一般每天饮水 1500mL 以上,以保证呼吸道黏膜的湿润和病变黏膜的修复。做好口腔护理。

(3)要适当多休息,体位要保持舒适。

2.病情观察

密切观察患者咳、痰、喘的发作,痰液的性质和量,详细记录痰液的颜色、量和性质,正确收集痰标本并及时送检。

3.对症护理

主要为指导,协助患者有效排痰。详细内容见本章咳嗽、咳痰护理措施。

4.老年人群

高度重视老年人群患病者,因为随着年龄的增长,老年人各器官的生理功能逐渐发生衰老和变化。其肺泡数量减少,且泡壁变薄,泡腔增大,弹性降低,呼吸功能也不断下降,对缺氧和呼吸系统的调节功能也随之减低,咳嗽反射减弱,免疫力低下,使老年人容易出现呼吸道感染,加之老年人常患有其他慢性病变,如脑血管病等,一旦卧床,并发并发症,常可危及生命。其护理要点如下:

(1)保持呼吸道通畅:鼓励咳嗽、咳痰,多应用化痰药物治疗以稀释痰液,便于咳出,禁用或慎用镇咳药,以防抑制呼吸中枢,引起呼吸抑制甚至昏迷。加强体位护理,勤翻身、叩背或使用其他物理排痰法。当出现症状时,应尽量取侧卧位。一般健侧卧位利于引痰,可左右交替卧位。

(2)观察生命体征:注意呼吸、脉搏及节律的改变,注意痰的颜色,性质和量的变化,如发现患者精神不振或嗜睡、懒言、不喜活动或呼吸困难及发绀等出现,应高度重视,急查血气分析。

(3)正确指导老年人用药:按时服药,正确使用吸入药物或雾化吸入器,定时留取痰标本,及时检查痰细菌培养,及时调整抗生素的应用。

（八）健康指导

1.增强体质

积极参加体育锻炼，根据患者情况选择合适的体育活动，如健身操、太极拳、慢跑等；可增加耐寒训练，如凉水洗脸、冬泳等。

2.避免复发

患者咳嗽、咳痰明显时注意休息，避免劳累；多饮水，进食清淡、富有营养的饮食；保持适当的温、湿度；改善劳动生活环境，防止有害气体污染，避免烟雾、化学物质等有害理化因素的刺激，避免吸入环境中的变应原。

第五节　支气管哮喘

支气管哮喘，简称哮喘，是由嗜酸性粒细胞、肥大细胞和 T 淋巴细胞等多种炎性细胞及细胞组分参与的气道慢性炎症性疾病。

这种慢性炎症导致气道反应性增加，通常出现广泛多变的可逆性气流受限，并引起反复发作的喘息、气急、胸闷或咳嗽等症状，常在夜间或清晨发作、加剧，可经治疗缓解或自行缓解。

一、疾病概述

1.病因

病因还不十分清楚，大多认为哮喘是与多基因遗传有关的疾病，同时受遗传因素和环境因素的双重影响。

资料显示，哮喘的亲属患病率高于群体患病率，并且亲缘关系越近，患病率越高。哮喘患儿双亲大多存在不同程度气道高反应性。而研究显示与气道高反应性、IgE 调节和特异性反应相关的基因，在哮喘的发病中起着重要的作用。

环境因素中引起哮喘的激发因素，包括吸入物，如尘螨、花粉、动物毛屑等各种特异和非特异吸入物；感染，如细菌、病毒、原虫、寄生虫等；食物，如鱼、虾蟹、蛋类、牛奶等；药物，如阿司匹林等；其他，如气候变化、运动、妊娠等。

2.发病机制

发病机制尚不完全清楚，大多认为哮喘与变态反应、气道炎症、气道高反应及神经机制等因素相互作用有关。

（1）变态反应：当变应原进入具有特应性体质的机体后，可刺激机体通过 T 淋巴细胞的传递，由 B 淋巴细胞合成特异性 IgE，并结合于肥大细胞和嗜碱性粒细胞表面的高亲和性的 IgE受体。当变应原再次进入机体内，可与结合在这些受体上的 IgE 交联，使该细胞合成并释放多种活性介质导致平滑肌收缩、黏液分泌增加、血管通透性增高和炎症细胞浸润等，产生哮喘的临床症状。根据变应原吸入后哮喘发生的时间，可分为速发型哮喘反应（IAR），迟发型哮喘反应（LAR）和双相型哮喘反应（OAR）。速发型哮喘反应几乎在吸入变应原的同时立即发生反应，15～30min 达到高峰，2h 后逐渐恢复正常。迟发型哮喘反应 6h 左右发病，持续时间长，可达数天,而且临床症状重,常呈持续性哮喘发作状态。

(2)气道炎症:气道慢性炎症被认为是哮喘的本质。表现为多种炎症细胞特别是肥大细胞、嗜酸性粒细胞等在气道聚集和浸润,这些细胞相互作用可以分泌出多种炎症介质和细胞因子,使气道反应性增高,气道收缩,黏液分泌增加,血管渗出增多。

(3)气道高反应性:表现为气道对各种刺激因子出现过强或过早的收缩反应,是哮喘患者发生和发展的另外一个重要因素。普遍认为气道炎症是导致气道高反应性的重要机制之一。

(4)神经机制:支气管受复杂的自主神经支配,与某些神经功能低下和亢进有关。

3.病理

显微镜下可见气道黏膜下组织水肿、微血管通透性增加,杯状细胞增生及支气管分泌物增加、支气管平滑肌痉挛等病理改变。若哮喘长期反复发作,表现为支气管平滑肌肌层增厚、气道上皮细胞下纤维化、黏液腺增生和新生血管形成等,导致气道重构。

二、临床表现

1.症状

(1)前驱症状:在变应原引起的急性哮喘发作前往往有打喷嚏、流鼻涕、眼痒、流泪、干咳或胸闷等前驱症状。

(2)喘息和呼吸困难:反复发作性喘息或伴有哮鸣音的呼气性呼吸困难,是哮喘的典型症状。

(3)咳嗽、咳痰:咳嗽是哮喘的常见症状,由气道的炎症和支气管痉挛引起。干咳是哮喘前驱症状,哮喘发作时,咳嗽、咳痰症状反而减轻。哮喘发作接近尾声时,大量分泌物排出,咳嗽、咳痰可能加重。

(4)胸闷和胸痛:哮喘发作时可有胸闷和胸部发紧感。

2.体征

支气管哮喘具有季节性,急性发作时,两肺闻及弥散性哮鸣音,以呼气期为主,可自行缓解或使用支气管扩张药后缓解。胸部呈过度充气状态,有广泛的哮鸣音,呼气时延长,辅助呼吸肌和胸锁乳突肌收缩加强。心率增快,奇脉,胸腹反常运动,发绀,意识障碍等提示病情严重。

3.分期

根据临床表现分为急性发作期慢性持续期和临床缓解期。

急性发作指气促、咳嗽、胸闷等症状突然发生,常伴呼吸困难;慢性持续期指每周均不同频度和(或)不同程度的出现症状;临床缓解期是指经过治疗或未经治疗症状,体征消失,肺功能恢复到急性发作前水平,并维持 3 个月以上。

(一)辅助检查

1.肺功能检查

第 1 秒钟用力呼气量(FEV_1)、FEV_1/FVC,呼气流量峰值(PEF)等有关呼气流速的指标,在哮喘发作时全部下降,经有效的支气管扩张药治疗后好转,缓解期逐渐恢复。哮喘发作时还可以有肺活量(VC)降低,残气量、功能残气量,肺总量增加,残气与肺总量比值增高。

2.动脉血气分析

哮喘严重发作时可有不同程度的低氧血症,低碳酸血症、呼吸性碱中毒。病情进一步加剧,可表现呼吸性酸中毒。

3.胸部 X 线检查

哮喘发作时两肺透亮度增加,呈过度充气状态。并发感染时,可见肺纹理增加和炎症浸润阴影。

4.血液检查

发作时可有嗜酸性粒细胞增多,并发感染时白细胞和中性粒细胞增多,外源性哮喘者血清总 IgE 增高。

5.痰液检查

涂片可见较多的嗜酸性粒细胞及其退化形成的夏科-莱登结晶、黏液栓等。

6.支气管激发试验

测定气道反应性,吸入激发剂后,FEV_1 或 PEF 下降≥20%,即可确定为支气管激发试验阳性。可作为辅助诊断和评估哮喘严重程度和预后。

7.支气管舒张试验

测定气流受限的可逆性。吸入支气管舒张药后 FEV_1 或 PEF 改善率≥15%,可诊断支气管舒张试验阳性,可辅助诊断和指导用药。

8.特异性变应原检测

缓解期检测有利于判断变应原,了解导致个体哮喘发作的危险因素。

(二)护理评估

1.健康史

(1)询问患者发作时的症状,持续时间、诱发或缓解因素,了解既往治疗经过和检查。

(2)了解患者对哮喘知识的掌握程度,询问患者是否熟悉哮喘急性发作的先兆和处理方法,发作时有无按医嘱治疗。

(3)评估患者呼吸困难对日常生活、工作的影响程度,了解患者的家族史。

(4)评估与患者哮喘发生的各种病因和诱因,如有无接触变应原、吸烟等。

2.心理-社会评估

哮喘急性和反复发作,可影响患者的睡眠、体力活动,应评估患者有无烦躁、焦虑、恐惧等心理反应,并注意给予心里安慰;因哮喘需要终身防治,评估患者的家庭,社会支持系统,及对疾病治疗的信心,应加强与患者的沟通,增加患者的信心和对疾病的了解。

(三)护理问题

1.气体交换受损

与支气管痉挛、气道炎症、黏液分泌增加、气道阻塞有关。

2.清理呼吸道无效

与气道平滑肌痉挛痰液黏稠,排痰不畅、疲乏有关。

3.知识缺乏

缺乏正确使用吸入药物治疗的相关知识。

4.焦虑

与哮喘反复发作或症状不缓解,患者容易出现焦虑有关。

5.潜在并发症

呼吸衰竭、气胸或纵隔气肿。

(四)护理目标

(1)患者呼吸困难缓解,能平卧。

(2)能进行有效咳嗽,痰液能咳出。

(3)能正确使用吸入药物治疗。

(4)尽快使患者胸闷,呼吸困难得到缓解,增加舒适感,心理护理缓解焦虑恐惧情绪。

(5)护士严密监测和管理患者,及时发现并发症并配合医师抢救。

(五)护理措施

1.生活护理

①发现和避免诱发因素。询问患者导致发作的因素,如能发现和避免诱发因素,有助于哮喘症状的控制,并保持环境清洁,空气新鲜。②饮食护理。根据需要供给热量,必要时可静脉补充营养。禁食可能诱发哮喘的食物,如鱼、虾蟹、牛奶及蛋类。

2.心理护理

哮喘反复发作可以导致心理障碍,而心理障碍也会影响哮喘的临床表现和治疗效果。正确认识和处理这些心理问题,有利于提高哮喘的治疗成功率。护士应关心、体贴患者,通过暗示、说服、示范、解释、训练患者逐渐学会放松技巧及转移自己的注意力。

3.治疗配合

(1)病情观察。密切观察患者症状体征的变化,了解其呼吸困难的程度,辅助呼吸肌的活动情况,测量和记录体温,脉搏和呼吸及哮喘发作的持续时间。配合医生监测肺功能指标(FEV_1或 PEF),进行动脉血气分析,防止出现并及时处理危及生命的严重哮喘发作。当 PaO_2<60mmHg,$PaCO_2$>50mmHg 时,说明患者已经进入呼吸衰竭状态。发现上述情况及时通知医生,并做相应的护理。

(2)对症护理。①体位:让患者取坐位,将其前臂放在小桌上,背部靠着枕头,注意保暖,防止肩部着凉。②氧疗:患者哮喘发作严重,遵医嘱给予鼻导管或面罩吸氧,改善呼吸功能。③保持呼吸道通畅:遵医嘱给予祛痰药和雾化吸入,以湿化气道,稀释痰液,利于排痰。在气雾湿化后,护士应注意帮助患者翻身叩背,引流排痰。④重度哮喘发作有可能导致呼吸衰竭,有窒息等危险,可行气管切开或气管内插管进行机械通气。因此,应备好气管插管和所需物品及各种抢救物品,配合医生抢救。

4.用药护理

(1)糖皮质激素(简称激素):是当前治疗哮喘最有效的药物。可采取吸入、口服和静脉用药。指导患者吸入药物后用清水充分漱口,使口咽部无药物残留,减轻局部反应。长期用药可引起骨质疏松等全身反应,指导患者联合用药,减少激素的用量。口服用药时指导患者不可自行停药或减量。

(2)色甘酸钠:是一种非皮质激素抗感染药物。能预防变应原引起速发和迟发反应,以及运动和过度通气引起的气道收缩。少数病例可有咽喉不适,胸闷,偶见皮疹,孕妇慎用。

(3)β_2受体激动药(如沙丁胺醇):可舒张气道平滑肌,解除气道痉挛和增加黏液纤毛清除功能等。吸入后 5～10min 即可起效,药效可维持 4～6h,多用于治疗轻度哮喘急性发作的患者,用药方法应严格遵医嘱间隔给药。用药期间应注意观察不良反应,如心悸、低血钾和骨骼肌震颤等。但一般反应较轻,停药后症状即可消失,应宽慰患者不必担心。

(4)茶碱:具有松弛支气管平滑肌、兴奋呼吸中枢等作用。主要不良反应为胃肠道症状(恶心、呕吐)、心血管症状(心动过速、心律失常、血压下降)。用药过程最好监测血浆氨茶碱浓度。发热、妊娠、小儿或老年人,患有肝、心、肾功能障碍及甲状腺功能亢进者尤须慎用。

(5)其他药物:半胱氨酰白三烯受体拮抗药主要的不良反应是胃肠道症状,通常较轻微,少数有皮疹,血管性水肿,转氨酶升高,停药后可恢复正常。吸入抗胆碱药物不良反应少,少数患者有口苦或口干感。

5.健康指导

(1)指导患者注意哮喘发作的前驱症状,自我处理并及时就医,鼓励并指导患者坚持每日定时测量峰流速值(PEF)、监视病情变化、记录哮喘日记。指导患者各种雾化吸入器的正确使用方法。

(2)积极参加锻炼,尽可能改善肺功能,最大程度恢复劳动能力,预防疾病向不可逆性发展,预防发生猝死。

(3)指导患者了解目前使用的每一种药物的主要作用,用药的时间、频率和方法及各种药物的不良反应。

(4)指导峰流速仪的使用:

1)站立水平位握峰流速仪,不要阻挡游标移动。游标放在刻度的最基底位"0"处。

2)深吸气,嘴唇包住口器,尽可能快的用力呼气。

3)记录结果,将游标拨回"0"位,再重复 2 次,取其最佳值。

4)当峰流速值用诊断时,首先用患者峰流速值与预计值比较。儿童一般根据性别、身高而调整确定其正常范围,亦可通过 2～3 周的正规治疗及连续观察,取无症状日的下午所测 PEF 为患儿个人最佳值。若该值低于一般统计正常值的 80%,则考虑为中度发作,应调整原有治疗。

(5)指导患者识别和避免过敏原或诱因,并采取相应措施:①在花粉和真菌最高季节应尽量减少外出;②保持居住环境干净、无尘、无烟、窗帘、床单、枕头应及时清洗;③避免香水、香的化妆品及发胶等可能的过敏原;④回避宠物,不用皮毛制成的衣物或被褥,如必须拜访有宠物家庭,应提前吸入气雾剂;⑤运动性哮喘患者在运动前应使用气雾剂;⑥充分休息、合理饮食、定期运动、情绪放松、预防感冒。

(6)推荐患者家属参与哮喘的管理,起到监督管理的作用。

(六)护理评价

患者呼吸频率、节律平稳、无奇脉、三凹征;正确运用有效咳嗽、咳痰方法,咳嗽、咳痰程度减轻;能正确掌握雾化吸入器的使用方法和注意事项;掌握哮喘发作先兆及相应自我处理方法;消除焦虑情绪。

第六节 支气管扩张

支气管扩张症是由于不同病因引起气道及其周围肺组织的慢性炎症,造成气道壁损伤,继之管腔扩张和变形。临床表现为慢性咳嗽,咳痰,间断咯血和反复肺部感染。

一、疾病概述

1.流行病学

支气管扩张症的发病率并不清楚,其起病多在儿童或青少年时期,由于抗生素和疫苗的应用,发病率有减少的趋势。

2.病因

支气管扩张症的病因有很多种,包括:

(1)感染:细菌、真菌、病毒、结核分枝杆菌及非结核分枝杆菌。

(2)遗传性或先天性缺隔:囊性纤维化、肺隔离症、支气管软骨缺损等。

(3)免疫缺陷:原发性低球蛋白血症、HIV感染、肺移植等。

(4)物理化学因素:放射性肺炎、毒气吸入、吸入性肺炎等。

(5)全身相关疾病:类风湿关节炎等。

3.发病机制

不同原因所致支气管和周围组织慢性炎症,使管壁弹性纤维、平滑肌和软骨受到破坏,管壁变形和扩张,而炎症引起支气管黏膜充血,肿胀,黏液分泌增多,造成支气管堵塞。支气管肺组织反复感染和支气管堵塞,两者相互作用、互为因果,促使支气管扩张的发生和进展。

二、临床表现

因病情轻重不一,临床表现各异,病变早期临床可无症状,随着病情进展可出现以下临床常见症状。

1.症状

(1)慢性咳嗽,大量黏液脓痰:咳嗽和咳痰与体位改变有关,卧床或晨起时咳嗽痰量增多。呼吸道感染急性发作时,黄绿色脓痰明显增加。

(2)间断咯血:因病变部位支气管壁毛细血管扩张形成血管瘤,而反复咯血,咯血程度可分为小量咯血至大量咯血,与病情无相关性。有些患者仅有反复咯血,而无咳嗽、脓痰等症状,或仅有少许黏液痰,临床上称为干性支气管扩张。

(3)全身症状:若支气管引流不畅,痰不易咳出,反复继发感染,可出现畏寒、发热、食欲缺乏、消瘦、贫血等症状。有的患者存在副鼻窦炎,尤其先天性原因引起的支气管扩张。

2.体征

轻症或干性支气管扩张体征不明显。病变典型者可于下胸部、背部的病变部位闻及固定性,局限性湿性啰音,呼吸音减低,严重者可伴哮鸣音。慢性患者可伴有杵状指(趾)。

三、辅助检查

1.胸部 X 线

可见一侧或双侧下肺纹理增多或增粗,典型者可见多个不规则的蜂窝状透亮阴影或沿支气管的卷发状阴影。

2.CT 检查

外周肺野出现囊状、柱状及不规则形状的支气管扩张,囊状支气管扩张其直径比伴行的血管粗大,形成印戒征。

3.纤维支气管镜检查

敏感性可达 97%,是主要的诊断方法。可直接观察气道黏膜病变,可做支气管肺泡灌洗液检查,能进行细菌、细胞病理学、免疫学检查,可进一步明确病因,指导诊断和治疗。

4.痰微生物检查

包括痰涂片、痰细菌培养、抗生素敏感试验等,以指导用药。

5.血清免疫球蛋白和补体检查

有助于发现免疫缺陷病引起呼吸道反复感染所致的支气管扩张。

四、护理评估

1.健康史

(1)了解患者有无儿童时期诱发支气管扩张的呼吸道感染史或其他先天因素。

(2)了解患者患病的年龄,发生时间、诱因,主要症状的性质、严重程度和持续时间,加剧因素等。

(3)询问患者咳嗽的时间、节律,观察患者痰液的颜色、性质、量和气味及有无肉眼可见的异常物质等。

(4)详细询问患者有无咯血,评估患者咯血的量。

(5)了解患者有关的检查和治疗经过,是否按医嘱进行治疗,是否掌握有关的治疗方法。

2.心理-社会评估

支气管扩张的患者多数为幼年,青年期发病,其病程之长,反复发作,使患者产生焦虑、悲观的心理,呼吸困难,反复咯血等症状又使患者感到恐惧,因此应了解患者的心理状态及应对方式;了解患者是否知道疾病的过程、性质以及防治和预后的认知程度;评估患者的家庭成员的文化背景、经济收入及对患者的关心、支持程度。

五、护理问题

1.清理呼吸道无效

与痰液黏稠、量多,无效咳嗽引起痰液不易排出有关。

2.有窒息的危险

与痰多、黏稠、大咯血而不能及时排出有关。

3.营养失调——低于机体需要量

与慢性感染导致机体消耗增加、咯血有关。

4.焦虑

与疾病迁延不愈,不能正常生活工作有关。

六、护理目标

(1)患者能正确进行有效咳嗽,使用胸部叩击等措施,达到有效的咳嗽、咳痰。

(2)患者能保持呼吸道通畅,及时排出痰液和气道内的血液,不发生窒息的危险。

(3)患者能认识到增加营养物质摄入的重要性并能接受医务人员对饮食的合理化建议。

(4)患者能表达其焦虑情绪,焦虑减轻,能配合治疗和康复。

七、护理措施

1.生活护理

患者居室应经常通风换气,换气时注意保护患者避免受凉。室内温湿度适宜,温度保持在22～24℃,湿度保持在50%～60%,保持气道湿润,利于纤毛运动,维护气道正常的廓清功能。因患者慢性长期咳嗽和咳大量脓性痰,机体消耗大,故应进食营养丰富的饮食,特别是供给优质蛋白,如蛋、奶、鱼、虾、瘦肉等。加强口腔护理,大量咳痰的患者,口腔内残有痰液,易发生口腔感染及口腔异味,因此,应嘱患者随时漱口,保持口腔清洁。

2.心理护理

支气管扩张症的患者多数为幼年、青年期发病,其病程之长,反复发作,使患者产生焦虑,悲观的心理,呼吸困难,反复咯血等症状又使患者感到恐惧。因此应提供一个良好的休息环境,多巡视、关心患者,建立良好的护患关系,取得患者的信任,告知患者通过避免诱因,合理用药可以控制病情继续进展,缓解症状,相反,焦虑会加重病情。并教育家属尽可能的陪伴患者,给予患者积极有效地安慰,支持和鼓励。

3.治疗配合

(1)病情观察:慢性咳嗽、咳大量脓性痰,反复咯血,反复肺部感染是支气管扩张症的主要临床表现,痰量在体位改变时,如起床时或就寝后最多每日可达100～400mL,痰液经放置数小时后可分三层,上层为泡沫,中层为黏液,下层为脓性物和坏死组织,当伴有厌氧菌感染时,可有恶臭味。50%～70%支气管扩张症患者有咯血症状,其咯血量差异较大,可自血痰到大咯血,应注意观察,及时发现患者有无窒息的征兆。

(2)体位引流:①应根据病变的部位和解剖关系确定正确的体位。通过调整患者的体位,将患肺置于高位,引流支气管开口向下,以利于淤积在支气管内的脓液随重力作用流入大支气管和气管而排出。病变位于上叶者,取坐位或健侧卧位。病变位于中叶者,取仰卧位稍向左侧。病变位于舌叶者,取仰卧位稍向右侧。病变位于下叶尖段者,取俯卧位。②体位引流每日2～4次,每次15～20min,两餐之间进行。如痰液黏稠可在引流前行雾化吸入,并在引流时用手轻叩患者背部,使附于支气管壁的痰栓脱落,促进引流效果。③引流过程中注意观察患者反应,如发现面色苍白、出冷汗、头晕、脉率增快、血压下降及有大咯血等,应立即停止引流,并采取相应措施。

(3)咯血的护理:根据咯血量临床分为痰中带血、少量咯血(<100mL/d),中等量咯血(100～500mL/d)或大量咯血(≥500mL/d,或1次300～500mL)。

1)咯血量少者适当卧床休息,取患侧卧位,以利于体位压迫止血。进食少量温凉流质饮食。

2)中等或大量咯血时应严格卧床休息,应用止血药物,必要时可经纤维支气管镜止血,或插入球囊导管压迫止血。

3)大量咯血时取侧卧或头低足高位,预防窒息,并暂禁食。咯血停止后进软食,忌用咖啡、浓茶等刺激性食品。备好抢救物品及各种抢救药物。

4)观察再咯血征象,如患者突感胸闷、气急、心慌、头晕、咽喉部发痒、口有腥味并烦躁、发绀、神色紧张、面色苍白、冷汗、突然坐起,甚至抽搐、昏迷、尿失禁等,提示再咯血的可能。应立即置患者于头低足高侧卧位,通知医师并准备抢救。大咯血时可因血块堵塞大气管而致窒息或肺不张,故须立即将口腔血块吸出,抽吸同时辅以轻拍背部,使气管内的血液尽快进入口腔。

4.用药护理

合并严重感染时可根据细菌药敏选用抗生素,用法、用量应遵医嘱,并及时观察药物过敏反应,毒性反应。局部用药,如雾化吸入,及时协助患者排出痰液。咯血患者常规留置套管针,建立有效的静脉通路。大咯血时遵医嘱应用止血药,如垂体后叶素,用药过程中注意观察止血效果和毒性反应,如发现患者出现心慌、面色苍白、腹痛等,除通知医师外立即减慢滴速。及时给予氧气吸入,备好抢救物品。如吸引器、简易呼吸器、气管插管、呼吸机、急救药品等。

5.健康教育

(1)患有其他慢性感染性病灶如慢性扁桃体炎、鼻窦炎、龋齿等患者,应劝其积极治疗,以防复发。

(2)指导患者进行体位排痰,可指导患者将以往确定的病变肺叶和肺段置于高位,引流支气管开口向下,使痰液顺体位流至气管,嘱患者深呼吸数次,然后用力咳嗽将痰液咳出,如此反复进行。

(3)指导患者和家属了解疾病的发生,发展和治疗,护理过程及感染,咯血等症状的监测。

(4)嘱患者戒烟,注意保暖,预防感冒,并加强体育锻炼,增强机体免疫力和抗病能力。

(5)建立良好生活习惯,养成良好的心态,防止疾病的进一步发展。

八、护理评价

(1)能有效咳痰,痰液易咳出。

(2)能正确应用体位引流、胸部叩击等方法排除痰液。

(3)及时发现患者窒息征兆,避免窒息发生。

(4)营养状态改善。

(5)能运用有效的方法缓解症状,减轻心理压力。

第七节　慢性阻塞性肺疾病

慢性阻塞性肺疾病(COPD)是一种以气流受限为特征的可以预防和治疗的疾病,气流受限不完全可逆,成进行性发展。与肺部对香烟烟雾等有害气体或颗粒的异常炎症反应有关,COPD主要累及肺,也可以引起显著的全身反应。

一、疾病概述

(一)流行病学

COPD 是呼吸系统最常见的疾病之一,据 WHO 的调查,1990 年全球 COPD 病死率占各种疾病病死率的第 6 位,到 2020 年将上升至第 3 位,我国 COPD 患病率占 40 岁以上人群的8.2%。另有调查显示 COPD 患病率在吸烟者,戒烟者中比不吸烟者明显升高,男性比女性高,40 岁以上者比 40 岁以下者高。

(二)病因

COPD 的病因至今仍不十分清楚,但已知与某些危险因素有关。

1.环境因素

①吸烟:已知吸烟为 COPD 最主要的危险因素,吸烟数量愈大,年限愈长,则发病率愈高。被动吸烟也可以导致 COPD 的发生。②职业性粉尘和化学物质:包括有机或无机粉尘、化学物质和烟雾,如煤尘、棉尘、二氧化硅等。③室内空气污染:用木材、畜粪或煤炭做饭或取暖等,通风不良也可发生 COPD。④室外空气污染:汽车、工厂排放的废气,如二氧化氮、二氧化硫等可引起 COPD 的急性加重。

2.易感性

包括易感基因和后天获得的易感性。①易感基因:比较明确的是表达先天性 α1－ 抗胰蛋白酶缺乏的基因,是 COPD 的一个致病原因。②出生低体重:学龄儿童调查发现出生低体重者肺功能较差,这些儿童以后若吸烟,可能是 COPD 的一个易感因素。③儿童时期下呼吸道感染:儿童时期患下呼吸道感染者,若以后吸烟,则 COPD 的发病率显著增加。④气道高反应性:是 COPD 的一个危险因素。气道高反应性除与基因有关外也可后天获得,继发于环境因素。

3.发病机制

发病机制至今尚不完全明确。

(1)气道炎症:香烟的烟雾与大气中的有害物质能激活气道内的肺泡巨噬细胞,它被激活后释放各种细胞因子,这些因子使气道发生慢性炎症,并损伤气道上皮细胞。气道炎症引起的分泌物增多,使气道狭窄,炎症细胞释放的介质可引起气道平滑肌的收缩,使其增生肥厚,导致阻塞性通气障碍。

(2)蛋白酶与抗蛋白酶的失衡:肺组织中的弹性蛋白酶来自巨噬细胞和中性粒细胞,能够分解弹性纤维,引起肺气肿。弹性蛋白酶抑制因子可抑制此酶的活性,避免肺气肿的发生。当蛋白酶增多和(或)抗蛋白酶减少或功能不足,引起两者失衡时,可发生肺气肿。

4.病理生理

COPD 的主要病理生理改变是气流受限,肺泡过度充气和通气灌注比例(V/Q)不平衡。

(1)气流受限:支气管炎症导致黏膜水肿、增厚,分泌物增多,支气管痉挛,平滑肌肥厚和气管壁的纤维化使支气管狭窄,阻力增加,流速变慢。

肺气肿时由于肺泡壁的弹性蛋白减少,弹性压力降低,呼气时驱动压降低,流速变慢,此外细支气管壁上肺泡弹性蛋白减少,扩张作用减弱,细支气管壁萎陷,气流受限。

(2)肺泡过度通气:由于肺泡弹性压的降低和气道阻力的增加,呼气时间延长,在用力呼气末,肺泡气往往残留较多,使残气容积和功能残气量增加。由于肺容积增加,膈肌低平,在吸气开始时,膈肌的肌纤维缩短,不在原始的位置,因而收缩力减弱,容易发生呼吸肌疲劳。

(3)通气灌注比例不平衡:COPD 患者各个肺区肺泡顺应性和气道阻力常有差异,造成肺泡通气不均,高 V/Q 区有部分气体是无效通气,低 V/Q 区则流经肺泡的血液得不到充分的氧合即进入左心,产生低氧血症。慢性低氧血症会引起肺血管收缩,血管内皮、平滑肌增生和管壁重塑与继发性红细胞增多,产生肺动脉高压和肺心病。

二、临床表现

1.症状

早期患者,即使肺功能持续下降,可毫无症状,及至中晚期,出现咳嗽、咳痰、气短等症状,痰量因人而异,为白色黏液痰,合并细菌感染后则变为黏液脓性。在长期患病过程中,反复急性发作和缓解是本病的特点,病毒或细菌感染常常是急性发作的重要诱因,常发生于冬季。咯血不常见,但痰中可带少量血丝。晚期患者即使是轻微的活动,都不能耐受。合并肺心病时可出现肺、心力衰竭及其他脏器的功能损坏表现。

2.体征

早期无明显体征。随着病情发展可见桶状胸,呼吸活动减弱,辅助呼吸肌活动增强;触诊语颤减弱或消失;叩诊呈过清音,心浊音界缩小,肝浊音界下移;听诊呼吸音减弱,呼气延长,心音遥远等。晚期患者因呼吸困难,颈、肩部辅助呼吸肌常参与呼吸运动,可表现为身体前倾。呼吸时常呈缩唇呼吸,可有口唇发绀右侧心力衰竭体征。

3.分型

COPD 可分两型,即慢性支气管炎型和肺气肿型。慢性支气管炎型因缺氧发绀较重,常常合并肺心病,水肿明显;肺气肿型因缺氧较轻,发绀不明显,而呼吸困难、气喘较重。大多数患者兼具这两型,但临床上以某型的表现为主。

三、辅助检查

1.胸部 X 线检查与 CT

胸廓前后径增大,肋骨水平,肋间隙增宽,膈肌低平,两肺野透明度增高,肺纹理变细、减少。CT 上可见低密度的肺泡腔,肺大疱与肺血管减少。

2.肺功能检查

最常用的指标是第 1 秒用力呼气量(FEV_1)占其预计值的百分比($FEV_1\%$)和 FEV_1 占用力肺活量(FVC)之比。在诊断 COPD 时,必须以已使用支气管舒张药后测定的 FEV_1 为准,$FEV_1 < 80\%$预计值,和(或)$FEV_1/FVC < 70\%$可认为存在气流受限。

3.动脉血气分析

早期无变化,随病情发展,动脉血氧分压降低,二氧化碳分压增高,并可出现代偿性呼吸性酸中毒,pH 降低。

四、护理评估

1.健康史

(1)了解患者患病的年龄,发生时间、诱因,主要症状的性质,严重程度和持续时间,加剧因素等。

（2）有无接触变应原,是否长期在污染的空气,自动或被动吸烟环境或拥挤的环境中生活、工作。

（3）详细询问吸烟史和过敏史,包括吸烟的种类、年限、每天的数量或已停止吸烟的时间。

（4）询问患者日常的活动量和活动耐力,有无运动后胸闷,气急。

（5）了解患者有关的检查和治疗经过,是否按医嘱进行治疗,是否掌握有关的治疗方法。

2.心理-社会评估

COPD是慢性过程,病情反复发作,对日常生活、工作造成很大的影响,应了解患者的心理状态及应对方式;是否对疾病的发生发展有所认识,对吸烟的危害性和采取有效戒烟措施的态度;评估患者家庭成员对患者病情的了解和关心、支持程度。

五、护理问题

1.气体交换受损

与呼吸道阻塞、呼吸面积减少引起的通气换气功能障碍有关。

2.清理呼吸道无效

与呼吸道炎症、阻塞、痰液过多而黏稠有关。

3.营养失调

与呼吸困难、疲乏等引起患者食欲下降、摄入不足、能量需求增加有关。

4.焦虑

与呼吸困难影响生活、工作和害怕窒息有关。

5.活动无耐力

与日常活动时供氧不足、疲乏有关。

6.睡眠形态紊乱

与呼吸困难、不能平卧有关。

六、护理目标

（1）患者的呼吸频率、节律和形态正常,呼吸困难得以缓解。

（2）患者能正确进行有效咳嗽,使用胸部叩击等措施,达到有效的咳嗽、咳痰。

（3）患者能认识到增加营养物质摄入的重要性。

（4）患者焦虑减轻,表现为平静、合作。

（5）患者能增加活动量,完成日常生活自理。

（6）患者能得到充足的睡眠。

七、护理措施

1.生活护理

（1）急性发作期有发热、喘息时应卧床休息取舒适坐位或半卧位,衣服要宽松,被褥要松软,暖和,以减轻对呼吸运动的限制。保持室内空气的新鲜与流通,室内禁止吸烟。

（2）饮食护理:对心、肝、肾功能正常的患者,应给予充足的水分和热量。每日饮水量应在1500mL以上。充足的水分有利于维持呼吸道黏膜湿润,使痰的黏稠度降低,易于咳出。适当增加蛋白质,热量和维生素的摄入。COPD患者在饮食方面需采用低糖类,高蛋白,高纤维食物,同时避免产气食物。少食多餐,每餐不要吃得过饱,少食可以避免腹胀和呼吸短促。

2.心理护理

COPD患者因长期患病,影响工作和日常生活,出现焦虑、抑郁、紧张、恐惧、悲观失望等不良心理。针对患者病情及心理特征及时给予精神安慰、心理疏导,做好家人及亲友工作,鼓励他们在任何情况下,都要给予患者精神安慰,调动各种社会支持系统给予精神及物质关怀,介绍类似疾病治疗成功的病例,强调坚持康复锻炼的重要性,以取得主动配合,树立战胜疾病的信心。

3.治疗配合

(1)病情观察:患者急性发作期常有明显咳嗽、咳痰及痰量增多,合并感染时痰的颜色由白色黏痰变为黄色脓性痰。发绀加重常为原发病加重的表现。重症发绀患者应注意观察神志、呼吸、心率、血压及心肺体征的变化,应用心电监护仪,定时监测心率、心律、血氧饱和度、呼吸频率、节律及血压变化,发现异常及时通知医师处理。

(2)对症护理:主要为咳嗽、咳痰的护理,发作期的患者呼吸道分泌物增多、黏稠、咳痰困难,严重时可因痰堵引起窒息。因此,护士应通过为患者实施胸部物理疗法,帮助患者清除积痰,控制感染,提高治疗效果。胸部物理疗法包括:深呼吸和有效咳嗽,胸部叩击,体位引流,吸入疗法。

1)深呼吸和有效咳嗽:鼓励和指导病患者行有效咳嗽,这是一项重要的护理。通过深呼吸和有效咳嗽,可及时排出呼吸道内分泌物。指导病患者每2～4小时定时进行数次随意的深呼吸,在吸气末屏气片刻后爆发性咳嗽,促使分泌物从远端气道随气流移向大气道。

2)胸部叩击:通过叩击振动背部,间接地使附在肺泡周围及支气管壁的痰液松动脱落。方法为五指并拢,向掌心微弯曲,呈空心掌,腕部放松,迅速而规律地叩击胸部。叩击顺序从肺底到肺尖,从肺外侧到内侧,每一肺叶叩击1～3min。叩击同时鼓励患者深呼吸和咳嗽、咳痰。叩击时间15～20min为宜,每日2～3次,餐前进行。叩击时应询问患者感受,观察面色、呼吸、咳嗽、排痰情况,检查肺部呼吸音及啰音的变化。

3)体位引流:按病灶部位,协助患者取适当体位,使病灶部位开口向下,利用重力,及有效咳嗽或胸部叩击将分泌物排出体外。引流多在早餐前1h,晚餐前及睡前进行,每次10～15min,引流期间防止头晕或意外危险,观察引流效果,注意神志、呼吸及有无发绀。

4)吸入疗法:利用雾化器将祛痰平喘药加入湿化液中,使液体分散成极细的颗粒,吸入呼吸道以增强吸入气体的湿度,达到湿润气道黏膜,稀释气道痰液的作用,常用的祛痰平喘药有氨溴索(沐舒坦)、异丙托溴铵(爱喘乐)。在湿化过程中气道内黏稠的痰液和分泌物可因湿化而膨胀,如不及时吸出,有可能导致或加重气道狭窄甚至气道阻塞。在吸入疗法过程中,应密切观察病情,协助患者翻身、拍背,以促进痰液排出。

(3)氧疗过程中的护理:COPD急性发作期,大多伴有呼吸衰竭,低氧血症及二氧化碳潴留。Ⅰ型呼吸衰竭患者按需吸氧,根据缺氧程度适当调节氧流量,但应避免长时间、高浓度吸氧,以防氧中毒。Ⅱ型呼吸衰竭患者给予低流量吸氧,以免抑制呼吸。用氧前应向患者家属做好解释工作,讲明用氧目的、注意事项,嘱患者不可擅自调节氧流量或停止吸氧,以免加重病情。在吸氧治疗中应监测患者的心率、血压、呼吸频率及血气指标的变化,了解氧疗效果。注意勿使吸氧管打折,鼻腔干燥时可用棉签蘸水湿润鼻黏膜。

(4)呼吸功能锻炼:COPD患者急性症状控制后应尽早进行呼吸功能锻炼,教会患者及家属呼吸功能锻炼技术,督促实施并提供有关咨询材料。可以选用下述呼吸方法,一种或两种交替进行。

1)腹式呼吸锻炼:由于气流受限,肺过度充气,膈肌下降,活动减弱,使呼吸类型改变。通过呼吸肌锻炼,使浅快呼吸变为深慢有效呼吸,利用腹肌帮助膈肌运动,调整呼吸频率,呼气时间延长,以提高潮气容积,减少无效腔,增加肺泡通气量,改变气体分布,降低呼吸功耗,缓解气促症状。方法:患者取立位,体弱者也可取坐位或仰卧位,上身肌群放松做深呼吸,一手放于腹部一手放于胸前,吸气时尽力挺腹,也可用手加压腹部,呼气时腹部内陷,尽量将气呼出,一般吸气2s,呼气4~6s。吸气与呼气时间比为1:2或1:3。用鼻吸气,用口呼气要求缓呼深吸,不可用力,每分钟呼吸速度保持在7~8次,开始每日2次,每次10~15min,熟练后可增加次数和时间,使之成为自然的呼吸习惯。

2)缩唇呼吸法:通过缩唇徐徐呼气,可延缓吸气气流压力的下降,提高气道内压,避免胸膜腔内压增加对气道的动态压迫,使等压点移向中央气道,防止小气道的过早闭合,使肺内残气更易于排出,有助于下一吸气进入更多新鲜的空气,增强肺泡换气,改善缺氧。方法为:用鼻吸气,缩唇做吹口哨样缓慢呼气,在不感到费力的情况下,自动调节呼吸频率,呼吸深度和缩唇程度,以能使距离口唇30cm处与唇等高点水平的蜡烛火焰随气流倾斜又不致熄灭为宜。每天3次,每次30min。

4.用药护理

按医嘱用抗生素,止咳、祛痰药物,掌握药物的疗效和不良反应,不滥用药物。

(1)祛痰止咳药物应用护理。常用的祛痰类药物如下。①祛痰药:通过促进气道黏膜纤毛上皮运动,加速痰液的排出;能增加呼吸道腺体分泌,稀释痰液,使痰液黏稠度降低,以利于咳出。②黏液溶解药:通过降低痰液黏稠度,使痰液易于排出。③镇咳药:直接作用于咳嗽中枢。④其他还有中药化痰制剂。用药观察:观察用药后痰液是否变稀、容易咳出。及时协助患者排痰。注意事项:对呼吸储备功能减弱的老年人或痰量较多者,应以祛痰为主,协助排痰,不应选用强烈镇咳药物,以免抑制呼吸中枢及加重呼吸道阻塞和炎症,导致病情恶化。

(2)解痉平喘药物应用护理。解痉平喘药物可解除支气管痉挛,使通气功能有所改善,也有利于痰液排出。常用有:①M-胆碱受体阻滞药;②β_2肾上腺素能受体激活药;③茶碱类。用药观察:用药后注意患者咳嗽是否减轻,气喘是否消失。β_2受体兴奋药常同时有心悸、心率加快、肌肉震颤等不良反应,用药一段时间后症状可减轻,如症状明显应酌情减量。茶碱引起的不良反应与其血药浓度水平密切相关,个体差异较大,常有恶心、呕吐、头痛、失眠,严重者心动过速、精神失常、昏迷等,应严格掌握用药浓度及滴速。

5.健康教育

(1)告诉患者及家属应避免烟尘吸入,气候骤变时注意预防感冒,避免受凉以及与上呼吸道感染患者接触。

(2)加强体育锻炼,要根据每个人的病情,体质及年龄等情况量力而行、循序渐进,天气良好时到户外活动,如散步、慢跑、打太极拳、练气功等,以不感到疲劳为宜,增加患者呼吸道对外界的抵抗能力。

（3）教会患者学会自我监测病情变化，尽早治疗呼吸道感染，可在家中配备常用药物及掌握其使用方法。

（4）重视营养的摄入，改善全身营养状况，提高机体抵抗力。

（5）严重低氧血症患者坚持长期家庭氧疗，可明显提高生活质量和劳动能力，改善生命质量。每天吸氧 10～15h，氧流量 1～2L/min。并告知家属及患者氧疗的目的及注意事项。

八、护理评价

（1）患者发绀减轻，呼吸频率、深度和节律趋于正常。

（2）能有效咳痰，痰液易咳出。

（3）能正确应用体位引流、胸部叩击等方法排出痰液。

（4）营养状态改善，能运用有效的方法缓解症状，减轻心理压力。

（5）参与日常活动不感到疲劳，活动耐力提高。

第八节　肺脓肿

　　肺脓肿是肺部的局限性化脓性病变，早期为化脓性肺炎，继而组织坏死，液化，形成脓肿。主要临床特征为急骤起病的高热、咳嗽、咳大量脓臭痰，X 线显示一个或数个含气液平的空洞。多为混合感染，其中厌氧菌感染占重要地位。多发生于壮年，男多于女。自抗生素广泛应用以来，本病的发生率已大为减少。

一、病因与发病机制

　　病原体常为上呼吸道、口腔的定植菌，包括需氧、厌氧和兼性厌氧菌。90％肺脓肿患者合并有厌氧菌感染，毒力较强的厌氧菌在部分患者可单独致病。常见的其他病原体包括金黄色葡萄球菌，化脓性链球菌，肺炎克雷伯菌和铜绿假单胞菌。大肠埃希菌和流感嗜血杆菌也可引起坏死性肺炎。根据感染途径，肺脓肿可分为以下类型。

(一)吸入性肺脓肿

　　这是最常见的一种肺脓肿，又称原发性肺脓肿。因口鼻咽腔寄居菌经口咽吸入致病，是急性肺脓肿的最主要原因。病原体多为厌氧菌。正常情况下，吸入物经气道黏液－纤毛运载系统、咳嗽反射和肺巨噬细胞可迅速清除。但当有意识障碍如麻醉、醉酒、药物过量、癫痫、脑血管意外时，或存在受寒、极度疲劳等诱因，全身免疫力与气道防御清除功能降低，由于扁桃体炎、鼻窦炎、牙槽脓肿等脓性分泌物、口鼻咽部手术后的血块，齿垢或呕吐物等被吸入肺内，造成细支气管阻塞，病原菌在局部繁殖致病。病灶常为单发性，其部位与支气管解剖和体位有关，右肺居多，仰卧位时，好发于上叶后段或下叶背段，坐位时好发于下叶后基底段，右侧卧位时，则好发于右上叶前段或后段。

(二)继发性肺脓肿

　　多继发于其他肺部疾病。支气管扩张、支气管囊肿、支气管肺癌、空洞型肺结核等继发感染，可导致肺脓肿。肺部邻近器官化脓性病变，如膈下脓肿、肾周围脓肿、脊柱脓肿或食管穿孔等波及肺也可引起肺脓肿。阿米巴肝脓肿好发于右肝顶部,易穿破膈肌至右肺下叶,形成阿米巴肺脓肿。支气管异物阻塞也是导致肺脓肿特别是小儿肺脓肿的重要因素。

(三)血源性肺脓肿

皮肤外伤感染、疖痈、中耳炎或骨髓炎、腹腔感染、盆腔感染、右心细菌性心内膜炎等所致的菌血症,菌栓经血行播散到肺,引起小血管栓塞,进而肺组织出现炎症、坏死、形成脓肿。此型病变常为多发性,叶段分布无一定规律,但常为两肺边缘部的多发性中小脓肿。致病菌以金黄色葡萄球菌和链球菌常见。

二、病理

肺脓肿发生的必备条件是有细支气管阻塞及足够量的致病菌。早期吸入部位细支气管阻塞,细菌在局部快速繁殖,肺组织发生炎症,小血管炎性栓塞,肺组织化脓、坏死,约1周后液化成脓肿,脓肿破溃到支气管内,出现咳大量脓痰。若空气进入脓腔,则形成气液平面。炎症病变可向周围肺组织扩展,形成一个至数个脓腔。若脓肿靠近胸膜,可发生局限性纤维蛋白性胸膜炎,发生胸膜粘连;如为张力性脓肿,破溃到胸膜腔,则可形成脓胸、脓气胸或支气管胸膜瘘。在急性期如引流通畅,脓顺利排出,加上药物治疗,病变可完全吸收或仅剩少量纤维瘢痕。若支气管引流不畅,导致大量坏死组织残留在脓腔内,炎症持续存在3个月以上,则转为慢性肺脓肿。此时脓腔周围纤维组织增生,脓腔壁增厚,周围细支气管受累而致变形或扩张。

三、临床表现

1.症状

急性吸入性肺脓肿以高热、胸痛,咳大量脓臭痰为突出表现。起病急骤,患者畏寒,高热,体温达39~40℃,伴有咳嗽、咳黏液痰或黏液脓性痰。炎症累及胸膜可引起胸痛,且与呼吸有关。病变范围大时可出现气促。此外还有精神不振,全身乏力,食欲减退等全身中毒症状。约10~14天后,咳嗽加剧,脓肿破溃于支气管,咳出大量脓痰,每日可达300~500mL,痰静置后分为3层,由上而下为泡沫、黏液及脓渣。由于病原菌多为厌氧菌,故痰带腥臭味。有时痰中带血或中等量咯血。脓排出后,全身症状好转,体温下降,如能及时应用有效抗生素,则病变可在数周内渐好转,体温趋于正常,痰量减少,一般情况恢复正常。血源性肺脓肿多先有原发病灶引起的畏寒,高热等感染中毒症的表现,数日或数周后才出现咳嗽、咳痰,通常痰量不多,极少咯血。

慢性肺脓肿患者有慢性咳嗽、咳脓痰、反复咯血、继发感染和不规则发热等,常有贫血、消瘦等消耗状态。

2.体征

肺部体征与肺脓肿的大小和部位有关。早期病灶较小或位于肺脏深部,常无异常体征;脓肿形成后病变部位叩诊浊音或实音,听诊呼吸音减低,数天后可闻及支气管呼吸音、湿啰音;随着肺脓肿增大,可出现空瓮音;病变累及胸膜可闻及胸膜摩擦音或呈现胸腔积液体征。血源性肺脓肿肺部多无阳性体征。

慢性肺脓肿因肺组织纤维化而收缩,患侧胸廓略塌陷,叩诊浊音,呼吸音减低,常有杵状指(趾)。

四、辅助检查

1.血常规

急性肺脓肿血白细胞总数可达$(20\sim30)\times10^9/L$,中性粒细胞在 90% 以上。核明显左移,常有中毒颗粒。慢性患者的血白细胞可稍升高或正常,红细胞和血红蛋白减少。

2.病原学检查

对病情的诊断和治疗极有意义。由于口腔内存在大量厌氧菌,因此普通痰培养的可靠性差,较理想的方法是避开上呼吸道直接在肺脓肿部位或引流支气管内采样。怀疑血源性肺脓肿者血培养可发现病原菌。伴有脓胸或胸腔积液时进行胸腔积液检查可有效确定病原体。

3.胸部 X 线检查

早期炎症表现为大片浓密模糊浸润阴影,边缘不清,或为团片状浓密阴影,分布在一个或数个肺段。肺脓肿形成后,大量脓痰经支气管排出,胸片上可见带有含气液平面的圆形空洞,内壁光滑或略有不规则。痊愈后可残留纤维条索影。慢性肺脓肿,空洞壁厚,脓腔不规则,大小不一,可呈蜂窝状,周围有纤维组织增生及邻近胸膜增厚。血源性肺脓肿表现为肺周边有散在小片状阴影,或呈边缘较整齐的球形病灶,其中可见空腔及平面或液化灶。

4.胸部 CT 检查

对于临床上不易明确诊断的患者应进一步做此项检查。可用于区别肺脓肿和有气液平的局限性脓胸、发现体积较小的脓肿和葡萄球菌肺炎引起的肺气囊腔。

5.纤维支气管镜检查

有助于明确病因和病原学诊断,并可用于治疗。如有气道内异物,可取出异物使气道引流通畅。如疑为肿瘤阻塞,则可取病理标本。

五、诊断要点

根据典型临床表现,如起病急骤,恶寒高热,胸痛和咳大量脓臭痰。结合血常规白细胞和中性粒细胞显著增高、胸部 X 线含有液平的空腔以及有相关诱因,如吸入性肺脓肿常有意识障碍史,血源性者易有疖痈、创伤感染史。可确立临床诊断。

六、治疗要点

抗菌药物治疗和脓液引流是主要的治疗原则。

1.抗菌药物治疗

(1)吸入性肺脓肿:多为厌氧菌感染,治疗可选用青霉素、克林霉素和甲硝唑。青霉素 G 最常用,可根据病情严重程度每天 640 万～1000 万 U 静脉滴注,分 4 次给予。有效治疗下体温3～10 天可下降至正常,此时可将静脉给药转为口服。如青霉素疗效不佳,可予林可霉素或克林霉素治疗。

(2)血源性肺脓肿:多为葡萄球菌和链球菌感染,可选用青霉素或头孢菌素。如为耐甲氧西林的葡萄球菌,应选用万古霉素、替考拉宁或利奈唑胺。

(3)其他:如为阿米巴原虫感染,则用甲硝唑治疗。如为革兰氏阴性杆菌,则可选用第二代或第三代头孢菌素、氟喹诺酮类(如莫西沙星),可联用氨基糖苷类抗菌药物。

抗菌药物疗程 8～12 周,直至 X 线胸片示脓腔和炎症消失,或仅有少量的残留纤维化。

2.脓液引流

脓液引流为提高疗效的有效措施。患者一般情况较好且热度不高时应采取体位引流排痰。痰液稠不易咳出者可用祛痰药或雾化吸入生理盐水,祛痰药或支气管舒张剂以利痰液引流。但对脓液甚多而身体虚弱者则应慎用体位引流,以免大量脓痰涌出而来不及咳出,造成窒息。有明显痰液阻塞征象时可经纤维支气管镜冲洗及吸引。合并脓胸时尽早胸腔抽液、引流。

3.手术治疗

广泛应用抗生素后,肺脓肿绝大多数可在内科治愈。手术指征为:肺脓肿病程超过3个月,经内科治疗脓腔不缩小,或脓腔过大(5cm以上)估计不易闭合者。或存在大咯血,恶性肿瘤、脓胸伴支气管胸膜瘘及不愿经胸腔引流者。

七、护理要点

1.一般护理

急性期高热等毒血症状明显者应安静卧床休息,以减少体力和能力消耗,当毒血症状消退后,可适当下床活动,以利于炎症吸收和组织修复。注意室内温湿度的调节,保持室内空气流通,祛除痰液臭味。做好口腔护理,协助患者使用碳酸氢钠溶液和生理盐水漱口,清洁口腔,减轻口臭。加强营养,提高机体免疫力,宜给予高热量、高蛋白、多维生素饮食,以流质或半流质为主,鼓励患者多饮水。

2.病情观察

细心观察痰液的颜色、性质、量及气味,准确记录24h排痰量并了解痰液静置后有无分层。出现血痰应立即告知医生,若痰中血量增多且新鲜时则提示大咯血即至,要特别加强监护,床旁准备纤维支气管镜,以便气道被血块阻塞时及时进行插管抽吸血液,防止窒息。

3.促进排痰

鼓励患者有效咳嗽,经常翻身,变换体位,以利于痰液咳出。痰液黏稠者可遵医嘱予以雾化吸入稀释痰液治疗。对支气管通畅,咳痰顺利者,可根据脓肿位置采取适当体位进行脓液引流,但对脓液甚多且身体虚弱者应加强监护,有大咯血,明显呼吸困难、高热和极度衰弱者则不宜进行体位引流,以免造成窒息。

4.用药护理

早期充分、敏感抗菌药物治疗是肺脓肿痊愈的关键。护士应严格遵医嘱按时按量予以静脉抗菌药物治疗,并观察药物疗效及不良反应。告知患者坚持抗菌治疗的重要性,使患者遵从治疗计划,避免病情反复转为慢性肺脓肿。

5.预防护理

凡因各种病因导致意识障碍,如有神志恍惚或昏迷患者,应防止胃内容物误吸入气管。对口腔和胸腹手术病例,要认真细致做好术前准备,术中注意麻醉深度,及时清除口腔、呼吸道血块和分泌物。加强术后口腔呼吸道护理,如慎用镇静、镇痛止咳药物,重视呼吸道湿化、稀释分泌物、鼓励患者咳嗽,保持呼吸道的引流通畅,从而有效防止呼吸道吸入性感染。

6.健康教育

向患者及家属讲解本病的发病原因及感染途径,预防疾病的发生。有口腔、上呼吸道感染灶及早治疗,平素注意口腔卫生,以杜绝污染分泌物误吸入下呼吸道的机会。积极治疗皮肤痈疖或肺外化脓性病灶,不挤压痈疖,可以防止血源性肺脓肿的发病。加强营养,养成良好的生活习惯,不酗酒,防止过度疲劳。

第九节　肺结核

肺结核是结核分枝杆菌引起的肺部慢性传染性疾病。结核分枝杆菌可侵及全身几乎所有器官,但以肺部最为常见,在20世纪仍然是严重危害人类健康的主要传染病。WHO于1993年宣布结核病处于"全球紧急状态",动员和要求各国政府大力加强结核病的控制工作,并把每年3月24日定为"世界结核病防治日"。

在我国,结核病是成年人十大死亡病因之一,属于重点控制的重大疾病之一。2000年统计显示,曾受到结核分枝杆菌感染的人数达到5.5亿,城市人群的感染率高于农村;现有结核病患者500万,占全球患者的1/4,其中传染性结核病患者达到200万;每年约有13万人死于结核病;耐药结核病比例高达46%。目前,我国将WHO制订和启动的全程督导短程化学治疗策略(DOTS)作为国家结核病规划的核心内容。

一、病原学

结核分枝杆菌分为人型、牛型、非洲型和鼠型4类,其中引起人类结核病的主要为人型结核分枝杆菌,少数为牛型和非洲型分枝杆菌。结核分枝杆菌的生物学特性如下。

1.多形性

典型的结核分枝杆菌是细长稍弯曲,两端圆形的杆菌,痰标本中的结核分枝杆菌可呈现为T、V、Y字形以及丝状、球状、棒状等多种形态。

2.抗酸性

结核分枝杆菌耐酸染色、呈红色,可抵抗盐酸酒精的脱色作用,故又称抗酸杆菌。一般细菌无抗酸性,因此,抗酸染色是鉴别分枝杆菌和其他细菌的方法之一。

3.菌体成分

结核菌菌体成分复杂,主要是类脂质、蛋白质和多糖类。类脂质与结核病的组织坏死、干酪液化、空洞发生以及结核变态反应有关。菌体蛋白诱发皮肤变态反应,多糖类与血清反应等免疫应答有关。

4.生长缓慢

结核分枝杆菌的增代时间为14~20h,培养时间一般为2~8周。结核分枝杆菌为需氧菌,适宜温度为37℃左右,合适酸碱度为pH 6.8~7.2,5%~10%CO_2的环境能刺激其生长。

5.抵抗力强

结核分枝杆菌对干燥、酸、碱、冷的抵抗力较强。在干燥环境中存活数月或数年,在室内阴暗潮湿处,结核分枝杆菌能数月不死,低温条件下-40℃仍能存活数年。

6.耐药性

这是结核菌极为重要的生物学特性,与治疗成败关系极大。目前认为结核菌耐药是药物作用的靶位点突变所致。

二、灭菌方法

结核分枝杆菌对紫外线比较敏感,阳光下曝晒 2～7h,病房内 10W 紫外线灯距照射物 0.5～1m,照射 30 分钟具有明显杀菌作用。湿热对结核分枝杆菌杀伤力强,80℃ 5min,95℃ 1min 或煮沸 100℃ 5min 即可杀死。常用杀菌剂中,70%酒精最佳,接触 2min 即可杀菌。5% 石碳酸(苯酚)或 1.5%煤酚皂(来苏儿液)可以杀死痰中结核分枝杆菌,但需时间较长,如 5% 石碳酸(苯酚)需 24h。将痰吐在纸上直接焚烧是最简单的灭菌方法。除污剂或合成洗涤剂对结核分枝杆菌完全不起作用。

三、流行病学

1.流行过程

(1)传染源:开放性肺结核患者的排菌是结核传播的主要来源。由于结核菌主要是随着痰液排出体外而播散,因而痰里查出结核分枝杆菌的患者具有传染性,才是传染源。传染性的大小取决于痰内菌量的多少。直接涂片法查出结核分枝杆菌者属于大量排菌,直接涂片法检查阴性而仅培养出结核分枝杆菌者属于微量排菌。积极化学治疗是减少结核病传染性的关键。接受化学治疗后,痰内结核分枝杆菌不但数量减少,活力也减弱或丧失。结核病传染源中危害最严重的是那些未发现和未给予治疗管理或治疗不合理的涂片阳性患者

(2)传播途径:以呼吸道传播为主。飞沫传播是肺结核最重要的传播途径。患者通过咳嗽、喷嚏、大笑、大声谈话等方式把含有结核分枝杆菌的微滴排到空气中,形成飞沫,小于 10μm 的痰滴可以较长时间漂浮于空气中,吸入后可进入肺泡腔;或带菌痰滴飘落于地面或其他物品上,干燥后随尘埃被吸入呼吸道引起感染。次要的传播途径是经消化道感染,如频繁地咽下含菌痰液,或饮用消毒不彻底的牛奶,因牛型结核分枝杆菌污染而发生感染,与患者共餐或食用带菌食物也可引起肠道感染。其他经泌尿生殖系统和皮肤等其他途径传播现已罕见。

(3)易感人群:人群普遍易感。婴幼儿细胞免疫系统不完善,老年人、HIV 感染者、免疫抑制剂使用者、慢性疾病患者等免疫力低下,都是结核病的高危人群。

2.影响传染性的因素

传染性的大小取决于患者排出结核分枝杆菌量的多少,空间含结核分枝杆菌微滴的密度及通风情况、接触的密切程度和时间长短以及个体免疫力的状况。通风换气减少空间微滴的密度是减少肺结核传播的有效措施。当然,减少空间微滴数量最根本的方法是治愈结核病患者。

四、发病机制

在结核病的发病机制中细菌在细胞内的存在和长期存活引发的宿主免疫反应是影响发病、疾病过程和转归的决定性因素。

1.免疫力

人体对结核菌的免疫力,有非特异性免疫力(先天或自然免疫力)和特异性免疫力(后天获得性免疫力)两种。后者是通过接种卡介苗或感染结核菌后获得的免疫力,其免疫力强于自然免疫。T 细胞介导的细胞免疫(CMI)是宿主获得性结核免疫力的最主要免疫反应。它包括巨噬细胞吞噬结核菌以及处理与呈递抗原、T 细胞对抗原的特异性识别与结合,然后增生与分

化,释放细胞因子及杀菌等步骤。免疫力对防止结核病的保护作用是相对的。机体免疫力强可防止发病或使病情轻微,而营养不良、婴幼儿、老年人、糖尿病、艾滋病及使用糖皮质激素、免疫抑制剂等使人体免疫功能低下时,容易受结核菌感染而发病,或使原已稳定的病灶重新活动。

2.迟发性变态反应(DTH)

结核菌侵入人体后4～8周,身体组织对结核菌及其代谢产物所发生的敏感反应称为变态反应,为第Ⅳ型(迟发型)变态反应,可通过结核菌素试验来测定。

3.初感染与再感染

在1890年Koch观察到,将结核菌皮下注射到未感染的豚鼠,10～14日后注射局部红肿、溃烂,形成深的溃疡乃至局部淋巴结肿大,最后豚鼠因结核菌播散到全身而死亡。结核菌素试验呈阴性反应。但对3～6周前受少量结核菌感染、结核菌素试验阳性的豚鼠注射同等量的结核菌,2～3日后局部出现红肿,形成表浅溃烂,继之较快愈合,无淋巴结肿大,无全身散播和死亡。此即Koch现象,解释了机体对结核菌初感染和再感染所表现的不同反应。前者为初次感染,机体无DTH和CMI。后者由于事先致敏,出现剧烈的局部反应,是DTH的表现,而病灶趋于局限化无散播,则是获得CMI的证据。

五、病理

结核病的基本病理变化有:①炎性渗出为主的病变,表现为充血、水肿和白细胞浸润;②增生为主的病变,表现为结核结节形成,为结核病的特征性病变;③干酪样坏死,为病变恶化的表现,常发生在渗出或增生性病变的基础上,是一种彻底的组织凝固性坏死,可多年不变,既不吸收也不液化,若局部组织变态反应剧烈,干酪样坏死组织液化,经支气管壁排出即形成空洞,其内壁含有大量代谢活跃、生长旺盛的结核菌,成为支气管播散的来源。上述三种病理变化多同时存在,也可以某一种变化为主,且可相互转化。这主要取决于结核分枝杆菌的感染量、毒力大小以及机体的抵抗力和变态反应状态。

六、临床表现

轻症结核患者可无任何表现而仅在X线检查时发现。各型肺结核临床表现不尽相同,但有共同之处。

(一)症状

1.全身症状

发热最常见,多为长期午后低热,即体温在下午或傍晚开始升高,翌晨降至正常,可伴有乏力,食欲减退盗汗和体重减轻等,育龄女性可有月经失调或闭经。有的患者表现为体温不稳定,于轻微劳动后体温略见升高,休息半小时以上体温仍难平复。妇女于月经期前体温升高,月经期后体温仍不能迅速恢复正常。若病灶急剧进展播散时,可有高热,呈稽留热或弛张热。患者虽有持续发热但精神状态相对良好,有别于其他感染如败血症发热患者的极度衰弱或委顿。

2.呼吸系统症状

(1)咳嗽、咳痰:是肺结核最常见症状。浸润性病灶咳嗽较轻,干咳或少量白色黏液痰。有空洞形成时,痰量增多,若合并其他细菌感染,痰呈脓性;并发厌氧菌感染时有大量脓臭痰;合并支气管结核,则咳嗽剧烈,表现为刺激性呛咳,伴局限性哮鸣或喘鸣。

(2)咯血:1/3~1/2患者有不同程度咯血,多为小量咯血,少数为大咯血。咯血易引起结核播散,特别是中大量咯血时,患者往往出现咯血后持续高热。

(3)胸痛:病变累及壁层胸膜时胸壁有固定性针刺样痛,并随呼吸和咳嗽加重而患侧卧位减轻,为胸膜性胸痛。膈胸膜受累时,疼痛可放射至肩部或上腹部。

(4)呼吸困难:多见于干酪样肺炎和大量胸腔积液患者。

(二)体征

体征取决于病变的性质范围,病变范围较小者多无异常体征;渗出性病变范围较大或干酪样坏死时可有肺实变体征,如触觉语颤增强、叩诊浊音、听诊闻及支气管呼吸音和细湿啰音。当有较大范围的纤维条索形成时,气管向患侧移位,患侧胸廓塌陷、叩诊浊音、听诊呼吸音减弱并可闻及湿啰音。结核性胸膜炎有胸腔积液体征。支气管结核可有局限性哮鸣音。

(三)发病过程和临床类型

1.原发性肺结核

指初次感染即发病的肺结核病,含原发综合征和支气管淋巴结结核。多见于儿童,或边远山区,农村初进城市的未受感染的成年人。多有结核病密切接触史,结核菌素试验多呈强阳性。

首次入侵呼吸道的结核菌被肺泡巨噬细胞吞噬并在其内繁殖,达到一定数量后结核菌便从中释放出来并在肺泡内繁殖,这部分肺组织即可出现结核性炎症,称为原发病灶。原发病灶中的结核菌沿着肺内引流淋巴管到达肺门淋巴结,引起淋巴结肿大。原发病灶和肿大的气管支气管淋巴结合称为原发综合征,X线胸片表现为哑铃型阴影。若X线仅显示肺门或纵隔淋巴结肿大,则又称为支气管淋巴结结核。此时机体尚未形成特异性免疫力,病菌沿所属淋巴管到肺门淋巴结,进而入血,可形成早期菌血症。4~6周后免疫力形成,上述病变可迅速被控制,原发灶和肺门淋巴结炎症自行吸收消退或仅遗留钙化灶,播散到身体各脏器的病灶也逐渐愈合。大多数原发性肺结核症状多轻微而短暂,类似感冒,如低热、轻咳、食欲减退等,数周好转。病灶好发于通气良好的肺区如肺上叶下部和下叶上部,很少排菌。但少数原发性肺结核体内仍有少量结核菌未被消灭,可长期处于休眠,成为继发性结核的潜在来源。

若原发感染机体不能建立足够的免疫力或变态反应强烈,则发展为原发性肺结核病。少数严重者肺内原发病灶可发展为干酪样肺炎;淋巴结干酪样坏死破入支气管引起支气管结核和沿支气管的播散;早期菌血症或干酪样病变侵及血管可引起血行播散型肺结核。

2.血行播散型肺结核

该型结核多发生在免疫力极度低下者,特别是营养不良,患传染病和长期应用免疫抑制剂导致抵抗力明显下降时。急性血行播散型肺结核多由原发性肺结核发展而来,以儿童多见,因一次性或短期内大量结核菌侵入血循环,侵犯肺实质,形成典型的粟粒大小的结节(急性粟粒型肺结核)。起病急,全身毒血症状重,如持续高热、盗汗、气急、发绀等。临床表现复杂多变,常并发结核性脑膜炎和其他脏器结核。若人体抵抗力较强,少量结核菌分批经血流进入肺部,则形成亚急性、慢性血行播散型肺结核,病变局限于肺的一部分,临床可无明显中毒症状,病情发展也较缓慢。急性血行播散型肺结核X线胸片显示双肺满布粟粒状阴影,大小、密度和分布均匀,结节直径 2mm 左右。X 线胸片显示双上、中肺野对称性分布,大小不均匀,新旧不等病灶,则为亚急性或慢性血行播散型肺结核。

3.继发型肺结核

这是由于原发性结核感染后的潜伏病灶内结核菌重新活动、繁殖和释放而发生的结核病(内源性感染),极少数可以是外源性结核菌的再感染(外源性感染)。可发生于原发感染后的任何年龄,多发生在青春期女性、营养不良,抵抗力弱的群体以及免疫功能受损的患者。此时人体对结核菌有一定的免疫力,病灶多局限于肺内,好发于上叶尖后段和下叶背段。结核菌一般不播散至淋巴结,也很少引起血行播散,但肺内局限病灶处炎症反应剧烈,容易发生干酪样坏死及空洞,排菌较多,有传染性,是防治工作的重点。由于免疫和变态反应的相互关系及治疗措施等因素的影响,继发型肺结核病在病理和 X 线形态上有多形性,分述如下:

(1)浸润性肺结核:在继发型肺结核中最多见。病变多发生在肺尖和锁骨下。X 线胸片显示为小片状或斑点状阴影,可融合形成空洞。渗出性病变易吸收,纤维干酪增生病变吸收很慢,可长期无变化。

(2)空洞性肺结核:空洞形态不一,多呈虫蚀样空洞。空洞型肺结核多有支气管散播病变,临床表现为发热、咳嗽、咳痰和咯血等,患者痰中经常排菌。应用有效的化学治疗后,出现空洞不闭合,但长期多次查痰阴性,空洞壁由纤维组织或上皮细胞覆盖,诊断为"净化空洞"。但有些患者空洞还残留一些干酪组织,长期多次查痰阴性,临床上诊断为"开放菌阴综合征",仍须随访。

(3)结核球:多由干酪样病变吸收和周边纤维膜包裹或干酪空洞阻塞性愈合而形成。结核球内有钙化灶或液化坏死形成空洞,同时 80％以上结核球有卫星灶,直径在 2～4cm 之间,多小于 3cm,可作为诊断和鉴别诊断的参考。

(4)干酪样肺炎:发生在机体免疫力低下,体质衰弱,大量结核分枝杆菌感染的患者,或有淋巴结支气管瘘,淋巴结内大量干酪样物质经支气管进入肺内而发生。大叶性干酪样肺炎症状体征明显,可有高热、盗汗、咳嗽、发绀、气急等。X 线呈大叶性密度均匀的磨玻璃状阴影,逐渐出现溶解区,呈虫蚀样空洞,可有播散病灶,痰中能查出结核菌。小叶性干酪样肺炎的症状和体征都比大叶性干酪样肺炎轻,X 线呈小斑片播散病灶,多发生在双肺中下部。

(5)纤维空洞性肺结核:肺结核未及时发现或治疗不当,使空洞长期不愈,出现空洞壁增厚和广泛纤维化,随机体免疫力的高低,病灶吸收、修复与恶化交替发生,形成纤维空洞。特点是病程长,反复进展恶化,肺组织破坏重,肺功能严重受损,由于肺组织广泛纤维增生,造成肺门抬高,肺纹理呈垂柳样,纵隔向患侧移位,健侧呈代偿性肺气肿。X 线胸片可见一侧或两侧有单个或多个纤维厚壁空洞,多伴有支气管散播病灶和明显的胸膜肥厚。结核菌检查长期阳性且常耐药。常并发慢性支气管炎,肺气肿,支气管扩张,继发肺部感染和肺源性心脏病。若肺组织广泛破坏,纤维组织大量增生,可导致肺叶全肺收缩,称"毁损肺"。初治时给予合理化学治疗,可预防纤维空洞的发生。

(四)其他表现

少数患者可以有类似风湿热样表现,称为结核性风湿症。多见于青少年女性,常累及四肢大关节,在受累关节附近可见结节性红斑或环形红斑,间歇出现。重症或血行播散型肺结核可有贫血、白细胞数减少,甚至三系同时降低,属于骨髓抑制,被称为"骨髓旁"。

七、辅助检查

1.痰结核菌检查

这是确诊肺结核、制订化学治疗方案和考核治疗效果的主要依据。每一个有肺结核可疑症状或肺部有异常阴影的患者都必须查痰。有痰涂片和痰培养。痰菌阳性肯定属活动性肺结核且患者具有传染性。肺结核患者的排菌具有间断性和不均匀性的特点,所以要多次查痰。通常初诊患者要送3份痰标本,包括清晨痰、夜间痰和即时痰,如夜间无痰,宜在留清晨痰后2～3小时再留一份痰标本。复诊患者每次送2份痰标本。

2.影像学检查

(1)胸部X线检查:是肺结核的必备检查,可以早期发现肺结核,判断病变的部位、范围、性质,有无空洞或空洞大小,洞壁厚薄等。胸片上表现为边缘模糊不清的斑片状阴影,可有中心溶解和空洞(除净化空洞外),或出现散播病灶均为活动性病灶。胸片表现为钙化,硬结或纤维化,痰检查不排菌,无任何症状,为无活动性肺结核。

(2)肺部CT:可发现微小或隐蔽性病灶,于诊断困难病例有重要参考价值。

3.结核菌素(简称结素)皮肤试验(TST)

该试验用于检查结核菌感染,不能检出结核病。试验方法是:我国推广国际通用的皮内注射法(Mantoux法),将纯蛋白衍化物(PPD)0.1mK(5IU)PPD原液注入左前臂屈侧上中三分之一交界处,使局部形成皮丘,48～96h(一般为72h)观察和记录结果,手指轻摸硬结边缘,测量皮肤硬结的横径和纵径,得出平均直径＝(横径＋纵径)/2,而不是测量红晕的直径。硬结是特异性变态反应,红晕是非特异性变态反应。硬结直径≤4mm为阴性,5～9mm为弱阳性,10～19mm为阳性,≥20mm或不足20mm但局部有水疱和淋巴管炎为强阳性。

结核菌素试验反应愈强,对结核病的诊断,特别是对婴幼儿的结核病诊断愈重要。TST阳性仅表示曾有结核菌感染,并不一定是现症患者,但在3岁以下婴幼儿按活动性结核病论,应进行治疗。成人强阳性反应提示活动性肺结核病可能,应进一步检查。如果2年内结核菌素反应从<10mm增加至10mm以上,可认为有新近感染。

阴性反应结果的儿童,一般来说,表明没有受过结核菌的感染,可以除外结核病。阴性还可见于:①结核感染后4～8周以内,处于变态反应前期。②免疫力下降或免疫受抑制,如应用糖皮质激素或免疫抑制剂,淋巴细胞免疫系统缺陷、麻疹、百日咳、严重结核病和危重患者。

4.其他检查

活动性肺结核可有血沉增快,血常规白细胞计数可在正常范围或轻度增高。急性粟粒型肺结核时白细胞计数降低或出现类白血病反应。严重病例常有继发性贫血。纤维支气管镜检查对支气管结核的诊断有重要价值。对疑有肺结核而痰标本不易获取的儿童或痰涂阴的肺结核病患者可进行抗原抗体检测。

八、诊断要点

根据结核病的症状和体征、肺结核接触史,结核结核菌素试验,影像学检查,痰结核菌检查和纤维支气管镜检,多可做出诊断。凡咳嗽持续2周以上,咯血、午后低热、乏力、盗汗、女性月经不调或闭经,有开放性肺结核密切接触史,或看结核病的诱因尤其是糖尿病、免疫抑制性疾病、长期接受激素或免疫抑制剂治疗者,应考虑肺结核的可能性,需进行痰结核菌和胸部 X 线检查。如诊断为肺结核,应进一步明确有无活动性,活动性病变必须给予治疗。明确是否排菌,及时给予隔离治疗。

(一)肺结核病分类标准

按 2004 年我国实施新的结核病分类标准,肺结核病可分为:原发性肺结核病(Ⅰ型),血行播散型肺结核病(Ⅱ型),继发型肺结核病(Ⅲ型),结核性胸膜炎(Ⅳ型)、其他肺外结核病(Ⅴ型)。肺结核对肺功能的损害,与病变的类型有关。原发型肺结核,血行播散型肺结核,浸润性肺结核,经治疗后对肺功能的影响不大;干酪性肺炎,纤维空洞性肺结核则可导致不同程度的肺功能损害。

(二)菌阴肺结核病

菌阴肺结核为 3 次痰涂片及 1 次培养阴性的肺结核,诊断标准为:①典型肺结核临床症状和胸部 X 线表现;②抗结核治疗有效;③临床可排除其他非结核性肺部疾患;④PPD(5IU)强阳性,血清抗结核抗体阳性;⑤痰结核菌 PCR 和探针检查呈阳性;⑥肺外组织病理证实结核病变;⑦支气管肺泡灌洗液中检出抗酸分枝杆菌;⑧支气管或肺部组织病理证实结核病变。具备①~⑥中 3 项或⑦~⑧中任何 1 项可确诊。

(三)肺结核病的记录方式

按结核病分类,病变部位、范围、痰菌情况、化学治疗史程序书写。可在化学治疗史后顺序书写并发症(如支扩),并存病(如糖尿病),手术(如肺切除术后)等。

记录举例:纤维空洞性肺结核双上涂(＋),复治,肺不张糖尿病肺切除术后。

有下列情况之一者为初治:①未开始抗结核治疗的患者;②正进行标准化疗治疗方案用药而未满疗程的患者;③不规则化学治疗未满 1 个月的患者。

有下列情况之一者为复治:①初治失败的患者;②规则用药满疗程后痰菌又复阳的患者;③不规律化学治疗超过 1 个月的患者;④慢性排菌患者。

九、治疗要点

(一)化学药物治疗

目标是杀菌、防止耐药菌产生,最终灭菌,杜绝复发。

1.原则

早期,联合,适量,规律和全程。整个治疗方案分强化和巩固两个阶段。

(1)早期:一旦发现和确诊结核后均应立即给予化学治疗。早期化学治疗有利于迅速发挥化学药的杀菌作用,使病变吸收和减少传染性。

(2)联合:根据病情及抗结核药的作用特点,联合使用两种以上抗结核药物,以提高疗效,同时通过交叉杀菌作用减少或防止耐药菌的产生。

(3)适量:严格遵照适当的药物剂量用药,药物剂量过低不能达到有效血浓度,剂量过大易发生药物毒副反应。

(4)规律、全程:用药不规则,未完成疗程是化疗失败的最重要原因之一。患者必须严格遵照医嘱要求规律用药,保证完成规定的治疗期。

2.常用抗结核病药物

根据抗结核药物抗菌作用的强弱,可分为杀菌剂和抑菌剂。血液中(包括巨噬细胞内)药物浓度在常规剂量下,达到试管内最低抑菌浓度的 10 倍以上时才能起杀菌作用,否则仅有抑菌作用。

(1)异烟肼(INH)和利福平(RFP):对巨噬细胞内外代谢活跃,持续繁殖或近乎静止的结核菌均有杀菌作用,称全杀菌剂。INH 是肼化的异烟酸,能抑制结核菌叶酸合成,可渗透入全身各组织中,为治疗肺结核的基本药物之一。RFP 属于利福霉素的衍生物,通过抑制 RNA 聚合酶,阻止 RNA 合成发挥杀菌活性。利福霉素其他衍生物利福喷汀(RFT),利福布汀(RBT)疗效与 RFP 相似。

(2)链霉素(SMD)和吡嗪酰胺(PZA):SM 对巨噬细胞外碱性环境中结核分枝杆菌作用最强,对细胞内结核分枝杆菌作用较小。PZA 能杀灭巨噬细胞内酸性环境中的结核分枝杆菌。因此,链霉素和吡嗪酰胺只能作为半杀菌剂。SM 属于氨基糖苷类,通过抑制蛋白质合成来杀菌,目前已少用,仅用于怀疑 INH 初始耐药者。PZA 为类似于 INH 的烟酸衍生物,为结核短程化疗中不可缺少的主要药物。

(3)乙胺丁醇(cmB)和对氨基水杨酸钠(PAS):为抑菌剂。

为使治疗规范化,提高患者的依从性,近年来有固定剂量复合剂出现,主要有卫非特(INH＋RFP＋PZA)和卫非宁(INH＋RFP)。

3.化学治疗的生物机制

(1)作用:结核菌根据其代谢状态分为 A,B,C,D 四群。A 菌群快速繁殖,多位于巨噬细胞外和空洞干酪液化部分,占结核分枝杆菌的绝大部分。由于细菌数量大,易产生耐药变异菌。B 菌群处于半静止状态,多位于巨噬细胞内酸性环境中和空洞壁坏死组织中。C 菌群处于半静止状态,可有突然间歇性短暂的生长繁殖。D 菌群处于休眠状态,不繁殖,数量很少。随着药物治疗作用的发挥和病变变化,各菌群之间也互相变化。通常大多数抗结核药物可以作用于 A 菌群,异烟肼和利福平具有早期杀菌作用,在治疗 48h 内迅速杀菌,使菌群数量明显减少,传染性减少或消失,痰菌阴转。B 和 C 菌群由于处于半静止状态,抗结核药物的作用相对较差,有"顽固菌"之称。杀灭 B 和 C 菌群可以防止复发。抗结核药物对 D 菌群无作用,须依赖机体免疫机制加以消除。

(2)耐药性:耐药性分为先天耐药和继发耐药。先天耐药为结核分枝杆菌在自然繁殖中,由于染色体基因突变而出现的极少量天然耐药菌。单用一种药物可杀死大量敏感菌,但天然耐药菌却不受影响,继续生长繁殖,最终菌群中以天然耐药菌为主,使该抗结核药物治疗失败。继发耐药是药物与结核分枝杆菌接触后,有的细菌发生诱导变异,逐渐能适应在含药环境中继续生存,因此,强调在联合用药的条件下,也不能中断治疗,短程疗法最好应用全程督导化疗。

(3)间歇化学治疗:结核分枝杆菌与不同药物接触后产生不同时间的延缓生长期。如接触异烟肼和利福平 24h 后分别可有 6～9 天和 2～3 天的延缓生长期。在结核分枝杆菌重新生长繁殖前再次投以高剂量药物,可使细菌持续受抑制直至最终被消灭。

(4)顿服:抗结核药物血中高峰浓度的杀菌作用要优于经常性维持较低药物浓度水平的情况。每天剂量 1 次顿服要比每天 2 次或 3 次服用所产生的高峰血药浓度高 3 倍。

4.化学治疗方案

在全面考虑到化疗方案的疗效、不良反应、治疗费用、患者接受性和药源供应等条件下,执行全程督导短程化学治疗(DOTS)管理,有助于提高患者在治疗过程的依从性,达到最高治愈。

(二)对症治疗

1.咯血

咯血是肺结核的常见症状,在活动性和痰涂阳肺结核患者中,咯血症状分别占 30% 和 40%。咯血处置要注意镇静、止血,患侧卧位,预防和抢救因咯血所致的窒息并防止肺结核播散。

2.毒性症状

结核病的毒性症状在合理化疗 1～2 周内可很快减轻或消失,无须特殊处理。结核毒性症状严重者可考虑在有效抗结核药物治疗的情况下加用糖皮质激素。使用剂量依病情而定,一般用泼尼松口服每日 20mg,顿服,1～2 周,以后每周递减 5mg,用药时间为 4～8 周。

(三)手术治疗

适应证是经合理化学治疗无效,多重耐药的厚壁空洞,大块干酪灶,结核性脓胸、支气管胸膜瘘和大咯血保守治疗无效者。

肺结核经积极治疗可望临床治愈。愈合的方式因病变性质、范围、类型、治疗是否合理及机体免疫功能等差异而不同,可有吸收(消散)、纤维化、钙化、形成纤维干酪灶、空洞愈合。上述各种形式的愈合使病灶稳定,并停止排菌,结核毒性症状可完全消失,但病灶内仍可能有结核分枝杆菌存活,并有再次活跃,繁殖而播散的可能。若病灶彻底消除,包括完全吸收或手术切除,或在上述愈合方式中确定病灶内已无结核分枝杆菌存活则为痊愈。

十、主要护理诊断及问题

1.体温过高

与结核分枝杆菌感染有关。

2.疲乏

与结核病毒性症状有关。

3.焦虑

与呼吸道隔离或不了解疾病的预后有关。

4.营养失调

低于机体需要量,与机体消耗增加、食欲减退有关。

5.知识缺乏

缺乏配合结核病药物治疗的知识。

6.潜在并发症

大咯血、窒息、胸腔积液、气胸。

十一、护理措施

1.休息与活动

结核病毒性症状明显或病灶处于高度活动状态时,或有咯血,大量胸腔积液等,应卧床休息。恢复期可适当增加户外活动,如散步、打太极拳、做保健操等,加强体质锻炼,充分调动人体内在的自身康复能力,增加机体免疫力。轻症患者在坚持化学治疗的同时,可进行正常工作,但应避免劳累和重体力劳动,保证充足的睡眠,做到劳逸结合。

2.饮食护理

肺结核病是慢性消耗性疾病,需指导患者采取高热量、高蛋白($1.5\sim2.0g/kg$)、富含维生素饮食。患者每天应补充鱼、肉、蛋、牛奶、豆制品等含蛋白质食物,以增加机体的抗病能力及修复能力。每天摄入一定量的新鲜蔬菜和水果,以补充维生素。维生素 C 有减轻血管渗透性的作用,可以促进渗出病灶的吸收;B 族维生素对神经系统及胃肠神经有调节作用,可促进食欲。鼓励患者多饮水,以弥补发热、盗汗造成的水分丢失。

3.用药护理

结核病化疗的成功取决于遵循正确的化疗原则和合理的选用药物。护士应帮助患者及家属系统了解有关抗结核药物治疗的知识,督促患者遵医嘱规律全程服药。不漏服、不随意停药或自行更改方案,以免产生耐药性造成化疗失败。遵医嘱在用药前及用药疗程中定期检查肝功能和听力,视力情况,观察抗结核药物不良反应。不良反应常在治疗初 2 个月内发生,如出现巩膜黄染,肝区疼痛、胃肠不适、眩晕、耳鸣等不良反应要及时与医生联系,不要自行停药,大部分不良反应经相应处理可以完全消失。

4.心理护理

肺结核病患者常有自卑,焦虑,悲观等负性心理。护士应加强对患者及家属的心理咨询和卫生宣教,告之肺结核的病因明确,有成熟的预防和治疗手段,只要切实执行,本病大部分可获临床治愈或痊愈。消除患者的负性情绪,使其保持良好心态,积极配合治疗。一般来说,痰涂阴性和经有效抗结核治疗 4 周以上的患者,没有传染性或只有极低的传染性,应鼓励患者过正常的家庭和社会生活,有助于减轻肺结核患者的社会隔离感和因患病引起的焦虑情绪。

5.消毒与隔离

①涂阳肺结核患者住院治疗时需进行呼吸道隔离,室内保持良好通风,阳光充足,每天用紫外线消毒。②对患者进行治疗护理时要戴口罩,收集痰液时戴手套,接触痰液后用流水清洗双手。留置于容器中的痰液须经灭菌处理再丢弃。③告诫患者注意个人卫生,严禁随地吐痰,不可面对他人打喷嚏或咳嗽,以防飞沫传播。在咳嗽或打喷嚏时,用双层纸巾遮住口鼻,纸巾焚烧处理。外出时戴口罩。④餐具煮沸消毒或用消毒液浸泡消毒,同桌共餐时使用公筷,以预防传染。⑤被褥、书籍在烈日下暴晒 6h 以上。

十二、健康教育

肺结核病程长,易复发和具有传染性,必须长期随访,掌握患者从发病,治疗到治愈的全过程。早期发现患者并登记管理,及时给予合理化学治疗和良好护理,是预防结核病疫情的关键。

1.疾病知识指导

应对患者和家属进行结核病知识的宣传和教育。一旦有肺结核可疑征象时及早就医,以早期发现结核病、早治疗。教会患者和家属有关消毒和隔离的知识,使患者养成不随地吐痰的卫生习惯,饮食采取分餐制,避免传染他人。居住环境注意保持通风、干燥,有条件尽可能与家人分室、分床就寝,若无条件可分头睡,单独有一套用物。密切接触者应定期到医院进行有关检查,必要时给予预防性治疗。对受结核分枝杆菌感染易发病的高危人群,如 HIV 感染者、矽肺、糖尿病等,可应用预防性化学治疗。儿童及青少年接种卡介苗(活的无毒力牛型结核分枝杆菌疫苗),使人体产生对结核分枝杆菌的获得性免疫力。卡介苗不能预防感染,但可减轻感染后的发病与病情。

2.日常生活调理

嘱患者戒烟,戒酒,保证营养的补充,合理安排休息,避免劳累,避免情绪波动及呼吸道感染,以促进身体的康复,增加抵抗疾病的能力。

3.用药指导

强调坚持规律、全程、合理用药的重要性,取得患者与家属的主动配合,使 DOTS 能得到顺利完成。定期复查胸片,痰结核菌和肝、肾功能,了解治疗效果和病情变化。

第十节　肺癌

肺癌是世界上最常见且发病率呈持续增高的少数几种恶性肿瘤之一。世界范围其发病构成比占据全部恶性肿瘤的 16%,占全部癌死亡原因的 28%。在大城市及工业污染重的地区,肺癌已占恶性肿瘤发病率首位,严重威胁着人类健康。

一、流行病学

1.发病率,病死率及流行趋势

(1)发病率和病死率:20 世纪初,肺癌尚为少见病种,随着吸烟的普及和工业文明的发展,肺癌的发病水平从 20 世纪 30 年代开始明显增加。世界卫生组织国际癌症研究中心的研究报告指出,目前肺癌是全世界发病率最高的癌症,每年新增患者人数为 120 万;根据目前癌症的发病趋势,预计 2020 年全世界癌症发病率将比现在增加 50%,全球每年新增癌症患者人数将达到 1500 万人。根据我国卫生部《2009 年中国卫生统计年鉴》,2004—2005 年我国肺癌病死率达 30.83/10 万,居恶性肿瘤病死率首位,其中男性病死率为 41.34/10 万,女性病死率为 19.84/10 万。

(2)流行趋势:近年来,肺癌的流行趋势有两个重要特征,一是组织细胞学类型的变化,20 多年前,鳞状细胞癌一直是肺癌的主要组织学类型,而目前最常见的是腺癌;另一个重要特征是女性肺癌发病率在上升,Cornere 等在新西兰进行的一项对照研究显示,45 岁以下肺癌中 67% 为女性,而且腺癌是最主要的细胞学类型,占 48%。

2.人群分布

(1)年龄:近年来肺癌年龄发病曲线出现前移,提前了 5~10 岁,并且其发病率和病死率随年龄增长而上升。

(2)性别:几乎所有的国家和地区,肺癌的发病率和病死率皆是男性高于女性。近年来的研究表明,欧美等发达国家女性肺癌的发病率和病死率增长速度较男性快,男女发病性别比值不断下降。

（3）职业：肺癌是职业癌中最重要的一种，较为肯定的职业性肺癌包括石棉、砷和砷化合物、铬及铬化合物、镍及镍化合物、氯甲醚所致肺癌和焦炉工人肺癌等。

3.地理分布

肺癌分布的一般规律是工业发达国家比发展中国家高，且存在城乡差别，大城市高于小城市，城市高于农村，近郊高于远郊。世界范围内，以北美和欧洲发病水平高，非洲最低，但各国家地区内部亦存在差异。我国肺癌分布不如食管癌、肝癌集中，东北、沿海及大工业城市相对高发，有由东北向南、由东向西逐步下降的趋势。

二、分子生物学

肺癌起源的生物学行为基于以下两个理论：①癌化，即由于外在或内在的因素影响，所有呼吸道上皮都处于发展成癌的危险中；②多步骤瘤变，肿瘤通过多次基因改变的积累，导致显性改变和癌。

发展中的化学预防策略需要对肿瘤发生过程的理解和能够反映高危状态及治疗效果的生物标记，以下即为可能成为化学预防中生物学的标志：①核视黄醛受体；②肿瘤抑制基因（p53）；③原癌基因；④遗传标记，即染色体损伤产生的微核、染色体的多休性、染色体缺失（3p、5q、9p11q、13q17p）。

三、病因学

关于肺癌的确切致病因素尚不清楚，但经过长期的流行病学调查研究认为，常见的以下因素与肺癌的发生有一定的关系。

1.吸烟

研究表明吸烟是肺癌最主要的危险因素，吸烟明显增加肺癌的发病危险，重度吸烟者的肺癌发病危险增加达 10 倍甚至 20 余倍以上，两者存在明显的量效关系。统计文献报道，美国 85％～90％的肺癌和吸烟有关，国内统计证明 80％～90％的男性，19.3％～40％的女性肺癌患者与吸烟有关。非吸烟肺癌患者有 17％可归因于青少年时期的重度被动吸烟。大量证据表明，每日吸烟量越大，吸烟年限越长，开始吸烟年龄越早，吸入程度越深，烟草中焦油含量越高和吸无过滤嘴香烟等，均可使患肺癌危险性增高。

2.职业暴露

工作场所致癌物的暴露对肺癌发病率的增加亦有重要作用，据统计职业性接触所引起的肺癌占肺癌总数的 5％～20％。目前研究较多的是石棉，石棉致癌存在两个特点：①存在量效关系，且与吸烟有明显协同作用；②短时高强度暴露于石棉中也可能是致肺癌的危险因素。所有职业因子是肺癌的独立致病因素，与吸烟无关；但是这些职业因子与吸烟并存时，致肺癌的可能性进一步加大。

3.大气污染和环境污染

全球范围内肺癌发病率均呈上升趋势，除吸烟外，大气和环境污染也是重要原因之一。现代工业和汽车尾气每年排放到大气中的多环芳烃估计达 20000～50000t，其中苯并芘达 5000t 多，后者为一种很强的致肺癌物质，而香烟中致肺癌的主要因子即为多环芳烃。环境污染一方面指大环境的污染，如加工业生产和交通运输不合理排放废气、废渣、废水；另一方面，家庭小环境的污染也不容忽视,取暖、烹调所造成的多环芳怪和油烟雾也可能与肺癌发病相关。

4.饮食营养

越来越多的研究报道认为,饮食营养因素与肺癌的发病相关。Pillow 等认为高脂、低蔬菜水果饮食增加了肺癌发病的危险性。有报道,饱和脂肪的摄入量与肺腺癌有较强的关系,食物胆固醇的摄入量与小细胞肺癌危险性有关。Ziegler 等认为,增加蔬菜和水果的摄取,无论对吸烟者、被动吸烟者和非吸烟者来说都有可能降低肺癌发病的危险性。

5.遗传因素

肺癌是一系列复杂的基因突变的后果,同一暴露条件下不同人群肺癌发病率不尽相同,即使在重度吸烟者中亦仅约 8% 的人发生肺癌,说明肺癌易感性存在个体差异。个体基因的差异或缺陷决定了不同个体对致癌物的易感性不同。对肺癌的家族聚集性研究表明,肺癌患者的非吸烟直系亲属比非吸烟人群患肺癌的危险度要增加 2~4 倍。

四、病理学

肺癌绝大多数起源于支气管黏膜上皮,极少来自肺泡上皮,因而肺癌主要为支气管肺癌。肺癌的分布情况为右肺多于左肺,上叶多于下叶。

1.肉眼分型

依据解剖学位置和形态常可分为中央型、周围型和弥散型三种。

2.组织学分型

临床上较常见的肺癌类型为鳞状细胞癌、小细胞癌、腺癌和大细胞癌四种。

(1)鳞状细胞癌:占肺癌 40% 以上,是最常见的类型。大多由近肺门处较大支气管黏膜上皮细胞经鳞状化生癌变而成。最常发生的部位是段支气管,其次为肺叶支气管,肉眼观多呈中央型。

(2)腺癌:占肺癌的 25%~30%。大多数腺癌是周围型,肿块直径多在 4cm 以上。腺癌可分为腺泡癌、乳头状癌、细支气管肺泡癌和有黏液形成的实体癌四种亚型,其中绝大多数是乳头状腺癌。

(3)大细胞癌:大细胞癌由多形性,胞质丰富的大细胞组成,约占肺癌的 15%。此癌好发于肺的周围部分或肺膜下,与支气管无关。部分大细胞肺癌具有神经内分泌功能。

(4)小细胞癌:小细胞肺癌来源于支气管黏膜的基底细胞或储备细胞,其特点是生长迅速和早期转移。小细胞肺癌是肺癌中恶性程度最高的一种,占肺癌的 10%~20%。WHO 将小细胞肺癌分为燕麦细胞型、中间型和混合型三种亚型。

五、扩散和转移

1.直接扩散

中心型肺癌穿过支气管壁后,可直接向肺内组织浸润与生长,亦可浸润支气管周围淋巴结,以及心包、心脏、大血管、食管、膈肌、喉返神经等。周围型肺癌常沿支气管或肺泡增生,容易侵犯胸膜、胸壁、肋骨及膈肌。

2.淋巴转移

是肺癌转移的重要途径,最常见锁骨上淋巴结的转移,此外包括肺门、纵隔、腋窝及腹腔淋巴结,多无特异性临床症状,淋巴结活检可确定组织类型。淋巴结大小不一定反映病程早晚。

3.血行转移

当癌细胞侵入小静脉、毛细血管或胸导管时,即可进入血管发生远处脏器转移。

不同组织学类型的肺癌,播散的途径也不同。鳞癌以淋巴转移为主;腺癌可侵犯、压迫局部肺组织,经支气管黏膜下淋巴播散,常累及胸膜出现胸腔积液,易发生肺门淋巴结转移,骨、肝、脑是其易转移的器官;大细胞癌易血行转移;小细胞癌早期可有血行和淋巴转移。

六、临床表现

1.由原发灶引起的症状

(1)咳嗽:最常见的临床症状,主要是由于肿瘤侵蚀支气管黏膜而引起的刺激性咳嗽,为一种保护性非自主反射,目的是为了清除呼吸道异物和分泌物。60%的患者以咳嗽为首发症状,80%患者有咳嗽症状。晚期由于支气管狭窄引起咳嗽加重,可带有金属音调。

(2)咯血或痰中带血:肺癌第二常见症状,以此为首发症状者占30%左右。常表现为间断性或持续性,反复少量的痰中带血或少量咯血。持续时间不一,一般较短,仅数日,但也有达数月者。中央型肺癌咯血较常见,周围型肺癌在肿瘤较小时很少见咯血,但当肿瘤增大到一定程度后,由于肿瘤中心缺血坏死引起出血,也会出现咯血症状。

(3)胸痛:为肿瘤侵犯胸膜、肋骨、胸壁及其他组织所致。肺癌早期可有不定时的胸闷、胸部不规则的隐痛和钝痛,当用力、体位改变、咳嗽和深呼吸时患侧胸痛症状将愈加明显。据统计,周围型肺癌中以胸痛、背痛、肩痛、上肢痛和肋间神经痛为首发症状而前来就诊者占25%左右。

(4)呼吸困难:文献报道,肺癌中50%~60%患者存在呼吸困难,约10%以呼吸困难为首发症状。多见于中央型肺癌,尤其是肺功能较差者。呼吸困难程度因病情严重程度和耐受能力不同而异。

(5)发热:①癌性发热,肿瘤坏死组织被机体吸收所致,抗感染药物治疗无效,有效的抗肿瘤治疗后可以退热;②炎性发热,某一段或叶支气管开口的阻塞或管腔受压迫,引起的相应段或叶的阻塞性肺炎或肺不张引起的发热,多在38℃左右,抗感染治疗虽有效,但常反复发作。

(6)喘鸣:常为管腔内肿瘤或异物阻塞,以及管壁被管外肿大的纵隔淋巴结或侵犯纵隔压迫引起的管腔狭窄。喘鸣一般为间歇性,不受咳嗽影响。

(7)体重下降:肺癌晚期由于感染,疼痛等影响食欲及睡眠,肿瘤生长及其所产生的各种毒素引起身体消耗增加而导致患者体重下降,最终形成恶病质。

2.肿瘤局部扩展引起的症状

(1)吞咽困难:一般由于纵隔第7、8组淋巴结(隆突下,食管旁淋巴结)转移增大时压迫食管造成吞咽困难,多为下叶肿瘤,并且淋巴结可向前浸润气管,向后浸润食管形成气管-食管瘘,可反复发生吸入性肺炎。

(2)声音嘶哑:由于肺癌纵隔淋巴结转移或癌肿直接侵犯该侧喉返神经,造成患侧声带麻痹,左侧常因主动脉弓下淋巴结转移或压迫所致,右侧常因锁骨上淋巴结转移或压迫所致。

(3)膈肌麻痹:由于癌肿侵犯或压迫膈神经造成,表现为胸闷、气促,患侧肺下界上移,呼吸时膈肌出现矛盾运动(吸气时膈肌上升,呼吸时膈肌下降)。

(4)胸腔积液或心包积液:肿瘤累及胸膜或心包时所致,表现为胸部叩诊为浊音,心脏浊音界扩大,穿刺抽液行细胞学检查可确诊。

(5)上腔静脉综合征(SVCS):常因肺癌直接侵犯或压迫上腔静脉(包括转移纵隔淋巴结),造成上腔静脉及无名静脉的部分或完全堵塞导致静脉回流障碍。表现为气促、上肢和头颈部水肿,颈静脉怒张,胸壁皮肤见红色或青紫色毛细血管扩张,当阻塞发展迅速时还可以导致脑水肿而出现头痛、嗜睡、意识障碍等。

(6)Horner综合征:颈及第1胸交感神经节受肿瘤侵犯或压迫所致,表现为患侧颜面无汗和发红,患侧眼球内陷、眼睑下垂、眼裂狭窄、瞳孔缩小等。

(7)Pancoast综合征:为肺尖发生的支气管肺癌并侵犯肺上沟部,引起肩部和上胸壁疼痛等一系列临床综合征,多为低度恶性鳞癌,生长缓慢,晚期才出现转移。也可合并SVCS。

3.远处转移引起的症状

(1)中枢神经系统转移:脑、脑膜和脊髓转移,主要表现为颅内高压症状,如剧烈疼痛,恶心,喷射性呕吐等;也可表现为脑神经受累症状,如复视、谵妄、意识障碍等。

(2)骨转移:易转移至肋骨、脊椎和骨盆,表现为局部疼痛、压痛、叩击痛、骨质破坏还可导致病理性骨折。

(3)肝转移:可有厌食、肝区疼痛、肝大、黄疸和腹腔积液等,患者多于短期内死亡。

(4)肾及肾上腺转移:肺癌胸外转移中肾转移占16%～23%,可出现血尿;肾上腺转移也较常见,导致艾迪生病。患者多于短期死亡。

4.副癌综合征

肺癌细胞产生并释放的具有内分泌功能物质,产生一种或多种特殊肺外症状而导致的综合征。

(1)肥大性肺性骨关节病:多见于鳞癌,主要表现为杵状指,长骨远端骨膜增生,关节肿胀、疼痛和触痛。

(2)异位促肾上腺皮质激素分泌综合征:肿瘤分泌促肾上腺皮质激素样物,导致库欣综合征样症状,下肢水肿,高血压,高血糖,低血钾,向心性肥胖,精神障碍,多见于小细胞肺癌,特别是燕麦细胞癌。

(3)异位促性腺皮质激素分泌综合征:癌肿分泌黄体生成素(LH)和绒毛膜促性腺激素(HCG)刺激性腺激素产生所致,表现为男性乳房发育伴疼痛,各类型肺癌都可以发生,多见于未分化癌和小细胞肺癌。

(4)抗利尿激素分泌异常综合征(SIADH):肿瘤分泌大量抗利尿激素(ADH)或其类似物质所致,表现为稀释性低钠血症和水中毒症状,多见于燕麦细胞癌。

(5)类癌综合征:肿瘤分泌5-HT所致,表现为支气管痉挛性哮喘、皮肤潮红、阵发性心动过速、腹泻、腹痛、消化性溃疡、心瓣膜病变等,多见于腺癌和燕麦细胞癌。

(6)神经-肌肉综合征:小细胞未分化癌多见,病因尚不明确,可能是一种自身免疫疾病,表现为随意肌肌力减退,极易疲劳,共济失调、感觉障碍等。

(7)高钙血症:癌肿分泌甲状旁腺激素或一种溶骨物质所致,多见于鳞癌,临床表现为高钙血症,并有不同程度的代谢性酸中毒。患者常感无力、口渴、多尿、食欲缺乏、烦躁不安。

七、辅助检查

1.痰脱落细胞学检查

可用于肺癌的诊断及早期筛查,方法简便无痛苦,阳性率达80%以上,可确定肿瘤的组织学类型。但由于该法假阴性率高（20％～60％），并有一定的假阳性率（约 2％），且不能定位，故在临床应用中有一定局限性。

2.影像学诊断

（1）胸部 X 线：最基本，应用最广泛的影像学检查方法，包括透视、正侧位胸部 X 线片等，可发现块影或可疑肿块阴影。

（2）计算机体层摄影（CT）：目前已经作为手术和放疗前估计肿瘤大小和侵犯程度的常规方法。CT 图像清晰，能发现普通 X 线不易发现的较隐蔽的病灶，能清楚显示病变形态和累及范围，能检查有无淋巴结及远处转移，同时可行 CT 引导下穿刺活检。

（3）磁共振成像（MRI）：利用生物组织对中等波长电磁波的吸收来成像，能从横断位，冠状位和矢状位等多个位置对病灶进行观察，可增加对胸部疾病诊断及对肺门区肿瘤和血管的区别能力。

（4）正电子发射断层图（PET）：是目前唯一利用影像学方法进行体内组织功能、代谢和受体显像的技术，不仅能反映人体解剖结构改变，更可提供体内功能代谢信息，可从分子水平揭示疾病发病机制和治疗效应。通过 PET 可发现早期原发性肺癌和转移灶，并且可以判断手术是否达到根治以及术后是否有转移或者复发。在判断肿瘤分期及疗效方面，PET 优于现有的任何影像学检查。

3.肺癌标志物

目前具有足够灵敏度和特异性的肺癌标志物还不多，对肺癌诊断，分期和监测有一定临床意义的肺癌标志物包括癌胚抗原（CEA）、神经元特异性烯醇化酶（NSE）、鳞状细胞癌抗原（SCC）、组织素肽抗原（TPA）、细胞角蛋白－19 成分和异位激素等。

4.有创检查方法

（1）纤维支气管镜检查：其管径细，可弯曲，易插入段支气管和亚段支气管，直接观察肿块，并且能够取得病理组织进行活检，还能直接对病灶进行处理，已成为确诊肺癌最重要的手段。

（2）胸腔镜检查：适用于肺部肿块，经纤维支气管镜或经皮肺穿刺活检未能得到组织学诊断，且不能耐受开胸手术的患者。其优点在于直观、准确，并可做活检。

（3）纵隔镜检查：是一种用于上纵隔探查和活检的方法，由于其具有高度的敏感性和特异性，在国外被广泛应用于肺癌的术前分期。

（4）经胸壁穿刺活检：在 CT 引导下，用细针穿刺肺部，采取活检组织做病理学或细胞学检查，此方法用于周围型＞1cm 的肺部病灶以及不能耐受支气管镜检查或开胸活检的患者，阳性率可达 80％。

（5）转移病灶活检：已有颈部、锁骨上、腋下及全身其他部位肿块或结节的患者，可行肿块切除活检，以明确病理类型及转移情况，为选择治疗方案提供依据。

八、治疗要点

1.手术治疗

（1）肺楔形及局部切除术：适用于年老体弱，肺功能低下，难以耐受肺叶切除者的肺周边结节型分化程度较高的原发性癌或转移性病灶。但有报道，无淋巴结转移的Ⅰ期肺癌患者楔形切除的复发率明显高于肺叶切除术，因此对该种术式的选择必须慎重。

（2）肺段切除术：适用于肺内良性病变及老年人,肺功能差的周围型孤立性癌肿。目前大多用楔形切除术代替。但对于接近肺段根部的肿瘤,肺段切除较为安全彻底。

（3）肺叶切除术：目前国内外均以肺叶切除作为肺癌手术的首选方式,适用于局限一个肺叶内的肿瘤,叶支气管可受累,但须有足够安全切除部分,确保残端切缘无癌浸润。

（4）全肺切除术：指一侧全肺切除,适用于肺功能良好,估计可耐受一侧全肺切除,癌肿病变较为广泛的病例。因全肺切除手术病死率明显高于肺叶切除术,因此在病灶能完全彻底切除的前提下,尽一切努力通过运用支气管成形和血管成形的办法完成肺叶切除术,而避免全肺切除。

（5）支气管袖状肺叶切除术：既可切除累及主支气管的肿瘤,又能保留健康的肺组织,对心肺功能不全或不能耐受全肺切除的患者,此术式安全并取得良好的效果。

（6）隆突切除术：指气管隆嵴或邻近区域受肿瘤侵犯时,将隆突和原发病变一并切除,行主支气管、支气管和气管吻合重建呼吸道。此术式复杂,难度大。

（7）电视辅助胸腔镜手术（VATS）：是一种比较新的微创外科治疗技术,无须采用常规开胸切口即能进行复杂的胸腔手术。有资料显示电视辅助胸腔镜手术与标准开胸手术相比,对患者创伤和生理扰乱小,术后并发症和病死率低,减少了术后疼痛,降低了术后的医疗工作量,缩短了住院时间,可促进患者早日康复。通过电视辅助胸腔镜手术可行肺活检术,肺楔形切除术,肺叶切除术等。但电视辅助胸腔镜手术仍有许多不足之处,如费用高、麻醉要求高、手术适应证有限等。

2.综合治疗

第39届美国临床肿瘤学会（ASCO）大会上将多学科治疗列为肿瘤工作的重点。目前肺癌综合治疗手段除手术外还包括以下几个方面。

（1）术后放、化疗：传统方法,根据患者手术情况给予适当的辅助治疗,在小细胞肺癌（SCLC）已有肯定结果,在非小细胞肺癌（NSCLC）仍有争议。

（2）术前化疗或放疗（新辅助治疗）：无论小细胞肺癌和非小细胞肺癌近年来都有比较肯定的结果,非小细胞肺癌（ⅢA 期）的术前新辅助化疗目前很受重视,可使 N 分期下调（N$_2$→N$_1$）,获得手术机会,减少术中肿瘤细胞播散概率,消灭微小转移灶。

（3）放化疗结合：对于局部晚期的非小细胞肺癌的治疗,有强烈证据表明放、化疗比单纯放疗好,同期放、化疗优于序贯放化疗。当然,全量的化疗和放疗同期使用的前提,是患者必须有良好的状态和脏器功能,如果达不到这样的条件的话,有循证医学研究的结果是对局部晚期的非小细胞肺癌,为了达到全量和及时的主要目的,宁可选择序贯化放疗模式,而不要一味地强调同期化、放疗模式。

（4）生物治疗：

1）局部治疗：癌性胸腔积液引流排液后注入生物反应调节药,如溶链菌制剂、白细胞介素－2、干扰素等。

2）免疫治疗：发挥宿主治疗的自身免疫功能,提高人体防御机制,杀伤肿瘤细胞或抑制肿瘤的转移灶形成,而无损于人体器官功能。现在较为成熟有效的免疫调节药有白细胞介素－2,干扰素,肿瘤坏死因子。文献报道,免疫调节药与化疗联合应用可提高疗效,手术后长期应用免疫调节药有减少转移的作用。

3)分子靶向治疗:利用肿瘤细胞可以表达特定的基因或基因的表达产物,将抗癌药物定位到靶细胞的生物大分子或小分子上,抑制肿瘤细胞的增生,最后使其死亡。分子靶向药物作用的分子,正常细胞很少或不表达,在最大程度杀伤肿瘤细胞的同时,对正常细胞杀伤最小。分子靶向治疗药物包括:①以表皮生长因子受体(EGFR)为靶点的药物,如吉非替尼(易瑞沙)、伊马替尼(格列卫)、HER-2抑制药(赫赛汀);②以血管内皮生长因子(VEGF)为靶点的药物,如贝伐单抗(阿瓦斯汀)。

4)基因治疗:大致可分为基因替代、基因修饰、基因添加、基因补充和基因封闭,较为推崇的是基因添加,即额外地将外源基因导入细胞使其表达。目前肺癌的基因治疗策略为将含特异性肿瘤坏死因子(TAAs)编码序列的基因导入人体内,产生免疫应答杀伤肿瘤细胞。

九、护理评估

评估患者是否出现刺激性干咳,痰中带血,血痰,间断少量咯血;有无呼吸困难,发绀,杵状指(趾);有无肿瘤压迫、侵犯邻近器官组织引起与受累组织相关征象,如持续性、剧烈胸痛等。

十、护理措施

1.呼吸道护理

(1)戒烟:因为吸烟会刺激肺、气管及支气管,使气管、支气管分泌物增加,妨碍纤毛的活动和清洁功能,易致肺部感染,故术前应指导并劝告患者戒烟。

(2)保持呼吸道的通畅:术前痰量超过50mL/d的患者应先行体位引流;痰多不易咳出者,可行雾化吸入每日3～4次,每次20～30min,必要时经支气管镜吸出分泌物。注意观察痰液的量、色、黏稠度及气味;遵医嘱给予支气管扩张药、祛痰药、抗生素等药物,以改善呼吸状况,控制呼吸道感染。

(3)氧气吸入:术后由于麻醉药物的抑制,手术创伤及胸带包扎等,呼吸频率和幅度受限,患者常有缺氧表现,应持续吸氧以维持有效的呼吸功能,必要时使用面罩吸氧。护士应注意监测血氧饱和度,保持其在90%以上,能够达到95%以上为最佳。

(4)雾化吸入:术后第1天起需遵医嘱给予雾化吸入治疗,以达到稀释痰液、消炎、解痉、抗感染的目的。若患者痰液黏稠,可酌情增加雾化吸入次数。

(5)有效排痰

1)腹式呼吸与咳嗽训练:腹式呼吸及咳嗽是开胸术后患者必须进行的康复锻炼,以促进肺的复张。一般可先进行腹式呼吸数次,将双手置于上腹部,感觉腹肌用力状况,然后执行"咳嗽三部曲",即第一步深吸气、第二步憋住气、第三部声门紧闭,使膈肌抬高,增加胸腔内压力,最后突然放开声门,收缩腹肌使气体快速冲出将痰液咳出。护士需鼓励并协助患者进行,每1～2小时进行1次。护士可在协助患者咳嗽时固定其胸部伤口,以减轻疼痛。

2)叩击排痰:护士在指导患者进行有效咳嗽的同时,可通过叩击其背部的方法,使痰液松动脱落至气道,利于患者咳出。具体方法为,协助患者取半坐卧位或侧卧位,护士手指并拢弯曲成杯状,利用腕部力量,避开胸部切口,从肺的下叶部开始,自下而上,由边缘向中央有节律地叩拍患者背部,每4～6小时重复1次。叩击不可在肋骨以下、脊柱或乳房上,以避免软组织损伤。叩击用力需适当,老年患者切勿用力过猛,以免造成肋骨骨折,肺泡破裂等意外发生。

在患者呼气或咳嗽时,可用双手在胸壁上加压以加强咳嗽效果。每次叩击时间为 3~5min。

3)胸骨上窝刺激排痰:当患者咳嗽反应弱,无法掌握有效咳嗽的方法时,可在其吸气终末,用一手指稍用力按压其环状软骨下缘与胸骨交界处,刺激其咳嗽,或稍用力按压胸骨上窝的气管,并同时行横向滑动,可重复数次,以刺激气管促使其深部的痰液咳出,每 4 小时做 1 次。在操作过程中,应注意观察患者的神态,面色,脉搏等,防止发生意外。

4)鼻导管刺激排痰:对于痰多且咳痰无力的患者,在叩击和振动的操作下还不能有效排痰时,可考虑鼻导管刺激法,诱导患者主动排痰。方法为:将吸痰管从鼻腔缓慢放入,在 10~15cm 长度时(接近声门处)上下轻轻移动,刺激患者产生咳嗽。操作过程中应注意避免误吸的发生。

5)纤维支气管镜吸痰:各种辅助咳痰方法均无效时,可由医师利用纤维支气管镜进行吸痰。纤维支气管镜可在直视状态下充分清除支气管和肺泡内痰液,避免由于盲吸造成的吸痰管内负压对支气管壁的损伤,并减少呼吸道感染。

6)气管插管或气管切开:对于上述任何方法都不能有效排痰,患者术后出现因咳痰不畅造成严重低氧血症、心律失常,甚至呼吸衰竭时,可行气管切开术进行急救。通过人工建立的气管切口完成吸痰,并经呼吸机治疗,纠正呼吸衰竭的症状。

2.胸腔闭式引流的护理

胸腔闭式引流的目的是排除胸腔内的积气、积血和积液,重建和保持胸腔内负压,预防纵隔移位,促进肺复张。

(1)置管位置:引流气体时,常放置在锁骨中线第 2 肋间;引流液体时,常放置于腋中线第 6~8 肋间。一般来说,肺叶切除术,肺楔形切除术者常于开胸侧放置Ⅰ根胸腔引流管以排出积血,积液;肺上叶、中叶,肺段切除术者需同时安置用于排气和排液的 2 根胸腔引流管。

(2)胸管的固定:应保证胸腔闭式引流管接水封长玻璃管置于液面下 2~3cm,并保持直立位。水封瓶液面应低于引流管胸腔出口平面 60~100cm,并放在床下固定位置,防止碰倒或打碎。患者带管下床时应注意引流瓶位置低于膝关节。

(3)胸管的挤压:术后初期每 30~60 分钟向水封瓶方向挤压引流管 1 次,促进引流,防止凝结的血块堵塞管道。方法为双手握住引流管距胸腔出口插管处 10~15cm,挤压时双手前后相接,后面的手捏闭引流管,前面的手快速挤压引流管,使管路内气体反复冲击引流管口。近年来主动挤压胸腔闭式引流管的做法受到质疑,Joanna Briggs Institute(JBI)循证护理中心关于"胸腔引流患者的护理"进行了系统综述,推荐的做法是只在管道内出现血块阻塞时才挤压,并且只在阻塞部位局部挤压,保证产生最小的负压。

(4)胸管的观察:护士检查引流管是否通畅的最直接的方法是观察玻璃管水柱是否随呼吸波动,正常水柱上下波动为 4~6cm。若引流管水柱停止波动,有以下两种情况:①引流管阻塞,失去引流作用;②引流侧肺复张良好,无残腔。

3.体位护理

(1)手术当日,患者麻醉未清醒前取去枕平卧位,头偏向一侧,以避免舌后坠或呕吐物、分泌物误吸入呼吸道引起窒息。清醒后应给予垫枕并抬高床头 30°,可减轻疼痛,有利于呼吸及引流。

(2)术后第1天起,肺叶切除术或肺楔形切除术者,应避免手术侧卧位,最好坐位,半坐卧位或不完全健侧卧位,以促进患侧肺组织扩张;全肺切除术者,应避免过度侧卧,可采取1/4侧卧位,以预防纵隔移位导致呼吸循环功能障碍;气管、隆突重建术后,采用缝线将下颌固定于前胸壁7～10d,以减轻吻合口张力,防止吻合口瘘的发生。术后应避免患者采用头低仰卧位,以防膈肌上升妨碍通气。

4.疼痛护理

开胸手术创伤大,加上胸腔引流管的刺激,胸肌及神经均受到损伤,切口疼痛较剧烈,患者常常不敢深呼吸、咳嗽,引起分泌物潴留,导致肺炎,肺不张。有研究表明良好的术后镇痛可使术后肺功能改善10%～15%。目前用于临床的开胸术后的镇痛方法主要有以下几种。

(1)临时肌内注射和口服镇痛药,但不良反应较大,如呼吸抑制、恶心呕吐、胃肠道反应等,另外还具有用药不灵活、药物依赖、给药不及时等缺点。

(2)硬膜外置管注射麻醉药或镇痛药的方法,常发生低血压、恶心、呕吐、嗜睡、尿潴留等并发症,且操作较复杂,麻醉平面不易控制,且硬膜外置管还可能引起严重的硬膜外腔感染等并发症。

(3)患者自控镇痛(PCA)可维持药物的有效浓度,避免不同个体使用常规剂量不足或用药过量的情况,但其配方中麻醉药同样具有各种相应的不良反应,年龄过大或过小,精神异常、无法控制按钮及不愿接受者不适合使用,同时仍存在尿潴留、便秘、嗜睡、恶心、呕吐甚至呼吸抑制等并发症。

(4)肋间神经冷冻,是用高压气流使局部产生低温,使引起疼痛的肋间神经的功能暂时被阻断而处于"休眠"状态而导致无痛的方法。有研究表明,冷冻肋间神经镇痛作用持续时间长,能覆盖整个围术期,不良反应小,无嗜睡、恶心、呕吐、皮肤瘙痒、尿潴留、呼吸困难等不良反应,是一种值得推广的食管癌术后镇痛方法,但近期有研究发现,肋间神经冷冻镇痛后,慢性疼痛发生率增加,是值得注意的事件。

5.术后活动

术后第1天起即可进行主动活动,应注意劳逸结合,量力而行,不进行活动或活动过量均对康复不利。

(1)肩关节活动:术后第1天开始可指导患者进行术侧手臂上举、外展、爬墙以及肩关节向前、向后旋转、拉绳运动等肩臂的主动运动,以使肩关节活动范围恢复至术前水平,预防肩下垂。

(2)下肢活动:主要目的在于预防深静脉血栓形成(DVT)。有资料统计,行外科手术而未采取预防措施者,深静脉血栓形成的发病率为25%。预防深静脉血栓形成的方法包括以下几个方面。

1)膝关节伸屈运动及足踝主、被动运动,可以增加腓肠肌泵的作用。足踝的屈伸、内外翻及环转运动能增加股静脉的血流速度,其中以主动环转运动对股静脉血流的促进作用最强,预防效果最为理想。术后第1天起即可开始进行,每天不少于3次。

2)据患者体质、病情,酌情鼓励患者进行术后床旁活动,活动需循序渐进,可于术后第1～2天开始进行。下床活动宜采取逐渐改变体位的方式进行,如坐起→双腿下垂床边→缓慢站立,这样可增加循环系统的适应时间。若患者感觉眩晕,应让其平卧,待症状缓解后,间隔几个小时再下床。床旁活动的量不宜过大,以患者不感到疲倦为宜。

3)应用弹力袜。弹力袜可产生由下到上的压力,适度压迫浅静脉,增加静脉回流量以及维持最低限度的静脉压,可在早期离床活动时穿戴。不足之处是不同患者腿粗细不同,无法完全适合腿形,尤其是腿长型,有可能不能完全符合压力梯度;若使用不当可能引起水肿,浅表性血栓性静脉炎等并发症。

4)下肢间歇充气泵的应用。下肢间歇充气泵是通过间歇充气的长筒靴使小腿由远而近地顺序受压,利用机械原理促使下肢静脉血流加速,减少血流淤滞,可在手术当天使用。使用器械辅助预防深静脉血栓形成时需注意评估皮肤的情况,观察有无红、肿、痛及皮肤温度的变化,了解血液循环情况。

6.皮肤护理

(1)术前皮肤准备:有研究结果表明,术前适当的清洁手术野皮肤,其预防切口感染的效果同常规术前剃毛相类似,而剃毛则可造成肉眼看不见的表皮组织损伤,成为细菌进入体内的门户,易导致术后切口感染,同时会给患者带来不适。根据国内外学者的研究结果,结合临床实际情况,患者术前以淋浴清洁皮肤为主,只需剃去腋下及胸背部浓密部位毛即可,若手术涉及腹部切口,还应包括会阴部。有国外学者提倡使用脱毛剂脱毛,但其费用较高,对国内患者是否适用有待于进一步探讨。

(2)术后皮肤保护:有研究表明,压力是导致压疮发生的重要原因,并与受压时间密切相关,术后压疮85%发生于骶尾部。护士应对患者的病情及营养状况进行正确评估,对于有压疮风险的患者,可提前在受压部位贴透明敷料保护,帮助改善局部供血供养,减少摩擦力,减少受压部位的剪切力,预防压疮的发生。

7.化疗患者的护理

(1)护士应了解药物的作用与毒性反应,并对患者做详细的说明。

(2)安全用药,选择合适的静脉,注射过程中严禁药物外渗。

(3)密切观察和发现药物的毒性反应,及时给予处理。

1)评估患者应用化疗药物后机体是否产生毒性反应,严重程度如何。

2)恶心呕吐的护理:①患者出现恶心呕吐时,嘱家属不要紧张,以免增加患者的心理负担,减慢药物滴注速度,并遵医嘱给予止吐药物,以减轻药物反应;②化疗期间进食较清淡的饮食,少食多餐,避免过热、粗糙的刺激性食物,化疗前后2h内避免进食;③患者感恶心时,嘱患者做深呼吸,或饮少量略带酸性的饮料,有助于抑制恶心反射;④如化疗明显影响进食,出现口干、皮肤干燥等脱水表现,应静脉补充水、电解质及营养。

3)骨髓抑制的护理:①检测患者的白细胞,当白细胞总数降至$3.5 \times 10^9/L$或以下时应及时通知医师;②当白细胞总数降至$1.0 \times 10^9/L$时,遵医嘱使用抗生素预防感染,并嘱患者注意预防感冒,做好保护性隔离。

4)口腔护理:应用化疗药物后患者唾液腺分泌减少,易致牙周病和口腔真菌感染,嘱患者不要进食较硬的食物,用软毛牙刷刷牙,并用盐水漱口。

5)其他毒性反应:①对患者化疗后产生脱发,向患者解释,停药后毛发可以再生,消除患者的顾虑;②色素沉着等反应影响患者,做好解释和安慰工作。

8.饮食营养

术后患者意识恢复且无恶心现象时,即可少量饮水;肠蠕动恢复后可开始进食清淡流食、半流食;若患者进食后无任何不适可改为普食。术后饮食宜为高蛋白、高热量、丰富维生素、易消化,以保证营养,提高机体抵抗力,促进切口愈合。术后应鼓励患者多饮水,补充足够水分,防止气道干燥,利于痰液稀释,便于咳出,每日饮水量2500~3000mL(水肿、心力衰竭者除外)。

9.心理护理

肺癌患者围术期常存在恐惧,焦虑,抑郁等心理,并且不能很好地去应对,常害怕手术后病情恶化和癌症疼痛的折磨,以及术后化疗、放疗过程中出现的不良反应。护士应给予患者同情与理解,熟悉患者的心理变化,深入患者内心与其进行沟通,取得患者信任和好感。学会转移和分散患者注意力,帮助患者获得家属和朋友的社会支持,充分调动患者自身内在的积极因素,主动配合手术和治疗,尽可能满足其心理和生理需求。

10.特殊护理

(1)全肺切除术的护理:一侧全肺切除后,纵隔可因两侧胸膜腔内压力的改变而移位。明显的纵隔移位能造成胸内大血管扭曲,心排出量减少并影响健侧肺的通气和换气,最终导致循环,呼吸衰竭。为防止纵隔的摆动,在全肺切除术后早期需夹闭胸腔引流管,使患侧胸腔内保留适量的气体及液体,以维持两侧胸腔内压力平衡。

护士需密切观察患者气管位置是否居中,如发现气管明显向健侧偏移,应立即告知医生,听诊肺呼吸音,在排除肺不张后,由医师开放胸腔引流管,排出术侧胸腔内的部分气体或液体,纵隔即可恢复至中立位。一般放出100~200mL液体及少量气体后夹闭引流管,观察1~2h后,根据患者情况重复操作。应特别注意开放胸腔引流管一定要控制引流速度,一次过快过量地放出胸腔内气体和液体,患者可出现胸痛胸闷、呼吸困难、心动过速,甚至低血压,休克。

全肺切除术后的患者应控制静脉输液量和速度,避免发生急性心力衰竭及肺水肿。输血量不宜超过丢失的血量。输液滴速控制在每分钟40滴以内。术后第1个24h的输液总量在2000mL左右。重力滴注的方法影响因素较多,滴速难以控制,有条件时使用输液泵控制输液速度。液体输注期间,护士应勤巡视,及时调节输液速度,防止输液过程中发生意外情况。

(2)上腔静脉压迫综合征的护理:对于出现上腔静脉压迫综合征的患者,护士需给予持续吸氧,密切观察患者的神志,注意血压、脉搏、呼吸等生命体征变化。测血压时尽量避免使用上肢,最好测量腿部血压。促进患者上身的重力引流,采取抬高床头30°~45°卧位,以利于上腔静脉回流,减轻压迫症状。而且避免抬高下肢以增加血液回流至已充盈的躯干静脉。给予化学治疗时应避开上肢静脉,因上腔静脉压迫综合征会造成液体堆积在胸腔内,药物分布不均匀可能造成静脉炎或血栓,选择足背部容易暴露的静脉穿刺给药较为安全。饮食上需严格限制患者液体及食盐的摄入,以减少因钠盐摄入导致的血容量增高。

11.并发症的观察与护理

(1)出血:观察引流液的色,量及性质。正常情况下,手术日第1个2h内胸腔积液量100~300mL;第1个24h胸腔积液量在500mL左右,色淡红,质稀薄。若引流液达到100mL/h呈血性,应高度警惕胸腔内存在活动性出血,需立即通知医师,密切观察病情变化。若胸腔积液量达到 500mL/h,胸腔积液血红蛋白检查≥50g/L 为行开胸止血术的指征。

对于可疑出血者,护士还应严密观察有无失血性休克的表现,可结合以下几方面进行综合观察并记录:①心率、血压的变化;②有无面色、口唇、甲床、眼睑苍白;③有无大汗,皮肤湿冷;④有无烦躁,意识模糊;⑤每小时记录尿量一次,正常情况下应在 30mL/h 以上,直至出血征象平稳。

(2)肺栓塞:肺栓塞是来自静脉系统或右心室内栓子脱落或其他异物进入肺动脉,造成肺动脉或其分支栓塞,产生急性肺性心力衰竭和低氧血症。肺栓塞典型的临床表现为:呼吸困难、胸痛和咯血,多数患者是在下床活动或排便后出现。当观察到可疑栓塞症状时,需及时给予高流量面罩吸氧,心电监护,并及时通知医生处理,尽力做到早发现、早治疗。

将肺栓塞的预防工作前置于术前更加具有现实意义。护士应于术前告知患者及家属术后活动预防深静脉血栓的必要性,指导患者掌握床上、床旁活动原则与方法,明确告知术后勿用力排便,对于高危人群应遵医嘱预防性给予抗凝药物。

(3)肺不张:肺不张多在术后 24～48h 开始出现症状,一般表现为发热,胸闷,气短,心电监护示心率加快,血氧饱和度降低。肺部听诊可有管状呼吸音,血气分析显示低氧血症、高碳酸血症。胸部 X 线为气管偏向患侧,可见段性不张或一叶肺不张,或仅可见局部一片密度增高的阴影。

鼓励患者深呼吸、咳嗽、雾化吸入等是清除呼吸道分泌物和解除呼吸道阻塞的首选方法,特别是对轻度肺不张者效果最佳。对重度肺不张者,如呼吸道内有大量分泌物潴留并造成呼吸道梗阻的患者,可用纤维支气管镜吸痰。

(4)支气管胸膜瘘:多发生于术后 1 周左右。常见原因有:支气管残端处理不当;术后胸腔感染侵蚀支气管残端;支气管黏膜本身有病变,影响残端愈合;一般情况差、严重贫血等。患者常出现刺激性咳嗽,发热,呼吸短促,胸闷等症状。尤其会随体位变化会出现刺激性的剧烈咳嗽,早期痰量多,陈旧血性痰液,有腥味,性质类似胸腔积液,以后则逐渐呈果酱色,当已发生脓胸时,可咳出胸腔内的浓汁痰。

在支气管胸膜瘘进行保守治疗期间,护士应协助医师做到:①及时行胸腔闭式引流术,保持引流通畅,排出脓液,控制感染;②帮助患者掌握日常管路放置位置,指导带管活动方法,嘱患者取患侧卧位,以防漏出液流向健侧;③注意观察有无张力性气胸;④当引流管间断开放时,应注意观察敷料情况,潮湿时及时更换,保护管口周围皮肤不被脓液腐蚀;⑤遵医嘱给予有效抗生素,积极控制感染;⑥加强营养,改善全身状况,促进瘘口愈合。

12.健康教育

(1)环境:保持休养环境的安静,舒适,室内保持适宜的温湿度,每日上、下午各开窗通风至少 0.5h,以保持空气新鲜。根据天气变化增减衣服,不要在空气污浊的场所停留,避免吸入二手烟,尽量避免感冒。

(2)饮食:只需维持正常饮食即可,饮食宜清淡、新鲜、富于营养、易于消化。不吃或少吃辛辣刺激的食物,禁烟酒。

(3)活动:术后保持适当活动,每日坚持进行低强度的有氧锻炼,如散步、打太极等,多做深呼吸运动,锻炼心肺功能。注意保持乐观开朗的心态,充分调动身体内部的抗病机制。

(4)其他:术后切口周围可能会出现的疼痛或麻木属于正常反应,随时间推移,症状会逐渐减轻或消失,不影响活动。出院后 3 个月复查。如有不适,随时就诊。

第十一节　呼吸衰竭

呼吸衰竭指各种原因引起的肺通气和(或)换气功能严重障碍,以致在静息状态下亦不能进行维持足够的气体交换,导致低氧血症(伴或不伴)高碳酸血症,进而引起一系列的病理生理改变和相应的临床表现的一种综合征。其临床表现缺乏特异性,明确诊断有赖于动脉血气分析:在海平面、静息状态,呼吸空气条件下,动脉血氧分压(PaO_2)≤60mmHg,伴或不伴二氧化碳分压($PaCO_2$)>50mmHg,并排除心内解剖分流和原发于心排出量降低等致低氧因素,可诊断为呼吸衰竭。

一、疾病概述

1.病因

呼吸系统疾病如严重呼吸系统感染、急性呼吸道阻塞性病变、重度或危重哮喘、各种原因引起的急性肺水肿、肺血管疾病,胸廓外伤或手术损伤、自发性气胸和急剧增加的胸腔积液,导致通气和(或)换气障碍;急性颅内感染、颅脑外伤、脑血管病变(脑出血、脑梗死)等直接或间接抑制呼吸中枢;脊髓灰质炎、重症肌无力、有机磷中毒及颈椎外伤等可损伤神经-肌肉传导系统,引起通气不足。上述各种原因均可造成急性呼吸衰竭。

2.分类

(1)按动脉血气分析分类:①Ⅰ型呼吸衰竭:缺氧性呼吸衰竭,血气分析特点是 PaO_2<60mmHg,$PaCO_2$降低或正常。主要见于肺换气功能障碍性疾病。②Ⅱ型呼吸衰竭,即高碳酸性呼吸衰竭,血气分析特点是 PaO_2<60mmHg 同时伴有 $PaCO_2$>50mmHg。系肺泡通气功能障碍所致。

(2)按发病急缓分为急性呼吸衰竭和慢性呼吸衰竭:①急性呼吸衰竭是指呼吸功能原来正常,由于多种突发因素的发生或迅速发展,引起通气或换气功能严重损害,短时间内发生呼吸衰竭,因机体不能很快代偿,如不及时抢救,会危及患者生命。②慢性呼吸衰竭多见于慢性呼吸系统疾病,其呼吸功能损害逐渐加重,虽有缺氧,或伴二氧化碳潴留,但通过机体代偿适应,仍能从事个人生活活动,称为代偿性慢性呼吸衰竭。一旦并发呼吸道感染,或因其他原因增加呼吸生理负担所致代偿失调,出现严重缺氧、二氧化碳潴留和酸中毒的临床表现,称为失代偿性慢性呼吸衰竭。

(3)按病理生理分为:①泵衰竭,由神经肌肉病变引起;②肺衰竭,是由气道、肺或胸膜病变引起。

3.发病机制

各种病因引起的肺通气不足、弥散障碍,通气/血流比例失调,肺内动-静脉解剖分流增加和氧耗增加,使通气和(或)换气过程发生障碍,导致呼吸衰竭。

(1)肺通气不足:肺泡通气量减少,肺泡氧分压下降,二氧化碳分压上升。气道阻力增加、呼吸驱动力弱、无效腔气量增加均可导致通气不足。

(2)弥散障碍:见于呼吸膜增厚(如肺水肿、肺间质病变)和面积减少(如肺不张、肺实变),或肺毛细血管血量不足(肺气肿)及血液氧合速率减慢(贫血)等。

(3)通气/血流比例失调:①通气/血流大于正常。引起肺有效循环血量减少,造成无效通气。②通气/血流小于正常。形成无效血流或分流样血流。

(4)肺内动-静脉解剖分流增加:由于肺部病变如肺泡萎陷、肺不张、肺水肿、肺炎实变均可引起肺动脉样分流增加,使静脉血没有接触肺泡气进行气体交换,直接进入肺静脉。

(5)机体氧耗增加:氧耗量增加是加重缺氧的原因之一,发热,寒战,呼吸困难和抽搐均将增加氧耗量。

二、辅助检查

1.动脉血气分析

呼吸衰竭的诊断标准是在海平面,标准大气压,静息状态,呼吸空气条件下,动脉血氧分压（PaO_2）<60mmHg,伴或不伴有二氧化碳分压（$PaCO_2$）>50mmHg。单纯的 PaO_2<60mmHg 为Ⅰ型呼吸衰竭;若伴 $PaCO_2$>50mmHg,则为Ⅱ型呼吸衰竭。

2.肺功能检测

肺功能有助于判断原发疾病的种类和严重程度。

3.肺部影像学检查

包括肺部胸部 X 线片,肺部 CT 等有助于分析呼吸衰竭的原因。

三、护理评估

1.致病因素

询问患者或家属是否有导致慢性呼吸系统疾病,如慢性阻塞性肺疾病,重症肺结核、肺间质纤维化等;是否有胸部的损伤;是否有神经或肌肉等病变。

2.身体状况

(1)呼吸困难:是最早、最突出的表现,表现为呼吸浅速,出现"三凹征",合并二氧化碳麻醉时,则出现浅慢呼吸或潮式呼吸。

(2)发绀:是缺氧的主要表现。当动脉血氧饱和度≤90%或氧分压<50mmHg 时,可在口唇,指甲、舌等处出现发绀。

(3)精神、神经症状:注意力不集中,定向力障碍,烦躁,精神错乱,后期表现躁动、抽搐、昏迷。慢性缺氧多表现为智力和定向力障碍。有二氧化碳潴留时常表现出兴奋状态,二氧化碳潴留严重者可发生肺性脑病。

(4)血液循环系统:早期血压升高,心率加快;晚期血压下降,心率减慢,失常甚至心脏停搏。

(5)其他:严重呼吸衰竭对肝、肾功能和消化系统都有影响,可有消化道出血,尿少,尿素氮升高,肌酐清除率下降,肾衰竭。

3.心理-社会状况

呼吸衰竭患者常因呼吸困难产生焦虑或恐惧反应。由于治疗的需要,患者可能需要接受气管插管或气管切开,进行机械通气,患者因此加重焦虑情绪。他们可能害怕会永远依赖呼吸机。各种监测及治疗仪器也会加重患者的心理负担。

四、治疗要点

1.保持气道通畅

气道通畅是纠正缺氧和二氧化碳潴留的先决条件。①清除呼吸道分泌物;②缓解支气管痉挛;用支气管解痉药,必要时给予糖皮质激素以缓解支气管痉挛;③建立人工气道:对于病情危重者,可采用经鼻或经口气管插管,或气管切开,建立人工气道,以方便吸痰和机械通气治疗。

2.氧疗

急性呼吸衰竭患者应使动脉血氧分压维持在接近正常范围;慢性缺氧患者吸入的氧浓度应使动脉血氧分压在 60mmHg 以上或血氧饱和度(SaO_2)在 90% 以上;一般状态较差的患者应尽量使动脉血氧分压在 80mmHg 以上。常用的给氧法为鼻导管、鼻塞、面罩、气管内机械给氧。对缺氧不伴二氧化碳潴留的患者,应给予高浓度吸氧($\geqslant 35\%$),宜将吸入氧浓度控制在 50% 以内。缺氧伴明显二氧化碳潴留的氧疗原则为低浓度($\leqslant 35\%$)持续吸氧。

3.机械通气

呼吸衰竭时应用机械通气的目的是改善通气,改善换气和减少呼吸功耗,同时要尽量避免和减少发生呼吸机相关肺损伤。

4.病因治疗

对病因不明确者,应积极寻找。病因一旦明确,即应开始针对性治疗。对于病因无特效治疗方法者,可针对发病的各个环节合理采取措施。

5.一般处理

应积极预防和治疗感染、纠正酸碱失衡和电解质紊乱,加强液体管理,保持血细胞比容在一定水平、营养支持及合理预防并发症的发生。

五、护理问题

1.气体交换受损

与肺换气功能障碍有关。

2.清理呼吸道无效

与呼吸道分泌物黏稠、积聚有关。

3.有感染加重的危险

与长期使用呼吸机有关。

4.有皮肤完整性受损的危险

与长期卧床有关。

5.营养失调——低于机体需要量

与摄入不足有关。

6.语言沟通障碍

与人工气道建立影响患者说话有关。

7.恐惧

与病情危重有关。

六、护理目标

(1)患者缺氧和二氧化碳潴留症状得以改善,呼吸形态得以纠正。

(2)患者在住院期间呼吸道通畅,没有因痰液阻塞而发生窒息。

(3)患者住院期间感染未加重。

(4)卧床期间皮肤完整,无压疮。

(5)患者能认识到增加营养的重要性并能接受医务人员的合理饮食建议。

(6)护士和患者能够应用图片,文字,手势等多种方式建立有效交流。

(7)可以和患者进行沟通,患者焦虑、恐惧心理减轻。

七、护理措施

1.生活护理

(1)提供安静、整洁、舒适的环境。

(2)给予高蛋白、高热量、维生素丰富、易消化的饮食,少量多餐。

(3)控制探视人员,防止交叉感染。

(4)急性发作时,护理人员应保持镇静,减轻患者焦虑。缓解期患者进行活动,协助他们适应生活,根据身体情况,做到自我照顾和正常的社会活动。

(5)咳痰患者应加强口腔护理,保持口腔清洁。

(6)长期卧床患者预防压疮发生,及时更换体位及床单位,骨隆突部位予以按摩或以软枕垫起。

2.治疗配合

(1)呼吸困难的护理:教会有效地咳嗽、咳痰方法,鼓励患者咳痰,每日饮水在 1500～2000mL/d,雾化吸入。对年老体弱咳痰费力的患者,采取翻身、拍背排痰的方法。对意识不清及咳痰无力的患者,可经口或经鼻吸痰。

(2)氧疗的护理:不同的呼衰类型,给予不同的吸氧方式和氧浓度。Ⅰ型呼吸衰竭者,应提高氧浓度,一般可给予高浓度的氧($>35\%$),使动脉血氧分压在 60mmHg 以上或血氧饱和度(SaO_2)在 90%以上;Ⅱ型呼吸衰竭者,以低浓度持续给氧为原则,或以血气分析结果调节氧流量。吸氧方法可用鼻导管,鼻塞或面罩等。应严密观察吸氧效果,如果呼吸困难缓解,心率下降,发绀减轻,表示吸氧有效,如若呼吸过缓,意识障碍加重,表示二氧化碳潴留加剧,应报告医师,并准备呼吸兴奋药和辅助呼吸等抢救物品。

(3)机械通气的护理。

(4)酸碱失衡和电解质紊乱的护理:呼吸性酸中毒为呼吸衰竭最基本和最常见的酸碱紊乱类型。以改善肺泡通气量为主。包括有效控制感染、祛痰平喘、合理用氧、正确使用呼吸兴奋药及机械通气来改善通气,促进二氧化碳排出。水和电解质紊乱以低钾、低钠、低氯最为常见。慢性呼吸衰竭因低盐饮食、水潴留、应用利尿药等造成低钠,应注意预防。

3.病情观察

(1)注意观察呼吸频率、节律、深度的变化。

(2)评估意识状况及神经精神症状,观察有无肺性脑病的表现。

(3)昏迷患者应评估瞳孔、肌张力、腱反射及病理反射。

(4)准确记录每小时出入量,尤其是尿量变化。合理安排输液速度。

4.心理护理

呼吸衰竭的患者由于病情的严重及经济上的困难往往容易产生焦虑,恐惧等消极心理,因此从护理上应该重视患者心理情绪的变化,积极采用语言及非语言的方式跟患者进行沟通,了解患者的心理及需求,提供必要的帮助。同时加强与患者家属之间的沟通,使家属能适应患者疾病带来的压力,能理解和支持患者,从而减轻患者的消极情绪,提高生命质量,延长生命时间。

5.健康教育

(1)讲解疾病的康复知识。

(2)鼓励进行呼吸运动锻炼,教会患者有效咳嗽、咳痰技术,如缩唇呼吸、腹式呼吸、体位引流、拍背等方法。

(3)遵医嘱正确用药,熟悉药物的用法、剂量和注意事项等。

(4)教会家庭氧疗的方法,告之注意事项。

(5)指导患者制订合理的活动与休息计划,教会其减少氧耗量的活动与休息方法。

(6)增强体质,避免各种引起呼吸衰竭的诱因:①鼓励患者进行耐寒锻炼和呼吸功能锻炼,如用冷水洗脸等,以提高呼吸道抗感染的能力;②指导患者合理安排膳食,加强营养,达到改善体质的目的;③避免吸入刺激性气体,劝告吸烟患者戒烟;④避免劳累,情绪激动等不良因素刺激;⑤嘱患者减少去人群拥挤的地方,尽量避免与呼吸道感染者接触,减少感染的机会。

八、护理评价

(1)呼吸平稳,血气分析结果正常。

(2)患者住院期间感染得到有效控制。

(3)患者住院期间皮肤完好。

(4)患者及家属无焦虑情绪存在,能配合各种治疗。

第十二节　自发性气胸

胸膜腔为脏层胸膜与壁层胸膜之间不含空气的密闭潜在性腔隙。气体进入胸膜腔,造成积气状态,称气胸。气胸可为自发性,亦可由疾病,外伤、手术、诊断或治疗性操作不当等引起。在无外伤或人为的因素下,因肺部疾病使肺组织及脏层胸膜突然自发破裂,或因靠近肺表面的肺大疱、细小肺泡自发破裂,肺及支气管内气体进入胸膜腔所致的气胸,称为自发性气胸。

一、病因与发病机制

自发性气胸以继发于慢性阻塞性肺疾病及肺结核最为常见，其次是特发性气胸。

1.继发性气胸

继发性气胸为继发于肺部基础疾病，如肺结核、慢性阻塞性肺疾病、肺癌、肺脓肿等，由于形成的肺大疱破裂或病变直接损伤胸膜所致。偶因胸膜上有异位子宫内膜，在经期可以破裂而发生气胸，称为月经性气胸。

2.特发性气胸

特发性气胸又称原发性气胸。常规 X 线检查，肺部无显著病变，但在胸膜下（多在肺尖部）可有肺大疱，一旦破裂所形成的气胸称为特发性气胸。多见于瘦高体形的男性青壮年，其肺大疱可能与非特异性炎症瘢痕或先天性弹力纤维发育不良有关。

二、分类

根据胸膜破口的情况及发生气胸后对胸膜腔内压力的影响，自发性气胸分为以下 3 种类型：

1.闭合性（单纯性）气胸

胸膜破裂口较小，随着肺萎陷及浆液渗出物的作用，胸膜破口自行关闭，空气不再继续进入胸膜腔。胸腔内压视气体量多少可为正压亦可为负压。抽气后，压力下降，不再复升，说明破口已闭合。胸膜腔内残余气体将自行吸收，维持负压，肺随之逐渐复张。

2.交通性（开放性）气胸

胸膜破裂口较大或两层胸膜间有粘连或牵拉，使破口持续开放，吸气与呼气时，空气自由进出胸膜腔。患侧胸膜腔内压测定在 0 上下波动，抽气后可恢复负压，但数分钟后压力又复升至抽气前水平。

3.张力性（高压性）气胸

胸膜破裂口呈单向活瓣或活塞作用，吸气时胸廓扩大，胸膜腔内压变小而开启，空气进入胸膜腔；呼气时胸膜腔内压升高，压迫活瓣使之关闭，吸入气体不能排出，致使胸膜腔内气体不断积聚，胸膜腔内压持续升高，常$\geq 0.1kPa(10cmH_2O)$，甚至高达 $0.2kPa(20cmH_2O)$，抽气后胸膜腔内压可下降，但又迅速复升，肺脏受压，明显萎陷，纵隔向健侧移位，心脏与血管受压，静脉血回流受阻，心脏充盈减慢，回心血量减少，心排出量降低。此型常可造成严重呼吸循环障碍而危及生命，需急救处理。有时胸膜腔内的高压空气被挤入纵隔，扩散至皮下组织，形成颈部、面部、胸部等处皮下气肿。

三、临床表现

气胸对呼吸和循环功能的影响与基础疾病及肺功能、气胸发生速度、胸膜腔内积气量及压力三个因素有关。发病前部分患者有抬举重物用力过猛，潜水作业，剧咳，屏气，用力排便，甚至大笑等诱发因素。但 $50\%\sim60\%$ 病例找不到明确病因，而是在正常活动或安静休息状态下发病。

1.症状

(1)胸痛：患侧胸痛，呈突发性，如刀割样或针刺样，持续时间较短，继之伴胸闷、气促。

(2)咳嗽：可有轻到中度刺激性咳嗽，因气体刺激胸膜所致。

(3)呼吸困难:若气胸发生前肺功能良好,肺萎陷小于 20％,患者可无明显呼吸困难。若发生在严重肺气肿患者,虽肺仅被压缩 10％,却可引起严重呼吸困难与发绀,患者不能平卧,如果侧卧,则被迫使气胸患侧在上,以减轻呼吸困难。大量气胸,尤其是张力性气胸时,患者可表现出烦躁不安,表情紧张,端坐呼吸,窒息感,发绀,冷汗,脉速,血压下降,心律失常,甚至休克,意识丧失,呼吸衰竭。

2.体征

取决于积气量,少量气胸时体征不明显,气胸量在 30％ 以上者,可见呼吸增快,发绀,气管向健侧移位;患侧胸部膨隆,肋间隙增宽,呼吸运动和语颤减弱;叩诊呈过清音或鼓音;右侧气胸可使肝浊音界下降。并发纵隔气肿时可听到与心脏搏动相一致的嘎吱音或噼啪声。有液气胸时,可闻及胸内振水声。

3.并发症

常见脓气胸、血气胸、纵隔气肿、皮下气肿及呼吸衰竭等。

四、辅助检查

1.X 线检查

X 线是诊断气胸最可靠的方法。X 线胸片可见患侧透光度增强,内无肺纹理,肺被压向肺门,呈高密度影,外缘呈弧形或分叶状,如胸腔有积液或积血,可见液平面。肺被压缩面积的大小可根据气胸侧气带的宽度粗略估计,如气带宽度为该侧胸部宽度的 1/4、1/3、1/2,则肺被压缩程度分别为 35％、50％、65％。

2.胸部 CT

表现为胸膜腔内出现极低密度的气体影,伴有肺组织不同程度的压缩萎陷改变。

五、诊断要点

根据突发性胸痛、刺激性干咳或伴呼吸困难及相应的临床体征,可初步诊断,经 X 线检查有气胸征象可确诊。

六、治疗要点

1.一般治疗

(1)休息:绝对卧床休息,尽量少讲话,使肺活动减少,有利于气体吸收。

(2)吸氧:持续吸入高浓度氧疗法(面罩呼吸,氧流量 3L/min)可使气胸患者气体吸收率提高达 4.2％,肺完全复张时间缩短至平均 5 天。

(3)去除诱因。

(4)对症处理:酌情给予镇静、镇痛药物;支气管痉挛者使用氨茶碱等支气管扩张剂;剧烈刺激性干咳可给予可待因。

2.排气治疗

排气适用于积气量较多,肺压缩＞20％,症状明显者,或张力性气胸时,需要进行排气治疗。

(1)紧急排气:张力性气胸患者的病情危急,紧急情况下,可迅速将无菌针头经患侧肋间插入胸膜腔,使胸腔内高压气体得以排出,缓解呼吸困难等症状。亦可在大号针头尾部绑扎一橡皮指套,在指套顶端剪一裂口后将针刺入胸膜腔,高压气体从小裂缝排出,待胸腔内压减至负压时,套囊塌陷,裂缝关闭,外界空气不能进入胸腔。还可用 50mL 或 100mL 注射器进行抽气,注射器以胶管与针头相连,以便抽气后钳夹,防止空气进入。穿刺部位常在患侧锁骨中线外侧第 2 肋间隙处或腋前线第 4~5 肋间。

(2)人工气胸箱排气:此装置可同时测定胸腔内压和进行抽气。穿刺针刺入胸膜腔后接入工气胸箱,先测压,根据压力变化,判断气胸类型,再抽气。一般 1 次抽气量不超过 1L,以使胸膜腔内压力降至 $0\sim2cmH_2O$。压力下降后观察 5min,如压力无回升可拔针,如有回升应行胸腔闭式引流排气。

(3)胸腔闭式引流:可确保有效持续排气,适用于各类型气胸、液气胸及血气胸。于锁骨中线外侧第 2 肋间隙处或腋前线第 4~5 肋间经套管针将引流导管插入胸膜腔或行手术切开后置入引流导管,一般导管外端接单瓶水封瓶引流,使胸膜腔内压力保持在 $1\sim2cmH_2O$ 以下。肺复张不满意时可采用负压吸引闭式引流装置,压力维持在 $-12\sim-8cmH_2O$ 为宜。目前,一次性使用的胸腔引流调压水封贮液瓶已在临床广泛使用。

3.胸膜粘连术

适用于气胸反复发生,肺功能欠佳,不宜手术者。可经胸腔镜窥察后作粘连烙断术,促使破口关闭。或选用粘连剂,如 50% 葡萄糖、无菌精制滑石粉、四环素粉针剂、纤维蛋白原加凝血酶等,注入胸膜腔,通过生物,理化刺激,产生无菌性变态反应性胸膜炎症,使两层胸膜粘连,胸膜腔闭锁,达到防治气胸复发的目的。

4.外科手术

手术适用于多次复发性气胸、长期排气治疗的肺不张、大量血气胸或双侧自发性气胸、支气管胸膜瘘者,既可以闭合破裂口,又可对原发病灶进行根治。

5.原发病及并发症处理

积极治疗原发病及诱因,如肺结核应抗结核治疗。同时应注意预防和处理继发细菌感染(如脓气胸)、血气胸、皮下气肿及纵隔气肿。

七、护理要点

1.低效性呼吸

低效性呼吸与肺扩张能力下降,疼痛、缺氧、焦虑有关。

(1)休息:急性自发性气胸患者应绝对卧床休息。如肺被压缩<20%,且为闭合性,症状较轻,$PaO_2>70mmHg$ 时,可仅卧床休息,避免用力,屏气,咳嗽等可增加胸腔内压的活动。血压平稳者取半坐位,有利于呼吸、咳嗽排痰及胸腔引流。卧床期间,协助患者每 2h 翻身一次。如有胸腔引流管,患者翻身时,应注意防止引流管脱落。

(2)吸氧:给予鼻导管或鼻塞,必要时面罩吸氧。氧流量控制在 $2\sim5L/min$。吸氧可加快胸腔内气体的吸收,减少肺活动度,促使胸膜裂口愈合。若有纵隔气肿,可给予高浓度吸氧,增加纵隔内氧浓度,有利于气肿消散。

(3)严密观察病情变化:经常巡视患者,及时听取患者的主诉,严密观察呼吸频率,深度及呼吸困难的表现和血氧饱和度变化,必要时监测动脉血气。大量气胸,尤其是张力性气胸时,可迅速出现严重呼吸循环障碍,如患者表现心率加快,血压下降,发绀,冷汗,心律失常,甚至休克,要及时通知医生并配合处理。

(4)心理支持:呼叫器放在患者易取之处,听到呼叫立即应答。患者在严重呼吸困难期间护士应尽量在床旁陪伴,允许患者提问和表达恐惧心理。做各项检查、操作前向患者做好解释,告诉患者采取的治疗措施将是有效的,如抽气后呼吸困难可缓解,气胸可治愈;解释疼痛、呼吸困难等不适的原因,从而消除患者对疾病及治疗紧张、担心的心理,帮助患者树立信心,配合治疗。必要时,按医嘱给予镇静剂,减轻焦虑,促进有效通气。

(5)排气疗法的护理:协助医生做好胸腔抽气或胸腔闭式引流的准备和配合工作,使肺尽早复张,减轻呼吸困难症状。

1)术前向患者简要说明排气疗法的目的、意义、过程及注意事项,以取得患者的理解与配合。

2)如行胸腔闭式引流术,术前需要严格检查引流管是否通畅和整套胸腔闭式引流装置是否密闭。引流瓶内需要注入适量无菌蒸馏水或生理盐水;标记液面水平。将连接胸腔引流管的玻璃管一端置于水面下 1.5～2cm,以确保患者的胸腔和引流装置之间为一密封系统。引流瓶塞上的另一短玻璃管为排气管,其下端应距离液面 5cm 以上。必要时按医嘱连接好负压引流装置,注意保持压力在 $-0.12～-0.08kPa(-12～-8cmH_2O)$ 之间,避免过大的负压吸引对肺的损伤。

3)保证有效的引流:①引流瓶应放在低于患者胸部的地方,其液平面应低于引流管胸腔出口平面 60cm,以防瓶内的液体反流进入胸腔。妥善放置引流瓶,防止被踢倒或打破。②保持引流管通畅,密切观察引流管内的水柱是否随呼吸上下波动及有无气体自液面逸出。必要时,可请患者做深呼吸或咳嗽。如有波动,表明引流通畅。若水柱波动不明显,液面无气体逸出,患者无胸闷,呼吸困难,可能患者的肺组织已复张;若患者呼吸困难加重,出现发绀、大汗、胸闷、气管偏向健侧等症状,应立即通知医生紧急处理。③为防止胸腔积液或渗出物堵塞引流管,必要时,应根据病情定期捏挤引流管(由胸腔端向引流瓶端的方向挤压)。④妥善固定引流管于床旁,留出适宜长度的引流管,既要便于患者翻身活动,又要避免过长扭曲受压。

4)注意观察引流液的量、色、性状和水柱波动范围,并准确记录。

5)在插管、引流排气和伤口护理时,要严格执行无菌操作,引流瓶上的排气管外端应用 1～2 层纱布包扎好,避免空气中尘埃或脏物进入引流瓶内。每日更换引流瓶,更换时应注意连接管和接头处的消毒。伤口敷料每 1～2 日更换 1 次,如敷料有分泌物渗湿或污染,应及时更换。

6)搬动患者时需要用两把血管钳将引流管双重夹紧,防止在搬动过程中发生引流管滑脱、漏气或引流液反流等意外情况。更换引流瓶时应先将近心端的引流管用双钳夹住,更换完毕检查无误后再放开,以防止气体进入胸腔。若胸腔引流管不慎滑出胸腔时,应嘱患者呼气,同时迅速用凡士林纱布及胶布封闭引流口,并立即通知医生进行处理。

7)鼓励患者每 2h 进行一次深呼吸和咳嗽练习,或吹气球,以促进受压萎陷的肺组织扩张,加速胸腔内气体排出,促进肺尽早复张。应尽量避免用力咳嗽。

8)引流管无气体逸出 1～2 天后,再夹闭管 1 天,患者无气急、呼吸困难,透视或摄片见肺已全部复张时,应做好拔管的准备。拔管后注意观察有无胸闷、呼吸困难、切口处漏气、渗出、出血、皮下气肿等情况,如发现异常应及时处理。

2.疼痛

胸痛与胸膜腔压力变化、引流管置入有关。

(1)环境与卧位:保持病房安静,保证患者有充足的休息时间。协助患者采取舒适的卧位。半卧位时可在胸腔引流管下方垫一毛巾,减轻患者的不适,同时防止引流管受压。

(2)活动:与患者共同分析胸痛发生的诱因,教会患者床上活动的方法,如体位改变或活动时,用手固定好胸腔引流管,避免其移动而刺激胸膜,引起疼痛。亦可用枕头或手护住胸部及引流管,减少因深呼吸、咳嗽或活动所引起的胸廓扩张,胸膜受牵拉,导致胸痛。

(3)放松疗法:教会患者自我放松技巧,如缓慢深呼吸、全身肌肉放松、听音乐、广播或看书、看报,以分散注意力,减轻疼痛。

(4)用药护理:患者疼痛剧烈时,按医嘱给予止痛药,及时评价止痛效果并观察可能出现的不良反应,及时与医生联系并有效地处理。置入胸腔引流管的患者,肺完全复张后可引起胸痛,向患者做好解释,以消除患者紧张心理,必要时使用镇静剂,使患者放松,提高痛阈,增强对疼痛的耐受性。刺激性咳嗽较剧烈时,遵医嘱给予适当的止咳药物,但痰液稠多者或慢性呼吸衰竭伴二氧化碳潴留者,禁用可待因等中枢性镇咳剂,防止咳嗽反射受抑制,排痰不畅,造成感染,甚至呼吸抑制,发生窒息。

(5)预防上呼吸道感染:嘱患者注意保暖,预防受凉而引起上呼吸道感染。

(6)排便护理:保持大便通畅,防止排便用力引起的胸痛或伤口疼痛,并防止气胸复发。

第十三节　肺血栓栓塞症

肺栓塞(PE)是以各种栓子阻塞肺动脉系统为其发病原因的一组疾病或临床综合征的总称,常见的栓子为血栓,少数为脂肪、羊水、空气等。肺血栓栓塞症(PTE)为来自静脉系统或右心的血栓阻塞肺动脉或其分支所致的疾病,主要临床特征为肺循环和呼吸功能障碍。PTE为PE最常见的类型,通常所称的PE即指PTE。

引起PTE的血栓主要来源于深静脉血栓形成(DVT)。国外PTE发病率较高,病死率亦高,未经治疗的PTE的病死率为$25\%\sim30\%$,大面积PTE 1h内病死率高达95%,是仅次于肿瘤和心血管病,威胁人类生命的第三大杀手。PTE-DVT发病和临床表现隐匿,复杂,对PTE-DVT的漏诊率和误诊率普遍较高。虽然我国目前尚无准确的流行病学资料,但随着诊断意识和检查技术的提高,诊断例数已有显著增加。

一、病因与发病机制

1.深静脉血栓形成引起肺栓塞

引起PTE的血栓可以来源于下腔静脉径路、上腔静脉径路或右心腔,其中大部分来源于下肢近端的深静脉,即腘静脉、股静脉、髂静脉。腓静脉血栓一般较细小,即使脱落也较少引起PTE。只有当血栓发展到近端血管并脱落后,才易引起肺栓塞。任何可以导致静脉血液淤滞、静脉系统内皮损伤和血液高凝状态的因素均可引起深静脉血栓形成。深静脉血栓形成的高危因素有:①获得性高危因素:高龄,肥胖,大于4天的长期卧床,制动,心脏疾病,如房颤合并心力衰竭、动脉硬化等,手术,特别是膝关节,髋关节,恶性肿瘤手术,妊娠和分娩。②遗传性高危因素:凝血因子Ⅴ因子突变引起的蛋白C缺乏、蛋白S缺乏和抗凝血酶缺乏等造成血液的高凝状态。患者年龄一般在40岁以下,常以无明显诱因反复发生DVT和PTE为主要临床表现。

2.非深静脉血栓形成引起肺栓塞

全身静脉血回流至肺,故肺血管床极易暴露于各种阻塞和有害因素中,除上述深静脉血栓形成外,其他栓子也可引起肺栓塞,包括:脂肪栓塞,如下肢长骨骨折、羊水栓塞、空气栓塞、寄生虫栓塞、感染病灶、肿瘤的癌栓、毒品引起血管炎或继发血栓形成。

二、病理生理

肺动脉的血栓栓塞既可以是单一部位的,也可以是多部位的。病理检查发现多部位或双侧性的血栓栓塞更为常见。一般认为栓塞更易发生于右侧和下肺叶。发生栓塞后有可能在栓塞局部继发血栓形成,参与发病过程。PTE所致病情的严重程度取决于栓子的性质及受累血管的大小和肺血管床阻塞的范围;栓子阻塞肺血管后释放的5-羟色胺、组胺等介质引起的反应及患者原来的心肺功能状态。栓塞部位的肺血流减少,肺泡无效腔量增大,故PTE对呼吸的即刻影响是通气/血流比值增大。右心房压升高可引起功能性闭合的卵圆孔开放,产生心内右向左分流;神经体液因素可引起支气管痉挛;毛细血管通透性增高,间质和肺泡内液体增多或出血;栓塞部位肺泡表面活性物质分泌减少,肺泡萎陷,呼吸面积减小;肺顺应性下降,肺体积缩小并可出现肺不张;如累及胸膜,则可出现胸腔积液。以上因素导致通气/血流比例失调,出现低氧血症。

急性PTE造成肺动脉较广泛阻塞时,可引起肺动脉高压,出现急性肺源性心脏病,致右心功能不全,回心血量减少,静脉系统淤血;右心扩大致室间隔左移,使左心室功能受损,导致心排出量下降,进而可引起体循环低血压或休克;主动脉内低血压和右心房压升高,使冠状动脉灌注压下降,心肌血流减少,特别是心室内膜下心肌处于低灌注状态,加之PTE时心肌耗氧增加,可致心肌缺血,诱发心绞痛。

肺动脉发生栓塞后,若其支配区的肺组织因血流受阻或中断而发生坏死,称为肺梗死(PI)。由于肺组织接受肺动脉、支气管动脉和肺泡内气体弥散等多重氧供,PTE中仅约不足15%发生PI。

若急性PTE后肺动脉内血栓未完全溶解,或反复发生PTE,则可能形成慢性血栓栓塞性肺动脉高压,继而出现慢性肺源性心脏病,右心代偿性肥厚和右心衰竭。

三、临床表现

(一)PTE表现

1.症状

常见症状有:①不明原因的呼吸困难及气促,尤以活动后明显,为PTE最多见的症状;②胸痛,包括胸膜炎性胸痛或心绞痛样疼痛;③昏厥,可为PTE的唯一或首发症状;④烦躁不安,惊恐甚至濒死感;⑤咯血,常为小量咯血,大咯血少见;⑥咳嗽、心悸等。各病例可出现以上症状的不同组合,具有多样性和非特异性。临床上若同时出现呼吸困难、胸痛及咯血,称为

PTE"三联征",但仅见于约20%的患者。大面积肺栓塞时可发生休克甚至猝死。

2.体征

(1)呼吸系统:呼吸急促最常见,发绀,肺部有时可闻及哮鸣音和(或)细湿啰音,肺野偶可闻及血管杂音;合并肺不张和胸腔积液时出现相应的体征。

(2)循环系统体征:心率快,肺动脉瓣区第二心音(P_2)亢进及收缩期杂音;三尖瓣反流性杂音;心包摩擦音或胸膜心包摩擦音;可有右心力衰竭体征如颈静脉充盈,搏动,肝大伴压痛、肝颈反流征(+)等。血压变化,严重时可出现血压下降甚至休克。

(3)其他可伴发热:多为低热,少数患者有38℃以上的发热。

(二)DVT 表现

主要表现为患肢肿胀、周径增粗、疼痛或压痛、皮肤色素沉着,行走后患肢易疲劳或肿胀加重。但需注意,半数以上的下肢 DVT 患者无自觉症状和明显体征。应测量双侧下肢的周径来评价其差别。进行大、小腿周径的测量点分别为膑骨上缘以上 15cm 处,膑骨下缘以下 10cm 处。双侧相差≥1cm 即考虑有临床意义。

最有意义的体征是反映右心负荷增加的颈静脉充盈、搏动及 DVT 所致的肿胀、压痛、僵硬、色素沉着及浅静脉曲张等,一侧大腿或小腿周径较对侧大 1cm 即有诊断价值。

四、治疗要点

1.急救措施

(1)一般处理:对高度疑诊或确诊 PTE 的患者,应进行重症监护,绝对卧床 1~2 周。剧烈胸痛者给予适当镇静、止痛对症治疗。

(2)呼吸循环支持,防治休克。

1)氧疗:采用经鼻导管或面罩吸氧,必要时气管插管机械通气,以纠正低氧血症。避免做气管切开,以免溶栓或抗凝治疗引发局部大出血。

2)循环支持:对于出现右心功能不全但血压正常者,可使用多巴酚丁胺和多巴胺;若出现血压下降,可增大剂量或使用其他血管加压药物,如去甲肾上腺素等。扩容治疗会加重右室扩大,减低心排出量,不建议使用。液体负荷量控制在 500mL 以内。

2.溶栓治疗

溶栓指征:大面积 PTE 有明显呼吸困难、胸痛、低氧血症等。对于次大面积 PTE,若无禁忌证可考虑溶栓,但存在争议。对于血压和右心室运动功能均正常的病例,不宜溶栓。溶栓的时间窗一般定为急性肺栓塞发病或复发 14 天以内。症状出现 48h 内溶栓获益最大,溶栓治疗开始越早,治疗效果越好。

绝对禁忌证:有活动性内出血和近期自发性颅内出血。

相对禁忌证:2 周内的大手术、分娩、器官活检或不能压迫止血部位的血管穿刺;2 个月内的缺血性脑卒中;10 天内的胃肠道出血;15 天内的严重创伤;1 个月内的神经外科或眼科手术;难以控制的重度高血压(收缩压≥180mmHg,舒张压>110mmHg);近期曾行心肺复苏;血小板计数＜100×10⁹/L;妊娠;细菌性心内膜炎;严重肝、肾功能不全;糖尿病出血性视网膜病变等。对于致命性大面积 PTE,上述绝对禁忌证亦应被视为相对禁忌证,文献提示低血压和缺氧即是 PTE 立即溶栓的指征。

常用的溶栓药物:尿激酶(UK),链激酶(SK)和重组组织型纤溶酶原激活剂(rtPA)。三者溶栓效果相仿,临床可根据条件选用。

溶栓方案与剂量:

(1)尿激酶:负荷量 4400IU/kg,静脉注射 10 分钟,随后以 2200IU/(kg·h)持续静脉滴注 12h;快速给药:按 2 万 IU/kg 剂量,持续静脉滴注 2h。

(2)链激酶:负荷量 25 万 IU,静脉注射 30 分钟,随后以 10 万 IU/h 持续静脉滴注 24h。快速给药;150 万 IU,持续静脉滴注 2h。链激酶具有抗原性,用药前需肌内注射苯海拉明或地塞米松,以防止过敏反应。链激酶 6 个月内不宜再次使用。

(3)rt-PA:推荐 rt-PA 50mg 持续静脉注射 2h 为国人标准治疗方案。

使用尿激酶、链激酶溶栓时无须同时使用肝素治疗;但以 rt-PA 溶栓,当 rt-PA 注射结束后,应继续使用肝素。

3.抗凝治疗

抗凝为 PTE 和 DVT 的基本治疗方法,可以有效防止血栓再形成和复发,为机体发挥自身的纤溶机制溶解血栓创造条件。抗凝药物主要有非口服抗凝剂普通肝素(UFH),低分子肝素(LMWH)、口服抗凝剂华法林。抗血小板药物阿司匹林或氯吡格雷的抗凝作用不能满足 PTE 或 DVT 的抗凝要求,不推荐使用。

临床疑诊 PTE 时,即可开始使用 UFH 或 LMWH 进行有效的抗凝治疗。用尿激酶或链激酶溶栓治疗后,应每 2～4h 测定一次凝血酶原时间(PT)或活化部分凝血活酶时间(APTT),当其水平降至正常值的 2 倍时,即给予抗凝治疗。

UFH 给药时需根据 APTT 调整剂量,尽快使 APTT 达到并维持于正常值的 1.5～2.5 倍。LMWH 具有与 UFH 相同的抗凝效果。可根据体重给药,且无须监测 APTT 和调整剂量。UFH 或 LMWH 一般连用 5～10 天,直到临床情况平稳。使用肝素 1～3 天后加用口服抗凝剂华法林,初始剂量为 3.0～5.0mg。当连续两天测定的国际标准化比率(INR)达到 2.5(2.0～3.0)时,或 P 延长至正常值的 1.5～2.5 倍时,停止使用肝素,单独口服华法林治疗。根据 INR 或 PT 调节华法林的剂量。一般口服华法林的疗程至少为 3～6 个月。对复发性 VTE,并发肺心病或危险因素长期存在者,抗凝治疗的时间应延长至 12 个月或以上,甚至终生抗凝。

4.其他治疗

如肺动脉血栓摘除术,肺动脉导管碎解和抽吸血栓,仅适用于经积极的内科治疗无效的紧急情况或存在溶栓和抗凝治疗绝对禁忌证。为防止下肢深静脉大块血栓再次脱落阻塞肺动脉,可考虑放置下腔静脉滤器。若阻塞部位处于手术可及的肺动脉近端,可考虑行肺动脉血栓内膜剥脱术。

五、护理要点

1.一般护理

安置患者于监护室,监测呼吸、心率、血压、静脉压、心电图及动脉血气的变化。患者应绝对卧床休息。避免大幅度的动作及用手按揉下肢深静脉血栓形成处,翻身时动作要轻柔,以防止血栓脱落,栓塞其他部位。做好各项基础护理,预防并发症。进食清淡,易消化的高维生素类食物。保持大便通畅，避免用力，以免促进深静脉血栓脱落。大便干燥时可酌情给予通便药或做结肠灌洗。

2.镇静、止痛、给氧

患者胸痛剧烈时遵医嘱给予镇静、止痛药，以减轻患者的痛苦症状，缓解患者的紧张程度。保持呼吸道通畅，根据血气分析和临床情况合理给氧，改善缺氧症状。床旁备用气管插管用物及呼吸机，便于患者出现呼吸衰竭时立即进行机械通气治疗。

3.病情观察

密切观察患者的神志、血压、呼吸、脉搏、体温、尿量和皮肤色泽等，有无胸痛、昏厥、咯血及休克等现象。正确留取各项标本，观察动脉血气分析和各项实验室检查结果如血小板计数、凝血酶原时间（PT）或活化部分凝血活酶时间（APTT）、血浆纤维蛋白含量、3P 实验等。

4.心理护理

PTE 患者多有紧张、焦虑、悲观的情绪，应减少不必要的刺激，给予相应的护理措施，如护理人员守护在患者床旁，允许家属陪伴，解释病情，满足患者所需等。鼓励患者配合治疗，树立战胜疾病的信心和勇气。

5.溶栓及抗凝护理

（1）用药前

①溶栓前宜留置外周静脉套管针，以方便溶栓中取血监测，避免反复穿刺血管。②测定基础 APTT、PT 及血常规（含血小板计数，血红蛋白）等。③评估是否存在禁忌证，如活动性出血，凝血功能障碍，未予控制的严重高血压等。必要时应配血，做好输血准备。

（2）用药期间

1）注意观察出血倾向：①溶栓治疗的主要并发症为出血，包括皮肤、黏膜及脏器的出血。最严重的是颅内出血，发生率约 $1\% \sim 2\%$。在用药过程中，观察患者有无头痛、呕吐、意识障碍等情况；观察皮肤黏膜有无紫癜及穿刺点有无渗血；观察大小便的颜色，及时留取标本进行潜血检查。②肝素在使用的第 1 周每 $1 \sim 2$ 天，第 2 周起每 $3 \sim 4$ 天必须复查血小板计数一次，以发现肝素诱导的血小板减少症。若出现血小板迅速或持续降低达 30% 以上，或血小板计数 $<100 \times 10^9/L$，应停用 UFH。③华法林在治疗的前几周，有可能引起血管性紫癜，导致皮肤坏死。华法林所致出血可以用维生素 K 拮抗。

2）评估疗效：溶栓及抗凝后，根据医嘱定时采集血标本，对临床及相关辅助检查情况进行动态观察。

6.健康教育

PTE 的预防和早期识别极为重要，应做好本病的有关预防和发病表现的宣教。老年、体弱、久病卧床的患者，应注意加强腿部的活动，经常更换体位，抬高下肢，以减轻下肢血液的淤滞，预防下肢深静脉血栓形成。长途空中旅行、久坐或久站，或孕妇妊娠期内引起的下肢和脚部水肿、下肢静脉曲张，可采取非药物预防方法，如穿充气加压袜，使用间歇充气加压泵，以促进下肢静脉回流。已经开始抗凝药物治疗的患者应坚持长期应用抗凝药物并告诉患者注意观察出血倾向。当出现不明原因的气急、胸痛、咯血等表现时，应及时到医院诊治。

第十四节　胸腔积液

正常人胸膜腔内有 3～15mL 液体,在呼吸运动时起润滑作用,以避免脏层胸膜和壁层胸膜在呼吸时相互摩擦受损。胸膜腔中的液体不断地由壁层胸膜生成,又不断地以相等速度被脏层胸膜吸收,它的产生与吸收常处于动态平衡。若任何全身或局部病变致使胸膜腔内液体生成过快和(或)吸收过缓时,临床产生胸腔积液,简称胸腔积液。

一、病因与发病机制

胸膜毛细血管静水压增高、血浆胶体渗透压降低,胸膜腔负压和胸液的胶体渗透压增加,均可引起胸腔积液。胸腔积液通常分为漏出液和渗出液两大类。

1.漏出液

胸膜毛细血管静水压增高,如充血性心力衰竭、上腔静脉或奇静脉受阻等,胸膜毛细血管内胶体渗透压降低,如低蛋白血症、肝硬化、肾病综合征、急性肾小球肾炎、黏液性水肿等,均可产生胸腔漏出液。

2.渗出液

胸膜炎症(结核病、肺炎),肿瘤累及胸膜(恶性肿瘤转移、间皮瘤),肺栓塞,膈下炎症(膈下脓肿、肝脓肿、急性胰腺炎),结缔组织病等,可使胸膜毛细血管通透性增加,或淋巴引流受阻,产生胸腔渗出液。

最常见的漏出性胸腔积液病因为心功能不全和肝硬化,90％的渗出性胸膜积液则依次为感染性疾病、恶性肿瘤、肺栓塞和胃肠道疾病。中青年者渗出性胸膜积液以结核病尤为常见。中老年胸腔积液,尤其是血性胸液,很可能为恶性病变。偶因胸导管受阻,形成乳糜胸。

二、临床表现

1.症状

临床症状的轻重取决于积液量和原发疾病。

(1)胸痛和呼吸困难:最常见。早期纤维素性渗出,呼吸时两层胸膜摩擦引起胸痛,在深吸气、咳嗽时加重,胸腔积液逐渐增多后,胸痛会有所缓解。少量胸腔积液时常无呼吸困难,当胸腔积液量超过 500mL 时,由于胸腔积液可使胸廓顺应性下降、膈肌受压、纵隔移位和肺容量下降,可出现胸闷和呼吸困难,并随积液量的增多而加重。

(2)伴随症状:结核性胸膜炎多见于青年人,常有发热;中年以上患者可为肺癌所致胸膜转移。炎性积液多为渗出性,常伴有胸痛及发热。由心力衰竭所致胸腔积液为漏出液。肝脓肿所伴右侧胸腔积液可为反应性胸膜炎,亦可为脓胸。积液量少于 300mL 时症状多不明显;若超过 500mL,患者渐感胸闷。大量积液时,邻近肺组织和纵隔脏器受压,患者可有心悸、呼吸困难。

2.体征

少量积液时,体征不明显或可闻及胸膜摩擦音。范围较小的包裹性胸腔积液以及叶间胸膜积液在体检时也常常难以发现。中等量或以上的胸腔积液可有以下典型体征:视诊:患侧胸廓饱满,肋间隙增宽、呼吸运动受限、心尖冲动向健侧移位。触诊:气管移向健侧,患侧呼吸运动减弱,语音震颤减弱或消失。叩诊:积液区为浊音或实音,左侧胸腔积液时心界叩不出,右侧胸腔积液时,心界向左侧移位。听诊:积液区呼吸音减弱或消失。

三、辅助检查

1.X 线检查

胸腔积液量 300～500mL 时,患侧肋膈角变钝或消失;典型胸腔积液的表现为下胸部见外高内低上缘呈下凹的均匀致密阴影。大量积液时整个患侧全为致密阴影,纵隔推向健侧,患侧膈肌下降。积液时常遮盖肺内原发病灶。CT 检查胸膜病变有较高的敏感性与密度分辨率,可以发现隐蔽性病灶,判断渗出液、血性或脓性胸液。

2.B 超声检查

灵敏度高,定位准确。可明确有无胸腔积液、积液部位和积液量,协助胸腔穿刺定位。

3.胸液检查

胸腔穿刺抽液检查有助于确定胸液的性质和病因,对诊断和治疗有重要意义。

(1)外观:漏出液呈淡黄色,透明清亮,静置不凝固,比重<1.016～1.018。渗出液则色较深,呈草黄色,稍混浊,比重>1.018。血性胸液呈程度不等的洗肉水样或静脉血样。

(2)细胞:正常胸液中有少量间皮细胞或淋巴细胞。漏出液细胞数常<$100×10^6$/L,以淋巴细胞与间皮细胞为主。渗出液的白细胞常≥$500×10^6$/L。中性粒细胞增多时,提示为急性炎症;淋巴细胞为主则多为结核性或恶性。胸液中红细胞>$5×10^9$/L 时,可呈淡红色,多由恶性肿瘤或结核所致。应注意与胸腔穿刺损伤血管引起的血性胸液相鉴别。恶性胸液中约有60％可查到恶性肿瘤细胞。

(3)pH:结核性胸液 pH 常<7.30;漏出液 pH 常>7.30,若 pH>7,40,应考虑恶性胸液。

(4)蛋白质:渗出液的蛋白含量高于 30g/L,胸液/血清比值大于 0.5,黏蛋白试验(Rivalta试验)阳性。漏出液蛋白含量较低(<30g/L),以清蛋白为主,Rivalta 试验阴性。若胸液癌胚抗原(CEA)值>10～15μg/L,或胸液/血清 CEA>1,铁蛋白含量增高,常提示为恶性胸液。

(5)葡萄糖:漏出液与大多数渗出液的葡萄糖含量正常;结核性、恶性、类风湿关节炎及化脓性胸腔积液中葡萄糖含量可<3.35mmol/L。若胸膜病变范围较广,如肿瘤广泛浸润,可使葡萄糖含量较低。

(6)酶:胸液乳酸脱氢酶(LDH)含量增高,大于 200U/L,且胸液 LDH/血清 LDH 比值大于 0.6,提示渗出液。胸液 LDH 活性可反映胸膜炎症的程度,其值越高,表明炎症越明显。LDH>500U/L 常提示为恶性肿瘤或胸液已并发细菌感染。胸液淀粉酶升高可见于胰腺炎、恶性肿瘤等。结核性胸膜炎时,胸液中腺苷脱氨酶(ADA)可高于 100U/L。

(7)病原体:胸液涂片查找细菌及培养,有助于病原诊断。

4.胸膜活检

当胸腔积液原因不明时,应考虑做皮胸膜活检。必要时可行胸腔镜活检。恶性肿瘤侵犯胸膜引起的胸腔积液,称为恶性胸液。胸膜活检,胸腔镜检查对恶性胸腔积液的病因诊断率较高。

5.免疫学检查

结核性与恶性胸腔积液时,T淋巴细胞增高;系统性红斑狼疮及类风湿性关节炎引起的胸腔积液中补体 C3 成分降低,免疫复合物的含量增高。

四、诊断要点

根据临床表现和相关辅助检查,可明确有无胸腔积液和积液量的多少。胸液检查大致可确定积液性质。

五、治疗要点

胸腔积液为胸部或全身疾病的一部分,病因治疗尤为重要。漏出液常在纠正病因后可吸收。渗出性胸膜炎的常见病因为结核病,恶性肿瘤和肺炎,为本部分重点介绍内容。

1.结核性胸膜炎

(1)凡有明显全身中毒症状或胸腔积液在中等量以上者应住院治疗,卧床休息,予以营养支持和规范的抗结核药物治疗。

(2)胸腔抽液:不仅是诊断需要,也是治疗结核性胸膜炎的必要手段。胸腔抽液有助于减少纤维蛋白的沉着和胸膜增厚,避免肺功能受损。大量胸液者每周抽液 2~3 次,直至胸液完全吸收。每次抽液量不应超过 1000mL,抽液过多,过快易使胸腔压力骤降,发生肺水肿或循环障碍。一般情况下无须作胸腔内药物注入。伴有结核性脓胸者须反复穿刺抽脓(一般每周抽脓 2~3 次),或置管冲洗,冲洗液为生理盐水或 2‰碳酸氢钠,然后注入抗生素。

(3)糖皮质激素治疗:急性结核性渗出性胸膜炎全身毒性症状严重,胸液较多者,在抗结核药物治疗的同时,加用糖皮质激素,可减轻机体的变态反应和炎症反应,使胸液迅速吸收,减少胸膜粘连增厚。通常用泼尼松或泼尼松龙 25~30mg/d,分 3 次日服。待体温正常,全身毒性症状消退、胸液明显减少时,逐渐减量以至停用,疗程约为 4~6 周。

2.恶性胸腔积液

这是晚期恶性肿瘤的常见并发症,故应积极治疗原发肿瘤。全身化疗对于部分小细胞肺癌所致胸腔积液有一定疗效。纵隔淋巴结有转移者,可行局部放射治疗。因胸腔积液压迫引起严重呼吸困难时,可间断抽液减轻压迫症状。抽液后,胸腔内注入阿霉素、顺铂、氟尿嘧啶等抗肿瘤药物,亦可注入生物免疫调节剂。

3.类肺炎性胸腔积液

肺炎住院患者 40%有胸腔积液,大多数为胸膜反应性渗出,液量较少,随肺炎好转而吸收,积液量较多,pH<7.2 时应尽早胸腔闭式引流。

六、护理要点

1.休息与活动

大量胸腔积液致呼吸困难或发热者,应卧床休息。待体温恢复正常及胸液抽吸或吸收后,鼓励患者逐渐下床活动,增加肺活量,以防肺失去功能。胸液消失后继续休养 2~3 个月,避免疲劳。

2.胸腔抽液的护理

大量胸腔积液者,应做好抽液准备和患者的护理。

3.病情观察

注意观察患者胸痛及呼吸困难的程度、体温的变化。监测血氧饱和度或动脉血气分析值的改变。对胸腔穿刺抽液后患者,应密切观察其呼吸、脉搏、血压的变化,注意穿刺处有无渗血或液体渗出。

4.胸痛的护理

可嘱患者患侧卧位,必要时用宽胶布固定胸壁,以减少胸部活动幅度,减轻疼痛。或遵医嘱给予止痛药。

5.呼吸锻炼

胸膜炎患者在恢复期,要经常进行呼吸锻炼以减少胸膜粘连的发生,提高通气量。每天督导患者进行缓慢的腹式呼吸。

6.保持呼吸道通畅

如有痰液,鼓励患者积极排痰,保持呼吸道通畅。

第十五节　睡眠呼吸暂停低通气综合征

睡眠呼吸暂停低通气综合征(SAHS),是指各种原因导致睡眠状态下反复出现呼吸暂停和(或)低通气,引起低氧血症,高碳酸血症,从而使机体发生一系列病理生理改变的临床综合征。呼吸暂停是指睡眠过程中口鼻呼吸气流完全停止 10 秒以上;低通气是指睡眠过程中呼吸气流强度(幅度)较基础水平降低 50% 以上,并伴有动脉血氧饱和度较基础水平下降$\geq 4\%$。睡眠呼吸暂停低通气指数是指每小时睡眠时间内呼吸暂停加低通气的次数。

一、分类

1.阻塞性睡眠呼吸暂停(OSAHS)

即在睡眠中因上气道阻塞引起呼吸暂停,表现为口鼻腔气流停止而胸腹呼吸动作尚存在。有家庭集聚性和遗传因素,多数有上呼吸道特别是鼻、咽部位狭窄的病理基础。部分内分泌疾病也可合并该病。

2.中枢性睡眠呼吸暂停(CSAS)

即口鼻腔气流和胸腹呼吸动作同时停止。主要由于中枢神经系统的呼吸中枢功能障碍或支配呼吸肌的神经或呼吸肌病变,虽然气道可能无堵塞,但呼吸肌不能正常工作导致呼吸停止。

3.混合性睡眠呼吸暂停(MSAS)

即上述两者并存,以中枢性呼吸暂停开始,继之表现为阻塞性睡眠呼吸暂停。

二、病因与发病机制

OSAHS 主要是睡眠时上呼吸道的阻塞或狭窄造成的,因此,从前鼻孔到气管上口,任何一个部位的狭窄或阻塞,都可能导致呼吸暂停,常见的有下列疾病:

1.鼻或鼻咽部疾病

各种原因造成的鼻腔狭窄或阻塞,如急慢性鼻炎、鼻窦炎、鼻中隔偏曲、血肿、脓肿、鼻腔粘连、鼻息肉、鼻腔、鼻旁窦肿瘤及其他占位性病变等。鼻咽部有腺样体肥大、鼻咽部肿瘤、鼻咽腔闭锁、颅底肿瘤等。

2.口及口咽部疾病

如舌体肥大或巨舌,舌体,舌根,口底的肿瘤,颌下脓肿,先天性小下颌或下颌后缩等。扁桃体肥大,软腭低垂,肥厚,腭垂过长,肥大,咽侧索肥厚,口咽腔瘢痕狭窄,咽旁间隙的肿瘤,脓肿等。下咽部舌根淋巴组织增生,舌根肿瘤,巨大会厌囊肿,脓肿,会厌肿瘤,下咽后壁或侧壁的脓肿、肿瘤等。

3.其他疾病

病理性肥胖,肢端肥大症,甲状腺功能低下,颈部巨大肿瘤等。

OSAHS的发病是一个渐进的过程,常常是几种病因共同起作用的结果,特别在肥胖、老年、上呼吸道感染、心脏病、仰卧位睡眠、饮酒及服用安眠药等诱因下病情会明显加重。其发病机制可能与睡眠状态下上气道软组织,肌肉的塌陷性增加,睡眠期间上气道肌肉对低氧和二氧化碳的刺激反应性降低有关,此外,还与神经、体液、内分泌等因素的综合作用有关。

三、临床表现

OSAHS好发于中老年人群,随年龄增长而增加,尤其是肥胖(体重指数 BMI>28,颈围>40cm)中老年更常见。本病是高血压、冠心病、心律失常脑卒中等多种疾病的独立危险因素,甚至可发生夜间猝死。症状主要来自上呼吸道狭窄、阻塞和由此造成的血氧饱和度下降。主要临床表现有:

1.打鼾

睡眠中打鼾是由于空气通过口咽部时使软腭振动引起。打鼾是 OSAHS 的特征性表现,鼾声响亮,不规则,时而间断,常常是鼾声-气流停止-喘气-鼾声交替出现。

2.睡眠行为异常

表现为反复出现呼吸暂停及觉醒,或呼吸暂停后憋醒、突然坐起、伴心悸、胸闷感、严重者大汗淋漓、有濒死感。患者在睡眠中多动不安,常发生类似拍击样震颤样四肢运动,有时还会出现梦游现象。夜尿增多,部分患者出现遗尿。

3.白天临床表现

由于夜间睡眠质量不高,患者晨起常感头痛、头晕乏力。注意力不集中,精细操作能力下降、记忆力和判断力下降,有焦虑、烦躁、易激惹等。日间极度嗜睡是最常见表现,患者可立即入睡,而无法控制。严重时吃饭、与人谈话时即可入睡,甚至发生严重的后果,如驾车时打瞌睡导致交通事故。

四、并发症

OSAHS由于反复发作的低氧血症,高碳酸血症可致神经功能失调,儿茶酚胺、内皮素及肾素-血管紧张素系统失调,内分泌功能紊乱及血流动力学改变,影响全身多器官多系统功能,可出现与全身各脏器损害有关的远期并发症,主要有以下几个方面。

1.心脑血管

血氧过低可刺激肾脏,分泌红细胞生成素,引起继发性红细胞增多症,导致血黏度增加,血流缓慢,脑血栓的机会增多。另可加速动脉粥样硬化,使心血管疾病发生增加。故 OSAHS 常合并肺动脉高压、高血压病、冠心病、心律失常等。

2.肾脏

OSAHS 可以合并蛋白尿或肾病综合征,其临床表现为夜尿增多和水肿,严重者可出现肾功能不全的一系列表现。

3.神经精神系统

由于缺氧和循环障碍引起的脑损害可造成智力减退、记忆力下降和性格改变等。精神障碍以抑郁、焦虑、疑病等症状为著。老年人可出现痴呆。

4.内分泌系统

患有阻塞性睡眠呼吸暂停的患儿,由于快速眼动睡眠的减少,生长激素的释放有不同程度减少,影响患儿生长发育。

五、辅助检查

1.多导睡眠图仪监测

多导睡眠图仪(PSG)监测是诊断 OSAHS 最权威的方法,它不仅可判断其严重程度,还可全面定量评估患者的睡眠结构,睡眠中呼吸紊乱、低血氧情况,以及心电图、血压的变化。特别是借助食道压检测,还可与中枢性和混合性睡眠呼吸暂停相鉴别。PSG 检查应在睡眠呼吸实验室中进行至少 7h 的数据监测。PSG 检测的项目包括脑电图,眼电图,肌电图,胫前肌电图,心电图,胸腹壁呼吸运动,膈肌功能,口鼻气流以及血氧饱和度等。

2.X 线头影测量

该测量可间接了解气道以及检查气道阻塞部位,并且对 OSAHS 做出初步诊断。

3.鼻咽纤维镜检查

在局麻下,在立位和卧位分别检查患者鼻咽、口咽及下咽和喉的情况,包括软组织情况,气道阻塞部位和程度,排除气道及周围有无肿物和肿块。

另外,除确认睡眠中气道阻塞的存在及阻塞发生的部位以及严重程度,尚需针对全身重要生命器官功能进行相关检查。

六、诊断要点

OSAHS 的诊断,应在全面而详细的病史,多学科的全身针对性体检,颅颌面局部的检查,X 线头影测量,PSG,鼻咽纤维镜的研究基础上,进行综合分析,做出正确的诊断。诊断标准:患者有典型的夜间打鼾及呼吸不规则、白天过度嗜睡,经 PSG 监测显示夜间 7 小时睡眠过程中呼吸暂停及低通气反复发作 30 次以上或者睡眠呼吸暂停低通气指数(AHI)≥5 次/小时。根据 AHI 和夜间最低动脉血氧饱和度区分病情为轻度、中度或重度。

七、治疗要点

OSAHS 除病因治疗外,分为非手术治疗和手术治疗 2 类。

1.非手术治疗

(1)呼吸机治疗:经鼻持续气道正压呼吸(NCPAP)是目前治疗 OSAHS 最有效的非手术

治疗方法,疗效高达 90%～95%。NCPAP 犹如一个上气道的空气扩张器,可以防止吸气时软组织的被动塌陷,并刺激颏舌肌的机械感受器,使气道张力增加。可单独作为一种疗法,也可和外科手术配合使用。双水平气道正压通气(BiPAP)多用于治疗中、重度 OSAHS 患者。自动调压智能(Auto-CPAP)疗效和耐受性高于 NCPAP,可提供患者治疗的依从性。

(2)口腔矫治器:睡眠时戴口腔正畸及矫治器可以抬高软腭,牵引舌主动或被动向前,以及下颌前移,达到扩大口咽及下咽部,改善呼吸的目的,可减轻打鼾,但耐受性差,对重症患者无效。

(3)其他治疗:药物治疗疗效不肯定,可试用茶碱、乙酰唑胺、都可喜、黄体酮等呼吸中枢兴奋药。单纯吸氧对 OSAHS 无明显疗效,原因在于氧疗使缺氧对外周化学感受器的刺激消失,应结合呼吸机进行氧疗。

2.手术治疗

手术治疗的目的在于减轻和消除气道阻塞,防止气道软组织塌陷。青春期前有扁桃体,腺样体增生所致的儿童患者可进行扁桃体、腺样体切除术。由于鼻中隔偏曲、鼻息肉或鼻甲肥大引起鼻气道阻塞者,可行鼻中隔成形术,鼻息肉或鼻甲切除,以减轻症状。腭垂腭咽成形术(UPPP)对单纯性口咽部阻塞有一定的疗效,但手术后复发较常见。其他手术方式还有激光辅助咽成形术,低温射频消融咽成形术、正颌手术等。

八、护理要点

1.一般护理

肥胖者应协助患者减肥。应用饮食、运动、心理和行为疗法,纠正患者不良饮食、生活习惯,让患者自觉控制饮食,在规定时间内降低体重的 5%～10%。劝其戒除烟酒。睡眠前避免使用镇静剂。教会患者控制睡眠姿势,取右侧卧并抬高床头,避免仰卧位,以缓解症状。做好心理护理,缓解患者不敢入睡或睡眠时易梦魇所致的焦虑情绪。

2.NCPAP 护理

有效的 NCPAP 压力是治疗成功的关键。①向患者及家属讲解治疗的原理,过程和反应,消除疑虑和恐惧心理,取得配合。②应用 NCPAP 改善通气时,要根据患者脸型及胖瘦选择合适的鼻罩型号,以不漏气为宜。鼻罩应严密罩住鼻,用多头带固定好。③患者进行闭嘴用鼻呼吸,与治疗仪作同步呼吸,防止气流从口漏出。④应使管道紧密连接并固定,NCPAP 是一个密封系统,如有漏气会造成压力不稳。⑤做好呼吸管理,保持气道畅通,及时清除口鼻腔及气道分泌物,定时清洁鼻塞、鼻孔。⑥NCPAP 装置设有加温湿化罐,气体加温应在 33～35℃,相对湿度 60% 以上,可保障吸入气的加温及湿化,避免机体失热失水,保护气道黏膜及防御机制,减少机体氧耗量。注意湿化温度不能过高,以免损伤呼吸道黏膜。

3.病情观察

患者夜间入睡后应加强巡视,特别是凌晨时段。观察患者打鼾及呼吸暂停等症状,若呼吸暂停时间过长,应及时叫醒患者,以免发生因窒息缺氧所致猝死。有条件时应实施血氧饱和度监测仪持续监护,以便观察患者缺氧情况,把握处理时机。警惕心脑血管疾病的发生,睡前,晨起测量血压并记录。重度患者易发生心律失常,应持续心电监护,床旁准备压舌板、舌钳、气管切开包等抢救物品备用。

4.健康教育

向患者及家属讲解疾病知识,使患者认识治疗的重要性和必要性。在家中长期应用NCPAP治疗的患者,应教会其正确放置传感器、电极、佩戴鼻罩和调节治疗压力。嘱患者定期复诊,以早期发现该病导致的心脑血管损害,并根据病情的变化调整 NCPAP 治疗的压力。

第十六节　肺间质纤维化

肺间质纤维化是一种原因不明的,以普通型间质性肺炎(UIP)为特征性病理性改变的慢性炎症性肺疾病,表现为弥散性肺泡炎,肺泡单位结构紊乱和纤维化。

一、病因与发病机制

病因不明确,可能与病毒、真菌、环境因素和有害因子有关,肺免疫细胞参与发病过程引起免疫或炎性反应,或直接损伤肺上皮或内皮细胞。肺间质纤维化可能是持续炎症、组织损伤和修复互相共同作用的结果。肺间质纤维化病理符合普通型间质性肺炎的组织学类型。其特点是病理改变轻重不一,新老并存,病变时相的不均一性。

二、临床表现

1.症状

(1)咳嗽:刺激性干咳,伴有少量白痰,感染时可咳出黄痰。

(2)呼吸困难:最突出的症状,进行性加重,活动后明显。

(3)全身症状:消瘦、乏力、食欲减退、关节痛等,一般无肺外表现,发热少见。

2.体征

(1)爆裂音(Velcro 啰音):两肺底明显,有诊断意义。

(2)杵状指:约 50% 患者出现,在早期就可存在。

(3)发绀:晚期患者出现。

(4)肺动脉高压、肺源性心脏病、右侧心力衰竭征象:偶有发生。

三、辅助检查

1.血清学检查

某些患者可有以下改变:红细胞沉降率增快;球蛋白增高;乳酸脱氢酶增高;循环免疫复合物阳性。

2.影像学检查

(1)胸部 X 线片。①两肺基底部、周边部或胸膜下区分布的网状或网状结节阴影;②蜂窝肺;③肺容积减少。

(2)胸部 HRCT 检查。早期病变多位于两中下肺野胸膜下,逐渐进展可扩大到全肺。①斑片状实变影;②磨玻璃样阴影;③小结节;④线状网状阴影;⑤牵引性支气管扩张;⑥蜂窝肺。

3.肺功能检查和动脉血气分析

①典型的限制性通气功能障碍:肺活量、肺总量、功能残气量和残气量均呈比例下降,

FEV_1/FVC 正常或增加;②肺弥散功能障碍;③动脉血气分析为低氧血症。

4.纤维支气管镜检查

①中性粒细胞数和百分数增加(5%以上);②晚期可有嗜酸性粒细胞增加;③$CD4^+$/$CD8^+$ 降低。

5.其他

肺组织活检。

四、治疗原则

多采取综合治疗。临床上常用的有糖皮质激素和免疫抑制药,可单独或联合应用,少数患者有效。

1.药物治疗

①糖皮质激素;②免疫抑制药/细胞毒性药;③其他抗纤维化药。

2.对症处理

对老年人以及肺部影像显示广泛肺纤维化或蜂窝肺者,不主张应用糖皮质激素和免疫抑制药,以氧疗、营养支持和预防感染为主。

3.肺移植

适应证包括:严重肺功能不全,持续恶化的低氧血症,日常生活明显受限,但营养状况尚可,不伴有其他严重心、肝、肾等疾病。

五、护理

1.评估

(1)病史评估:肺间质性疾病是一类原因不明的疾病,对病因的评估存在困难。护士应针对患者出现症状的时间,包括咳嗽、咳痰时间,有无呼吸困难及进展程度进行评估。

(2)病情评估:肺间质病变的进展需要经历一个演变过程。初始症状无或较轻微,往往不易引起重视,患者多在出现呼吸困难、胸闷、气短、咳嗽时就诊。因此,对病情评估需注意以下几个方面。

1)呼吸困难程度:是否与活动或体力劳动有关。

2)咳嗽、咳痰:痰液的颜色、性质,如痰液为白色泡沫状,一般无肺内感染;如痰液微黄色且黏稠,不易咳出多合并有感染。评估咳嗽对正常生活的影响程度。

3)评估血气分析结果:如有低氧血症应立即采取吸氧等措施。

4)评估营养状态:肺泡蛋白质沉积症患者病程较长时,患者可出现电解质紊乱等情况,需及时评估实验室检查指标。

(3)健康行为与心理状态评估:由于此病原因不明,临床上多出现进行性加重性呼吸困难,加之大量和长时间应用糖皮质激素,患者思想负担大,心情郁闷,可出现各种心理问题,因此,需及时发现患者不良心理状态和情绪的改变,尤其应注意评估由于心理问题而导致的影响治疗等健康行为的改变。

2.护理要点及措施

(1)一般护理:患者需要保持卧床休息,降低机体氧耗。病情平稳后可适当下床活动。保持空气新鲜,室内定时通风,室内空气相对湿度在70%以上。做好生活护理,给予必要的生活辅助。

（2）氧疗护理：肺间质病变患者大多有不同程度的缺氧而无明显二氧化碳潴留，因此，尽量给患者吸高浓度氧。但对于痰量多或老年人应定期监测血气分析，以防呼吸道阻塞，而致二氧化碳潴留。吸氧前，要对患者做必要的解释，按医嘱要求给氧，避免自行调节氧流量。对于吸氧后低氧血症改善不明显者，应及时应用机械通气呼吸支持疗法。

（3）用药护理：指导患者严格遵医嘱用药。尤其是糖皮质激素，防止因停药过急而出现"反跳"现象。联合用药应用免疫抑制药时，要预防合并感染发生。对应用糖皮质激素存有顾虑的患者，要做好解释教育工作，以解除患者的误解。

（4）呼吸行为训练：肺间质病变多为慢性过程，且以限制性的肺功能改变为主，对此，指导患者进行呼吸功能锻炼，如深呼吸训练、有效咳嗽、咳痰训练、扩胸运动等，以促进肺功能的恢复。

（5）预防院内感染：严格无菌操作，采取保护性隔离措施，限制探视人员，保持空气新鲜，定时留取痰培养标本，并观察痰量，形状和颜色的变化。注意体温波形的变化，防止合并其他部位感染。

（6）心理护理：了解患者疾病发展不同时期的心理变化，及时给予心理疏导。尤其要重视用药后患者所出现的恐惧、焦虑等不良应激反应，给予必要的理解，鼓励患者配合治疗。

3.健康教育

（1）鼓励患者保持乐观情绪，树立长期治疗决心。

（2）注意营养均衡，以高蛋白质，高维生素，低盐饮食为主，吸烟者需忌烟。

（3）保持良好的卫生习惯，注意口腔卫生。

（4）避免到人多的地方活动，以防发生交叉感染。

（5）坚持呼吸功能锻炼，促进肺功能恢复。

（6）定期随访，及时发现病情变化，掌握及时就医指征。

（7）遵医嘱长期正确用药，切忌自用、自停药物。

第十七节　肺毛霉菌病

毛霉菌是引起毛霉菌病的病原体。该病由毛霉目，毛霉科中的毛霉属、根霉属、犁头霉属及被孢霉科、被孢霉属中数种真菌引起。毛霉菌引起以急性坏死性炎症为主的疾病，主要侵犯血管，引起血栓，并可经血液转移。全身性毛霉菌一旦发生，最终多致死。根据侵犯人体的部位分为 5 型：脑型、皮肤型、肺型、胃肠型和全身型。

肺毛霉菌病是一种罕见，但病死率极高的真菌感染，病死率高达 50％，预后较差。肺毛霉菌首例由德国人 Kurchenmerster 于 1855 年报道，毛霉菌属于结合菌亚门，广泛存在于自然环境中，引起食物霉变，属于机会性感染，通常发生于免疫力下降时，如血液系统疾病、HIV 感染、糖尿病、肺结核、器官移植术后免疫抑制及骨髓干细胞移植术后，广谱抗生素的长期应用等原因。

一、常见病因与发病机制

毛霉菌的发病机制目前的认识认为是免疫力下降及血流中游离铁增多所致。正常人中性粒细胞有杀伤毛霉菌丝作用，但机体防御机制被削弱或被破坏时，病原菌可经呼吸道、皮肤黏膜及肠道等途径感染，毛霉菌释放蛋白水解酶毒素，侵犯血管，引起血管梗死及组织坏死，经血管播散到其他器官、组织。

二、临床表现

肺毛霉菌病临床症状体征及起病方式多种多样，无特异性，在肺部的表现一般呈暴发性，此症状一般可持续 4～6 个月，但大多患者在 3～30 天死亡。基本症状为发热，抗生素治疗无效，咳嗽，咳痰及胸痛、咯血及声音嘶哑。

三、辅助检查

影像学并无特异性，胸部 X 线片上有时可见纵隔增宽及肺不张，CT 毛霉菌病具有侵袭肺血管的特点，与侵袭性曲霉菌有相似的影像学表现。

主要影像学表现：渗出性阴影，软组织密度结节，肿块影，晕伦征（halo 征），肺实变，空洞形成，胸腔积液，边缘性强化。

如果有毛霉菌病的影像学发现和临床表现，就应进行组织活检；显微镜下发现有直角分支的无间隔菌丝就可确定诊断。这是明确诊断的唯一方法。但是痰液直接涂片，培养及支气管灌洗液培养找到毛霉菌的阳性率都很小。通常通过侵入性检查，如活组织检查、手术病理、尸体解剖在病理组织切片中发现在血管壁内菌丝方可确诊。虽然毛霉菌容易侵犯血管，但血培养很少阳性。

四、治疗原则

纠正和控制引起毛霉菌病的病因。如果是糖尿病患者，则应该在确诊肺毛霉菌病后，首先应积极控制糖尿病，纠正酮症酸中毒和代谢紊乱等基础疾病，尽量避免使用广谱抗菌药物。对于接受免疫功能抑制药治疗特别是糖皮质激素的患者，应把药物减至最小剂量，并加强全身支持治疗。

早期应用抗真菌药物进行全身治疗是提高生存率的关键。

五、护理

1.评估

（1）病史：①询问本病的有关病因，如有血液系统疾病、HIV 感染、糖尿病、肺结核、器官移植术后免疫抑制及骨髓干细胞移植术后、广谱抗生素的长期应用等病史。②目前病情与一般状况。

（2）身体评估：询问是否有发热、咳嗽、咳痰、胸痛、咯血及声音嘶哑等症状。评估痰液的颜色、性质、量、气味，有无异物等。

（3）实验室及其他检查：活检或刮片是否可见大量真菌；相关的影像学检查、气管镜检查结果。

2.护理要点及措施

（1）一般护理

1）保持病房整洁、安静，要有充分的日照和通风，调节好室内温度和湿度。

2)保证充分的营养、水分和各种维生素的供给,食物要清淡,可口,易于消化。

3)预防医院交叉感染,由于患该疾病的患者一般都免疫力低下,常发生多种机会性感染,故应全面细致地观察,及时发现并积极控制感染,延缓疾病的进展。尽量减少不必要的探视,避免新的感染。

(2)症状护理

1)发热的护理:定时监测体温,对超过38℃的患者,每日测4次体温,对超过39℃的患者,每日测6次体温。保持病房内空气清新;鼓励患者进食流质食物,并根据医嘱及时给予解热处理,如温水或酒精擦浴,冰袋冷敷,对于持续高热的患者,可考虑使用冰毯机等。

2)疼痛的护理:向患者告知发生胸痛的原因,及时通知医生进行处理,认真询问患者有无咯血症状,必要时应遵医嘱给予镇痛药镇痛。

3)咯血的护理:护士应及时观察病情变化,做好应急救治准备。肺型毛霉菌病的病程中,患者易出现因毛霉菌破坏肺组织而导致的大咯血,如抢救不及时,极易出现窒息死亡,故对此类患者除严密监测生命体征变化外,还应严密监测咳嗽、咳痰情况和胸部X线片变化,观察并记录痰液的量、性状、颜色,早期发现病情变化。如出现痰中带血或少量咯血时,须提高警惕,严密观察病情变化,绝对卧床休息,床头备好急救器材(吸痰器、气管切开包、人工呼吸器、心电监护仪等)药品,以便及时正确处理,提高患者的生存率。

4)心理护理:该疾病发展迅速,病情变化快,疗程长,费用高,患者和家属思想负担较重。护士应做好心理护理,主动安慰患者,允许患者和家属表达内心的感受,并向患者和家属讲解病情变化和国内外治疗成功病例,使患者积极配合治疗护理,勇于面对疾病,帮助患者树立战胜疾病的信心。

5)用药护理:在现有的抗真菌药物中,两性霉素B是作用最强,抗菌谱最广的抗真菌药物之一。但因其不良反应严重,限制了其在临床中的应用。近年来国外研制开发了两性霉素B脂质体(L2AmB),这种抗真菌药物采用脂质体包被AmB,既保留了AmB的抗真菌活性,又显著减弱了其毒性,在临床得到了广泛的运用。两性霉素B的不良反应和护理措施如下。①药物的配制:在配制两性霉素B脂质体溶液时,先用无菌注射用水将药物溶解后再加入5%葡萄糖注射液中使用避光输液器避光静脉输注。必须用无菌注射用水溶解,否则药物效价降低。切不可将药液与其他药物混合,如通过正在使用的输液管,在给药前用5%葡萄糖注射液冲洗输液管,或使用单独的输液管。②药物的滴速:在药物使用过程中,应严格控制输液滴速,防止因药物输注过快而导致患者血压下降。一般初次使用时滴速为每分钟6～8滴,使用过程中严密监测血压变化,根据患者血压及生命体征变化调节输液速度,待患者静脉输注药液1周后如血压无明显变化,可适当增加速度,但一般不宜超过每分钟15滴。③药物不良反应观察:两性霉素B为治疗毛霉菌感染的首选药物,其不良反应较为严重,包括有肾毒性、肝毒性、骨髓抑制、恶心、呕吐、腹泻、食欲缺乏、发热、血压下降、心律失常等,故在护理过程中应严密观察药物毒性及不良反应的发生情况。发热反应的预防:患者静脉输注两性霉素B后会出现体温升高,可于输注两性霉素前使用抗组织胺和皮质类固醇来预防,并鼓励患者适当增加饮水量,必要时可给予对症处理。在用药过程中应密切监测患者肾功能情况,准确记录出入液量,测量尿比重;并定期对肝功能、肾功能、血清电解质、血常规、凝血酶原反应时间等进行监测。由于该药对消化系统的不良反应,可将此药改为三餐之后的晚间输入。④保护静脉血管:在患者静脉输注两性霉素 B 过程中,该药对静脉血管破坏较严重。在使用两性霉素 B 过程中护士应注意患者静脉血管的保护,尽可能先从远端小血管逐级向上使用,并尽量避免重复使用同一条静脉血管,避免药液外渗。如发生药液外渗应积极进行处理。如治疗周期较长,病情允许的情况下,应留置中心静脉输入。

第二章　消化科疾病的护理

第一节　急性胃炎

急性胃炎系由多种病因引起的胃黏膜急性炎症。按照病因可分为急性外因性胃炎与急性内因性胃炎两类。凡致病因子经口进入胃内引起的胃炎称外因性胃炎,包括细菌性胃炎、中毒性胃炎、腐蚀性胃炎、药物性胃炎等;凡有害因子通过血液循环到达胃黏膜而引起的胃炎,称内因性胃炎,包括急性传染病合并胃炎、全身性疾病合并胃炎、化脓性胃炎、过敏性胃炎和应激性胃炎等。

按照病理改变不同急性胃炎通常分为急性单纯性胃炎、急性糜烂出血性胃炎、特殊病因引起的急性胃炎,如急性腐蚀性胃炎、急性化脓性胃炎等。临床上细菌及其毒素引起的急性单纯性胃炎最为常见。通常由于不洁饮食引起,表现为急性腹痛、恶心、呕吐等,常合并急性肠炎,由于其发病急迫,表现明显,过程短暂易引起患者注意。相反,非甾体类消炎药物和急性应激引起的胃炎多表现为急性糜烂出血性胃炎,又称急性胃黏膜病变,由于其临床表现无症状或为基础疾病症状掩盖,多易被忽视,仅在消化道出血时才引起重视。

近年来,由于胃镜检查的应用和急诊胃镜的广泛开展,急性胃黏膜病变成为急性上消化道出血的常见病因之一。

一、病因及发病机制

(一)理化因素

过冷、过热、过于粗糙的食物和饮料,如浓茶、浓咖啡、烈酒、刺激性调味品及特殊类型药物(如非甾体类消炎药阿司匹林、吲哚美辛等)均可刺激胃黏膜,破坏黏膜屏障造成胃黏膜损伤和炎症。非甾体类消炎药还能干扰胃黏膜上皮细胞合成硫糖蛋白,使胃内黏液减少,脂蛋白膜的保护作用削弱,引起胃腔内氢离子逆扩散,导致黏膜固有层肥大细胞释放组胺,血管通透性增加,以致胃黏膜充血、水肿、糜烂和出血等病理过程,同时药物还抑制前列腺素合成,使胃黏膜的修复受到影响而加重炎症。

(二)生物因素

包括细菌及其毒素。常见致病菌为沙门氏菌、嗜盐菌、致病性大肠埃希菌等,常见毒素为金黄色葡萄球菌及肉毒杆菌毒素,尤其是前者较为常见。进食污染细菌或毒素的不洁食物数小时后即可发生胃炎或同时合并肠炎,此即急性胃肠炎。葡萄球菌及其毒素摄入后发病更快。近年因病毒感染而引起本病者也不在少数,集体中毒事件影响更大。

(三)其他

胃内异物或胃石、胃区放射治疗均可作为外源性刺激导致本病。情绪波动,应激状态及体内各种因素引起的变态反应也可作为内源性刺激而致病。

二、护理评估

(一)健康史

1.询问患者的饮食习惯、用药史以及有无应激因素等,了解与本疾病有关的诱因。

2.评估患者有无嗳气、反酸、食欲减退、上腹饱胀、隐痛、恶心、呕吐等胃肠道症状。

3.评估患者有无黑便或呕血,并评估呕吐物和排泄物的量及性状。

4.密切观察各种药物作用和不良反应。

5.评估患者对疾病的认知程度及心理状态,有无焦虑、抑郁等情绪。

(二)身体状况

1.症状

多数急性起病,症状轻重不一。主要表现为上腹饱胀、隐痛、食欲减退、嗳气、恶心、呕吐等。由沙门菌或金葡菌及其毒素致病者,常于进不洁饮食数小时或 24h 内发病,多伴有腹泻、发热,严重者有脱水、酸中毒或休克等。

2.体征

左下腹部压痛。

三、护理诊断及合作性问题

1.疼痛

与胃酸刺激溃疡面引起化学性炎症有关。

2.睡眠形态紊乱

与夜间疼痛使睡眠中断有关。

3.营养失调——低于机体需要量

与疼痛导致摄入量减少及消化吸收有关。

4.焦虑

与疼痛、出血有关。

5.知识缺乏

缺乏有关本病的病因及防治知识。

6.潜在并发症

出血、穿孔、幽门梗阻、癌变。

四、治疗原则

1.去除病因、卧床休息、清淡流质饮食,必要时禁食 1～2 餐。

2.呕吐、腹泻剧烈者注意水与电解质补充,保持酸碱平衡。

3.对症处理,给予胃黏膜保护剂,一般轻症患者可单纯给予胃黏膜保护剂,如硫糖铝、铝碳酸镁、瑞巴派特等;疼痛明显,胃镜下糜烂、出血病灶广泛的患者可同时给予抑酸药物如 H_2 受体拮抗剂;重患者尤其以消化道出血为表现者,需要在应用胃黏膜保护剂的同时应用更强的抑酸剂治疗如质子泵抑制剂。临床上对存在应激状态,可能引起急性胃黏膜病变的患者常给予适当抑酸治疗达到预防目的。对长期服用非甾体类消炎药物患者应首选肠溶片,饭后服用,加用黏膜保护剂或小剂量 H_2 受体拮抗剂,根除幽门螺杆菌等措施,达到减少急性糜烂出血性胃炎发生或减少其大出血等并发症发生的目的。

4.细菌感染所致者应给予抗生素。

5.腹痛明显者可给予阿托品或山莨菪碱。

五、护理目标

1.腹痛减轻或消失。

2.睡眠好转,在不用镇静药情况下安静入睡。

3.营养状况得到改善,正常进食。

4.情绪平稳,对治疗充满信心。

5.患者及家属了解本病的病因及诱发因素,并能积极预防。

六、护理措施

(一)一般护理

1.休息与活动

保持环境安静、舒适、避免刺激。注意休息,减少活动,避免紧张劳累,保证充足的睡眠,急性应激造成者应卧床休息。

2.饮食护理

注意饮食卫生,进食应定时、有规律、不可暴饮暴食。一般进少渣、温凉、半流质饮食、少量多餐,每日 5～7 次。如有少量出血可给牛奶、米汤等流质饮食以中和胃酸,有利于胃黏膜的修复。急性大出血或呕吐频繁时应禁食。

(二)病情观察

1.注意观察疼痛的规律和特点,在疼痛发作时及时服药以防止疼痛。

2.观察有无上腹部不适、腹胀、食欲减退等消化不良的表现。

3.密切注意上消化道出血的征象,如有无呕血和(或)黑便等,同时监测粪便隐血检查,以便及时发现病情变化。

(三)用药护理

禁用或慎用阿司匹林、吲哚美辛等对胃黏膜有刺激的药物。指导患者正确服用抑酸剂、胃黏膜保护剂等药物,如抗酸药宜饭后一小时服用,避免与奶制品同用,不宜与酸性食物及饮料同用;H_2 受体拮抗剂应在餐中或餐后服用。

(四)心理护理

患者常因起病急且有上腹部不适,或有呕血和(或)黑便,使其及家属紧张不安,尤其是严重疾病引起的急性应激导致出血的患者,常出现焦虑、恐惧的心理反应,护理人员应向患者解释有关急性胃炎的基本知识,向患者说明紧张与焦虑可使血管收缩、血压增高、诱发和加重病情,使其认识到消除紧张、焦虑的心理,保持轻松愉快心情对疾病康复的重要性。此外,护理人员还应经常巡视、关心、安慰患者,及时清除血迹、污物,以减少对患者的不良刺激,增加其安全感,从而安心配合治疗,减轻紧张,焦虑心理,利于疾病的康复。

七、健康教育

1.向患者及家属介绍急性胃炎的有关知识、预防方法和自我护理措施。

2.根据患者的病因、具体情况进行指导,如避免使用对胃黏膜有刺激的药物,须使用时应同时服用抑酸剂;规律进食,避免过冷、过热、辛辣等刺激性食物及浓茶、咖啡等饮料;嗜酒者应戒酒;注意饮食卫生,生活要有规律,保持轻松愉快的心情,积极配合治疗。

3.严格按医嘱给药,掌握药效与不良反应,以减少复发。

4.定期复查,如有呕吐宿食、黑便、呕血时应及时就医。

第二节　慢性胃炎

慢性胃炎是由多种病因所致的胃黏膜慢性非特异性炎症。

一、分类

我国目前采用国际上新悉尼系统的分类方法,根据病理组织学改变和病变部位,结合可能病因,将慢性胃炎分成非萎缩性(以往称浅表性)萎缩性和特殊类型三大类。慢性非萎缩性胃炎是指不伴有黏膜萎缩,病变仅限于黏膜层,以淋巴细胞和浆细胞浸润为主的慢性胃炎。慢性萎缩性胃炎是指胃黏膜已发生萎缩性改变,伴有肠上皮化生。慢性萎缩性胃炎又可再分为多灶萎缩性胃炎和自身免疫性胃炎两大类。前者萎缩性改变在胃内呈多灶性分布,以胃窦为主,相当于以往命名的 B 型胃炎,多由幽门螺杆菌感染引起的慢性非萎缩性胃炎发展而来;后者病变主要位于胃体部,相当于以往命名的 A 型胃炎,多由自身免疫引起。特殊类型胃炎种类很多,由不同病因所致,临床上较少见。

二、病因

1.幽门螺杆菌感染

目前认为幽门螺杆菌感染是慢性胃炎最主要的病因。研究表明,绝大多数慢性活动性胃炎患者胃黏膜中可检出幽门螺杆菌,根除幽门螺杆菌可使胃黏膜炎症消退。幽门螺杆菌具有鞭毛结构,可在胃内黏液层中自由活动,其所分泌的黏附素能使其贴紧上皮细胞,其释放尿素酶分解尿素产生 NH_3 而中和胃酸,从而保持细菌周围中性环境,有利于幽门螺杆菌定居和繁殖。幽门螺杆菌产生的细胞毒素能使上皮细胞空泡变性,造成黏膜损害和炎症,其菌体胞壁可作为抗原产生免疫反应,造成自身免疫损伤。

2.饮食

流行病学研究显示,饮食中高盐和缺乏新鲜蔬菜水果与胃黏膜萎缩、肠化生以及胃癌的发生密切相关。

3.自身免疫

自身免疫性胃炎患者血液中存在自身抗体,如壁细胞抗体,伴恶性贫血者还可查到内因子抗体。自身抗体可使壁细胞总数减少,导致胃酸分泌减少或丧失,内因子抗体与内因子结合,阻碍维生素 B_{12} 吸收不良,从而导致恶性贫血。

4.其他因素

(1)十二指肠液反流:幽门括约肌功能不全时,含胆汁和胰液的十二指肠液反流入胃,可削弱胃黏膜屏障功能。吸烟也可影响幽门括约肌功能,引起反流。

(2)胃黏膜损伤因子:长期饮浓茶、酒、咖啡,食用过热、过冷、过于粗糙的食物,服用大量

NSAID 等药物,可长期反复损伤胃黏膜,造成炎症持续不愈。慢性右心衰竭、肝硬化、门静脉高压都可引起胃黏膜淤血、缺氧,这些因素可各自或与幽门螺杆菌感染协同作用而引起或加重胃黏膜慢性炎症。

三、病理

慢性胃炎的过程是胃黏膜损伤与修复的慢性过程,主要组织病理学特征是炎症、萎缩和肠化生。在慢性胃炎的进展中,若胃黏膜层以淋巴细胞和浆细胞为主的慢性炎性细胞浸润,胃腺体完整无损,不伴有胃黏膜萎缩性改变,称为慢性浅表性胃炎。病变进一步发展累及腺体,腺体萎缩、消失,胃黏膜变薄,特别是伴有肠化生样改变时,称为慢性萎缩性胃炎。在慢性胃炎的发展过程中,若增生的上皮或肠化生的上皮发生发育异常,可形成异型增生,表现为细胞异型性和腺体结构的紊乱,异型增生被认为是癌前病变。

不同类型的胃炎上述病理改变在胃内的分布不同。幽门螺杆菌引起的慢性胃炎,炎症弥散性分布,但以胃窦为重;多灶萎缩性胃炎、萎缩和肠化生呈多灶性分布,多起始于胃角小弯侧,逐渐波及胃窦,继而胃体,灶性病变亦逐渐融合。在自身免疫性胃炎时,萎缩和肠化生主要局限在胃体。

四、护理评估

(一)健康史

幽门螺杆菌的感染可能通过人与人的接触相传播,故需询问患者家庭成员是否有相同病史;是否长期饮浓茶、烈酒、咖啡及食用过热、过冷、过于粗糙的食物;是否长期大量服用非甾体类消炎药,糖皮质激素等药物;有无不规律的饮食习惯或不良烟酒嗜好;有无慢性口腔、咽喉炎症、肝、胆、胰腺疾病及心力衰竭、类风湿性关节炎等易并发慢性胃炎的疾病存在。

(二)身体状况

1.症状

慢性胃炎进展缓慢,病程迁延。由幽门螺杆菌引起的慢性胃炎多数患者无症状;部分患者有上腹隐痛、餐后饱胀感、食欲缺乏、嗳气、反酸、恶心、呕吐等消化不良的表现,这些症状的有无及严重程度与胃镜所见及组织病理学改变无肯定的相关性,而与病变是否处于活动期有关。自身免疫性胃炎患者消化道症状较少,可伴有贫血,在典型恶性贫血时,除贫血外还可伴有全身衰弱、神情淡漠和周围神经系统改变等 B 族维生素缺乏的临床表现。

2.体征

多不明显,可有上腹轻压痛。

(三)辅助检查

1.纤维胃镜检查

结合直视下组织活检是最可靠的确诊方法。通过活检可明确病变类型,由于慢性胃炎病变可呈多灶分布,活检应在多部位取材。

2.血清学检查

多灶萎缩性胃炎时,抗壁细胞抗体滴度低,血清促胃泌素水平正常或偏低;自身免疫性胃炎时,抗壁细胞抗体和抗内因子抗体可呈阳性,血清促胃泌素水平明显升高。

3.胃液分析

自身免疫性胃炎时,胃酸缺乏;多灶萎缩性胃炎时,胃酸分泌正常或偏低。

(四)心理-社会状况

慢性胃炎病程迁延,多无明显症状,易被患者忽视。一旦症状明显又经久不愈,易使患者产生焦虑等不良情绪。少数患者因担心癌变而存在恐惧心理。

五、护理诊断及合作性问题

1.疼痛

腹痛与黏膜炎性病变有关。

2.营养不良(低于机体需要量)

与畏食,消化吸收不良等有关。

3.知识缺乏

缺乏对慢性胃炎病因和防治知识的了解。

六、治疗原则

1.根除治疗

特别适用于有消化不良症状者,有胃癌家族史者,伴有胃黏膜糜烂、萎缩、肠化生、异型增生者。成功根除幽门螺杆菌可改善胃黏膜组织学,可预防消化性溃疡及可能降低胃癌发生的危险性,少部分患者消化不良症状也可取得改善。常应用抗生素,如阿莫西林、克拉霉素、替硝唑等和(或)枸酸铋钾二联或三联治疗。

2.对因治疗

NSAID 引起者,应立即停服并给予抗酸剂或硫糖铝等胃黏膜保护药;胆汁反流引起者,可应用吸附胆汁药物(如氢氧化铝凝胶、考来烯胺等);自身免疫性胃炎,尚无特异治疗,有恶性贫血者可肌内注射 B 族维生素,加以纠正。

3.对症处理

胃酸缺乏者可用稀盐酸、胃蛋白酶合剂;胃酸增高者,可应用抑酸剂或抗酸剂;有胃肠蠕动减慢者,可在饭前 30min 口服促胃肠动力药如多潘立酮(吗丁啉)、依托必利(为力苏)等。

4.异型增生的治疗

异型增生是胃癌的癌前病变,应予高度重视。对轻度异型增生除给予上述积极治疗外,应定期随访。对重度异型增生宜给予预防性手术。

七、护理目标

1.患者主诉不适感减轻或消失。

2.患者的营养状况改善,体重增加。

3.患者能正确描述疾病的病因、合理的饮食结构、药物作用与不良反应及正确的服药方法。

八、护理措施

1.一般护理

(1)休息与活动:急性发作时应卧床休息,恢复期的日常生活要有规律,注意劳逸结合,避免过度劳累。

（2）饮食护理

1）急性发作期：予无渣，半流质的温热饮食，如患者有少量出血可给予牛奶、米汤等，中和胃酸以利于黏膜的恢复。剧烈呕吐、呕血的患者应禁食，进行静脉补充营养。

2）恢复期：予高热量、高蛋白、高维生素、易消化的饮食，避免摄入过冷、过热、粗糙和辛辣的刺激性食物及饮料，戒除酒。养成按时进餐，少量多餐及细嚼慢咽的饮食习惯。高胃酸者，禁用浓缩肉汤及酸性食品，以免引起胃酸分泌过多，可用牛奶、豆浆、碱性馒头、面包等；低胃酸者，酌情食用酸性食物，如山楂、食醋、浓肉汤、鸡汤等，烹调食物应将食物完全煮熟后食用，有利于消化吸收。指导患者及家属注意改进烹调技巧，粗粮细做，软硬适中，注意食物的色、香、味的搭配，以增进患者食欲。

3）进餐环境：提供舒适清洁的进餐环境，避免环境中的不良刺激，如噪声、不良气味等。鼓励患者晨起、睡前、进餐前后刷牙或漱口，保持口腔清洁舒适，促进食欲。

2.病情观察

密切观察腹痛的部位、性质，呕吐物与大便的颜色、量、性质，用药前后患者症状是否改善，以便及时发现病情变化。

3.用药护理

遵医嘱给患者应用根除幽门螺杆菌感染治疗以及应用抑酸剂、胃黏膜保护剂时，注意观察药物的疗效及不良反应。

4.腹痛护理

指导患者避免精神紧张，采用转移注意力，做深呼吸等方法缓解疼痛；也可用热水袋热敷胃部，以解除痉挛，减轻腹痛；借助中医针灸疗法来缓解疼痛。

5.心理护理

对有焦虑、悲观、恐惧癌症的患者，鼓励患者说出心理感受，保持情绪稳定，增强患者对疼痛的耐受性。指导患者掌握有效的自我护理和保健措施，减少疾病的复发次数。

九、健康教育

1.疾病知识指导

向患者及家属讲解有关病因、预后及诱发因素，指导患者养成规律的生活习惯，注意劳逸结合，保持良好心态，避免使用对胃黏膜有刺激的药物，如必须使用时应在医生指导下，同时服用制酸剂或胃黏膜保护剂。讲明吸烟、饮酒对人体的危害，帮助患者制订戒烟、戒酒计划。

2.饮食指导

教育患者加强饮食卫生及养成有规律的饮食习惯。进食时要细嚼慢咽，避免过冷、过热、辛辣等刺激性食物以及浓茶、咖啡等饮料。

3.用药指导

指导患者遵医嘱按时服药，并向患者介绍常用药物的名称、作用、疗程，服用的剂量和方法。

4.定时复查

15%～20%幽门螺杆菌感染引起的慢性胃炎会发生消化性溃疡，极少数慢性多灶萎缩性胃炎有恶变的可能，嘱患者定期进行门诊复查。

第三节　消化性溃疡

消化性溃疡是指胃肠道黏膜被胃酸和胃蛋白酶消化而发生的溃疡,好发于胃和十二指肠,也可发生在食管下段、小肠、胃肠吻合口,以及异位的胃黏膜,如位于肠道的 Meckel 憩室。胃溃疡和十二指肠溃疡是最常见的消化性溃疡。

一、病因和发病机制

1.胃酸和胃蛋白酶

胃酸与胃蛋白酶自身消化是形成消化性溃疡的原因之一。十二指肠溃疡者胃酸分泌量明显增高,而胃溃疡发病过程中除幽门前区溃疡者外胃酸分泌量大多正常甚至低于正常。

2.幽门螺杆菌

大量研究已证明 Hp 感染是引起消化性溃疡的重要病因,消化性溃疡者的 Hp 感染率高,十二指肠溃疡患者中的检出率高达 95%～100%,胃溃疡为 70% 以上。前瞻性调查显示 Hp 感染者溃疡发生率为 13%～23%,显著高于不伴 Hp 感染者。用抑酸治疗愈合的溃疡,停药后1年复发率为 50%～90%,根除 Hp 治疗后溃疡复发率降低至 1%～5%,并减少溃疡并发症的发生率。应用根除 Hp 治疗方案 1～2 周,不再给予抑酸治疗,4 周后复查,溃疡愈合率高于常规抑酸分泌 4 周的愈合率。部分难治性溃疡,在根除 Hp 后能得到愈合。说明根除 Hp 可有效治愈溃疡,缩短溃疡愈合的时间。

3.非甾体类抗感染药

是引起消化性溃疡另一个重要的因素,分成如下三类:

(1)乙酰水杨酸盐类,包括阿司匹林。

(2)非乙酰基水杨酸盐类,包括水杨酸镁、水杨酸钠、水杨酸胆碱镁、二氟尼柳(二氟苯水杨酸)双水杨酯。

(3)非水杨酸盐类,包括布洛芬、吲哚美辛(消炎痛)、氟比洛芬、苯氧基布洛芬、萘普生、萘丁美酮(萘普酮)、吡罗昔康(炎痛喜康)保泰松、双氯灭痛、芬洛芬、酮基布洛芬、酮咯酸、四氯芬那酸、舒林酸托美丁等。

4.胃黏膜防御机制受损

正常胃黏膜具有保护功能,各种食物、理化因素和酸性胃液均不能损伤胃黏膜致溃疡形成,正常胃黏膜防御机制包括黏膜屏障完整性丰富的黏膜血流、细胞更新、前列腺素、生长因子等。

5.十二指肠运动异常

胃排空加快,使十二指肠中胃酸负荷量增加,黏膜易受损,诱发十二指肠溃疡。部分胃溃疡者存在胃排空延迟和十二指肠－胃反流,胃窦收缩功能异常,影响食物的向前推进速度,刺激胃窦部 C 细胞分泌胃泌素,增加胃酸的分泌。幽门括约肌功能障碍引起十二指肠－胃反流,反流液中有胆汁、胰液、溶血卵磷脂等直接损伤胃黏膜屏障。

6.遗传因素

消化性溃疡家族史可能是幽门螺杆菌感染的"家庭聚集"现象。O型血胃上皮细胞表面表达更多黏附受体而有利于幽门螺杆菌定植,因此,遗传因素的作用尚有待研究。

7.环境因素

本病具有显著地理环境的差异性和季节性,在美、英等国,十二指肠溃疡比胃溃疡多见,在日本则相反。秋冬和冬春之交是溃疡的好发季节。长期吸烟者发病率显著高于对照组,这是由于烟草刺激胃酸分泌增加,黏膜下血管收缩,抑制胰液和胆汁分泌而减弱其在十二指肠内中和胃酸的能力,导致十二指肠持续酸化使幽门括约肌张力减低,胆汁反流,破坏胃黏膜屏障。咖啡、浓茶、烈酒以及偏食,饮食过快等不良饮食习惯,均可能是本病发生的有关因素。

8.精神因素

心理因素可影响胃液分泌,如愤怒使胃液分泌增加,抑郁则使胃液分泌减少。火灾、丧偶、婚姻和事业失败等因素所造成的心理影响,可能引起应激性溃疡,或促发消化性溃疡急性穿孔。

9.与消化性溃疡相关疾病

有些疾病的消化性溃疡发病率明显增高,密切相关的疾病有胃泌素瘤、系统性肥大细胞储积病、多发内分泌肿瘤Ⅰ型、慢性肺部疾病、尿毒症、肝硬化、肾结石和α抗胰蛋白酶缺乏症。可能有关的疾病还有原发或继发性甲状腺功能亢进、原发性红细胞增多症、克罗恩病、慢性胰腺炎和胆囊纤维化。

二、护理评估

(一)健康史

询问有关疾病的诱因和病因,如有无暴饮暴食、喜食酸辣等刺激性食物的习惯;有无慢性胃炎病史;是否经常服用阿司匹林等药物;家族中有无患溃疡病者;是否嗜烟酒;发病是否与天气变化,饮食不当或情绪激动等有关等。询问患者有关临床表现,如询问疼痛发作的过程,首次发作的时间,疼痛与进食的关系,有无规律,部位及性质如何,如何能缓解疼痛;是否伴有恶心、呕吐、反酸、嗳气等消化道症状;有无呕血、黑便、频繁呕吐等并发症的征象。此次发病与既往有无不同。注意观察有无痛苦表情,有无消瘦、贫血貌,生命体征是否正常,上腹部有无固定压痛点,有无胃蠕动波,全腹有无压痛,反跳痛,腹肌紧张,肠鸣音有无减弱或消失等。注意评估实验室及其他检查结果,如血常规、大便隐血试验、幽门螺杆菌检测、胃液分析、X线钡餐检查及胃镜检查等是否异常。此外,还应评估患者及家属对疾病的认识程度,患者有无焦虑或恐惧等心理,了解患者家庭经济状况和社会支持情况。

(二)身体状况

1.症状

本病患者临床表现不一,多数表现为中上腹反复发作性节律性疼痛,少数患者无症状,或以出血、穿孔等并发症的发生作为首发症状,其他症状本病除中上腹疼痛外,尚可有唾液分泌增多、胃灼热、反胃、嗳酸、嗳气、恶心、呕吐等其他胃肠道症状。下面详细介绍疼痛的特点。

(1)部位:大多数患者以中上腹疼痛为主要症状,少部分患者无疼痛表现。十二指肠溃疡的疼痛多位于中上腹部,或在脐上方,或在脐上方偏右处;胃溃疡疼痛多位于中上腹稍偏高处,或在剑突下和剑突下偏左处。胃或十二指肠后壁溃疡,特别是穿透性溃疡可放射至背部。

(2)疼痛程度和性质:多呈隐痛、钝痛、刺痛、灼痛或饥饿样痛,一般较轻而能耐受,偶尔也有疼痛较重者。持续性剧痛提示溃疡穿透或穿孔。

(3)疼痛节律性:溃疡疼痛与饮食之间可有明显的相关性和节律性。十二指肠溃疡疼痛好发于两餐之间,持续不减直至下餐进食或服制酸药物后缓解。一部分十二指肠溃疡患者,由于夜间的胃酸较高,可发生半夜疼痛,胃溃疡疼痛的发生较不规则,常在餐后 1h 内发生,经 1～2h 后逐渐缓解,直至下餐进食后再次出现。

(4)疼痛周期性:反复周期性发作是消化性溃疡特征之一,尤以十二指肠溃疡更为突出。上腹疼痛发作可持续几天、几周或更长,继以较长时间的缓解。以秋末至春初较冷的季节更为常见。有些患者经过反复发作进入慢性病程后,可失去疼痛的节律性和周期性特征。

(5)影响因素:疼痛常因精神刺激、过度疲劳、饮食不慎、药物影响、气候变化等因素诱发或加重。可因休息、进食、服制酸药、以手按压疼痛部位、呕吐等方法而减轻或缓解。

(6)溃疡发作期:中上腹部可有局限性压痛,程度不重,其压痛部位多与溃疡的位置基本相符。有消化道出血者可有贫血和营养不良的体征。

2.体征

消化性溃疡缺乏特异性体征。溃疡活动期,多数患者有上腹部局限性轻压痛,十二指肠溃疡疼痛偏右,少数患者伴有营养不良或贫血。

3.并发症

(1)出血:是消化溃疡最常见的并发症,也是上消化道大量出血的最常见病因,十二指肠溃疡比胃溃疡容易发生。常因服用 NSAID 而诱发。出血引起的临床表现取决于出血的速度和量,轻者表现为呕血,黑便,重者可出现周围循环衰竭,甚至低血容量性休克,应积极抢救。

(2)穿孔:是消化性溃疡最严重的并发症,临床上可分为急性、亚急性和慢性三种类型,以急性穿孔最常见。饮酒、劳累、服用 NSAID 等可诱发急性穿孔,表现为突发的剧烈腹痛、大汗淋漓、烦躁不安,服用抑酸剂不能缓解,疼痛多自上腹开始迅速蔓延至全腹,腹肌呈板样僵直,有明显压痛和反跳痛,肝浊音区消失,肠鸣音减弱或消失,部分患者出现休克。十二指肠或胃后壁的溃疡深至浆膜层时已与邻近的组织或器官发生粘连,穿孔时胃肠内容物不流入腹腔,称为慢性穿孔,又称为穿透性溃疡。穿透性溃疡时腹痛规律发生改变,腹痛顽固而持久,常向背部放射。邻近后壁的穿孔或游离穿孔较小时,只引起局限性腹膜炎时称亚急性穿孔,症状较急性穿孔轻且体征较局限。

(3)幽门梗阻:大多数由十二指肠溃疡或幽门管溃疡引起。急性梗阻多为暂时性,随炎症好转而缓解;慢性梗阻主要由于瘢痕收缩而呈持久性。幽门梗阻患者可感上腹饱胀不适,疼痛于餐后加重,且反复大量呕吐,呕吐物呈酸腐味的宿食,呕吐后疼痛可暂缓解。严重频繁呕吐可致失水和低钾、低氯性碱中毒,常继发营养不良。上腹饱胀、逆蠕动的胃型以及空腹时检查胃内有振水音,插胃管抽出胃液量>200mL,是幽门梗阻的特征性表现。

(4)癌变:少数胃溃疡可发生癌变,十二指肠溃疡则否。对长期胃溃疡病史,年龄在 45 岁以上、溃疡顽固不愈者,应怀疑是否癌变,需进一步检查和定期随访。

4.辅助检查

(1)纤维胃镜和胃黏膜活组织检查:是确诊消化性溃疡的首选检查方法。胃镜检查可直接观察溃疡部位、病变大小、性质,并可在直视下取活组织作组织病理学检查和幽门螺杆菌检查。

(2)X线钡餐检查:溃疡的 X 线直接征象是龛影,适用于对胃镜检查有禁忌或不愿接受胃镜检查者。

(3)幽门螺杆菌检测:可通过侵入性(如快呋塞米素酶测定、组织学检查和幽门螺杆菌培养等)和非侵入性(如^{13}C尿素呼气试验,粪便幽门螺杆菌抗原检测和血清学检测等)方法检测出幽门螺杆菌。其中^{13}C尿素呼气试验检测幽门螺杆菌感染的敏感性及特异性均较高而无须胃镜检查,常作为根除治疗后复查的首选方法。

(4)大便隐血试验:隐血试验阳性提示溃疡有活动,如胃溃疡患者持续阳性,应怀疑有癌变的可能。

三、护理诊断及合作性问题

1.疼痛

腹痛与胃、十二指肠溃疡有关。

2.知识缺乏

缺乏病因及防治知识。

3.潜在并发症

上消化道大量出血、穿孔、幽门梗阻溃疡癌变。

4.焦虑

与疾病反复发作、病程迁延有关。

四、治疗原则

1.一般治疗

消化性溃疡属于典型的身心疾病范畴,心理－社会因素对发病起着重要作用,因此,乐观的情绪、规律的生活、避免过度紧张与劳累,无论在本病的发作期或缓解期均很重要。当溃疡活动期,症状较重时,卧床休息几天乃至1～2周。

2.饮食疗法

在 H_2 受体拮抗剂问世以前,饮食疗法曾经是消化性溃疡的唯一或主要的治疗手段。对消化性溃疡患者的饮食持下列观点:①细嚼慢咽,避免急食,咀嚼可增加唾液分泌,后者能稀释和中和胃酸,并可能具有提高黏膜屏障作用;②有规律的定时进食,以维持正常消化活动的节律;③在急性活动期,以少吃多餐为宜,每天进餐4～5次,但症状得到控制后,应鼓励较快恢复为平时的一日三餐;④饮食宜注意营养,但无须规定特殊食谱;⑤餐间避免零食,睡前不宜进食;⑥在急性活动期,应戒烟、酒,并避免咖啡、浓茶、浓肉汤和辣椒酸醋等刺激性调味品或辛辣的饮料,以及损伤胃黏膜的药物;⑦饮食不过饱,以防止胃窦部的过度扩张而增加胃泌素的分泌。

3.镇静

对少数伴有焦虑、紧张、失眠等症状的患者,可短期使用一些镇静药或安定剂。

4.避免应用致溃疡药物

应劝阻患者停用诱发或引起溃疡病加重或并发出血的有关药物,包括:①水杨酸盐及非类固醇抗感染药(NSAIDs);②肾上腺皮质激素;③利血平等。如果因风湿病或类风湿病必须用上述药物,应当尽量采用肠溶剂型或小剂量间断应用。同时进行充分的抗酸治疗和加强黏膜保护。

5.药物治疗

根除幽门螺杆菌治疗可使大多数幽门螺杆菌相关性溃疡患者完全达到治疗的目的。

五、护理目标

患者能描述导致和加重疼痛的因素并能够避免;能应用缓解疼痛的方法和技巧,疼痛减轻或消失;能够描述正确的溃疡防治知识,主动参与,积极配合防治;不发生上消化道出血、穿孔、幽门梗阻、溃疡癌变等并发症,或上述征象被及时发现和处理;焦虑程度减轻或消失。

六、护理措施

(一)一般护理

1.休息和活动

对溃疡活动期患者,症状较重或有上消化道出血等并发症时,应卧床休息可使疼痛等症状缓解。溃疡缓解期,应鼓励适当活动,根据病情严格掌握活动量,工作宜劳逸结合以不感到劳累和诱发疼痛为原则,餐后避免剧烈活动。有夜间疼痛时,指导患者加服1次抑酸剂,以保证夜间睡眠。

2.饮食护理

定时定量、少食多餐、细嚼慢咽、食物选择应营养丰富、搭配合理清淡,易于消化,以避免食物对溃疡病灶的刺激。调节进餐时的情绪,避免精神紧张,否则,易致大脑皮层功能紊乱,胃酸分泌过多,不利于溃疡愈合。

(二)病情观察

生命体征观察,病情较重或有休克者应及时观察患者神志、尿量、体温等。

(三)用药护理

指导患者服药及用药方法,避免服用非甾体抗感染药和皮质激素药物,如阿司匹林、芬必得、泼尼松等。

(四)心理护理

要安慰患者,耐心解答患者提出的问题,消除患者紧张、焦虑心理、积极治疗。

(五)并发症的护理

有幽门梗阻者应禁饮食,做好胃肠减压的护理,遵医嘱给予高渗盐水洗胃以减轻水肿,禁食期间应补液,并记录出入量,防止水、电解质失衡,对于穿孔患者,应尽快手术。

七、健康教育

1.生活指导

向患者及家属讲解引起和加重溃疡病的相关因素。指导患者保持乐观的情绪、规律的生活,避免过度紧张与劳累,选择合适的锻炼方式,提高机体抵抗力。指导患者建立合理的饮食习惯和结构,戒除烟、酒,避免摄入刺激性食物。

2.用药指导

指导患者慎用或勿用致溃疡药物,如阿司匹林、咖啡因、泼尼松等,指导患者按医嘱正确服药,学会观察药效及不良反应,不擅自停药或减量,防止溃疡复发。

3.疾病知识指导

嘱患者定期复诊,并指导患者了解消化性溃疡及其并发症的相关知识,若上腹疼痛节律发生变化并加剧,或者出现呕血、黑便时,应立即就医。

4.心理指导

安慰患者,及时、耐心解答患者提出的问题,指导患者保持乐观情绪,避免情绪紧张、焦虑、忧伤等。

第四节 胃癌

胃癌是起源于胃上皮的恶性肿瘤,是常见的恶性肿瘤之一。每年新发胃癌约 100 万,死亡约 700 万,占全球癌症死亡原因的第二位。世界上不同国家与地区胃癌的发病率差别明显。东亚,南美东欧为高发区,而北美、澳大利亚、新西兰为低发区。我国胃癌发病率较高,每年死于胃癌的患者居消化道肿瘤死亡原因的首位。发病率和病死率男性均高于女性,40~60 岁多见。近 30 年,欧美国家以及我国部分地区胃癌发病率呈下降趋势,而近贲门部位胃癌发病率升高。

一、病因与发病机制

胃癌病因和发病机制尚未阐明,研究资料表明胃癌的发生是多因素综合作用结果。

(一)环境因素

不同国家与地区发病率有明显差别。胃癌高发区向低发区的第一代移民胃癌发生率与本土居民相似,第二代即有明显下降,第三代胃癌的发生率则与当地居民相似。提示胃癌的发病与环境因素有关,其中最主要的是饮食因素在人类胃液中亚硝胺前体—亚硝酸盐的含量与胃癌的患病率明显相关。如腌制食品中含有明显的硝酸盐、亚硝酸盐;萎缩性胃炎胃酸过低的情况下,硝酸盐容易还原为亚硝酸盐类物质,食物中还可能含有其他癌前物质,在体内通过代谢转化,与 N—亚硝基化合物起协同致癌作用。例如,油煎食物在加热过程中产生多环芳烃化合物,熏制的鱼肉含有较多的 3,4 苯并芘,发霉的食物含有较多的真菌毒素等。高盐、低蛋白饮食,较少进食新鲜的蔬菜与水果则可能增加罹患胃癌的危险性。一些抗氧化的维生素如维生素 A、维生素 C、维生素 E 和 β 胡萝卜素及绿茶中的茶多酚有一定防癌作用,有报道认为,吸烟者胃癌的发病危险性提高 1.5~3 倍,但未发现明显量效关系。近端胃癌,特别是胃食管连接处的肿瘤可能与吸烟有关。饮酒与胃癌之间无明显相关性。

(二)感染因素

1.幽门螺杆菌感染

幽门螺杆菌(Hp)感染与胃癌发病相关,已被 WHO 列为Ⅰ类致物。流行病学调查表明胃癌发病率与 Hp 感染率正相关。Hp 感染的致癌机制复杂,多数学者认为:

(1)Hp 感染主要作用于慢性活动性胃炎,慢性萎缩性胃炎、肠化生的癌变起始阶段,同时细胞毒素及炎症反应等造成 DNA 损伤,基因突变也可能成为主要原因。

(2)Hp 感染诱导胃黏膜上皮细胞凋亡和增生失平衡,促进癌变发生。

(3)Hp 感染导致胃内抗坏血酸明显减少,削弱其清除亚硝酸盐、氧自由基的作用。

2.EB 病毒感染

胃癌患者的癌细胞中,大约 10% 有 EB 病毒感染,在癌旁组织中可检出 EB 病毒,基因组报道在美国和德国发生率最高,在中国最低。它与未分化胃癌尤其是淋巴上皮样癌关系密切,淋巴结转移较少。在这些患者中,Hp 感染率较低。

(三)遗传因素

胃癌发病有家族聚集倾向,患者家属胃癌发病率高于一般人 2～4 倍。较多学者认为某些遗传素质使易感者在同样的环境条件下更易致癌。

(四)基因调控

正常情况下胃黏膜细胞增生与凋亡受到癌基因、抑癌基因生长因子及其受体、细胞黏附因子及 DNA 修复基因等的调控。同时,还发现不少调节肽,如表皮生长因子转化生长因子、胰岛素样生长因子 II 等,在胃癌发生过程中起调节作用。端粒丢失、错配修复基因异常也参与胃癌发生的病理途径。此外,COX－2 高表达与淋巴结浸润及不良预后相关。癌基因甲基化水平越低其胃癌分化程度往往越差。

二、护理评估

(一)健康史

患者左下腹部疼痛,既往有胃、十二指肠溃疡史,营养不良,贫血貌。

(二)身体状况

1.症状

早期胃癌 70% 以上无症状,病情发展到一定程度才出现自觉症状,如有上腹不适、反酸、嗳气、早饱等非特异性消化不良症状,可时隐时现,可长期存在。

进展期胃癌常见症状如下:

(1)上腹疼痛:最常见。疼痛逐渐加重,与进食无明确关系。或餐后加重,部分患者疼痛与消化性溃疡相似,进食或抗酸剂可有一定程度缓解。癌肿侵及胰腺或横结肠系膜时可呈持续性剧痛,向腰背部放射。极少数癌性溃疡穿孔时可出现腹膜刺激征。

(2)食欲减退和消瘦:多见,往往进行性加重,晚期呈恶病质状态。

(3)呕血和黑便:约 33% 的胃癌患者经常有少量出血,10%～15% 的患者表现为呕血,可伴有贫血。

(4)胃癌:位于贲门附近可引起咽下困难,位于幽门附近可引起幽门梗阻。

(5)癌肿扩散转移引起的症状:腹腔积液、黄疸及脑;肝、肺、卵巢、骨髓等转移引起相应症状。

2.体征

早期胃癌可无任何体征,中晚期癌的体征以上腹压痛最为常见。约 33% 的患者可扪及上腹部肿块,质坚而不规则。其他体征(如肝大、黄疸、腹腔积液、左锁骨上淋巴结肿大、直肠前隐窝肿块)常提示远处转移。

（三）并发症

胃癌可发生出血、穿孔、梗阻、胃肠瘘管、胃周围粘连及脓肿形成等。

（四）辅助检查

1.内镜

内镜检查和活检是诊断胃癌最重要、最可靠的方法。目前内镜诊断的先进水平应体现在早期胃癌的诊断率上。

（1）早期胃癌：内镜是发现早期胃癌的有效方法。

1）Ⅰ型：主要表现为局部黏膜隆起，超过黏膜厚度2倍，有蒂或广基，表面粗糙。

2）Ⅱ型：病变常不明显，局部黏膜细颗粒状，略为隆起或凹陷，界限不清，颜色变淡或发红，可有糜烂。

3）Ⅲ型：有较为明显的凹陷，多超过黏膜层，黏膜颜色异常，边缘可有结节状颗粒。上述各型可合并存在而形成混合型早期胃癌。早期胃癌有时不易辨认，内镜下喷洒（0.1%～1%靛胭脂或0.5%～1%亚甲蓝）在可疑部位，可显示病变部位与范围。便于活检取材及确定手术切除范围。有条件者换用放大内镜结合染色方法较普通内镜有更高的检出率。

（2）中晚期胃癌：常具有胃癌典型表现。隆起型的病变直径较大，形态不规则，呈菜花或菊花状，表面凹凸不平，常有溃疡、出血。凹陷型病变常为中央溃疡型肿块，边缘模糊，基底粗糙，伴渗出和坏死。周围有不规则结节，皱襞中断或呈杵状。

（3）内镜超声检查（EUS）：对胃壁各层肿瘤浸润状况、邻近器官及淋巴结转移的诊断有独到之处，为早期胃癌的确诊、治疗前TMN分期，选择合理的治疗方式提供依据。诊断浸润深度的准确性70%～80%，淋巴结转移的准确性约65%，但可能过度分期。

2.影像学检查

（1）X线检查：气钡双重对比造影可检查出胃壁微小病变，是诊断胃癌的重要方法。①早期胃癌的X线表现：在适当加压或双重对比下，Ⅰ型常显示小的充盈缺损，表面多不光整，基部稍宽，附近黏膜颗粒或小结节状；Ⅱ型黏膜平坦，表面可见轻微盘状隆起。部分患者可见小片钡剂积聚，或于充盈相呈微小突出；Ⅲ型可见浅龛影，底部大多毛糙，胃壁可较正常略僵。②中晚期胃癌的X线表现：a.蕈伞型：突出于胃腔内的充盈缺损，轮廓不规则，基底广阔，在充盈缺损中可有不规则龛影，周围胃黏膜纹中断或消失；b.溃疡型：表现为不规则龛影，有指压迹征与环堤征，周围皱襞结节增生，有时至环堤处突然中断，混合型者常见以溃疡为主，伴有增生、浸润性改变；c.浸润型：局限性者表现为黏膜纹异常增粗或消失，局部胃壁僵硬，胃腔固定。广泛浸润型黏膜皱平坦或消失，胃腔明显缩小，胃壁僵硬，无蠕动波。

（2）CT和MRI检查：可用来判断胃癌的范围、浸润深度与周围脏器的关系，淋巴结转移、腹腔积液等，精确性约50%～60%。

（3）PET/CT：PET技术是将人体代谢所需的物质标记短半衰期的核素，制成显像剂（如氟代葡萄糖），注入人体进行扫描，这些物质可在肿瘤组织浓聚发射正电子成像，采集PET代谢图像的同机融合CT解析图像，可提高对病灶的精确定位。

3.免疫学诊断

血清CEA、CA19－9、CA50、CA125等肿瘤相关抗原可升高，在胃癌的阳性率约为60%，但敏感性和特异性均不强,并与其他肿瘤有交叉。

三、护理诊断及合作性问题

1.疼痛

与癌细胞浸润有关。

2.营养失调

低于机体需要量与胃癌造成吞咽困难、消化吸收障碍等有关。

3.有感染的危险

与化疗致白细胞减少、免疫功能降低有关。

4.活动无耐力

与疼痛及患者机体消耗有关。

5.潜在并发症

出血、梗阻、穿孔。

四、治疗原则

1.胃癌的治疗原则

①早期发现、早期诊断、早期治疗是提高胃癌疗效的关键。②以手术为中心,开展化疗、放疗靶向治疗、中医中药等疗法,是改善胃癌预后的重要手段。

2.胃癌治疗方案的选择

①Ⅰ期:胃癌可视为早期癌,以根治性手术切除为主,一般不主张辅助治疗;②Ⅱ期:胃癌可视为中期,根治性手术切除为主,术后常规辅以化疗、免疫治疗;③Ⅲ期:胃癌已届进展期,手术以扩大根治性切除为主,术后更应强调放化疗、靶向治疗等综合性疗法;④Ⅳ期:胃癌属晚期,以非手术治疗为主。

(一)手术治疗

手术治疗是治疗胃癌的主要手段,只要患者体质条件许可又无远处转移,力争根治性切除,要有足够的切缘(5cm)。对于远端胃癌,主张胃大部切除术;对于近端胃癌,主张全胃或胃大部切除术;即使姑息性切除也应使残留癌组织越少越好。晚期胃癌有幽门梗阻而不能作姑息性切除者,可行短路手术,以解除梗阻症状。

(二)非手术治疗

1.化学疗法

化学疗法主要用于以下几个方面:①术前行辅助化疗,通过缩小原发灶,降低分期,增大根治性切除可能性;②术后辅助化疗,旨在根治性切除术后,清除隐匿性微转移灶,防止复发和(或)转移;③对不能手术、术后肿瘤播散者则希望通过化疗能控制症状,并延长存活期即所谓挽救化疗。5-Fu是胃癌治疗的基础药物,生化调节剂甲酰四氢叶酸(LV)可使5-Fu增效。5-Fu衍生物可通过改善剂型而增效。口服FT207,疗效指数是5-Fu的2倍;优氟啶(UFD)是FT207和尿嘧啶1∶4混合物,后者在细胞内抑制5-Fu降解而增效;去氧氟尿苷(5DFUR)疗效指数大于5Fu的7~10倍。S1是新一代UFT类药物的代表,其配方中CDHP可抑制5-Fu降解;卡培他滨经酶作用后生成活性5-Fu,在肿瘤中浓度是正常组织的3~10倍。低渗液在短时间内也有杀灭癌细胞的作用;抗癌药物的毒性作用主要为消化道反应,心脏、造血系统、肝肾功能损害、脱发与皮肤反应。用药期间应定期检查血常规、心电图、肝肾功能。此外,某些抗癌药已制成多相脂质体,可增加其对肿瘤细胞的亲和性,增加疗效,减少不良反应。

2.内镜治疗

内镜下黏膜切除术是最早治疗早期胃癌的新技术,在国内外广泛开展。日本内镜协会采用的适应证为:①病理类型为分化型腺癌;②内镜下判断癌细胞的浸润深度限于黏膜层;③病灶直径<2cm;④病变局部不合并溃疡治疗前行 EUS 可预测 cmR 治愈早期胃癌的可能性,术后定期内镜随访及活检检查,以免遗漏局部复发和残存灶。若 EUS 提示肿瘤侵及黏膜下层,则为 cmR 禁忌证。对于不适宜做 cmR 的癌灶,可根据情况选用腹腔镜下胃壁的楔形切除或缩小的外科局部切除术。近年来,还开展了内镜黏膜下剥离术,其手术适应证为:①分化型腺癌浸润深度限于黏膜层,不合并溃疡,不论病灶大小;②分化型腺癌浸润深度限于黏膜层,虽合并溃疡,但病灶直径<3cm;③分化型腺癌浸润深度已达黏膜下层浅层,但不合并溃疡,病灶直径<3cm;④低分化型腺癌不合并溃疡,但病灶直径<2cm。

非抬举征阳性是手术禁忌证,即在病灶基底部的黏膜下层注射盐水后局部不能形成隆起,提示病灶基底部的黏膜下层与肌层之间已有粘连,即肿瘤可能已浸润至肌层。行 ESD 发生穿孔的危险性较高。此外,通过内镜应用电灼、激光、微波、注射无水酒精(酒精)以及剥离切除术等方法亦可取得一定效果。贲门部、幽门部胃癌梗阻者可在内镜下放置内支架。

3.放射治疗

据报道,术前放疗可提高手术切除率,术中放疗在日本开展较多,认为能延长 Ⅱ 期、Ⅲ 期胃癌生存率。至于术后辅助放疗可能使局部复发率减少。肿瘤无法切除者推荐中剂量放疗合并 5-Fu(放射增敏作用)为基础的化疗或补救化疗,研究证实:联合放、化疗组较单用化疗组明显提高生存率。

4.靶向治疗

其高效低毒特性越来越引起临床医师的重视。

(1)表皮生长因子受体(EGFR)抑制剂:ECFR 属酪氨酸激酶受体,在进展期胃癌高度表达。EGFR 抑制剂包括胞外单抗(mABs),如西妥昔单抗等;胞内抑制剂(TKIs),有吉非替尼。西妥昔单抗$250mg/m^2$,每周 1 次合用依立替康$180mg/m^2$,每两周 1 次,能提高晚期胃癌化疗疗效。

(2)血管生成抑制剂:瘤血管生成与肿瘤生长、转移有关。血管内皮生长因子(VECF)在胃癌组织中的表达与胃癌复发、预后有关。贝伐单抗(阿瓦斯汀)是重组人源化抗 VEGF 单抗,与依立替康、奥沙利铂、氟尿嘧啶组成的化疗方案,已用于晚期大肠癌的治疗,其与顺铂、依立替康联合治疗晚期胃癌的 Ⅰ 期临床研究已完成。

(3)其他:如细胞周期抑制剂、细胞凋亡促进剂、基质金属蛋白酶(MMP)抑制剂正处在临床研究之中。

5.中药治疗

可作为对晚期胃癌的一种辅助治疗。

6.综合治疗

上述各种治疗方法综合应用可提高疗效,如化疗和手术、放疗和手术、化疗和放疗联合应用等。在抗癌治疗中,必须注意对患者的支持治疗,如补充营养、纠正贫血、预防感染、镇痛、止血等。

五、护理目标

1.患者恐惧、焦虑减轻或得到控制,患者能够理解和讨论疾病及治疗的选择。

2.患者不舒适程度减轻。

3.保证足够的营养摄入,患者体重和水,电解质平衡得以维持。

4.患者并发症得到预防、及时发现和处理。

5.患者能配合护理,复述术后康复知识,与护理人员共同制订并执行康复计划。

六、护理措施

(一)一般护理

1.休息与活动

轻症患者可适当参加日常活动,进行身体锻炼,以不感到劳累、腹痛为原则。重症患者应卧床休息,给予适当体位,避免诱发疼痛。

2.饮食护理

供给患者足够的蛋白质、糖类和丰富维生素食品,保证足够热量,以改善患者的营养状况。让患者了解充足的营养支持对机体恢复有重要作用,对能进食者鼓励其尽可能进食易消化、营养丰富的流质或半流质饮食;对食欲缺乏者,应为患者提供清洁的进食环境,选择适合患者口味的食品和烹调方法,并注意变换食物的色、香、味,以增进食欲。定期测量体重,监测人血清蛋白和血红蛋白等营养指标以监测患者的营养状态。

3.静脉营养支持

对贲门癌有吞咽困难者和中、晚期患者应遵医嘱静脉输注高营养物质,以维持机体代谢需要,提高患者免疫力。幽门梗阻时,应立即禁食,行胃肠减压,同时遵医嘱静脉补充液体。

(二)病情观察

1.疼痛的观察

与处理观察疼痛特点,注意评估疼痛的性质、部位,是否伴有严重的恶心和呕吐、吞咽困难、呕血及黑便等症状。

如出现剧烈腹痛和腹膜刺激征,应考虑发生穿孔的可能性,及时协助医师进行有关检查或手术治疗。教会患者一些放松和转移注意力的技巧,减少对患者不良的心理和生理刺激,有助于减轻疼痛。疼痛剧烈时,可腹部热敷、针灸止痛,必要时根据医嘱采用药物止痛或患者自控镇痛(PCA)法进行止痛。

2.监测患者的感染征象

密切观察患者的生命体征及血常规检查的改变,询问患者有无咽痛,尿痛等不适,及时发现感染迹象并协助医师进行处理。病房应定期消毒,减少探视,保持室内空气新鲜。严格遵循无菌原则进行各项操作,防止交叉感染。协助患者做好皮肤、口腔护理,注意会阴部及肛门的清洁,减少感染的机会。

(三)用药护理

1.化疗药物

遵医嘱进行化学治疗,以抑制和杀伤癌细胞,注意观察药物的疗效及不良反应。

2.止痛药物

遵循 WHO 推荐的三阶梯疗法,遵医嘱给予相应的止痛药。

(四)心理护理

患者在知晓自己的诊断后,预感疾病的预后不佳而表现愤怒或逃避现实,甚至绝望的心理,护理人员应与患者建立良好的护患关系,利用倾听、解释、安慰等技巧与患者沟通,表示关心与体贴并及时取得家属的配合,以避免自杀等意外的发生。对于化疗所致的脱发以及疾病晚期的患者,应注意尊重患者,维护患者的尊严,认真听取患者有关自身感受的叙述,并给予支持和鼓励。耐心为患者作处置,以稳定患者的情绪。同时介绍有关胃癌治疗进展信息,提高患者治疗的信心。指导患者保持乐观的生活态度,用积极的心态面对疾病,树立战胜疾病、延缓生命的信心。另外,协助患者取得家庭和社会的支持,对稳定患者的情绪,也有不可忽视的作用。

七、健康教育

1.疾病预防指导

开展卫生宣教,提倡多食富含维生素 C 的新鲜水果、蔬菜、多食肉类、鱼类、豆制品和乳制品。避免高盐饮食,少进咸菜、烟熏和腌制食品。食品贮存要科学,不食霉变食物。有癌前状态者,应定期检查,以便早期诊断及治疗。

2.生活指导

指导患者运用适当的心理防卫机制,保持良好的心理状态,以积极的心态面对疾病。指导患者有规律的生活,保证充足的睡眠,根据病情和体力,适量活动,增强机体抵抗力。注意个人卫生,特别是体质衰弱者,应做好口腔、皮肤黏膜的护理,防止继发性感染。

3.疾病及用药指导

教会患者及家属如何早期识别并发症,及时就诊。指导患者合理用药向患者说明疼痛发作时不能完全依赖止痛药,以免成瘾,而应发挥自身积极的应对能力定期复诊,以监测病情变化和及时调整治疗方案。

第五节 克罗恩病

克罗恩病(Crohn's disease,CD)是一种病因尚不十分清楚的胃肠道慢性炎性芽肿性疾病。病变多见于末段回肠和邻近结肠,但从口腔至肛门各段消化道均可受累,呈节段性或跳跃式分布。临床上以腹痛、腹泻、腹部包块,瘘管形成和肠梗阻为特点,可伴有发热、营养障碍等全身表现以及关节、皮肤、眼、口腔黏膜、肝等肠外损害,本病有终生复发倾向,重症患者迁延不愈,预后不良。

一、病理

病变同时累及回肠末段与邻近右侧结肠者为最多见,约占半数;只涉及小肠者占其次,主要在回肠,少数见于空肠;局限在结肠者约占 20％,以右半结肠为多见。病变可同时涉及阑尾、直肠、肛门。病变在口腔、食管、胃、十二指肠者较少见。

1.大体形态上,克罗恩病的特点

①病变呈节段性或跳跃性,而不呈连续性;②黏膜溃疡的特点:早期呈鹅口疮样溃疡,随后溃疡增大、融合,形成纵行溃疡和裂隙溃疡,将黏膜分割呈鹅卵石样外观;③病变累及肠壁全层,肠壁增厚变硬,肠腔狭窄。

2.组织学上,克罗恩病的特点

①非干酪坏死性肉芽肿,由类上皮细胞和多核巨细胞构成,可发生在肠壁各层和局部淋巴结;②裂隙溃疡,呈缝隙状,可深达黏膜下层甚至肌层;③肠壁各层炎症,伴充血,水肿,淋巴管扩张,淋巴组织增生和纤维组织增生。

肠壁全层病变致肠腔狭窄可发生肠梗阻。溃疡慢性穿孔引起局部脓肿或穿透至其他肠段器官、腹壁,形成内瘘或外瘘,肠壁浆膜纤维素渗出及慢性穿孔均可引起肠粘连。

二、护理评估

本病起病大多隐匿,缓慢渐进,从发病至确诊往往需数月至数年,病程呈慢性,长短不等的活动期与缓解期交替,有终生复发倾向。少数急性起病,可表现为急腹症,酷似急性阑尾炎或急性肠梗阻。本病在不同病例临床表现差异较大,多与病变部位,病期及并发症有关。

(一)健康史

询问患者腹痛,腹泻症状是否与饮食有关,有无间歇期;病程中有无关节的红肿;是否伴有发热;有无口腔及其他部位黏膜的溃疡;肛周皮肤是否完好。

(二)身体状况

1.症状

(1)消化系统表现

1)腹痛:为最常见症状。多位于右下腹或脐周,间歇性发作,常为痉挛性阵痛或腹鸣。常于进餐后加重,排便或肛门排气后缓解。腹痛的发生可能与肠内容物通过炎症、狭窄肠段,引起局部肠痉挛有关。亦可由部分或完全性肠梗阻引起。出现持续性腹痛和明显压痛,提示炎症波及腹膜或腔内脓肿形成。全腹剧痛和腹肌紧张可能系病变肠段急性穿孔所致。

2)腹泻:为本病常见症状之一,主要由病变肠段炎症渗出、蠕动增加及继发性吸收不良引起。病程早期间歇发作,病程后期可转为持续性。粪便多为糊状,一般无肉眼脓血。病变涉及下段结肠或肛门直肠者,可有黏液脓血便及里急后重。

3)腹部包块:见于 10％～20％患者,由于肠粘连,肠壁增厚,肠系膜淋巴结肿大、内瘘或局部脓肿形成所致。多位于右下腹与脐周。固定的腹块提示有粘连,多已有内瘘形成。

4)瘘管形成:因炎性病变穿透肠壁全层至肠外组织或器官而形成。瘘管形成是克罗恩病的临床特征之一,往往作为与溃疡性结肠炎鉴别的依据。

5)肛门周围病变:肛门周围病变包括肛门直肠周围瘘管,脓肿形成及肛裂等病变,见于部分患者,有结肠受累者较多见。有时这些病变可为本病的首发或突出的临床表现。

（2）全身表现

1）发热：为常见的全身表现之一，与肠道炎症活动及继发感染有关。间歇性低热或中度热常见，少数呈弛张高热伴毒血症。少数患者以发热为主要症状，甚至较长时间不明原因发热之后才出现消化道症状。

2）营养障碍：由慢性腹泻、食欲减退及慢性消耗等因素所致。表现为消瘦、贫血、低蛋白血症和维生素缺乏等。青春期前患者常有生长发育迟滞。

2.体征

可出现全身多个系统损害，因而伴有一系列肠外表现，包括：杵状指（趾）关节炎，结节性红斑、坏疽性脓皮病、口腔黏膜溃疡、虹膜睫状体炎、葡萄膜炎、小胆管周围炎、硬化性胆管炎、慢性活动性肝炎等，淀粉样变性或血栓栓塞性疾病亦偶有所见。

3.并发症

肠梗阻最常见，其次是腹腔内脓肿，偶可并发急性穿孔或大量便血。直肠或结肠黏膜受累者可发生癌变。肠外并发症有胆结石症、尿路结石、脂肪肝等。

4.辅助检查

（1）实验室检查：①贫血常见；②活动期周围血白细胞增高，血沉加快，C－反应蛋白增高；③人血清蛋白常有降低；④粪便隐血试验常呈阳性；⑤有吸收不良综合征者粪脂排出量增加并可有相应吸收功能改变。血清自身抗体亦有改变。

（2）X线检查：小肠病变行肠钡餐检查，结肠病变行钡剂灌肠检查。X线表现为肠道炎性病变，可见黏膜皱襞粗乱、鹅卵石征、多发性狭窄、瘘管形成等，病变呈节段性分布。由于病变肠段激惹及痉挛，钡剂很快通过而不停留该处，称为"跳跃征"；钡剂通过迅速而遗留一细线条状影，称为"线样征"，该征亦可能由肠腔严重狭窄所致。由于肠壁深层水肿，可见填充钡剂的肠样分离。CT及B超检查对腹腔脓肿诊断有重要价值。小肠CT成像对了解小肠病变分布，肠腔的狭窄程度以及通过肠壁增厚、强化等改变有利于对于克罗恩病的诊断以及鉴别诊断。

（3）结肠镜检查：结肠镜行全结肠及回肠末段检查。病变呈节段性（非连续性）分布，见纵行溃疡，溃疡周围黏膜正常或增生呈鹅卵石样，病变之间黏膜外观正常，可见肠腔狭窄，炎性息肉。病变处多部位活检有时可发现非干酪坏死性肉芽肿或大量淋巴细胞聚集。

（4）胶囊内镜与小肠镜：胶囊内镜是无创、安全的小肠检查方法，它可以观察传统X线不能发现的早期小肠黏膜病变和小肠节段性多发性小肠糜烂、溃疡以及小肠狭窄病变。双气囊小肠镜为有创的检查方法，其优点是可进行活检，并适用于不宜进行胶囊内镜的小肠明显狭窄患者。

三、护理诊断与合作性问题

1.腹泻

与病变肠段炎症渗出、肠蠕动增加及继发吸收不良有关。

2.腹痛

与食物通过炎症、狭窄肠腔，引起肠痉挛或发生肠梗阻有关。

3.体温过高

与肠道炎症、继发感染有关。

4.焦虑

与疾病反复发作、迁延不愈、生活质量下降有关。

5.营养失调

与慢性腹泻、食欲减退、慢性消耗等因素有关。

四、治疗原则

治疗目的是控制病情活动、维持缓解及防治并发症。

(一)一般治疗

1.必须戒烟。

2.强调饮食调理和营养补充,一般给高营养、低渣饮食,适当给予叶酸、维生素 B₁₂ 等多种维生素及微量元素。

3.要素饮食(完全胃肠内营养)或完全胃肠外营养,在补给营养同时,还有助于减轻病变活动性,可视病情需要及并发症情况分别采用。

(二)药物治疗

1.氨基水杨酸制剂

柳氮磺吡啶仅适用于病变局限在结肠者;美沙拉嗪能在回肠及结肠定位释放,故适用于病变在回肠末段及结肠者。该类药物一般用于控制轻型患者的活动性,也可用作缓解期或手术后的维持治疗用药,但疗效并不肯定。

2.糖皮质激素

是控制病情活动性最直接有效的药物,适用于中、重型患者或对氨基水杨酸制剂无效的轻型患者。糖皮质激素在克罗恩病的应用中必须特别注意以下几点:①给药前必须排除结核与腹腔脓肿等感染的存在;②初始剂量要足;③减量要慢,病情缓解后剂量逐渐减少;④部分患者表现为激素依赖,每于减量或停药而复发,对激素依赖者应适当加用免疫抑制剂;⑤长期激素治疗应同时补充钙剂及维生素 D,以预防骨病发生。

3.免疫抑制剂

近年研究已确定免疫抑制剂对克罗恩病的治疗价值。硫唑嘌呤或硫嘌呤适用于对糖皮质激素治疗效果不佳或对激素依赖病例,该类药物显效时间 3～6 个月,故宜在激素使用过程中加用,继续使用激素 3～4 个月后再将激素逐渐减量至停用。但要注意观察该类药物的不良反应。

4.抗菌药物

某些抗菌药物(如甲硝唑、环丙沙星)对控制病情活动有一定疗效,且对并发症亦有治疗作用。上述药物单独应用虽有一定疗效,但长期应用不良反应大,故临床上一般与其他药物联合短期应用,以增强疗效。

5.其他

抗 TNF-α 单克隆抗体(英夫利昔单抗)为促炎性细胞因子的拮抗剂,临床试验证明对传统治疗无效的活动性克罗恩病有效,重复治疗可取得较长期缓解。

(三)手术治疗

手术适应证为内科治疗无效及并发症,后者包括完全性肠梗阻、瘘、脓肿形成、急性穿孔或不能控制的大量出血。手术方式主要是病变肠段切除。本病手术后复发率高,术后复发的预防至今仍是难题,美沙拉嗪、甲硝唑或免疫抑制剂可减少复发,宜术后即予以应用并长期维持治疗。

五、护理目标

1.腹泻次数减少,大便成型,无黏液血便。

2.腹痛症状减轻或消失。

3.体温控制在正常范围内或接近正常。

4.情绪平稳,能正确面对疾病,积极配合医护治疗。

5.食欲好转,进食量逐渐增多,营养不良逐渐纠正。

六、护理措施

1.病情观察

(1)密切观察病情变化,监测生命体征。卧床休息,避免肠蠕动和肠痉挛。

(2)观察患者是否有口渴、皮肤弹性减弱、乏力、心悸、血压下降、水与电解质酸碱平衡失调和营养障碍的表现。遵医嘱及时补充液体和电解质、血制品,以纠正贫血、低蛋白血症等。

(3)如病情恶化、毒血症明显、高热伴腹胀、腹部压痛、肠鸣音减弱或消失,或出现腹膜刺激征,提示有并发症,应立即通知医生协助抢救。

2.腹泻护理

(1)连续便血和腹泻时要特别注意预防感染,便后温水坐浴或肛门热敷,改善局部循环,并局部涂擦抗生素软膏。

(2)注意监测患者水、电解质情况,遵医嘱补液,有计划安排输液顺序。

(3)观察患者腹泻的频率、次数和大便的性状。保持皮肤清洁干燥。

3.腹痛护理

(1)倾听患者主诉,正确评估疼痛程度,观察疼痛性质。

(2)鼓励安慰患者,协助采取舒适体位。

(3)酌情采用分散注意力等非药物疼痛护理,帮助患者减轻痛觉。必要时应用解痉剂,剂量宜小,避免引起中毒性结肠扩张。

4.高热护理

(1)注意观察患者面色、脉搏、呼吸、血压及出汗量。

(2)物理降温欠佳时,遵医嘱给予退热药物,使体温控制在 38℃左右,减轻高热给机体造成的消耗。

(3)退热过程中,及时更换衣服、被褥,增加患者的舒适感。保持口腔清洁,做好皮肤护理。

5.饮食护理

(1)指导患者进刺激性小,纤维素少,高热量高营养饮食。大出血时禁食,根据病情过渡到流质和无渣饮食,慎用牛奶和乳制品等。

(2)病情严重者需遵医嘱采用胃肠外营养。

6.心理护理

病情反复发作,患者多有紧张、忧虑、担心、恐惧等交织而成的复杂情绪。给予针对性的疏导,协助患者适应实际的健康状况,讲解疾病的发病特点,配合治疗方法和注意事项,尽量提高患者的认知和行为能力,改变家属的消极情绪,指导家属在治疗和护理上密切配合、关心体贴患者。

7.用药护理

(1)应用糖皮质激素与免疫抑制剂,告知患者药名、剂量、用法、功效及不良反应,糖皮质激素与免疫抑制剂能诱发加重感染与溃疡、低血钾、高血压与糖尿病,指导患者注意个人卫生,定期检查血生化,观察消化道出血倾向。

(2)需行药物保留灌肠时,先嘱患者排净大便,取左侧卧位抬高臀部,灌肠后根据炎症部位变换体位。

(3)遵医嘱给予水杨酸、柳氮磺胺吡啶(SASP)等药物,同时观察药物的不良反应,如恶心、呕吐、皮疹、白细胞减少或溶血反应等。

(4)遵医嘱予类克(英夫利昔)治疗

1)输注类克时,监测患者的生命体征,第一次监测生命体征后每 15min 一次,连续三次,以后予 30min 一次,监测直至结束。类克输液反应更易发生在第三次以后。

2)起始输液速度为 15~20 滴/分,滴注速度根据生命体征是否平稳依次递增。每 15min 调整输液速度一次,输液时间严格在 2~4h 之内。

3)由于类克瓶中不含防腐剂,因此应现用现配,一经启开,不得继续储藏后使用。溶解该药时使用小于 0.8mm 针头的注射器,用 0.9%氯化钠注射液将本品的无菌注射用水溶液稀释至 250mL。输液装置上应配有一个内置的、无菌、无热源、低蛋白结合率的滤膜。

4)监测患者有无非特异性症状;例如,发热和寒战,有无心肺反应(胸痛、低血压、高血压或呼吸困难),有无红斑(搔痒/荨麻疹),有无严重输液反应(过敏反应、抽搐)。

5)类克的免疫抑制作用可使感染风险增加。使用前应行 PPD 试验及相关检查以排除结核病。乙肝病毒感染复制时禁用。

七、健康教育

1.告知患者本病诱发因素:精神刺激、饮食因素和不良卫生习惯,经常熬夜、长期疲劳、吸烟、经常食用可乐和巧克力等都可能诱发本病复发。

2.长期治疗的过程中,嘱患者保持心情舒畅,避免不良的精神刺激,减少情绪紧张。

3.帮助患者及家属正确认识疾病易复发的特点,强调预防复发的重要性。嘱之宜生活有规律,劳逸结合。腹泻严重的时候,应卧床休息,减少体力消耗,恢复期可选择适合的体育项目,增强体质。预防肠道感染,对防止复发或病情进一步发展有一定作用。

4.饮食应该以质软、易消化、高营养为原则,宜少食多餐、定时定量。对腹痛,腹泻者,易吃少渣,易消化,低脂肪高蛋白饮食;忌食生冷、辛辣食品,高纤维素的蔬菜水果、牛奶和乳制品等引起肠胀气的食物;对可疑不耐受的食物,如鱼、虾、蟹、蛋、牛奶、花生等应尽量避免食用。戒除烟、酒。

5.注意观察粪便性状,观察有无腹痛、便血、体温升高,病情如较前加重,应及时就医。

第六节 溃疡性结肠炎

溃性结肠炎(ulcerative colitis ,UC)是一种病因未明的直肠和结肠的慢性非特异性炎症性疾病,病变主要限于大肠黏膜和黏膜下层,临床表现为腹泻、黏液脓血便,腹痛,病情轻重不等,多呈反复发作的慢性病程。发病年龄多在 20～40 岁,男女发病率亦无明显差别,本病在我国较欧美少见,且病情一般较轻,但近年患病率有明显增加,重症也常有报道。

一、病因和发病机制

病因尚未完全明确,目前认为本病是由多因素相互作用所致,主要包括环境、遗传、感染和免疫因素。

1.免疫因素

肠道黏膜免疫系统在 UC 发生、发展、转归过程中始终发挥重要作用。有关黏膜 T 细胞功能异常的报道很多,可总结为:UC 的 T 细胞反应趋于低下,有一些 Th_2 型反应特征。此外,肠道的非免疫细胞,如上皮细胞、血管内皮细胞等亦参与炎症反应而发挥免疫作用,免疫反应中释放出多种免疫因子和介质导致肠道炎性反应。

2.氧自由基损伤

本病的病变过程有肠腔内压增高、交感神经活动增强,内源性缩血管物质活性递质等,使肠血流量降低,或暂时性缺血后出现再灌流现象,能引起供氧还原不完全,特别是在肠内黄嘌呤氧化酶等作用下,导致大量氧自由基形成,损伤肠黏膜。此时细胞膜磷脂释放出花生四烯酸产物,特别是白三烯 B,趋化中性粒细胞,因其中有丰富的 NADPH 氧化酶,进一步形成氧自由基,加重肠黏膜损伤。

3.遗传因素

目前认为,溃疡性结肠炎不仅是多基因病,而且也是遗传异质性疾病(不同人由不同基因引起)。患者是在一定的环境因素作用下由于遗传易感而发病。

4.感染因素

微生物在溃疡性结肠炎发病中的作用一直受到重视,但至今尚未找到某一特异微生物病原与溃疡性结肠炎有恒定关系。有研究认为 UC 患者可能存在对正常菌群的免疫耐受缺失。

5.环境因素

近几十年来,UC 的发病率持续增高,可能与饮食,吸烟、卫生条件或其他尚不明确的因素有关。有研究发现,UC 症状可随患者的情绪波动而改变,精神心理因素对于诱发 UC 以及 UC 的发生、发展均有一定的关系。精神心理因素可能是通过改变下丘脑－垂体肾上腺轴、细菌和黏膜的作用、增加黏膜肥大细胞的活性、多种激素的生成或释放增加及自主神经系统的兴奋等途径导致 UC 的发生或复发。

二、病理

病变位于大肠,呈连续性弥散性分布。多数在直肠、乙状结肠,可扩展至降结肠,横结肠;少数累及全结肠,偶尔涉及末段回肠。固有膜内弥散性淋巴细胞、浆细胞、单核细胞等细胞浸润是 UC 的基本病变,活动期黏膜呈弥散性炎症反应,有大量中性粒细胞和嗜酸性粒细胞浸润。可见黏膜弥散性充血、水肿、出血、糜烂及溃疡。病变一般局限于黏膜与黏膜下层,少数重症者病变涉及结肠全层,可发生中毒性巨结肠,肠壁重度充血,肠腔膨大,肠壁变薄,溃疡累及肌层至浆膜层,常并发急性穿孔。

结肠炎症在反复发作的慢性过程中,正常结构破坏,可形成炎性息肉。由于溃疡愈合、瘢痕形成,黏膜肌层及肌层肥厚,使结肠变形缩短、结肠袋消失,甚至肠腔缩窄。少数患者发生结肠癌变。

三、分类

1.根据病程

分为初发型、慢性复发型、慢性持续型、急性暴发型。

2.根据病情严重程度

分为以下两种类型:

(1)轻度:腹泻每日 4 次以下,便血轻或无,无发热、脉速、贫血无或轻、血沉正常。

(2)重度:腹泻每日 6 次以上,并有明显黏液脓血便,T>37.5℃,每分钟 P>90 次/分,血红蛋白<100g/L,血沉>30mm/h。

(3)中度:介于轻度与重度之间。

3.根据病变范围

可分为直肠炎、直肠乙状结肠炎、左半结肠炎、广泛性或全结肠炎。

4.病情分期

分为活动期和缓解期。

四、护理评估

(一)健康史

了解患者有无结节性红斑、关节炎等自身免疫系统疾病;是否有受过感染,尤其是痢疾杆菌或溶血组织阿米巴感染;近期是否有过度劳累、情绪波动、饮食失调等;询问患者亲属有无患溃疡性结肠炎。

(二)身体状况

起病多数缓慢,发作期与缓解期交替,可因饮食失调、劳累、精神刺激、感染等原因诱发或加重症状。

1.消化系统表现

(1)腹泻:为最主要的症状,见于绝大多数患者,与炎症导致大肠黏膜对水、钠吸收障碍以及结肠运动功能失常有关。黏液脓血便是 UC 活动期的重要表现。腹泻的情况可反映病情的轻重,轻者每日排便 2～3 次,重者腹泻每日可达 10 次以上,粪便呈黏液脓血便,甚至血便,常有里急后重感。病变限于乙状结肠和直肠者,偶有腹泻与便秘交替现象。

(2)腹痛:轻者或缓解期患者可无腹痛或仅有腹部不适,活动期一般均有轻或中度腹痛,多局限于左下腹或下腹,排便后疼痛可减轻或缓解。若并发中毒性结肠扩张或炎症波及腹膜,可有持续性剧烈腹痛。

(3)其他症状:可有腹胀、食欲缺乏、恶心、呕吐等。

(4)体征:轻、中型患者仅有左下腹轻压痛,重型患者常有明显压痛和鼓肠。若有腹肌紧张、反跳痛、肠鸣音减弱,应注意中毒性巨结肠、肠穿孔的发生。

2.全身表现

可有发热,高热多提示并发症或见于急性暴发型。重症或病情持续活动可出现衰弱、消瘦、贫血、低蛋白血症、水与电解质平衡紊乱等表现。部分患者还可出现皮肤结节红斑、关节痛、脾大、口腔黏膜溃疡等。

3.并发症

可并发中毒性巨结肠、出血、癌变、急性肠穿孔、肠梗阻等。

(三)辅助检查

1.血液检查

血红蛋白在中、重型患者可有下降。活动期可有白细胞计数增多,血沉增快和C-反应蛋白增高是活动期的标志。严重或病情持续的患者可有人血清蛋白降低。

2.粪便检查

粪便常规检查肉眼常见有黏液脓血,显微镜检有红细胞和脓细胞,急性期可见巨噬细胞。为排除感染性结肠炎,应行粪便病原学检查,这是本病诊断的一个重要步骤,需反复多次进行(至少连续3次)。

3.纤维结肠镜和黏膜活组织检查

是诊断溃疡性结肠炎的重要手段,有助于了解患者的病变范围、病变分期、有无癌变及病理中是否存在异型增生等。镜检可见:病变多从直肠开始呈连续性、弥散性分布,病变明显处可见弥散性糜烂或多发性浅溃疡;黏膜粗糙呈细颗粒状,血管模糊、脆而易出血,可附有脓性分泌物;慢性病变可见假性息肉。

4.X线检查

多采用气钡双重造影。检查黏膜皱襞粗乱或有细颗粒变化;也可呈多发性浅龛影或小的充盈缺损;结肠袋消失,肠管缩短、变细,可呈管状。X线征象典型,结合病史可确诊,对重型患者不宜做此检查,钡剂灌肠有加重病情的危险,不宜使用,防止加重病情或诱发中毒性巨结肠。

(四)心理-社会状况

少数患者可出现情绪不稳、抑郁、失眠及自主神经功能失调等精神神经症状。

五、护理诊断及合作性问题

1.腹泻

与炎症导致肠黏膜对水、钠吸收障碍以及结肠运动功能失常有关。

2.腹痛

腹痛与肠道炎症,溃疡有关。

3.有体液不足的危险

与肠道炎症致长期频繁腹泻有关。

4.营养不良(低于机体需要量)

与长期腹泻及吸收障碍有关。

5.焦虑

与病情反复、迁延不愈有关。

6.潜在并发症

中毒性巨结肠、结肠与直肠癌变、大出血、肠梗阻等。

六、治疗要点

治疗目的是控制急性发作,维持缓解,减少复发,防治并发症。

1.一般治疗

急性期应卧床休息,并予流质饮食,待病情好转后改为高营养少渣饮食,需禁食者,给予静脉高营养,以使肠道得到充分休息,利于病情恢复,如应用脂肪乳、氨基酸静点。及时纠正水、电解质平衡紊乱,贫血者可输血,低蛋白血症者输注入血清蛋白。腹痛时可给予解痉止痛药,重症患者应禁用抗胆碱能药物,因有诱发中毒性巨结肠的危险。腹泻可用思密达、培菲康,对重症或有并发症的患者常合并有细菌感染,可使用抗生素,如甲硝唑、环丙沙星类药物。

2.氨基水杨酸制剂

柳氮磺吡啶(SASP)是治疗本病的常用药物,适用于轻、中度患者或重度经糖皮质激素治疗已有缓解者。用药方法:活动期 4g/d,分 4 次口服,用药 3~4 周,病情缓解后可减量使用 3~4 周,然后改为维持量 2g/d,分次口服,维持 1~2 年。目前使用美沙拉嗪效果也较好。也可用对氨基水杨酸 2g 溶于 60mL 水中,每天 1 次,保留灌肠。

3.肾上腺糖皮质激素

其作用机制为非特异性抗感染和抑制免疫反应。适用于重型及暴发型患者,也适用于对氨基水杨酸制剂疗效不佳的轻、中型患者。一般给予泼尼松口服 40mg/d;重症患者常先予氢化可的松 200~300mg/d 或地塞米松 10mg/d,静脉滴注,7~14d 后,改为口服泼尼松 60mg/d,病情好转后逐渐减量至停药。在减量期间应配合应用柳氮磺吡啶,疗程要维持数月。

4.免疫抑制剂

硫唑嘌呤或巯嘌呤可试用于对糖皮质激素治疗效果不佳或对糖皮质激素依赖的慢性活动性病例,加用这类药物后可逐渐减少激素用量乃至停用。

5.生物治疗

抗感染因子以重组白介素(IL)－10 为代表,也取得了较好的临床疗效。皮下注射尼古丁可明显改善黏膜炎症,但由于恶心、头痛、手抖等不良反应可改为局部治疗。

6.局部灌肠治疗

主要适合病变局限于直肠、乙状结肠的病例。有消炎药物、中药保留灌肠。

7.手术治疗

并发大出血、肠穿孔、中毒性巨结肠、结肠癌或经内科积极治疗无效且伴严重毒血症者,可选择手术治疗。

七、护理目标

1.患者腹泻减轻。

2.患者腹痛减轻或消失。

3.患者生命体征在正常范围内,不发生水、电解质代谢和酸碱平衡失调。

4.患者增加由口进食的摄入量,营养状态改善。

5.患者能认识到自己的焦虑状态并运用适当的应对技术。

6.患者住院期间未发生并发症。

八、护理措施

1.一般护理

(1)休息和活动:活动期患者应充分休息,减少精神和体力负担,热退及腹泻停止后再逐渐恢复活动;慢性持续性轻型患者不能完全缓解时,也可从事力所能及的活动。给患者提供安静、舒适的休息环境,注意劳逸结合,生活要有规律,保持心情舒畅,以减少患者的胃肠蠕动及体力消耗。

(2)饮食护理:给予高热量,高蛋白,少纤维素,易消化的低渣软食,禁食生、冷食物及含纤维素多的蔬菜水果,忌食牛乳和其他乳制品。急性发作期患者应进无渣流质或半流质饮食。在急性发作期禁止用蔬菜和水果,若食用,可将蔬菜、水果制成菜水、菜泥、果汁、果泥及水果羹等。辣椒、胡椒粉、芥末等强烈刺激食品及酒类均禁用。病情严重者应禁食,遵医嘱给予静脉高营养,利于炎症减轻。

2.病情观察

注意监测患者的体温、脉搏、心率、尿量、血压的变化,同时观察患者皮肤弹性、有无脱水表现。还应注意观察腹泻、腹部压痛及肠鸣音情况,如出现鼓肠、肠鸣音消失、腹痛加剧等情况,要考虑中毒性巨结肠的发生,及时报告医师,进行积极抢救。

3.腹泻护理

(1)将患者安排至离卫生间较近的房间,或室内留置便器。

(2)评估腹泻的次数、大便的性状,有无里急后重,有无中毒症状;评估患者的生命体征,观察有无脱水和电解质紊乱,遵医嘱及时给予液体、电解质和营养物质。

(3)宜选择少渣,易消化的流质、半流质饮食或软食。避免摄入乳制品、脂肪、高纤维食物。

(4)协助患者做好肛门及周围皮肤的护理,如手纸要柔软、擦拭动作宜轻柔、便后用肥皂与温水清洗肛门及周围皮肤、清洗后轻轻拭干,必要时局部涂抹无菌凡士林软膏或涂擦抗生素软膏,以保持皮肤的完整。

(5)注意腹部保暖,可用暖水袋腹部热敷,以减弱肠道运动,减少排便次数,并有利于减轻腹痛等症状。

4.用药护理

(1)应向患者说明用药方法、作用及不良反应。柳氮磺吡啶应在饭后服用,以减轻恶心、呕吐、食欲缺乏等与剂量相关的胃肠道反应;此药还可能引起皮疹、粒细胞减少及再生障碍性贫血等,服药期间定期复查血常规;与磺胺类药物有交叉过敏性,长期服用可出现尿路结石,肝、肾功能不全者慎用。

(2)应用灌肠疗法的患者,灌肠液应现用现配,指导患者尽量抬高臀部,以此达到延长药物在肠道内的停留时间的目的。

(3)应用糖皮质激素者,要注意激素用量,病情缓解后逐渐减量至停药,注意减药速度不宜过快,防止反跳现象。

5.心理护理

由于本病病程长，反复发作，患者易出现抑郁或焦虑。护士应耐心做好解释工作，让患者积极主动配合治疗，帮助患者认识精神因素可成为溃疡性结肠炎的诱发和加重因素，使患者以平和的心态应对疾病，缓解焦虑和恐惧心理。

九、健康教育

1.生活指导

生活要有规律，劳逸结合，轻型患者可从事一般工作。指导患者合理选择饮食，主食以精致米、面为主，禁止用粗杂粮和干豆类；选用优质蛋白质，限用油腻肥厚食品；禁止用牛奶及其他奶制品。

2.用药指导

嘱患者坚持治疗，教会患者识别药物的不良反应，不要随意更换药物或停药，服药期间需大量饮水，定期复查血常规。出现异常情况，如疲乏、头痛、发热、手脚发麻、排尿不畅等症状要及时就诊，以免延误病情。

3.心理疏导

指导患者及家属正确认识疾病，鼓励患者树立信心，以平和的心态应对疾病，自觉地配合治疗。

第七节　结核性腹膜炎

结核性腹膜炎是由结核分枝杆菌感染引起的慢性弥散性腹膜炎症。在我国，本病患病率虽比几十年前有明显减少，但仍不少见。本病可见于任何年龄，以中青年多见，女性结核性腹膜炎较多见，男女之比约为1：2。

一、病因和发病机制

本病由结核分枝杆菌感染腹膜引起，多继发于肺结核或体内其他部位结核。结核分枝杆菌感染腹膜的途径以腹腔内结核病灶直接蔓延为主，肠系膜淋巴结结核、输卵管结核、肠结核等为常见的原发病灶。少数病例由血液播散引起，常可发现活动性肺结核（原发感染或粟粒性肺结核）、关节、骨、睾丸结核，并可伴结核性多浆膜炎，结核性脑膜炎等。

二、病理

根据本病的病理解剖特点，可分为渗出、粘连、干酪三型，以前两型为多见。在本病发展的过程中，上述两种或三种类型的病变可并存，称为混合型。

（一）渗出型

腹膜充血、水肿，表面覆有纤维蛋白渗出物，有许多黄白色或灰白色细小结节，可融合成较大的结节或斑块。腹腔内有浆液纤维蛋白渗出物积聚，腹腔积液少量至中等量。

（二）粘连型

有大量纤维组织增生，腹膜、肠系膜明显增厚。肠襻相互粘连，并和其他脏器紧密缠结在一起,肠管常因受到压迫或束缚而发生肠梗阻。大网膜也增厚变硬,卷缩成团块。本型常由渗出型在腹腔积液吸收后逐渐形成,但也可因起病隐匿,病变发展缓慢,病理变化始终以粘连为主。

(三)干酪型

以干酪样坏死病变为主,肠管、大网膜、肠系膜或腹腔内其他脏器之间相互粘连,分隔成许多小房,小房腔内有混浊积液,干酪样坏死的肠系膜淋巴结参与其中,形成结核性脓肿。小房可向肠管腹腔或阴道穿破而形成窦道或瘘管。本型多由渗出型或粘连型演变而来,是本病的重型,并发症常见。

三、护理评估

结核性腹膜炎的表现因病理类型及机体反应性的不同而异。一般起病缓慢,早期症状较轻。少数起病急骤,以急性腹痛或骤起高热为主要表现。

(一)健康史

患者自诉有午后低热、盗汗、胸痛并伴有乏力;既往有咳嗽、舌炎、口角炎、腹痛、腹泻。

(二)身体状况

1.症状

(1)发热与盗汗:热型以低热与中等热为最多,约33%的患者有弛张热,少数可呈稽留热。后期有营养不良,表现为消瘦、水肿、贫血、舌炎、口角炎等。

(2)腹痛:早期腹痛不明显,以后可出现持续性隐痛或钝痛,也可始终没有明显腹痛。疼痛多位于脐周、下腹,有时在全腹。当并发肠梗阻时,有阵发性绞痛。

(3)腹腔积液:以少量至中量多见,少量腹腔积液在临床检查中不易察觉。

(4)腹泻:一般每日<3～4次,粪便多呈糊样。腹泻主要由腹膜炎所致的肠功能紊乱引起,也可由伴有的肠结核或干酪样坏死病变引起的肠管内瘘等引起。

2.体征

(1)腹壁呈柔韧感,系腹膜遭受轻度刺激或有慢性炎症的一种表现,触之似揉面团一样,故揉面感是结核性腹膜炎的常见体征。

(2)腹部压痛一般轻微,少数压痛严重,且有反跳痛,常见于干酪型结核性腹膜炎。

(3)腹部肿块:多见于粘连型或干酪型,常位于脐周,也可见于其他部位。肿块多由增厚的大网膜、肿大的肠系膜淋巴结、粘连成团的肠曲或干酪样坏死脓性物积聚而成,其大小不一,边缘不整,表面不平,有时呈结节感,活动度小。

3.并发症

以肠梗阻为常见,多发生于粘连型。肠瘘一般多见于干酪型,往往同时有腹腔脓肿形成。

4.辅助检查

(1)血常规、红细胞沉降率和PPD试验:病程较长而有活动性病变的患者有轻度至中度贫血。白细胞计数多正常,有腹腔结核病灶急性扩散或在干酪型患者,白细胞计数可增高。病变活动时血沉增快,病变趋于静止时逐渐正常。PPD试验呈强阳性有助于结核感染的诊断。

(2)腹腔积液检查:本病腹腔积液多为草黄色,少数为淡血色,偶呈乳糜样,静置后可有自然凝固块。腹腔积液总蛋白含量>25g/L,血清－腹腔积液清蛋白梯度<1g/L,白细胞计数>

500×10^6/L,以淋巴细胞为主。腹腔积液腺苷脱氨酶活性常增高,此酶活性升高诊断结核性腹膜炎的特异性和敏感性为$80\%\sim90\%$。腹腔积液普通细菌培养结果为阴性,结核分枝杆菌培养的阳性率很低。

(3)腹部 B 超检查:少量腹腔积液需靠 B 超检查发现,并可提示穿刺抽腹腔积液的准确位置。对腹部包块性质鉴别也有一定帮助。

(4)X 线检查:腹部 X 线片检查有时可见到钙化影,提示钙化的肠系膜淋巴结结核。胃肠 X 线钡餐检查可发现肠粘连、肠结核、肠瘘、肠腔外肿块等征象,对本病诊断有辅助价值。

(5)腹腔镜检查:对诊断有困难者具确诊价值。一般适用于有游离腹腔积液的患者,可窥见腹膜、网膜、内脏表面有散在或集聚的灰白色结节,浆膜失去正常光泽,呈混浊粗糙。活检组织病理检查有确诊价值。腹腔镜检查在腹膜有广泛粘连者禁忌。

四、护理诊断与合作性问题

1.腹痛

与结核杆菌侵犯肠壁、结肠痉挛、肠蠕动增加或肠梗阻有关。

2.腹泻

与结核杆菌感染致肠功能紊乱有关。

3.营养失调——低于机体需要量

与结核杆菌毒素所致毒血症、消化吸收功能障碍有关。

4.体液过多

与腹膜炎症致腹腔积液形成有关。

5.焦虑

与病程长,长期用药及预后易复发有关。

五、治疗原则

本病治疗的关键是及早给予合理、足够疗程的抗结核化学药物治疗,以达到早日康复、避免复发和防止并发症的目的。注意休息和营养,以调整全身情况和增强抗病能力是重要的辅助治疗措施。

(一)抗结核化学药物治疗

抗结核化学药物主要有异烟肼、利福平、吡嗪酰胺、链霉素、乙胺丁醇、对氨基水杨酸等,药物的选择、用法、疗程遵照 WHO 推荐的治疗方案。对粘连型或干酪型病例,由于大量纤维增生,药物不易进入病灶达到应有浓度,病变不易控制,必要时宜考虑加强抗结核化疗的联合应用及适当延长抗结核的疗程。

(二)放腹腔积液

如有大量腹腔积液,可适当放腹腔积液以减轻症状。

(三)手术治疗

手术适应证包括:①并发完全性肠梗阻或有不全性肠梗阻经内科治疗无好转者;②急性肠穿孔或腹腔脓肿经抗生素治疗无好转者;③肠瘘经抗结核化疗与加强营养而未闭合者;④本病诊断有困难,与急腹症不能鉴别时,可考虑剖腹探查。

六、护理目标

1.患者腹泻减轻或排成型便。

2.腹痛减轻或消失,患者能自行采用除药物以外的方法减轻腹痛。

3.患者生命体征在正常范围内,不发生水、电解质代谢和酸碱平衡失调,腹腔积液减少或消失。

4.患者营养状态改善,生活能自理。

5.患者能认识自己的焦虑状态并运用适当的应对技术。

七、护理措施

(一)一般护理

1.休息与活动

保证休息,尤其在结核病活动期,应提供阳光充足、空气新鲜的环境。保证患者睡眠。发热者应卧床休息,减少活动,以降低代谢率,同时应做好皮肤护理,提高患者的舒适度。

2.加强营养供给

(1)给患者及家属解释营养对治疗结核性腹膜炎的重要性。

(2)与患者及家属共同制订饮食计划。应给予高热量,高蛋白,高维生素,易消化饮食,如新鲜蔬菜、水果、鲜奶及蛋黄等,增强机体的抵抗力。

(3)严重营养不良者应协助医生进行静脉高营养治疗,以满足机体代谢需要。

(4)每周测量患者的体重,并观察有关指标,如电解质、血红蛋白等。

(二)病情观察

1.腹痛的观察与护理

(1)与患者多沟通交流,指导患者在病情允许的情况下参与日常活动,分散其注意力。

(2)严密观察腹痛特点,正确评估病程进展状况。

(3)采用按摩、针灸方法,缓解疼痛。

(4)根据医嘱给患者解痉、止痛药物。

(5)如患者突然疼痛加剧,压痛明显,出现便血等应及时报告医生并积极抢救。

2.用药护理

(1)应向患者说明用药方法,作用及不良反应,定期复查肝功能等生化指标。

(2)结核性腹膜炎中,一般渗出型病例由于腹腔积液及症状消失常不需太长时间,患者可能会自行停药而导致复发,必须向患者强调一定要遵医嘱全程规范治疗。

(3)异烟肼、利福平等抗结核药物对肝、肾及视神经系统损伤较大,建议多饮水并加服维生素 B_6。对氨基水杨酸等药物对胃肠道刺激较大需餐后服用。

3.心理护理

由于本病病程长,患者易出现抑郁或焦虑。护士应耐心做好解释工作,使患者认识到坚持用药的重要性,让患者积极主动配合治疗,以平和的心态应对疾病,缓解焦虑、恐惧心理。

八、健康教育

1.向患者讲解疾病的发生、发展过程,早期、规律、全程抗结核治疗的重要性,取得患者和家属的配合。

2.鼓励患者在疾病缓解期可进行日常活动,少去人员聚集的场所,适当运动,有利于疾病康复。

3.心理疏导:指导患者及家属正确认识疾病,鼓励患者树立信心,以平和的心态应对疾病,自觉地配合治疗。

第八节　功能性便秘

便秘具有不同的含义,但主要包含排便次数太少、粪质干燥坚硬、排便困难,后者有排便费力、肛门阻塞感或肛门直肠梗阻、排便需要外力帮助、排便不尽感等。便秘是临床上常见的症状,人群发病率达 2%～28%,严重影响生活质量。功能性便秘是指便秘患者未被发现任何形态和生化异常,但又不符合肠易激综合征诊断标准的患者。

一、病因和发病机制

功能性便秘的发病往往是多因素的综合效应。正常的排便生理包括产生便意和排便动作两个过程。直肠壁受压力刺激并超过阈值时引起便意,这种冲动沿盆神经、腹下神经传至腰骶部脊髓的排便中枢,再上升至丘脑达大脑皮层。若环境允许排便,则耻骨直肠肌和肛门内括约肌及肛门外括约肌松弛,两侧肛提肌收缩,盆底下降,腹肌和膈肌也协调收缩,腹压增高,促使粪便排出。正常排便生理过程中出现某一环节的障碍都可能引起便秘。

研究发现,功能性便秘患者可有直肠黏膜感觉减弱、排便动作不协调,从而发生排便出口梗阻。

相当多的功能性便秘患者有全胃肠或结肠通过时间延缓,低下的结肠动力无法将大便及时地推至直肠,从而产生便秘。食物纤维不足,水分保留少,较少的容量难以有效地刺激肠道运动,肠内容物减慢,而结肠细菌消化食用纤维形成的挥发性脂肪酸和胆盐衍化的脱氧胆酸减少,它们刺激结肠的分泌,抑制水与电解质的吸收的作用降低,从而引起便秘。

排便习惯不良是便秘产生的重要原因。排便动作受意识控制,反复多次的抑制排便将可能导致胃肠通过时间延长,排便次数减少、直肠感觉减退。

长期便秘会产生顽固的精神心理异常,从而加重便秘。

二、护理评估

(一)健康史

患者自诉排便费力,时间半年以上;排便不尽感;大便为干球或硬球状;腹部不适。

(二)身体状况

1.症状

腹部不适,胀满;大便呈干球或硬球状;肛门阻塞感;排便费力,排便少。

2.体征

腹部按压不适;部分患者有痔核脱出。

3.分型

根据病理生理改变,分为慢传输型、出口梗阻型、混合型。慢传输型临床特点为排便次数减少,缺乏便意或粪质坚硬;出口梗阻型特点为排便不尽感、排便费力或排便量少,肛门、直肠下坠感。

4.辅助检查

(1)胃肠传输试验:用不透 X 线标志物,早餐时随标准餐吞服含有 20 个标志物的胶囊,相隔一定时间后拍摄腹部平片一张,计算标志物排出率。正常情况下 72h 时,绝大部分标志物已经排出,如大部分停留在结肠内提示结肠传输减慢,如在乙状结肠和直肠内则提示出口梗阻。

(2)肛门直肠压力和感觉功能:尽管方法和正常值各个实验室之间差异很大,但目前公认它在便秘的诊断和鉴别诊断中有重要的辅助意义,可以发现直肠-肛门运动不协调。

(3)排粪造影:从直肠注入 150~200mL 稀钡,在 X 线下动态观察排便过程中肛门和直肠的变化。

(4)肌电图:分直肠内肌电图和体表肌电图,前者较后者准确,受臀部肌肉收缩影响小,但后者方便,患者易接受。

三、诊断标准

6 个月前开始出现症状,而近 3 个月满足以下症状≥2 个:①至少 25％的排便感到费力;②至少 25％的排便为干球状便或硬便;③至少 25％的排便有不尽感;④至少 25％的排便有肛门直肠梗阻感或阻塞感;⑤至少 25％的排便需要手法帮助;⑥排便<3 次/周。患者在不使用泻药情况下很少出现稀便,也不符合 IBS 的诊断标准。

四、护理诊断与合作性问题

1.排便困难

与结肠动力低下、直肠黏膜感觉减弱、排便动作不协调有关。

2.焦虑、自卑

与排便不畅导致患者心理障碍有关。

五、治疗原则

治疗为个体化的综合治疗,以缓解症状、恢复正常肠动力和排便生理功能为目的。

(一)一般治疗

保持合理饮食和良好的生活习惯,多进食含纤维素多的食物,保证每天纤维素摄入量(30g/d),油脂类、坚果类食物有助于预防便秘。适当的活动和锻炼有利于胃肠功能的改善。建立正常的排便习惯,每日应定时排便,要着重指出的是建立良好的排便习惯是大多数患者最终真正长期解决便秘的重要措施。

(二)药物治疗

治疗便秘的药物有刺激性泻剂、高渗性泻剂、容积性泻剂、大便软化剂、电解质液、润滑剂等。

1.容积性泻剂和高渗性泻剂

是不良反应少、可较长时间使用的缓泻剂。容积性泻剂主要有欧车前子、甲基纤维素;高渗性泻剂常用的为聚乙二醇、乳果糖。这些药物不被肠道吸收,可吸附水分或通过增加渗透性增加肠道内水分,使大便容量增加,促进肠运动。

2.刺激性泻剂

酚酞、比沙可啶、大黄、番泻叶、麻仁丸等,导泻作用较强,可短期、间歇使用。长期滥用会导致药物依赖,并造成结肠黑变病,后者有恶变的可能。

3.粪便软化剂

开塞露、甘油栓也是临床常用的通便手段。胃肠动力药也具有治疗便秘的作用,但这类药可供选择的很少。

(三)清洁灌肠或洗肠

对有粪便嵌塞或严重出口梗阻的便秘患者采用清洁灌肠或洗肠,目前有专门的洗肠机。

(四)生物反馈治疗

生物反馈是通过检测肛门直肠功能使患者了解自己的生理异常,学习纠正这种异常的方法。临床研究表明它可使直肠对扩张刺激更敏感,重建直肠肛管反射,改善排便时肌群的协调运动、增加大便次数,疗效在 $60\%\sim70\%$ 。

(五)手术治疗

经长期药物治疗无效的顽固性便秘,胃肠通过时间延长、盆底功能正常、小肠运动正常,可采用全部(或部分)结肠切除术和回肠直肠吻合术。选择手术应综合慎重考虑。

六、护理目标

1.患者排便困难得以缓解,每 $1\sim2d$ 排便一次。

2.焦虑、自卑心理改善,正确认识疾病,积极配合治疗。

七、护理措施

1.心理护理

加强心理健康宣教,帮助患者克服自卑心态;医护人员待患者要态度和蔼,耐心细致,指导患者学会自我调节、放松心情,尽快纠正其心理障碍;保证充足的睡眠,帮助其克服因体位的改变或环境的改变对其排便的影响,使患者既不要轻视便秘症状,也不要产生过多的心理负担;帮助患者缓解负性情绪,重建康复信心。

2.饮食护理

(1)摄入充足的水分:每天清晨饮一杯温开水或盐开水可有效改善便秘。但应注意饮水技巧,即饮水宜大口多量,晨起空腹饮温开水 $300\sim400mL$,分 $2\sim3$ 次饮尽,每日饮水 $2000\sim3000mL$ 。

(2)摄取足够的膳食纤维:膳食纤维具有亲水性,能使食物残渣膨胀并形成润滑凝胶,达到增加粪便容积、刺激肠蠕动的作用。因此,便秘患者可增加粗粮类膳食纤维多的食物的摄入,如韭菜、芹菜、豆芽、萝卜、梨、香蕉及粗糙的玉米等。

(3)培养良好的饮食习惯:定时进餐,且饮食要冷热适当,不可过冷、过热,不可进食高盐食物,不偏食,避免过食辛辣、煎炸、甜食、零食、浓茶等饮食,勿暴饮暴食。合理搭配食物,增加食欲,适当增加花生油、芝麻油等摄入以润滑肠道。苹果和柿子含有较多鞣酸可导致便秘,不宜多食。

3.建立规律的排便习惯

(1)规律的排便习惯有助于预防便秘。功能性便秘的患者应指导其养成定时排便的习惯，即无论有无便意，每天晨起或早餐前后坚持如厕 10~20min，不要看书和听音乐，以免分散注意力，如仍不能排出可在晚餐后再次排便，日久便可形成定时排便的习惯。平时有便意不要克制及忍耐，应立即去排便。

(2)每日坚持做肛门收缩运动，有意收缩肛门和会阴 5s，再放松 5s，反复 10~15 次，以增加肛门周围肌肉的收缩能力，利于排便。

4.局部按摩

腹部按摩法；让患者仰卧，双腿屈曲，腹部放松，操作者立于患者左侧，将双手伸展（左手在下，右手在上）放于右下腹部（也可以自己做），顺结肠走向，向上、向左、向下、顺时针方向进行按摩推揉，由慢到快，由轻到重，用双手掌按摩，以促进肠道蠕动。

5.增加运动

根据自身情况，选择适合的运动方式。鼓励患者多做一些增强腹肌和腰部的动作，如仰卧起坐、跳高、跳远、高抬腿、扭腰甩臂，还有腹式呼吸等，起到刺激肠蠕动，帮助排便的作用。

八、健康教育

指导患者按时排便，有便意要立即去排，不要克制；饮食宜高纤维素；适当增加运动量；在医生指导下用药，不要随意使用泻药；发生剧烈腹痛或排便、排气停止，应立即就医。

第九节　肠易激综合征

肠易激综合征(IBS)系一组以腹部不适或腹痛伴有排便习惯改变为特征的功能性肠病，缺乏可解释症状的形态和生化异常。欧美 IBS 的人群患病率为 10%~22%，我国为 5.7%~7.3%。发病年龄在 20~50 岁之间，女性的患病率是男性的 1.1~2.6 倍。

一、病因和发病机制

IBS 的病因和发病机制还未明确，目前认为是多因素作用的结果。

1.心理因素

IBS 患者精神异常发生率高，可有焦虑、敌意、悲伤、抑郁和睡眠习惯紊乱，相当多的患者有负性事件的发生，如失业、家人死亡、性虐待、体罚、手术和婚姻破裂等，是造成心理异常的重要原因，心理因素可造成胃肠道动力或感觉功能异常。

2.胃肠运动紊乱

早期认为 IBS 患者结肠的电活动有异常，但近来的研究并不支持这种观点。腹泻型患者口至盲肠食物通过时间显著短于正常人，而便秘型患者延长，后者结肠高幅蠕动性收缩减少。

3.内脏感觉功能异常

IBS 患者存在内脏高敏感性，可影响整个消化道，但以直肠敏感性增加为突出，除外周致敏外，IBS 患者还有中枢反应增强。

4.肠道感染

肠道急性细菌感染后 10%～30%的患者发展为 IBS,病原体包括弯曲杆菌、志贺菌和沙门菌等,肠道感染引起的黏膜炎症反应、通透性增加、局部免疫激活与发病有关。

5.食物因素

33%～66%的 IBS 患者出现食物不耐受,以糖类不耐受为主。少数 IBS 患者伴有食物过敏。

6.家庭和遗传因素

部分 IBS 患者有家族性发病倾向,同卵双生患者双方发病率显著高于异卵双生患者。

7.自主神经功能异常

腹泻型 IBS 患者迷走神经活性显著升高,便秘型迷走神经张力降低,IBS 患者自主神经对伤害性刺激反应异常。

二、健康评估

(一)健康史

患者主诉长期睡眠形态紊乱,腹痛或不适,排便异常;腹泻、便秘或两者交替发生。上述症状多发生于情绪变化时;有家族史。

(二)身体状况

1.症状

以腹部不适或腹痛、排便异常为主。腹部不适或腹痛以下腹部为多,也可游走,发作和持续时间不定,常在排气或排便后缓解。腹泻多在晨起或餐后出现,无血便。便秘往往伴有便后不尽感,部分患者出现腹泻与便秘交替。常有消化不良症状。常伴有不同程度的精神症状。

2.体征

多数患者一般身体状况良好,可有腹部压痛,直肠指检可发现肛门痉挛和痛感。

3.辅助检查

(1)排除器质性疾病:注意报警症状和体征,如新近出现持续的大便习惯(频率、性状)改变或发作形式改变或症状逐步加重者,有大肠癌家族史者、年龄≥40 岁者应行结肠镜检查或钡剂灌肠检查。

(2)血、尿、粪(红细胞和白细胞、潜血试验、寄生虫)常规检查,粪便细菌培养,血生化(糖、肌酐、甲状腺功能)血沉。

(3)腹部 B 超。

(4)结、直肠压力测定:由于结、直肠动力缺乏规律性,目前尚未将其作为诊断手段。

三、诊断和鉴别诊断

(一)诊断标准

罗马Ⅲ标准,反复发作的腹痛或腹部不适,最近三个月内每月发作至少三日,伴有以下症状≥2 项:①排便后症状改善;②发作时伴有排便频率的改变;③发作时伴有粪便性状(外观)改变。诊断前症状出现至少 6 个月,近 3 个月符合上述诊断标准。

支持诊断的症状有:①排便频率异常:每周排便<3 次或每日排便>3 次;②粪便性状异常:干球粪或硬粪,或糊状粪,稀水粪;③排便费力;④排便急迫感,排便不尽、排黏液以及腹胀。

（二）分型

根据临床症状可分为腹泻主导型、便秘主导型和腹泻便秘交替型。

1.IBS 腹泻型

至少 25％的排便为松散（糊状）粪或水样粪，且硬粪或干球粪＜25％的排便。

2.IBS 便秘型

至少 25％的排便为硬粪或干球粪，且松散（糊状）粪或水样粪＜25％的排便。

3.IBS 混合型

至少 25％的排便为硬粪或干球粪，且至少 25％的排便为松散（糊状）粪或水样粪。

4.IBS 不定型

粪便性状异常不符合上述中的任一标准。

四、护理诊断与合作性问题

1.焦虑

与疾病长期反复发作，影响患者生活有关。

2.营养失调

与便秘、腹泻导致肠道功能紊乱有关。

3.腹痛、腹部不适

与肠道感染、内脏功能异常有关。

4.睡眠形态紊乱

与疾病导致患者神经功能异常有关。

五、治疗原则

尚无一种方法或药物对所有症状有肯定的疗效，目前主要是个体化对症处理。

（一）一般治疗

医护应加强与患者的沟通，了解患者心理状态，并用患者能够理解的语言向患者进行充分的解释，也可给予心理疗法，包括松弛疗法、催眠疗法、认知行为疗法和动态心理疗法，必要时请精神病专家参与治疗。嘱患者调整生活方式，建立规律的排便习惯。

（二）饮食疗法

便秘患者需要增加纤维素、多聚糖、果糖、山梨醇或乳糖的摄入量，而腹泻的患者则要减少这些食物的摄入。排除性饮食疗法对部分患者有效，其方法是在两周内停止食用患者认为会引起症状的食品，然后依次摄入其中一种，详细记录饮食和症状的关系，以确定引起症状的食物，在此基础上制订个体化的食谱。

（三）药物治疗

1.解痉剂

腹痛时选用，包括抗胆碱药东莨菪碱、平滑肌抑制剂美贝维林和阿尔维林、胃肠道选择性 Ca^{2+} 拮抗剂匹维溴铵和奥溴铵以及外周阿片受体拮抗剂曲美布汀等。抗胆碱能药物可做短期治疗，匹维溴铵应用较广，50mg，每天 3 次。

2.止泻剂

洛哌丁胺属阿片类药物，可减慢小肠和大肠的传递速度，增加肠道内水和离子的吸收，每天服用1～4次,每次2～4mg,过量服用易引起便秘,应注意剂量个体化。复方地芬诺酯,每次1～2片,2～4次/天。吸附剂蒙脱石散也有较好疗效。

3.导泻剂

便秘一般主张使用作用温和的轻泻药以减少不良反应和药物依赖性。常用的有容积性泻剂甲基纤维素,渗透性轻泻剂聚乙二醇、乳果糖。

4.动力感觉调节剂

5－HT对外周平滑肌、分泌、蠕动、外在神经、感觉神经元、迷走神经和脊髓传入活动有多方面的作用。5－HT$_3$受体拮抗剂阿洛司琼可以减轻女性腹泻型IBS患者的疼痛、排便急迫感和排便频率,但应警惕缺血性肠炎等不良反应的发生。

5.抗精神病药物

抗抑郁剂是治疗HBS最有效的药物之一,目前认为即使无精神症状的患者应用后也可提高内脏疼痛阈值。

6.益生菌

可调整宿主肠道微生物群生态平衡而发挥生理作用。

六、护理目标

1.患者焦虑情绪减轻,能正确认识所患疾病,生活质量有所改善。

2.患者营养状态改善,体重增加,食欲好转。

3.腹痛、腹部不适的症状减轻或消失。

4.睡眠质量及睡眠时间明显提高,醒后精神饱满。

七、护理措施

1.一般护理

嘱患者定时按量服药,但药物主要是对症处理,因此,如无必要可不使用药物治疗。为患者创造安静、舒适的睡眠环境。

2.症状护理

若患者存在腹泻症状,则观察患者大便性状、次数,做好肛周护理,采用温水擦净肛周;若肛周发红,则给予氧化锌软膏涂抹。指导患者适当进行运动,促进胃肠的蠕动,以确保患者排便的通畅。

3.心理护理

IBS多发生于中青年尤以女性居多。多数患者由于工作、家庭、生活等引起长期而过度的精神紧张,因此我们对他们应该给予更多的关怀,自入院始尽可能给予他们方便,使他们对新的环境产生信任感和归属感。在明确诊断后要耐心细致的讲解病情,使他们对所患疾病有深刻的认识。讲解一些成功案例,以增强患者的信心,让患者积极配合治疗及护理工作。耐心解答患者提出的问题,尽量满足患者的心理、生理需求,避免对疾病产生恐惧,消除紧张情绪。我们耐心细致的讲解,也会使患者产生信任感和依赖感,有利于病情缓解。

4.饮食护理

IBS不论哪种类型都或多或少与饮食有关,腹泻型IBS患者80%的症状发作与饮食有密切的相关性。因此应避免食用诱发症状的食物,通常应避免产气的食物,如牛奶、大豆,给予低脂肪,高蛋白,富含维生素,低纤维素的饮食。便秘型患者可进高纤维素饮食,以改善便秘症状。以腹痛、腹胀为主的 IBS,给予低脂肪,高蛋白、富含维生素的饮食,避免摄入产气饮食。

5.改变排便习惯

尤其是对于腹泻型患者,可以通过人为的干预尽量改变排便习惯,以终止恶性循环利于病情缓解。

6.建立健康的生活模式

①保持良好的心理状态,心胸开阔、性格开朗、遇事多与人沟通、建立良好的工作、家庭及社会关系;②适度的体育锻炼,不仅可以增强自身的抵抗力,增加腹肌和膈肌的运动刺激肠蠕动,更可以缓解压力减轻焦虑,忧郁等不良情绪;③戒除烟、酒,保持积极乐观的生活态度;④作息规律,保证足够的睡眠时间,睡前温水泡足,不饮咖啡、茶等兴奋性的饮料。

八、健康教育

1.饮食上因人而异,腹泻型以低纤维少渣为主,而便秘型恰恰相反,告知家属注意患者饮食的调配。

2.指导患者采用健康的生活方式,按时休息,加强锻炼,规律排便。

3.向患者及家属讲解 IBS 病程长,反复发作,但预后一般较好,大部分患者在 12 个月内症状消失,并很少引起新的疾病,减轻患者思想负担,利与疾病早期恢复。

4.在患者病情不稳定时,告知家属注意看护患者,避免患者有过激行为。

第十节 功能性消化不良

功能性消化不良曾被称为"非溃疡性消化性不良",是指起源于胃、十二指肠区域的消化不良症状,生化学及内镜等检查无明显异常(可有慢性胃炎)发现,其临床表现难以用器质性疾病解释,主要症状包括餐后饱胀感、早饱、上腹痛和上腹烧灼感等。

一、病因和发病机制

功能性消化不良的发病是多种因素综合作用的结果。

(一)病因

1.幽门螺杆菌(Hp)感染

对 Hp 感染是否为功能性消化不良(FD)的发病因素尚存在争议,目前认为它是慢性活动性胃炎的主要病因,内镜下非糜烂性慢性胃炎的存在不排除功能性消化不良的诊断。

2.精神与应激

约 50% 以上的功能性消化不良患者有精神心理障碍,其症状的严重程度与抑郁、焦虑有关。功能性消化不良患者中,特别是童年期,应激事件发生频率高于普通人群。

3.急性肠道感染

有感染史的人群功能性消化不良发生的风险为正常人群的5.2倍。还有研究发现,有胃肠道性感染史的功能性消化不良,早饱、呕吐及体重下降发生率更高,近端胃容纳舒张功能显著降低。

4.遗传因素

已发现某些基因的多态性与功能性消化不良相关。

(二)病理生理改变

1.运动功能障碍

40%～66%功能性消化不良患者有消化道运动功能异常：①近端胃容纳性舒张功能受损，顺应性下降，致使餐后胃内食物分布异常，引起餐后饱胀、早饱等；②当有固体、液体或固液混合餐的排空延迟，可引起餐后腹胀、恶心、呕吐等症状，可能与胃电节律紊乱有关；③胃窦和小肠 MMCⅢ期出现次数减少、Ⅱ期动力减弱及胃、十二指肠反流等。

2.内脏高敏感性

功能性消化不良患者可能存在内脏传入功能异常，包括不被察觉的反射传入信号（肠胃抑制反射）和感知信号（机械性扩张），患者对胃扩张刺激产生不适感的阈值明显低于对照者，内脏高敏感可以解释患者餐后出现的上腹饱胀或疼痛，早饱、体重下降等症状。可能也与自主神经功能状态和中枢感觉整合功能出现异常有关。

3.胃酸分泌异常或酸敏感性增加

虽然功能性消化不良患者基础胃酸分泌多在正常范围内，但部分患者出现刺激后酸分泌增加，约36%的患者十二指肠对胃酸的敏感性增加，酸灌注十二指肠可引起症状。抑酸治疗后，酸相关症状，如空腹时上腹部不适或疼痛多数减轻。

二、护理评估

(一)健康史

患者主诉有上腹饱胀或疼痛、早饱、恶心、呕吐，追问病史可知患者的不适症状发生于家庭重大突发事件之后或某一次胃肠道感染之后。

(二)症状

1.食物长时间存留于胃内引起的餐后饱胀。

2.进食少许食物即感胃部饱满，不能继续进餐。

3.上腹痛：位于胸骨剑突下与脐水平以上，两侧锁骨中线之间区域的疼痛。

4.上腹烧灼感：上腹部局部的灼热感。

5.患者还可有其他上消化道症状，如嗳气、畏食、恶心、呕吐等。部分患者可重叠有下消化道症状，如腹泻、便秘等。有些患者有饮食，精神等诱发因素，多数难以明确指出引起或加重病情的诱因。

(三)体征

部分患者有腹部轻压痛，体质消瘦。

(四)辅助检查

1.内镜检查

对初诊的消化不良患者应在详细采集病史和进行体格检查的基础上，有针对性地选择辅助检查，排除消化系统器质性疾病。在我国，由于胃癌发病率高，发病年龄轻，建议将胃镜检查作为确定功能性消化不良患者诊断的主要手段。

2.其他辅助检查

包括肝、肾功能及血糖等生化检查、腹部超声及消化系统肿瘤标志物,必要时行腹部 CT 扫描以排除器质性病变。对经验性治疗或常规治疗无效的功能性消化不良患者可进行 Hp 检查。对怀疑胃肠外疾病引起的消化不良患者,还要选择相应的检查帮助病因诊断。

3.胃肠功能检查

明确功能性消化不良患者诊断后多可进行治疗,如要进一步确定患者的病理生理改变可行胃排空(核素扫描或超声)胃电图、胃感觉或分泌功能等检查。

三、护理诊断与合作性问题

1.餐后腹胀、早饱与消化道运动功能障碍有关。

2.抑郁、焦虑:与患者的精神、心理障碍有关。

3.上腹腹痛:与患者内脏高敏感性和自主神经功能状态出现异常有关。

4.上腹烧灼感:与胃酸分泌异常或酸敏感性增加有关。

四、治疗原则

(一)一般治疗

帮助患者认识、理解病情,提高患者应对症状的能力。指导患者改善生活方式,调整饮食结构和习惯,避免饮食不规律,避免烟、酒。对于进食后消化不良症状加重者,应在不改变热量基础上,减少食入的容量,减少脂肪成分。尽量避免服用 NSAIDS。还应注意生活要有规律,避免过度疲劳。

(二)抗酸剂和制酸剂

H_2 受体拮抗剂和质子泵抑制剂,治疗上腹痛综合征效果明显。而不少研究报告表明,抗酸剂与安慰剂治疗 FD 疗效相近。

(三)促动力药物

促动力药对 FD 的治疗作用优于安慰剂,是餐后不适综合征患者的首选。促动力药有甲氧氯普胺(胃复安)多潘立酮、莫沙比利、伊托必利。

(四)抗幽门螺杆菌

根除 Hp 可使部分功能性消化不良患者的症状得到长期改善,对合并 Hp 感染的功能性消化不良患者,在应用抑酸,促动力剂治疗无效时,建议向患者充分解释根除治疗的利弊,征得患者同意后给予根除 Hp 治疗。

(五)胃黏膜保护剂

多数资料显示黏膜保护剂治疗 Hp 疗效与安慰剂基本相同。

(六)精神、心理调整

精神、心理调整是治疗中的重要环节,对抑酸和促动力治疗无效且伴有明显精神,心理障碍的患者,可选择三环类抗抑郁药或 5－HTR 再摄取抑制剂。除药物治疗外,行为治疗,认知疗法及心理干预等可能对这类患者也有益,不但可以缓解症状,还可提高患者的生活质量。抗精神病药物有效后,应至少坚持服用 3 个月。

五、护理目标

1.患者进食量增加,餐后腹部不适减轻或消失。

2.精神状态改善,能正确认识疾病并积极配合治疗。

3.上腹腹痛减轻或消失。

4.上腹烧灼感减轻或消失。

六、护理措施

1.运动指导

加强腹式呼吸和腹肌锻炼,使膈肌和腹肌活动增加,对内脏起到按摩和被动牵拉运动的作用,从而促进了胃肠蠕动和消化腺的分泌,改善腹胀、嗳气症状。要求患者做到每天晨起、饭前(后)半小时、入睡前在绿色植物多的道路上匀速行走,活动量以不感到劳累为宜。对长期便秘,腹胀的患者指导患者晨起空腹饮200mL温水后,跪坐在床上双手以顺时针和逆时针方向以打圈的方式按摩腹部各50次。鼓励患者多做一些平常感兴趣的事,老年人可打太极拳,中年人可慢跑。

2.心理干预

首先建立良好的护患关系,使患者对护士有信赖感。针对患者精神、心理、社会因素与本病的关系,不同的心理状态,掌握个体化原则,进行有效的心理护理。护理人员应热情、和蔼可亲,以取得患者的信任。对患者要做耐心的解释,交谈前应了解患者的知识水平,选择合适的谈话内容,使之产生亲切感。满足患者的生理和心理需要,给予精心关照,对患者提出的合适要求给予解决。指导患者面临症状时,把注意力引向外部世界。让患者懂得相关的医学知识,通过权威性劝说和解释干预患者的心理活动,使患者改变错误的认识。可采用放松疗法,即采用暗示和鼓励的方法,通过自身意识的调整,放松全身的骨骼、肌肉和腺体活动。

3.饮食护理

功能性消化不良对饮食要求比较严格,其重要性有时甚至胜过药物治疗,合理的饮食调养常可收到事半功倍之效。一般来说,本病应以清淡、易消化、富有营养的食物为主,不主张刻意进补。协助患者建立良好的饮食习惯,禁止烟、酒、合理饮食。原则是少量多餐、不要过饱、营养适中、少渣、少盐、少油腻、易消化、清淡等。也可根据不同年龄患者进行个性化饮食指导,如以胃灼热、上腹痛症状为主的患者应尽量避免咖啡、巧克力、酸性食物及暴饮暴食;以腹胀、早饱、嗳气症状为主的患者,应避免摄入过多的红薯、土豆等;对于高脂肪、高蛋白的食物要少量多餐,有利于胃的排空。

4.用药护理

功能性消化不良属多病因的复杂性疾病,临床治疗方法多样,用药往往非常繁杂,告知患者应在医生的指导下服用药物,不要盲目停药和更改剂量;向患者讲解药物的用法及药物的不良反应,特别是抗抑郁药的不良反应,要及时与医务人员联系,调整用药;对胃肠功能有损害但又必须使用的药物,一定要求其饭后服用,以减少对胃黏膜的不良刺激。另外,要做好长期服药的准备,按时足量用药。

七、健康宣教

对已确诊的患者进行疾病的相关知识的教育,如疾病的病因、治疗的方法、疾病与心理的关系,护士积极寻找个体发病因素,进行心理疏导,减轻患者的压力,增强战胜疾病的信心。教育患者养成良好的生活习惯,如生活规律、戒烟、不易过量饮酒等。针对患者不同境况下的心理状态,帮助患者摆脱疾病的困扰。引导其娱乐、听音乐、观看令人愉快的电视节目等,以调动其积极情绪,解除心理负担,缓解焦虑,使良好的情绪状态与治疗效果同步发展,以促进康复。

第十一节 慢性病毒性肝炎

一、慢性乙型病毒性肝炎

慢性乙型肝炎(简称乙肝)是指乙肝病毒检测为阳性,病程超过半年或发病日期不明确而临床有慢性肝炎表现者。

(一)病因

慢性乙型肝炎是由于感染乙型肝炎病毒(HBV)引起的,乙型肝炎患者和 HBV 携带者是本病的主要传染源,HBV 可通过母婴、血和血液制品、破损的皮肤黏膜及性接触传播。感染HBV 后,由于受病毒因素、宿主因素、环境因素等影响,会出现不同的结局和临床类型。导致其发展为慢性乙型肝炎的常见原因如下。

1.家族性传播

我国乙肝高发的主要原因是家族性传播,其中以母婴垂直传播为主,母亲如果乙肝 E 抗原阳性,所生子女未注射乙肝疫苗,大都成为乙肝病毒携带者。而精液中可检出乙肝病毒,因此可通过性传播。这是造成我国乙肝的家庭聚集特征的主要原因。

2.婴幼儿期感染病毒

最初感染乙肝的年龄与慢性乙肝有密切关系。胎儿、新生儿一旦感染乙肝病毒,约有90%～95%成为慢性病毒携带者;儿童感染乙肝病毒,约有 20%成为慢性乙肝病毒携带者;成人感染乙肝病毒,只有 3%～6%发展为慢性乙肝病毒携带状态。

3.缺乏预防意识

乙肝疫苗是阻断乙肝垂直传播的措施,由于经济条件限制以及缺乏预防意识,乙肝疫苗的接种工作开展不够理想,使得对乙肝的预防难以贯彻,慢性病例越来越多。

4.漏诊

急性期隐匿起病的无黄疸型肝炎比急性黄疸型肝炎容易发展为慢性,这与无黄疸肝炎容易被误诊或漏诊,未得到及时诊断和休息有关。

5.免疫功能低下者感染病毒

肾移植、肿瘤、白血病、艾滋病、血液透析者感染乙肝易演变为慢性肝炎。乙肝发病的急性期使用肾上腺糖皮质激素等免疫抵制剂治疗者,破坏患者体内的免疫平衡,容易使急性肝炎转变为慢性。

6.既往有其他肝病史感染病毒者

原有肝炎(酒精性肝炎、脂肪肝、酒精性肝纤维化等)、血吸虫病、疟疾、结核病等,再感染乙肝病毒后,不仅容易成为慢性肝炎,且预后较差。

(二)发病机制

HBV 感染后病毒本身并无直接的细胞毒性作用,但持续在体内复制的病毒经单核—巨噬细胞吞噬、加工,递进而激活的免疫应答反应可以诱发肝脏的免疫病理损伤。约有 50%～75% 的 HBV 慢性感染者有活跃的病毒复制和肝脏慢性炎症改变。慢性化机制有病毒和机体两方面因素,二者相互作用,相互影响。

1.慢性化的病毒因素

HBVDNA 通过基因突变逃逸机体免疫系统的清除效应;HBV DNA 与宿主基因整合激发由 T 细胞介导的免疫病理损伤;HBV 在免疫细胞中的复制对免疫细胞活性的影响以及合并 HDV 或 HCV 感染都可影响机体对病毒的清除能力,促进乙型肝炎慢性化。

2.慢性化的机体因素

感染者年龄、种族、HLA 表现型以及机体免疫功能状态都与感染后的慢性化密切相关。宫内感染或围生期感染时,由于胎儿及新生儿的免疫系统尚未成熟,易形成免疫耐受,而成为乙肝表面抗原(HBsAG)携带者。

以后随着年龄的增长,免疫系统逐渐成熟则使免疫耐受状态遭到破坏,诱发肝脏的免疫病理损伤。特异性免疫应答能力低下、免疫调节功能异常以及自身免疫反应的参与是成年人感染 HBV 后慢性化的重要因素。

(三)护理评估

1.健康史

患者常感身体乏力、容易疲劳、食欲缺乏、恶心、厌油、上腹部不适、腹胀、可伴轻度发热等。另外,失眠、多梦等可能也与此有关。

2.身体评估

(1)症状

1)黄疸:病情较重时,肝功能受损,胆红素的摄取、结合、分泌、排泄等障碍,血液中胆红素浓度增高。胆红素从尿液排出,尿液颜色变黄是黄疸最早的表现。血液中胆红素浓度继续增加,可引起眼睛、皮肤黄染。由于胆汁酸的排出障碍,血液中胆汁酸浓度增高,过多的胆汁酸沉积于皮肤,刺激末梢神经,可引起皮肤瘙痒。

2)肝外表现:慢性乙肝,尤其是肝硬化患者面色黝黑晦暗,称"肝病面容"。手掌大、小鱼际显著充血称"肝掌"。皮肤上一簇呈放射状扩张的形如蜘蛛的毛细血管团称"蜘蛛痣",其他部位也可出现。男性可出现勃起功能障碍,对称或不对称性的乳腺增生、肿痛和乳房发育,偶可误诊为乳腺癌;女性可出现月经失调,闭经,性欲减退等。这可能与肝功能减退,雌激素灭活减少,体内雌激素增多有关。

(2)体征

1)肝区疼痛:慢性乙肝一般没有剧烈的疼痛。部分患者可有右上腹、右季肋部不适、隐痛、压痛或叩击痛。如果肝区疼痛剧烈,还要注意胆道疾病,肝癌、胃肠疾病的可能性,以免误诊。

2)肝脾大:由于炎症、充血、水肿、胆汁淤积,患者常有肝大。晚期大量肝细胞破坏,纤维组织收缩,肝脏可缩小。急性肝炎或慢性肝炎早期,脾脏无明显肿大,门静脉高压时,脾脏淤血,可引起脾大。

3)肝纤维化:慢性乙肝炎症长期不愈,反复发作,肝内纤维结缔组织增生,而其降解活性相对或绝对不足,大量细胞外基质沉积下来形成肝纤维化。如果肝纤维化同时伴肝小叶结构的破坏(肝再生结节),则称为肝硬化。临床上难以将两者截然分开,慢性肝病由肝纤维化到肝有音量是一个连续的发展过程。

(3)并发症:慢性乙肝在全身各个系统均可发生并发症,常见的有:肝源性糖尿病、脂肪肝、肝炎后高胆红素血症、肝硬化等。

(4)辅助检查

1)肝功能检查:反复或持续升高,AST 常可升高,部分患者 $\gamma-$谷氨酰转肽酶、精氨酸琥珀酸裂解酶(ASAL)、碱性磷酸酶也升高。胆碱酯酶及胆固醇明显减低时提示肝功严重损害。

2)血清蛋白及凝血检查:患者清蛋白(A)降低,球蛋白(G)增高,A/G 比值倒置,$\gamma-$球蛋白和 IgG 亦升高,凝血酶原的半寿期短,可及时反映肝损害的严重程度,凝血因子 V、V 减少。部分患者可出现自身抗体,如抗核抗体、抗平滑肌抗体、抗线粒体抗体、类风湿因子及狼疮细胞等阳性。

3)血清学检测乙肝病毒标志物:a.乙型肝炎表面抗原(HBsAG)和乙型肝炎表面抗体(HBsAB)的检测:血清 HBsAG 在疾病早期出现。一般在 ALT 升高前 2~6 周,在血清中即可检出 HBsAG。HBsAG 阳性是乙肝病毒感染的主要标志。血清 HBsAB 的出现,是乙肝病毒感染恢复的标志。注射过乙肝疫苗者,也可出现血清 HBsAB 阳性,提示已获得对乙肝病毒的特异性免疫。b.乙型肝炎核心抗原(HBcAG)和乙型肝炎病毒核心抗体(HBcAb)的检测:在血清中一般不能检测出 HBcAG。HBcAb 为总抗体,包括 HBcAb-IgM 和 HBcAb-IgG,但主要是 HBcAB-IgG 抗体。急性肝炎和慢性肝炎急性发作时均可出现 HBcAB-IgM 抗体。目录 HBcAb-IgM 和 HBcAb-IgG 均阳性,提示为慢性乙肝急性发作。c.乙型肝炎 E 抗原(HBeAg)和乙型肝炎 E 抗体(HBeAb)的检测:若血清 HBeAg 阳性,提示有乙肝病毒复制,亦在乙肝病毒感染的早期出现。若 HBeAb 阳性则提示既往感染乙肝病毒。

(4)血清 HBV-DNA 检测:血清 HBV-DNA 是乙肝病毒复制和传染的直接标记。慢性乙肝为阳性。

(四)护理诊断与合作性问题

1.营养不良

与畏食及进食少有关。

2.焦虑

与病情反复、迁延不愈有关。

3.自我形象紊乱

与肝脏疾病导致雌激素灭活障碍有关。

4.有皮肤完整性受损的危险

与患者胆红素高引起皮肤瘙痒有关。

(五)治疗原则

1.治疗原则

对于慢性乙肝的治疗,三分药治,七分调理,需有战胜病魔的信心及意志,精神愉快、生活规律、合理饮食,不宜过度营养引起肥胖。除黄疸或转氨酶显著升高需要卧床休息外,应适量活动,动静结合。

2.用药原则

(1)用药不宜过多、过杂:很多药物经过肝脏解毒,用药过多、过杂会增加肝脏负担,对肝病不利。

(2)根据慢性乙肝患者的具体情况针对性用药:乙型肝炎病毒复制明显的患者用抗病毒药物;有免疫功能紊乱的用调整免疫功能的药物;有肝细胞损伤的用保护肝细胞的药物;有肝脏微循环障碍的用活跃微循环的药物。中医在我国历史悠久,其精髓在于辨证论治。通过辨证论治,可改善慢性乙肝患者的临床症状,提高他们的体质,增强抗病能力,促进免疫系统清除病毒,促进疾病恢复。

(3)用药过程中注意休息、加强营养:休息和营养是肝病患者的主要治疗手段。在保证休息、加强营养的基础上才可能发挥药物作用。

(六)护理目标

1.患者进食量增多,营养状况得到改善。

2.患者情绪平稳,积极配合治疗。

3.肝功能指标平稳,能够维持良好形象。

4.皮肤完整性良好。

(七)护理措施

1.预防知识教育

告知患者所患肝炎类型、传播途径、隔离措施、消毒方法及家属如何进行个人防护等,密切接触者应进行预防接种。

2.饮食指导

急性肝炎患者以适当热量、清淡饮食为宜,多饮水以促进代谢产物和毒素排泄,蛋白质摄入每日 1.5~2g/kg。病情反复或加重,尤其疑有肝性脑病者,应限制蛋白质摄入,每日0.5g/kg以内。有腹腔积液者,应给予低盐或无盐饮食,严重者摄入液量应限制在每天 1000mL 内。

3.活动、休息指导

急性肝炎患者应卧床休息至黄疸消退或自觉症状改善后,恢复期可逐渐增加活动,以不感到疲劳为度;慢性活动性肝炎患者应根据病情活动情况调整运动量;重型肝炎患者应绝对卧床休息。

4.用药指导

慢性肝炎可采用干扰素、阿糖胞苷等抗病毒治疗,重型肝炎除采取综合基础疗法外,还可采用促肝细胞生长因子、胰高血糖素－胰岛素疗法促进干细胞再生,此外,还应注意控制感染、出血、肝性脑病、肝肾综合征等并发症。

5.心理指导

关心、体贴患者,消除患者思想负担,使其积极配合治疗与护理。

6.用药及临床治疗指导

由于反复的发病,患者有盲从广告的心理,告诫患者不要盲目乱用药物,过量用药反而加重肝脏负担,应在医生指导下选择适合自己的治疗方案,规范治疗。使用干扰素及抗病毒治疗的患者因其疗程长,不良反应多,要多给予安慰及关心,讲解定期复查的重要性。

(八)健康教育

1.控制传染源

对急性乙肝患者应进行隔离治疗。慢性乙肝患者和乙肝携带者不得献血。现症感染者不能从事饮食业、幼托机构等工作。

2.切断传播途径

养成良好的个人卫生习惯,接触患者后要用肥皂和流动水洗手;严格执行消毒制度;提倡使用一次性注射用具,对血制品应做 HBsAG 检测,防止医源性传播。

3.保护易感人群

接种乙肝疫苗是预防 HBV 感染最有效的方法。易感者均可接种,接种对象主要是新生儿,同时,与 HBV 感染者密切接触过的医务工作者、同性恋者等高危人群和从事幼托教育、食品加工、饮食服务等职业人群均应接种乙肝疫苗,并定期复查抗体。

二、慢性丙型病毒性肝炎

丙型病毒性肝炎,简称为"丙型肝炎"或"丙肝",是由丙型肝炎病毒(HCV)感染引起的病毒性肝炎,主要经输血、针刺、吸毒等传播,据世界卫生组织统计,全球 HCV 的感染率约为 3%,估计约 1.8 亿人感染了 HCV,每年新发丙型肝炎病例约 3.5 万例。丙型肝炎呈全球性流行,可导致肝脏慢性炎症坏死和纤维化,部分患者可发展为肝硬化甚至肝细胞癌(HCC)。未来 20 年内与 HCV 感染相关的病死率(肝衰竭及肝细胞癌导致的死亡)将继续增加,对患者的健康和生命危害极大,已成为严重的社会和公共卫生问题。

(一)病因

丙型肝炎病毒感染是致病的根本原因,在外界因素的影响下,如饮酒、劳累、长期服用有肝毒性的药物等,可促进病情的发展。丙肝的病理改变与乙肝极为相似,以肝细胞坏死和淋巴细胞浸润为主。慢性肝炎可出现汇管区纤维组织增生,严重者可以形成假小叶即成为肝硬化。HCV 主要通过以下途径传播:

1.血液传播

(1)经输血和血制品传播:由于抗-HCV 存在窗口期、抗-HCV 检测试剂的质量不稳定及少数感染者不产生抗-HCV,因此,无法完全筛出 HCV 阳性者,大量输血和血液透析仍有可能感染 HCV。

(2)经破损的皮肤和黏膜传播:这是目前最主要的传播方式,在某些地区,因静脉注射毒品导致 HCV 传播占 60%～90%。使用非一次性注射器和针头、未经严格消毒的牙科器械、内镜、侵袭性操作和针刺等也是经皮传播的重要途径。一些可能导致皮肤破损和血液暴露的传统医疗方法也与 HCV 传播有关,共用剃须刀、牙刷、文身和穿耳环孔等也是 HCV 潜在的经血传播方式。

2.性传播

3.母婴传播

抗-HCV 阳性母亲将 HCV 传播给新生儿的危险性为 2%,若母亲在分娩时 HCV-

RNA 阳性,则传播的危险性可高达 4%～7%。合并 HIV 感染时,传播的危险性增至 20%。HCV 病毒高载量可能增加传播的危险性。

4.其他途径

见于 15%～30% 的散发性丙型肝炎,其传播途径不明。

(二)慢性丙型病毒性肝炎发病机制

HCV 与 HBV 具有不同的生物学特性,可在复制过程中直接损伤肝细胞。此外 HCV 诱导的免疫病理损伤以及机体针对 HCV 某些病毒成分而发生的自身免疫反应也是慢性丙型肝炎的重要发病机制。其慢性化机制也包括病毒及机体双方面因素。

1.慢性化的病毒因素

HCV 感染后更易慢性化,约占感染者的 80%。HCV 可通过变异逃逸机体的免疫攻击而得以在体内持续复制;HCV 在体内的低水平复制不足以激发机体的免疫清除效应;HCV 的肝外亲嗜性易造成肝细胞的反复感染,并影响受感染免疫细胞的抗 HCV 能力。

2.慢性化的机体因素

宿主自身 HLA 遗传多态性以及免疫功能不足以清除病毒是其主要原因。

3.HBV 或 HCV 感染

＞6 个月,或发病日期不明,但肝组织学符合慢性肝炎;或根据症状体征、实验室及影像学检查结果综合分析符合慢性肝炎。

(三)护理评估

1.健康史

早期患者无明显不适主诉,询问病史部分患者有输血史,洗牙、文眉及唇线史,偶有乏力等肝脏疾病的表现。

2.分类

(1)急性丙型病毒性肝炎:成人急性丙型肝炎病情相对较轻,多数为急性无黄疸型肝炎,ALT 升高为主,少数为急性黄疸型肝炎,黄疸为轻度或中度升高。可出现恶心、食欲下降、全身无力、尿黄和眼黄等表现。单纯丙肝病毒感染极少引起肝衰竭。在自然状态下,其中仅有 15% 的患者能够自发清除 HCV 达到痊愈,在不进行抗病毒治疗干预的情况下,85% 的患者则发展为慢性丙型肝炎。儿童急性感染丙型肝炎病毒后,50% 可自发性清除 HCV。

(2)慢性丙型病毒性肝炎:症状较轻,表现为肝炎常见症状,如容易疲劳、食欲欠佳、腹胀等。也可以无任何自觉症状。化验 ALT 反复波动,HCV-RNA 持续阳性。有 1/3 的慢性 HCV 感染者肝功能一直正常,抗 HCV 和 HCV-RNA 持续阳性,肝活检可见慢性肝炎表现,甚至可发现肝硬化。

(3)肝硬化:感染 HCV20～30 年有 10%～20% 患者可发展为肝硬化,1%～5% 患者会发生肝细胞癌(HCC)导致死亡。肝硬化一旦出现失代偿情况,如出现黄疸、腹腔积液、静脉曲张破裂出血、肝性脑病等,其生存率则急剧下降。

3.辅助检查

(1)肝功能:包括血清 ALT、AST、总胆红素、直接胆红素、间接胆红素、清蛋白、球蛋白、胆碱酯酶、碱性磷酸酶、转肽酶等。

(2)丙肝病毒抗体:抗 HCV 阳性。

(3)丙肝病毒定量:血清 HCV-RNA,了解丙肝病毒复制的活跃程度。

(4)影像学:腹部肝、胆、脾超声检查了解肝脏有无慢性损伤。必要时行腹部增强 CT 或 MRI 检查,以了解病情损伤程度。

(5)肝脏瞬时弹性波扫描:是一种无创检查,可用于慢性丙型肝炎患者肝脏纤维化程度评估。丙型肝炎患者评估肝脏纤维化程度对于确定治疗方案非常重要。

(6)肝组织活检:是评估患者肝脏炎症分级与纤维化分期的金标准。

(四)护理诊断与合作性问题

1.营养缺乏——低于机体需要量

与肝功能指标异常导致食欲下降,进食少有关。

2.有皮肤完整性受损的危险

与患者胆红素高引起皮肤瘙痒有关。

3.活动受限

与乏力,自理能力下降有关。

4.焦虑

与发病突然,担心预后有关。

(五)治疗原则

1.抗病毒治疗方案

在治疗前,应明确患者的肝脏疾病是否由 HCV 感染引起,只有确诊为血清 HCV-RNA 阳性的丙型病毒性肝炎患者才需要抗病毒治疗。抗病毒治疗目前得到公认的最有效的方案是:长效干扰素 PEC-IFNα 联合应用利巴韦林,也是现在 EASL 已批准的慢性丙型病毒性肝炎治疗的标准方案(SOC),其次是普通 IFNα 或复合 IFN 与利巴韦林联合疗法,均优于单用 IFNα。聚乙二醇(PEG)干扰素 α(PEC-IFNα)是在 IFNα 分子上交联无活性、无毒性的 PEC 分子,延缓 IFNα 注射后的吸收和体内清除过程,其半衰期较长,每周 1 次给药即可维持有效血药浓度。

直接作用抗病毒药物(DAA)蛋白酶抑制剂博赛匹韦(BOC)或特拉匹韦(TVR),与干扰素联合利巴韦林的三联治疗,2011 年 5 月在美国开始批准用于临床,推荐用于基因型为 1 型的 HCV 感染者,可提高治愈率。期间应密切监测 HCV-RNA,若发生病毒学突破(血清HCV-RNA 在最低值后上升>1log),应停用蛋白酶抑制剂。

2.一般丙型病毒性肝炎患者的治疗

(1)急性丙型病毒性肝炎:有确切证据提示干扰素治疗能够降低急性丙型病毒性肝炎的慢性化比率,可在 HCV 感染急性肝炎发作后 8~12 周进行,疗程为 12~24 周。最佳治疗方案尚未最终确定,但早期治疗对于基因 1 型高病毒载量(>800000logIU/mL)的患者更为有效。

(2)慢性丙型病毒性肝炎:应在治疗前评估患者肝脏疾病的严重程度,肝功能反复异常者或肝穿组织学有明显炎症坏死(G≥2)或中度以上纤维化(S≥2)者,易进展为肝硬化,应给予抗病毒治疗。

(3)丙型病毒性肝炎、肝硬化

1)代偿期肝硬化(Child-PughA级)患者,尽管对治疗的耐受性和效果有所降低,但为使病情稳定、延缓或阻止肝衰竭和 HCC 等并发症的发生,建议在严密观察下给予抗病毒治疗。

2)失代偿期肝硬化患者:多难以耐受 IFNα 治疗的不良反应,有条件者应行肝脏移植术。

3.特殊丙型病毒性肝炎患者的治疗

(1)儿童和老年人:有关儿童慢性丙型病毒性肝炎的治疗经验尚不充分。初步临床研究结果显示,IFNα 单一治疗的 SVR 率似乎高于成人,对药物的耐受性也较好。65 岁或 70 岁以上的老年患者原则上也应进行抗病毒治疗,但一般对治疗的耐受性较差。因此,应根据患者的年龄、对药物的耐受性、并发症(如高血压、冠心病等)及患者的意愿等因素全面衡量,以决定是否给予抗病毒治疗。

(2)酗酒及吸毒者:慢性酒精中毒及吸毒可能促进 HCV 复制,加剧肝损害,从而加速发展为肝硬化甚至 HCC 的进程。由于酗酒及吸毒患者对于抗病毒治疗的依从性、耐受性和 SVR 率均较低,因此,治疗丙型肝炎必须同时戒酒及戒毒。

(3)合并 HBV 或 HIV 感染者:合并 HBV 感染会加速慢性丙型病毒性肝炎向肝硬化或 HCC 的进展。对于 HCV-RNA 阳性/HBV-DNA 阴性者,先给予抗 HCV 治疗;对于两种病毒均呈活动性复制者,建议首先以 IFNα 加利巴韦林清除 HCV,对于治疗后 HBV-DNA 仍持续阳性者可再给予抗 HBV 治疗。对此类患者的治疗尚需进行深入研究,以确定最佳治疗方案。

合并 HIV 感染也可加速慢性丙型病毒性肝炎的进展,抗 HCV 治疗主要取决于患者的 CD_4^+ 细胞计数和肝组织的纤维化分期。免疫功能正常、尚无即刻进行高活性抗反转录病毒治疗(HAART)指征者,应首先治疗 HCV 感染。正在接受 HAART 治疗,肝纤维化呈 S2 或 S3 的患者,须同时给予抗 HCV 治疗,但要特别注意观察利巴韦林与抗 HIV 核苷类似物相互作用的可能性,包括乳酸酸中毒等。对于严重免疫抑制者(CD_4^+ 阳性淋巴细胞$<2\times10^8$/L),应首先给抗 HIV 治疗,待免疫功能重建后,再考虑抗 HCV 治疗。

(4)慢性肾衰竭:对于慢性丙型病毒性肝炎伴有肾衰竭且未接受透析者,不应进行抗病毒治疗。已接受透析且组织病理学上尚无肝硬化的患者(特别是准备行肾移植的患者),可单用 IFNα 治疗(应注意在透析后给药)。由于肾功能不全的患者可发生严重溶血,因此,一般不应用利巴韦林联合治疗。

(5)肝移植后丙型病毒性肝炎:复发 HCV 相关的肝硬化或 HCC 患者经肝移植后,HCV 感染复发率很高。IFNα 治疗对此类患者有效果,但有促进对移植肝排斥反应的可能,可在有经验的专科医生指导和严密观察下进行抗病毒治疗。

丙型病毒性肝炎抗病毒治疗疗程长,不良反应较大,需要在有经验的专家评估指导下安全用药;在治疗期间需及时评估疗效,根据应答指导治疗,并同时密切监控药物的不良反应,尽量避免严重不良反应的发生。

4.抗病毒治疗的禁忌证

(1)干扰素绝对禁忌证:①妊娠;②精神病史(如严重抑郁症);③未能控制的癫痫;④未戒断的酗酒或吸毒者;⑤未经控制的自身免疫性疾病;⑥失代偿期肝硬化;⑦有症状的心脏病;⑧治疗前粒细胞$<1.0\times10^9$/L;⑨治疗前血小板$<50\times10^9$/L;⑩器官移植者急性期(肝移植除外)。

（2）干扰素相对禁忌证：甲状腺疾病，视网膜病，银屑病，既往抑郁病史，未控制的糖尿病，未控制的高血压。

（3）利巴韦林的绝对禁忌证：妊娠、严重心脏病、肾功能不全、血红蛋白病及 HB<80g/L 者。

（4）利巴韦林的相对禁忌证：未控制的高血压、未控制的冠心病及 HB<100g/L 者。

（六）护理目标

1.患者进食量增多，营养状况得到改善。

2.皮肤完整性良好。

3.患者生活能够自理，可以自由活动。

4.情绪平稳，积极配合治疗。

（七）护理措施

1.饮食护理

对于丙型肝炎患者来说，除了正确用药以外，合理饮食，科学营养也是非常重要的，总的原则是：多吃含蛋白质、维生素、热量较高又比较易消化的食品，少量多餐为好，既要重视蛋白质和热量的摄取，又要考虑维生素和无机盐的补充。

（1）保证充足的热量供给：一般每日以 8400～10500kJ（2000～2500kCal）比较适宜。过去提倡肝炎的高热量疗法是不可取的，因为高热量虽能改善临床症状，但最终可致脂肪肝，反而会使病情恶化，故弊大于利。

（2）糖类：一般可占总热能的 60%～70%。过去采用的高糖饮食也要纠正，因为高糖饮食，尤其是过多的葡萄糖、果糖、蔗糖会影响患者食欲，加重胃肠胀气，使体内脂肪贮存增加，易致肥胖和脂肪肝。糖类供给应主要通过主食。

（3）蛋白质供给：为促进肝细胞的修复与再生，应增加蛋白质供给，一般应占总热能的 15%，一般每日每公斤体重给予蛋白质 1～1.5g，特别应保证一定数量的优质蛋白，如动物性蛋白质、豆制品等的供给。慢性丙型肝炎患者可进食较多蛋白质，但病情反复或加重、有肝昏迷表现者，应限制蛋白质的摄入量，如限制肉汤、鸡汤等含氮浸出物高的食品，以减轻肝脏负担。

（4）脂肪摄入：一般可不加限制，因肝炎患者多有厌油及食欲缺乏等症状，通常情况下，不会出现脂肪摄入过多的问题。

（5）保证维生素供给：维生素 B_1、维生素 B_2、烟酸等 B 族维生素以及维生素 C，对于改善症状有重要作用。除了选择富含这些维生素的食物外，也可口服多种维生素制剂。

（6）供给充足的液体：适当多饮果汁、米汤、蜂蜜水、西瓜汁等，可加速毒物排泄及保证肝脏正常代谢功能。

（7）注意烹调方法：增进食物色、香、味、形、以促进食欲。忌油煎、炸等及强烈刺激性食品。

（8）忌烟、酒：酒精会加重肝细胞的损伤，应尽量杜绝喝酒。香烟中的多种有毒物质对肝脏有害，也应该禁止。还应避免使用损害肝脏的药物，以免加重病情。

患者日常生活中除了要注意合理的饮食，适当休息，还应保持良好的心理状态，不要有过分的心理负担，要及时与医护人员沟通，配合治疗，定期复查。

2.休息与活动

肝炎活动期强调休息,在疾病恢复期可适当进行体育活动,但应注意不在饭后或空腹时运动,一天运动的总时间不超过半小时,不做强烈的肌肉锻炼,如仰卧起坐等。此外,必须注意各型肝炎临床治愈三年内均避免剧烈的体育活动及重体力劳动。

3.心理护理

保持良好的精神状态和乐观的情绪。肝病患者易产生焦虑、悲观、易怒等心理。中医认为怒伤肝,不良情绪易致肝气郁结,不利于病情恢复。护理人员应该经常巡视病房,与患者交谈沟通,在生活上多给予关心照顾,使患者对医护人员产生信赖感,消除顾虑,树立战胜疾病的信心,积极配合治疗与护理。

4.用药指导

肝炎患者用药宜少而精,不滥用护肝药物,进入恢复期一般选用1~2种保肝药即可。避免服用对肝有损害的药物。

(八)健康教育

1.注意学会根据食欲、体力、小便、皮肤等自我观察病情,如有不适及时就诊。

2.定期进行肝功能及其他相关检查,一般肝功能正常后三个月内应每半个月复查1次肝功能,三个月后每一个月复查1次,半年后每年2次。

3.慢性肝炎患者应注意以下几个方面:

(1)在静止期可从事力所能及的轻工作,避免重体力劳作,肝功能正常3个月以上者,可恢复原来的工作,但仍需随诊1~2年。

(2)在医生指导下慎重用药,注意药物的不良反应及剂量的增减。禁用对肝脏损害的药物,如四环素、氯霉素、磺胺药、抗结核药物等。

(3)戒烟、酒,忌食用含防腐剂的饮料和食物,如橘子汁、可口可乐、方便面等,以防加重肝功能的损害。

(4)若出现胃部不适、呕血、黑便或皮肤出现血点,瘀斑等出血症状,或者表现为异常兴奋、烦躁不安、定向力减退或表情淡漠沉默寡言、行为异常等肝性脑病的先兆,应及时就诊。

第十二节　药物性肝炎

药物性肝炎也称药物性肝损害,是指在使用某一种或者几种药物后,由于药物本身或其代谢产物而引起的不同程度的肝损害。可表现为急性肝损害,也可表现为慢性肝损害,甚至肝硬化和肝衰竭。近年来,由于药物种类的不断增加,新药的不断涌现及各类保健药物的应用,药物性肝炎的发病率明显增高,占所有药物不良反应的9.5%。在我国肝病中,药物性肝炎的发生率仅次于病毒性肝炎及脂肪性肝病(包括酒精性及非酒精性肝病),发生率较高,但由于临床表现无特异性或较隐匿,常常不能被发现或不能被确诊。所以,简便、客观、特异的诊断指标和特效治疗手段备受重视。

一、病因和发病机制

导致肝损伤的药物可被分为可预测性和不可预测性两类,其中大多是不可预测性。可预测性药物性肝病呈剂量依赖性,且与用药时间相关。不可预测性药物性肝病发生的本质原因在于患者自身而不在于药物,只有在特殊体质的条件下药物才能诱发特异性反应,从而诱发肝的病理损伤。药物诱导肝损伤的机制尚不十分清楚,主要与药物代谢异常、药物介导免疫损伤、机械动力系统异常、遗传因素等有关。

(一)直接性肝损伤

1.药物代谢异常

生物转化是指外源化学物在机体内经多种酶催化的代谢转化,肝是生物转化作用的主要器官。药物在肝经过Ⅰ相和Ⅱ相反应并在肝药酶的作用下降低脂溶性,增强极性,促进其经肾排泄。Ⅰ相反应中最重要的肝药酶为细胞色素 P_{450} 酶系,该酶系对药物的代谢具有双重性,既可解毒也可增加药物毒性。Ⅱ相反应中的底物或者酶出现异常,可影响药物毒性代谢产物的生物转化而产生肝毒性。

2.机械动力系统异常

某些药物可影响肝细胞膜上的转运蛋白以及与之相协调的机械动力系统结构和功能,进而影响胆汁的转运和分泌,造成肝内胆汁淤积。

(二)间接性肝损伤

1.药物介导免疫损伤

在少数特异性个体,药物正可与肝内的某些特异性蛋白结合形成抗原,或在 $P_{450}AL$ 的作用下生成某些代谢产物后,再与 P_{450} 共价结合形成 P_{450} 药物结合物,继而引起机体的细胞免疫或体液免疫。

2.遗传因素

遗传基因上的差异可使个体间肝药酶的活性表现出明显的差异,最终反映在药物代谢上的多态性。药物介导的免疫反应与机体 HLA 遗传多态性密切相关。编码细胞因子 IL−10 的启动子和 TNF−α 的遗传多态性也与能否发生药物性肝病有一定的关联。

3.其他因素

除上述因素外,年龄、性别以及机体的营养状况也都影响药物的代谢。

二、护理评估

(一)健康史

询问病史,患者近期有否用药史。

(二)临床分型

1.肝细胞损伤型

多种药物都可以诱导急性肝炎样表现,其中对乙酰氨基酚、异烟肼是最常见且最具代表性的药物。临床表现类似于急性病毒性肝炎,占药物性肝病的 90%。血清生化特征是 ALT 显著升高至正常上限 2 倍以上。组织学特征为肝细胞坏死以及门管区淋巴细胞和嗜酸性粒细胞浸润。坏死既可为局灶性也可为弥散性,出现大面积坏死时,可引起急性肝衰竭甚至死亡,病死率高达 90%。

2.胆汁淤积型

本型可分为单纯性胆汁淤积和胆汁淤积性肝炎。单纯性胆汁淤积的组织学表现为毛细胆管胆汁淤积,不伴或仅伴轻度肝细胞炎症,门管区也可见炎症反应。患者的主要临床表现为黄疸和瘙痒,结合胆红素、GGT、ALP 升高＞正常上限 2 倍,而 ALT 正常或轻度升高,R(ALT/ALP)＜2。胆汁淤积性肝炎患者不仅有毛细胆管胆汁淤积的组织学特征,且伴有不同程度的肝细胞坏死和门管区单核细胞、嗜酸性粒细胞及中性粒细胞等炎性细胞浸润。临床表现为黄疸及上腹部不适,ALT 及 ALP 均升高为正常上限 2 倍以上,R(ALT/ALP)介于 2～5。

3.变态反应型

本型既可表现为急性肝炎也可表现为急性胆汁淤积,或两者兼有。典型表现为发热、关节痛、皮疹、外周血嗜酸性粒细胞计数增加。血清中可检测到 ANA/AMA 和 SMA 等自身抗体,但并不具有特异性诊断价值。当再次接触同药物时,病情可迅速复发,此点为本型肝损伤的重要特征。

4.脂肪型肝炎型

本型组织学主要表现为巨泡性脂肪肝,病理改变与酒精、糖尿病、肥胖等因素所致脂肪肝相似。临床表现类似慢性肝炎,病情演变过程缓慢。

(三)辅助检查

1.实验室检查

(1)ALT 和 AST:血清 ALT 水平是评价肝细胞损伤的敏感指标;80% 的 AST 存在于线粒体,其升高反映肝细胞受损更为严重。

(2)胆红素:药物致肝细胞或者胆管受损可引起胆红素升高。

(3)ALP:对于肝细胞损伤并不敏感,但对干扰胆汁流动的肝内、外因素十分敏感。

(4)GGT:当肝内合成亢进或胆汁排出受阻时,血清 CGT 升高。

2.影像学检查

超声检查对肝硬化,肝占位性病变,脂肪肝和肝血管病变有一定的诊断价值。CT 对于肝硬化、肝占位性病变的诊断价值优于超声检查。

3.肝组织活检

在药物性肝病的诊断中,肝组织活检主要用于排除其他肝疾病所造成的肝损伤。

三、护理诊断与合作性问题

1.有皮肤完整性受损的危险

与患者胆红素高引起皮肤瘙痒有关。

2.自我形象紊乱

与胆红素高皮肤重度黄染有关。

3.焦虑

与突发疾病不了解预后有关。

四、治疗原则

本病治疗原则首先是停止和防止再使用导致肝损伤的相关药物,早期清除和排泄体内药物,并尽可能避免使用药理作用或化学结构相同或相似的药物,谨慎同时使用对药物代谢酶有诱导或抑制作用的药物;其次是对已存在的肝损伤或肝衰竭患者进行对症支持治疗。

1.还原型谷胱甘肽

为人体内主要的抗氧化剂,可促进药物在肝中的生物转化,加速药物排出,减轻肝损伤。

2.乙酰半胱氨酸

为细胞内还原型谷胱甘肽的前体,可促进谷胱甘肽在细胞内的生物合成,是脂溶性药物,相对分子质量小于谷胱甘肽,比外源性谷胱甘肽更易进入肝细胞发挥作用。

3.腺苷甲硫氨酸

转甲基作用可加快胆酸转运,对肝内胆汁淤积有一定的防治作用;转硫基作用通过促进谷胱甘肽的合成而促进药物的生物转化。

4.甘草酸和糖皮质激素

甘草酸在体内的代谢产物既可促进药物在Ⅱ相反应中的生物转化,又可促进类固醇激素样作用,从而抑制药物介导的免疫病理损伤对有明显肝细胞损伤及胆汁淤积患者可短期应用糖皮质激素,尤其是对伴有发热、皮疹、关节疼痛的变态反应型药物性肝病患者。

5.熊去氧胆酸

为内源性亲水性胆汁酸,可改善肝细胞和胆管细胞的分泌,并有免疫调节作用。

6.多烯磷脂酰胆碱

可与膜结合,起到修复、稳定、保护生物膜的作用。

7.其他

治疗重症患者出现肝衰竭或重度胆汁淤积时,除积极纠正肝衰竭外,还可采用血液透析、血液滤过、血液/血浆灌流以及血浆置换等人工肝支持疗法。此外,还可采用分子吸附再循环系统、生物型及混合型人工肝进行治疗,必要时也可考虑肝移植。

五、护理目标

1.皮肤完整性良好。

2.患者能够接受现实,采取措施维护个人良好形象。

3.焦虑减轻,面对病情积极治疗。

六、护理措施

1.停止使用具有潜在肝损伤作用的药物

必须应用时在权衡利弊后,再决定是否使用。绝大多数患者停药后病情可恢复,根据肝损伤程度,病情恢复快慢不一,短则几周,长则数年。少数肝损伤严重者预后不佳。

2.饮食指导

以适当热量,清淡饮食为宜,多饮水以促进代谢产物和毒素排泄,蛋白质摄入每日 $1.5\sim 2g/kg$。对于病情反复或加重,尤其疑有肝病、脑病者,应限制蛋白质摄入,每日 $0.5g/kg$ 以内。

3.活动、休息指导

急性期应卧床休息至黄疸消退或自觉症状改善后,恢复期可逐渐增加活动,以不感到疲劳为度,应根据病情活动情况调整运动量。

4.心理指导

安慰、体贴患者,消除患者思想负担,使其积极配合治疗与护理。

第十三节　非酒精性脂肪性肝病

非酒精性脂肪性肝病是指除酒精外和其他明确的肝损害因素所致的，以弥散性肝细胞大泡性脂肪变为主要特征的临床病理综合征。非酒精性脂肪性肝病包含一系列肝损伤，从单纯脂肪变性到脂肪性肝炎，进展到肝纤维化，甚至肝硬化。本病有遗传易感性，发生于不酗酒的人群，胰岛素抵抗和氧化应激在非酒精性脂肪性肝病的发病中起主要作用。在过去的 10～15 年中，美国和其他发达国家，各年龄组中脂肪性肝炎的发病与肥胖和糖尿病的增多是平行的，随着肥胖和糖尿病的发病率增加，非酒精性脂肪性肝病现已成为我国常见的慢性肝病之一。

一、病因和发病机制

1.病因

肥胖、2 型糖尿病(非胰岛素依赖型)高脂血症、药物中毒、营养不良、某些原因过度消耗等全身性疾病在肝脏产生相应的病理改变，尤其是肥胖、2 型糖尿病、高脂血症单独或共同存在，成为非酒精性脂肪性肝病的易感因素。

2.发病机制

肝脏是机体脂质代谢的中心器官，肝内脂肪主要来源于食物和外周脂肪组织。大部分脂质以三酰甘油(TG)形式潴留于肝细胞内，是发展为脂肪性肝炎的必要条件，肝内脂质蓄积源于下列因素：①游离脂肪酸(FFA)经血循环入肝增多；②肝细胞合成 FFA 增加或从糖类转化为 TG 增多；③脂肪酸在肝内线粒体内氧化利用油二酯增多；④极低密度脂蛋白(VLDL)合成、分泌障碍、三酰甘油运出肝细胞少，最终 TG 在肝细胞内蓄积，出现大泡性或以大泡性为主的肝细胞脂肪变性，为非酒精性脂肪性肝病的特征性病理改变。

3.分型

根据肝内脂肪变、炎症和纤维化的程度，将非酒精性脂肪性肝病分为三型：单纯性脂肪性肝病、脂肪性肝炎脂肪性肝硬化。

(1)单纯性脂肪性肝病：肝小叶内＞30％的肝细胞发生以大泡性为主的脂肪变性、肝细胞无炎症、坏死。据肝内脂肪沉积程度，脂肪肝分为轻、中、重三度，即分别占肝湿重的 5％～10％、10％～25％、25％以上。

(2)脂肪性肝炎：大部分肝小叶内存在脂肪变性、炎症性坏死。肝腺泡Ⅲ区出现肝细胞气球样变，腺泡点灶状坏死，门管区炎症伴(或)门管区周围炎症，进而窦周/细胞周纤维化扩展到门管区及周围，出现局灶性或广泛桥接纤维化。

(3)脂肪性肝硬化：大体形态上为小结节性肝硬化。肝小叶结构破坏，形成假小叶和广泛纤维化，可分为活动性和静止性。肝硬化发生后，肝细胞内脂肪变性减轻甚至完全消退。

二、护理评估

1.健康史

非酒精性脂肪性肝病起病隐匿，慢性病程，常无症状。

2.症状

少数患者有乏力、右上腹轻度不适、肝区隐痛或上腹胀痛等非特异症状。严重脂肪性肝炎时可出现黄疸、食欲缺乏、恶心、呕吐等症状。

3.体征

部分患者肝大。发展至肝硬化失代偿期时其临床表现与其他原因所致肝硬化相似。

4.辅助检查

(1)血液检查:常有血清 ALT、AST、γ－CT 水平正常或轻、中度升高(<5 倍正常值上限)常以 ALT 升高为主。

(2)影像学检查:B超检查是诊断脂肪性肝病重要而实用的手段,脂肪性肝病的准确率达70%～80%。CT 特别是 MRI 对区分局灶脂肪浸润和局灶肝转移有意义。

(3)肝穿刺活组织检查:肝活检不仅是确诊 NAFLD 的最好方法,对鉴别诊断有重要意义,而且是提供重要预后信息的最敏感和特异的方法。

三、护理诊断与合作性问题

1.营养失调——高于机体需要量

与高热量及高脂肪食物摄入过多致营养过剩有关。低于机体需要量与酒精摄入影响蛋白质和维生素摄入致营养不良有关。

2.知识缺乏

缺乏有关脂肪肝致病因素的防治知识。

3.焦虑

与担心疾病预后有关。

4.潜在并发症

戒断综合征。

四、治疗原则

非酒精性脂肪性肝病的治疗强调控制病因,改善不良生活行为,如调节饮食、适度锻炼,以维持理想体重、正常血脂和血糖水平,辅以适当的保肝、去脂、抗纤维化的药物治疗。肝移植可治愈早期非酒精性脂肪性肝病患者,并能延长晚期患者生存期。

1.病因治疗

控制患者的危险因素是最重要的治疗措施。减肥和运动可改善胰岛素抵抗,是治疗肥胖相关、非酒精性脂肪性肝病的最佳措施。单纯性脂肪性肝病和脂肪性肝炎可借此措施逆转乃至完全恢复。限制热卡及脂肪(特别是饱和脂肪酸)摄入,使体重逐步下降(每周减轻 1kg 左右),体重下降过快则加重肝损害,应在减肥过程中监测体重及肝功能。坚持足量的运动锻炼以维持理想体重。对糖尿病或高脂血症患者,应适当控制代谢,如限制及调整高脂血症者饮食结构、积极控制糖尿病患者血糖。停止使用可致非酒精性脂肪性肝病 NAFLD 的药物,也能避免损伤肝脏。

2.药物治疗

目前尚无有效的药物治疗,临床用药疗效多不肯定。多烯磷脂酰胆碱(易善复),S－腺苷甲硫氨酸等不良反应少,可试用。维生素 E 具抗氧化作用,常规用于脂肪性肝炎治疗。胰岛素增敏剂（如二甲双胍、曲格列酮、罗格列酮、匹格列酮等）有一定临床效果；绿茶可减少肝细胞内脂肪堆积，预防脂肪变性和脂肪动员，可预防肝损伤，但不能阻止酒精对肝脏的损伤，二氯醋酸、二异丙胺（甘乐）可抑制血中 TC 和胆固醇的合成，抑制脂肪动员，改善糖脂代谢及肝功能，从而安全有效地治疗非酒精性脂肪性肝病。一般认为降脂药只用于血脂升高明显者，因其使血脂集中在肝脏代谢，进一步损害肝细胞，故应慎重使用，并在用药期间密切监测肝功能情况。

五、护理目标

1.通过饮食控制，患者体重明显减轻。

2.成功戒除烟、酒、改变饮食习惯。

3.掌握非酒精性脂肪性肝病常见病因并自觉规避。

4.情绪平稳，积极治疗。

5.平稳度过戒断期。

六、护理措施

1.起居护理

减肥和运动是对非酒精性脂肪性肝病的最佳措施。以各种运动代替传统的久坐不动的生活方式是增加能量消耗的常用方法。在日常轻体力活动的基础上，每天从事 30min 中等强度的体力活动，每周 5d；或每天从事 20min 强体力活动，每周 3d；或中等强度和强体力活动相结合，达到每周运动量 450～750MET（代谢当量），是目前推荐的获得显著健康的最低运动量。每天至少 30min 的运动量也可以由每次 10min 的间断性运动累积达到。经常性的体力活动对个体和公众健康都很重要，坚持足量的运动锻炼对脂肪肝患者尤为重要。

2.饮食护理

对非酒精性脂肪性肝病（NAFLD）患者，限制及调整高脂血症者饮食结构，尤其是饱和脂肪酸及糖类物质的摄入，是最佳护理措施。水果、蔬菜、奶制品和很多谷物中所固有的糖称为自然存在的糖，在食品制作过程中或餐桌上额外加入的糖称为添加糖。因软饮料，水果饮料、甜点和方便食品中应用大量添加糖，摄入过多则能量过多，进而出现脂质代谢异常、空腹血糖升高、胰岛素敏感性降低及腹部脂肪沉积，故应限制摄入，其中添加糖总量不应超过总热量的25％，即女性每日在饮食中应摄入不超过 100kcal 的添加糖，而男性每日在饮食中应摄入不超过 150Kcal 的添加糖。

对酒精性肝病患者，因酒精摄入致吸收不良，一方面应限制添加糖的摄入；另一方面，还应强调在戒酒的基础上给予高热量，高蛋白，低脂饮食，并补充多种维生素（如维生素 B、维生素C、维生素 K 及叶酸）以避免营养不良。

3.用药护理

（1）多烯磷脂酰胆碱（易善复）：为必需磷脂，内含天然胆碱磷酸二甘油酯、不饱和脂肪酸等，有助于肝细胞修复。注意胶囊不应咀嚼，用足够液体整体吞服，餐后或餐中服，视病情轻重疗程可达一年。因本药注射液的性质极稳定，胶囊或注射液保存温度不宜大于 25℃；静脉注射时不可与其他任何注射液混合；静脉滴注时只能用 5％（或 10％）葡萄糖注射液或 5％木糖醇注射液稀释，若用其他溶液配制，配制后溶液应 pH＜75，严禁用生理盐水或林格液稀释，只能使用澄清液体。口服本药时注意胃肠不适、腹泻等不良反应，以及是否有过敏反应。

(2)S—腺苷甲硫氨酸(思美泰):为利胆药,可减轻肝内胆汁淤积,延缓肝硬化发生。本药肠溶片须整片吞服,不得嚼碎,两餐间服用,静脉注射时应缓慢,不与碱性液体、含钙离子溶液及高渗溶液(如10％葡萄糖)配伍,粉针剂须在使用前用所附溶剂溶解,溶解后的注射液保存时间不超过6h。长期应用本药未见严重不良反应,以下不良反应轻微且短暂,无须停药,如浅表性静脉炎、头痛、出汗、胃灼热、上腹痛、恶心、腹泻,特别敏感者可有昼夜节律紊乱。睡前服用催眠药可减轻症状。有血氨增高的肝硬化前或肝硬化者,用药期间应监测血氨水平。

(3)维生素 E:具有抗氧化作用,可减轻氧化应激反应,从而防止肝细胞损伤。维生素 E 生理需要量成年男性 10mg/d,女性 8mg/d,如需长期服用,一日剂量不宜超过 200mg。若长期过量用药可减少维生素 A 的体内贮存,出现恶心、呕吐、眩晕、头痛、视力模糊、皮肤皲裂、唇炎、口角炎、腹泻、乳腺肿大、乏力等不良反应。

(4)戒酒药物:酒精过量中毒者可用纳曲酮 0.4mg,缓慢静推,以缓解中毒症状;酒精成瘾者常规用苯二氮䓬类药物进行脱瘾治疗,与酒精有交叉耐受性,可明显缓解戒断症状,遵医嘱用量,注意观察疗效及有无嗜睡和共济失调等不良反应,酒精戒断症状出现时需很谨慎使用镇静剂。

1)在戒酒过程中,应向患者说明戒酒后肝功的异常不会立即恢复,须告知脂肪型肝炎患者在其完全戒酒 2～4 周后,肝功才明显改善甚至恢复,若戒酒 3～6 个月后血清转氨酶仍未能恢复,则考虑其存在酒精性肝炎(AH),让患者心中有数,做好充分的思想准备,制订现实的目标,使之增强信心,不要急于求成,以免因失望而出现沮丧心理。

2)对于严重酒依赖者,戒酒过程中要注意以下几点:a.戒酒时最好住院,一方面可以断绝酒源,另一方面有医生和护士的照顾,也比较安全;b.注意发生戒断综合征,可采用递减法逐渐戒酒,无论一次或分次戒酒,临床上均要密切观察和监护,尤其在戒酒后第一周注意评估患者体温、脉搏、血压、意识状态和定向力,及时处理可能发生的戒断症状,以免危及生命;c.在戒酒过程中可能出现癫痫发作;d.应注意补充维生素 B 族,改善营养状态;e.遵医嘱给予戒酒药物纳洛酮等辅助治疗,观察该药疗效及是否有恶心、呕吐、烦躁不安、心动过速、原有低血压应用异丙基肾上腺素者,可出现室速甚至室颤等不良反应,应及时备好抢救药品和器械。

4.心理护理

(1)向患者讲解单纯性脂肪性肝病经减肥和运动等积极治疗可完全恢复,酒精性脂肪肝戒酒后亦可完全恢复,以免其担心预后,减轻焦虑。

(2)根据患者的年龄、文化、社会背景、性格特点制订心理护理策略,并自始至终贯穿于治疗与护理的全过程中。不论是减肥、运动锻炼,还是戒酒,均应强调持之以恒的重要性。

(3)酒精性肝病患者在疾病严重发作、社会生活打击(如失业、家庭破裂)以及医生劝告之后而自愿戒酒,但戒除却很困难,指导患者进行有效的情绪控制,提供其情感支持,患者每前进一步都要予以表扬,鼓励其坚持治疗。

(4)对酒精依赖者应针对性开展认知领悟疗法,帮助其认识成瘾物质的特点、危害性、治疗的艰巨性和重要性;通过心理支持疗法给予患者充分地理解、支持,必要的同情、鼓励和包容;通过摆脱不良环境刺激,法制教育和管理,帮助其建立起新的支持系统;通过工娱治疗,增强个体的社会适应能力、意志力;必要时给予厌恶疗法,抑制并矫正其不良行为等。

(5)定期组织患者与病情类似且控制较好的患者建立联系,交流有效的控制方法。

七、健康教育

1.知识宣教

向患者及家属讲解非酒精性脂肪性肝病和酒精性肝病的发病原因、机制、临床表现和转归。告知患者如能对病因加以控制,单纯性脂肪性肝病和脂肪性肝炎、单纯酒精性肝病均可逆转至恢复正常。

2.休息与活动

减肥和运动可改善胰岛素抵抗,是治疗肥胖相关 NAFLD 的最佳措施,鼓励患者建立健康的生活方式,鼓励运动,强身健体。

3.饮食指导

戒酒可使单纯性酒精性肝病患者恢复正常,但在其基础上应给予高热量、高蛋白、低脂、高维生素饮食,以保证营养摄入的均衡。

第十四节　酒精性肝炎

酒精性肝病是由于长期大量饮酒(嗜酒)所致的肝脏损伤性疾病。早期酒精性脂肪肝时,戒酒后可完全恢复。持续或短期内的大量饮酒可发展成酒精性肝炎、酒精性肝纤维化和酒精性肝硬化,甚至发生酒精相关性肝癌。流行病学研究表明,全世界患脂肪肝约 20 亿,每年死亡人数约 8000 万,其中近 50% 为饮酒所致。本病在欧美等国多见,我国 1982—2000 年饮酒者增加 20 倍,酒精相关疾病增加 10 倍,肝硬化增加 3 倍,调查发现我国成人的酒精性肝病患者患病率为 4% 左右。

一、病因和发病机制

1.病因

增加酒精性肝病发生的危险因素有多种,主要与饮酒的量,患者的营养状态遗传和代谢特征有关。具体如下:

(1)酗酒剂量及时间:女性饮酒 20g/d 或男性饮酒 60g/d,数年后可使肝脏受损,如饮酒 150～200g/d,持续 10～12d,健康人亦发生脂肪肝;平均摄入酒精 80g/d 达十年以上会发展为酒精性肝硬化。单纯饮酒不进食或同时饮用多种不同的酒也易发生酒精性肝病。

(2)患者营养状态:酒精使食欲下降且对肠道和胰腺有毒性作用而引起吸收不良,若患者缺乏一种或数种营养素又可加重酒精的毒性作用,致患者营养不良加重。

(3)遗传代谢特征:酒精性肝病的发生常有家族倾向并存在明显的个体差异,但具体的遗传标记尚未确定。日本人和中国人酒精脱氢酶(ADH)的同工酶有异于白种人,其活性较低,饮酒后血中乙醛浓度很快升高而产生各种酒后反应,对继续饮酒起到自限作用。同样酒精摄入量女性比男性易患酒精性肝病,与女性体内 ADH 含量低,酒精代谢减少有关。

(4)其他肝病:如乙型或丙型肝炎病毒感染可增加酒精性肝病发生的危险性,并可使酒精性肝损害加重。

2.发病机制

酒精进入人体后主要在小肠吸收,90％以上在肝内代谢。低至中浓度的酒精主要通过 ADH 作用脱氢转化为乙醛;高浓度的酒精在肝微粒体酒精氧化酶系统催化下,辅酶Ⅱ与 O_2 将酒精氧化为乙醛。乙醛进入微粒体内经乙醛脱氢酶作用脱氢转化为乙酸,后者在外周组织中降解为水和 CO_2。在酒精转为乙醛及乙醛进而转化为乙酸过程中,氧化型辅酶Ⅰ转变为还原型辅酶Ⅰ。酒精所致肝损害主要表现为大泡性或大泡性为主伴小泡性的混合性肝细胞脂肪变性,结合是否伴有炎症反应和纤维化,可分为酒精性脂肪肝、酒精性肝炎、酒精性肝纤维化和酒精性肝硬化。

酒精性脂肪肝时,小叶中央区散在单个或小片状肝细胞脂肪变性,进一步弥散分布,肝细胞无炎症、坏死,小叶结构完整。酒精性肝炎、肝纤维化时,肝细胞坏死、中性粒细胞浸润、小叶中央区肝细胞内出现酒精性透明小体—Mallory 小体,重者出现融合性坏死和(或)桥接坏死,窦周/细胞周和中央静脉周围纤维化,可扩至门管区,中央静脉周围硬化性玻璃样坏死,门管区局灶性或广泛的星芒状纤维化甚至桥接纤维化。酒精性肝硬化病理改变同脂肪性肝硬化。

本病发病机制尚未完全阐明,可能有以下多种情况:①中间代谢物乙醛能与蛋白质结合形成乙醛－蛋白加合物,后者直接损伤肝细胞,且可作为新抗原诱导细胞及体液免疫反应,致肝细胞出现免疫性损伤;②酒精代谢的耗氧过程导致小叶中央区缺氧;③酒精在 MEOS 途径中产生活性氧,对肝组织有损害;④酒精代谢过程消耗 NAD 而使 NADH 增加,导致依赖 NAD 的生化反应减弱而依赖 NADH 的生化反应增高,这一肝内代谢的紊乱可致高脂血症和脂肪肝;⑤肝脏微循环障碍和低氧血症;长期大量饮酒患者血液中酒精浓度过高,肝内血管收缩、血流减少、血流动力学紊乱,氧供减少以及酒精代谢氧耗增加,进一步加重低氧血症,导致肝功能恶化。

二、护理评估

酒精性肝炎患者临床表现差异较大,一般与饮酒的量和酗酒的时间长短有关,因个体遗传代谢特征,营养状态以及原有肝脏损害程度的不同而有明显差异,肝脏可长时间代偿而无任何症状。

(一)健康史

酒精性脂肪肝患者有长期饮酒史,一般状态良好,常无症状或症状轻微,可有乏力、食欲缺乏、右上腹隐痛或不适等。

(二)症状和体征

常在近期(数周至数月)大量饮酒后,出现全身不适、食欲缺乏、恶心与呕吐、乏力肝区疼痛等症状。查体一般为低热伴黄疸、肝大并有压痛。严重者可并发急性肝衰竭。

酒精性肝硬化发生于长期大量饮酒者,以门脉高压为主要表现,与其他原因所致肝硬化临床表现相似,可伴慢性酒精中毒的精神神经症状慢性胰腺炎等其他表现。

查体见肝脏不同程度肿大。

(三)辅助检查

1.实验室检查

酒精性脂肪肝可有血清天门冬氨酸氨基转移酶(AST),丙氨酸氨基转移酶(ALT)轻度升高。酒精性肝炎具有特征性的酶学改变,即 AST 升高比 ALT 升高明显,AST/ALT 常大于 2,但 AST 和 ALT 值很少大于 500IU/L,γ-谷氨酰转肽酶(CCT),总胆红素(TBi),凝血酶原时间(PT)和平均红细胞容积(MCV)等指标也可有不同程度的改变。

2.影像学检查

B 超检查可见肝细胞脂肪性变,伴有肝脏增大。CT 检查可准确显示肝脏形态及密度变化。发展至酒精性肝硬化时各项检查发现与其他原因引起的肝硬化相似。

3.肝活组织检查

是确定酒精性肝病及分期、分级的可靠方法,是判断其严重程度和预后的重要依据。

三、护理诊断与合作性问题

1.营养失调——低于机体需要量

与患者进食少有关。

2.受伤的危险

与大量饮酒后外伤有关。

3.酒精戒断表现

与长期大量饮酒致酒精依赖有关。

四、治疗原则

酒精性肝炎患者不需要特殊的药物处理,戒酒和营养支持是主要的治疗方法。管理酒精依赖或中毒的脂肪肝患者经常需要识别和处理戒断综合征。应给予适当的维生素,矿物质和微量元素替代治疗。严重酒精性肝硬化患者可考虑肝移植。

1.戒酒

戒酒是治疗酒精性肝病的关键。戒酒不仅使脂肪肝患者整体身体素质(食欲、体能、记忆力、工作效率)明显提高,而且也能使肝脏本身的形态(包括组织学)和生化学指标恢复,如仅为酒精性脂肪肝,戒酒 4~6 周后脂肪肝可停止进展,彻底戒酒可使轻、中度的酒精性肝炎临床症状及血清转氨酶升高乃至病理学改变逐渐减轻,而且酒精性肝炎、纤维化及肝硬化患者的存活率明显提高。但对临床上出现肝功衰竭表现(凝血酶原时间明显延长、腹腔积液、肝性脑病等)或病理学有明显炎症浸润或纤维化者,戒酒未必可阻断病程发展。

2.药物治疗

多烯磷脂酰胆碱可稳定肝窦内皮细胞膜和肝细胞膜,降低脂质过氧化,减轻肝细胞脂肪变性及其伴随的炎症和纤维化。美他多辛有助于改善酒精中毒。糖皮质激素可缓解重症酒精性肝炎症状,改善生化指标。其他药物(如 S-腺苷甲硫氨酸)有一定的疗效。中药通过舒肝,促进血液循环、化痰等也可有效改善酒精导致的肝脏脂肪变性。

3.肝移植

患者在肝移植前一般需戒酒至少 3~6 个月,且无严重的其他脏器的酒精性损害。酒精性肝硬化肝移植后的生存期与其他原因导致的晚期肝病相类似或更好。影响肝移植后患者生存质量的主要问题是移植后再饮酒,往往发生在第一年,这些患者迅速发生组织学上的肝损伤(如肝纤维化)等。

五、护理目标

1.营养状态改善,进食量增加。

2.无外伤发生。

3.成功戒酒。

六、护理措施

1.戒酒

协助患者戒酒,传授患者健康饮酒知识。喝酒时不要喝碳酸饮料,如可乐、汽水等,以免加快身体吸收酒精的速度;喝白酒时,要多喝白开水,以利于酒精尽快随尿排出体外;喝烈酒时最好加冰块。空腹喝酒时酒吸收快且易刺激胃黏膜,应在饮酒前口服牛奶,也可吃几片面包,利用食物中脂肪不易消化的特性来保护胃部。指导患者如何戒酒。

2.心理护理

良好的心态对于疾病的治疗很有效,要有战胜疾病的信心。

3.休息与运动

酒精性肝病的患者生活上更要注意休息,根据病情的不同阶段掌握动静结合的关系,以休息为主,工作上不能太劳累,不能参加太剧烈的活动。做到生活自理,适当休息。酒精肝恢复的时候应适当地运动,活动以无疲乏感为度,避免劳累过度,耗伤气血。酒精肝患者平时还要锻炼身体,增强自身的体质,减少或防止其他疾病的发生。在治疗中,要根据自己的病情选择适当的锻炼方法。

4.饮食护理

平时应多吃富含 B 族维生素的动物肝脏、猪、牛、羊肉、蛋黄、蔬菜、燕麦等粗粮。酒精对肝脏的伤害较大,喝酒时多吃绿叶蔬菜,其中的抗氧化剂和维生素可保护肝脏,豆制品中的卵磷脂有保护肝脏的作用,饮酒时也应多食。

第十五节 自身免疫性肝炎

自身免疫性肝炎是一种病因尚未完全明确的由自身免疫反应介导的慢性进行性肝脏炎症性疾病。好发于女性,具有遗传易感性,以高丙种球蛋白血症和循环中存在自身抗体为特征。若不及时治疗,病情可进展为肝硬化、肝衰竭甚至死亡。

一、病因和发病机制

目前认为,自身免疫性肝炎发病机制可能涉及遗传易感性、环境因素、自身抗原、免疫紊乱等,多种因素之间复杂的相互作用导致免疫耐受机制受损,产生针对肝脏自身硬化,且自身免疫性肝炎与多种免疫疾病相关,抗原的免疫反应导致肝脏的炎症坏死,并最终进展为肝硬化。

(一)遗传因素

不同地域人群中的遗传易感性有差异。

(二)环境因素

接触病原体,药物及外源性化学物质时,可增加发病的风险。肝脏的病毒感染可能是自身免疫性肝炎易感人群自身免疫反应的触发因素。乙型肝炎病毒和丙型肝炎病毒可能含有与自身相似抗原表位,而被抗核抗体和抗平滑肌抗体的蛋白质分子辨认,主要通过"分子模拟"或呈自身抗原导致凋亡小体形成,免疫功能失调而诱发自身免疫性肝炎的发生。

二、护理评估

(一)健康史

患者有不明原因的发热、关节疼痛等。

(二)身体状况

1.症状

疲劳、右上腹疼痛、嗜睡、乏力、畏食、体质量减轻、恶心、皮肤瘙痒、黄疸、闭经等是自身免疫性肝炎的常见症状。少数患者可出现皮疹及不明原因发热。大约 1/3 的自身免疫性肝炎患者无明显症状,仅表现为血清学指标异常。接近 1/4 的患者临床表现类似于其他类型的急性肝炎,1/3 的成年患者和 1/2 的儿童患者因延误诊断,不论有无症状,确诊时均已进展至肝硬化阶段,出现肝硬化失代偿期的表现。部分患者可能伴发多种自身免疫病,其中甲状腺疾病和关节炎是最常伴发的自身免疫病,多见于女性患者。

2.体征

早期无异常体征,有些患者出现肝、脾大和肝区压痛等。当进展至肝硬化时,可出现腹腔积液、肝掌和蜘蛛痣等失代偿期的体征。

(三)辅助检查

1.生化检查

自身免疫性肝炎表现为 ALT 和(或)AST 升高,而血清碱性磷酸酶和谷氨酰转肽酶水平正常微升高。应该注意的是,血清氨基转移酶水平并不能准确地反映肝内炎症情况。血清氨基转移酶水平正常或轻度异常不一定等同于肝内轻微或非活动性疾病,也不能完全排除 AIH 诊断。通常血清 γ-球蛋白和免疫球蛋白 IgG 水平升高,但是不高的情况下并不能排除诊断。病情严重或急性发作时,血清胆红素水平可显著升高。

2.自身抗体

多数抗体单独检测结果不足以明确诊断,需要结合临床证据和其他的实验室检查结果 ANA,SMA 和 anti-LKM1 辅助诊断自身免疫性肝炎。当这些抗体阴性时,可进一步检测 anti-SLA/anti-LP、核糖核蛋白抗原抗体等抗体以明确诊断。

(1)抗核抗体(ANA):是自身免疫性肝炎 AIH 中最常见的自身抗体,多见于 1 型自身免疫性肝炎患者。ANA 可以与不同来源的细胞核起反应,无器官特异性和种属特异性。

(2)平滑肌抗体(SMA):多见于 1 型自身免疫性肝炎患者,常与 ANA 同时出现。抗平滑肌抗体的主要靶抗原为 F-肌动蛋白。高效价的 SMA 与 ANA 同时出现是诊断自身免疫性肝炎最重要的参考指标。此类抗体灵敏度较高,但特异性差,在传染性单核细胞增多症、其他病因导致的肝病、感染性和类风湿关节炎中可呈阳性表现。自身免疫性肝炎患者在使用免疫抑制药治疗使病情缓解后,血清 SMA 滴度也常随之降低,但抗体水平与疾病的预后无关。

（3）anti－LKM1：为 2 型自身免疫性肝炎特异性抗体，见于约 66％的 2 型自身免疫性肝炎患者中，一般不与 ANA 和 SMA 同时出现，该抗体在肝移植患者中亦可以检测到，因此并不具有诊断的特异性。

（4）anti－LC1：是 2 型自身免疫性肝炎中的自身抗体，属器官特异性自身抗体，可与抗 LKM1 同时存在，也可作为患者唯一的自身抗体出现。抗 LC1 多见于年龄小于 20 岁的年轻自身免疫性肝炎患者，该抗体滴度与 2 型自身免疫性肝炎的疾病活动性具有相关性，为自身免疫性肝炎的疾病活动标志及预后指标。

（5）抗可溶性肝抗原/抗肝－胰抗体：主要为 3 型自身免疫性肝炎中的自身抗体，对诊断自身免疫性肝炎有高度特异性。

3.肝组织活检

病理组织学诊断，炎症程度的评价以及按照国际自身免疫性肝炎协作组（IAIHG）的评分系统有助于 AIH 患者的诊断。

三、护理诊断与合作性问题

1.活动无耐力

与肝功能减退，进食有关。

2.营养失调——低于机体需要量

与进食少吸收障碍有关。

3.有感染的危险

与疾病导致机体抵抗力下降有关。

4.知识缺乏

缺乏有关自身免疫性肝炎的知识。

四、治疗原则

自身免疫性肝炎治疗的主要目的是缓解症状，改善肝功能及病理组织异常，减慢向肝纤维化的进展。单独应用糖皮质激素或联合硫唑嘌呤治疗是目前标准的治疗方案。

1.治疗指征

（1）绝对指征：血清 AST≥10 倍正常值上限，或血清 AST≥5 倍正常值上限伴 γ－球蛋白≥2 倍正常值上限。组织学检查示桥接坏死或多小叶坏死。

（2）相对指征：有乏力、关节痛、黄疸等症状，血清 AST 和（或）γ－球蛋白水平异常但低于绝对指征标准，组织学检查示界面性肝炎。

2.初始治疗方案

（1）单用泼尼松疗法：适合于白细胞明显减少，妊娠、伴发肿瘤或硫嘌呤甲基转移酶缺陷者，或仅需短程治疗者（≤6 个月）。第一周：泼尼松 60mg/d；第二周：40mg/d；第三周：30mg/d；第四周 30mg/d；第五周起：20mg/d，维持到治疗终点。

（2）泼尼松与硫唑嘌呤联合疗法：适用于绝经后妇女，骨质疏松、脆性糖尿病、肥胖、痤疮、心理不稳定或有高血压者。泼尼松剂量为第一周：30mg/d；第二周：20mg/d；第三周：15mg/d；第四周：15mg/d；第五周起：10mg/d。第一周开始即同时服用硫唑嘌呤 50mg/d，维持到治疗终点。

3.初始治疗的终点及对策

成人自身免疫性肝炎应持续治疗至缓解、治疗失败、不完全反应或发生药物毒性等终点。90%患者开始治疗2周内血清转氨酶、胆红素和γ—球蛋白水平即有改善，但组织学改善滞后3~6个月，所以通常需要治疗12个月以上才可能达到完全缓解。尽管有些患者停止治疗后仍可持续缓解，多数患者需要维持治疗以防止复发。

4.复发及其对策

复发是指获得病情缓解并停药后转氨酶再次升高超过正常上限值3倍和（或）血清γ—球蛋白水平超过2000mg/dL，一般在停药后的2年内发生。复发的患者进展为肝硬化，发生消化道出血及死于肝衰竭的危险性更高。对首次复发者可重新选用初治方案，但复发至少2次者则需调整治疗方案，原则是采用更低剂量以及更长时间的维持治疗，以缓解症状并使转氨酶控制在正常值5倍以下。一般在采用泼尼松诱导缓解后每月减量2.5mg，直至保持上述指标的最低剂量（多数患者的最低平均剂量为7.5mg/d）后进行长期维持治疗。为避免长期应用糖皮质激素的不良反应，也可在病情缓解后将泼尼松在每月减量2.5mg的同时增加硫唑嘌呤每天2mg/kg，直至将泼尼松撤除单独应用硫唑嘌呤的最低维持量。此外，也可采用联合治疗的最低剂量。

5.替代治疗

在高剂量糖皮质激素治疗下仍无组织学缓解，或无法耐受药物相关不良反应的患者可考虑应用其他药物作为替代方案。如环孢素A、他克莫司、布地奈德等可能对糖皮质激素抵抗的成人患者有效，对不能耐受硫唑嘌呤者可试用8—巯基嘌呤或吗替麦考酚酯。此外，也可试用熊去氧胆酸、氨甲蝶呤、环磷酰胺等，但上述药物的疗效尚需大规模临床试验加以证实。

五、护理目标

1.肝功能恢复，能自由活动，生活自理。

2.食欲好转，营养状况改善。

3.无感染发生。

4.患者及家属了解长期坚持用药的重要性，并能配合治疗。

六、护理措施

1.病情观察

观察患者大便的量、色、性状及有无肉眼脓血和黏液；观察生命体征是否平稳。

2.休息与活动

指导患者合理安排作息时间，促进患者舒适，保持病房清洁、安静，病情允许可适当活动，以不感觉疲乏为准。

3.用药护理

配合医生及时、准确用药，观察用药疗效及不良反应；指导患者按时服药，不可自行随意减量；向患者讲解连续用药的重要性，取得患者配合。遵医嘱予静脉补充氨基酸、清蛋白，观察用药效果。

4.饮食护理

指导患者合理饮食，给予高热量，高蛋白质，低盐，低脂，半流质饮食，避免进食刺激性食物。

5.预防感染

做好皮肤护理,保持床单位整洁、干燥,沐浴时避免水温过高,不可使用刺激性肥皂及沐浴液,指导患者修剪指甲,告知不要搔抓皮肤;协助患者做好口腔护理,使用软毛牙刷,动作轻柔;严格执行无菌操作原则,预防感染。

七、健康教育

1.疾病知识指导

向患者及家属介绍自身免疫性肝炎的诱因,帮助患者养成良好的生活习惯。教会患者及家属识别疾病易复发的特点,强调预防复发的重要性,注意预防感染,对防止复发或病情进一步发展有一定作用。注意粪便性状,观察有无腹痛、便血、体温升高等,病情加重应及时就医。

2.饮食指导

指导患者合理选择饮食,给予低盐,低脂,高蛋白饮食,禁酒,避免粗纤维、多渣及刺激性食物。

3.用药指导

讲解用药的注意事项及不良反应,教会患者自我观察。遵医嘱按时服药,如有病情变化及时就医。坚持服药,不可擅自停药或减量。

4.休息与活动

嘱患者劳逸结合,避免情绪激动,生活有规律,注意气候变化,随时增加衣物,预防感冒。

第十六节　重型肝炎

重型肝炎是以大量肝细胞坏死为主要病理特点的一种严重肝脏疾病,可引起肝衰竭甚至危及生命,是肝病患者病故的主要原因之一。重型肝炎疾病的特点:病情重、并发症多、预后差、病死率高。

一、病因和发病机制

(一)病因

1.病因分类

重型肝炎的病因及诱因复杂,最常见的是机体免疫状况改变后免疫激活,乙型肝炎基础上重叠戊型和甲型肝炎感染,乙肝基因突变、妊娠、过度疲劳、精神刺激、饮酒、应用肝损害药物、合并细菌感染及伴有其他疾病(如甲亢、糖尿病)等,其分类主要按病情发展速度分急性、亚急性和慢性重型肝炎。其中,慢性又分为慢加急性肝衰竭和慢性肝衰竭。

2.病理组织学分类

根据病理组织学特征和病情发展速度,重型肝炎可分为四类:

(1)急性肝衰竭:又称暴发型肝炎,特征是起病急,发病2周内出现以Ⅱ度以上肝性脑病为特征的肝衰竭症状。发病多有诱因。本型病死率高,病程不超过三周。

(2)亚急性肝衰竭:又称亚急性重型肝炎。起病较急,发病半个月至六个月内出现肝衰竭症状。出现Ⅱ度以上肝性脑病者,称为脑病型。首先出现腹腔积液及其相关症候(包括胸腔积液等)者,称为腹腔积液型,晚期可有难治性并发症,如脑水肿、消化道大出血、严重感染、电解质紊乱及酸碱平衡失调、白细胞升高、血红蛋白下降、低血糖、低胆固醇、低胆碱酯酶。一旦出现肝肾综合征,预后极差。本型病程较长,常超过三周至数月。容易转化为慢性肝炎或肝硬化。

(3)慢加急性肝衰竭:是在慢性肝病基础上出现的急性肝功能失代偿。

(4)慢性肝衰竭:是在肝硬化基础上,肝功能进行性减退导致的以腹腔积液或门脉高压、凝血功能障碍和肝性脑病等为主要表现的慢性肝功能失代偿。

(二)发病机制

重型肝炎的发病机制复杂,从细胞损伤、功能障碍,直到细胞凋亡、坏死,其机制至今未完全阐明。对于病毒感染引起的重型肝炎,其发病机制既与病原有关,也与机体的免疫有关。

1.发病机制与病原关系

病毒可直接引起肝细胞损害,最后形成大块肝细胞坏死,例如,甲型与戊型肝炎发病时,肝细胞的严重病变(溶解和坏死)是这些病毒在肝细胞内大量复制的直接后果,也就是说被感染破坏的肝细胞数越多,病情越严重。就乙肝而言,感染的病毒量多是一个因素,但病毒的基因突变也是另一个因素,基因突变后导致病毒数上升,也与乙型重型肝炎的发生相关。

2.发病机制与免疫关系

乙型肝炎患者发生重型肝炎占重肝的 2/3,但并非是这些重型肝炎患者体内乙肝病毒很多,更重要的机制是乙型肝炎病毒所引起的免疫反应异常所致,由乙肝病毒激发机体的过强免疫时,大量抗原-抗体复合物产生并激活被体系统,以及在肿瘤坏死因子(TNF)、白细胞介素-1(IL-1)、白细胞介素-6(IL-6)、内毒素等参与下,导致大片肝细胞坏死,发生重型肝炎。

二、护理评估

(一)健康史

既往肝病史,由于合并感染、饮酒、妊娠、过度疲劳等诱因导致。

(二)分期

根据临床表现的严重程度,亚急性肝衰竭和慢加急性肝衰竭可分为早期、中期和晚期。

(1)早期:①极度乏力,并有明显畏食,呕吐和腹胀等严重消化道症状;②黄疸进行性加深(血清 TBIL≥171μmol/L 或每日上升≥17.1μmolL);③有出血倾向,PTA≤40%;④未出现肝性脑病或明显腹腔积液。

(2)中期:肝衰竭早期表现基础上,病情进一步发展,出现以下两条之一者:①出现Ⅱ度以上肝性脑病和(或)明显腹腔积液;②出血倾向明显(出血点或瘀斑)且 20%＜PTA≤30%。

(3)晚期:在肝衰竭中期表现基础上,病情进一步加重,出现以下三条之一者:①有难治性并发症,如肝肾综合征、上消化道大出血、严重感染和难以纠正的电解质紊乱等;②出现Ⅲ度以上肝性脑病;③有严重出血倾向(注射部位瘀斑等),PTA≤20%。

(三)并发症

1.肝性脑病

肝功能不全所引起的神经精神综合征,可发生于重型肝炎和肝硬化。肝性脑病根据临床症状、体征及脑电波异常程度分为四度:

(1)Ⅰ度:轻型肝性脑病,以精神症状为主,有性格行为改变,定时、定向、计算力等异常。

(2)Ⅱ度:中型肝性脑病,以神经症状为主,可出现扑翼样震颤,肌张力增强、腱反射亢进、嗜睡、脑电图有异常 θ 波、性格行为异常,属昏迷前期。

(3)Ⅲ度:重型肝性脑病,昏睡状态,对刺激尚有反应,脑电图见异常 e 波和三相慢波属昏迷期。

(4)Ⅳ度:深昏迷状态,对刺激无反应,腱反射消失。

2.上消化道出血

急性重型肝炎常用凝血因子下降所致胃黏膜广泛糜烂和溃疡出血,而亚重肝、慢重肝常因门脉高压食道胃底静脉曲张破裂出血,上消化道出血可诱发肝性脑病、腹腔积液及腹腔感染,肝肾综合征等。

3.肝肾综合征

往往是严重肝病的终末期表现。主要表现为少尿或无尿、氮质血症、电解质平衡失调。

4.腹腔积液及自发性腹膜炎

重型肝炎低蛋白及醛固酮灭活减少而常发生腹腔积液,又因免疫功能低下出现自发性腹膜炎,而出现细菌感染后,内毒素血症又是引起肝损害进一步加重的原因。

(四)辅助检查

1.PTA

凝血酶原时间 PT 和凝血酶原活动度 PTA 是诊断重型肝炎的重要依据,当 PT 延长致 PTA<40% 时应疑为重型肝炎,PTA 的变化也是判断重型肝炎预后的最敏感的实验室指标。

2.肝功能测定

ALT、AST 均升高。ALT:丙氨酸氨基转移酶。AST:门冬氨酸氨基转移酶 ALT 快速下降致 ALT/AST<1,伴胆红素不断升高出现"酶胆分离"现象,总胆红素常大于 $171\mu mol/L$。

3.胆碱酯酶

由肝细胞合成,其活性降低提示肝细胞已有较明显损伤,其值越低提示病情越重。

4.人血清蛋白、血脂及血糖均下降

重型肝炎时清蛋白明显下降,超过 40% 的重型肝炎患者有低血糖反应,故应注意监测血糖,且应注意低血糖昏迷与肝性脑病的鉴别。肝细胞严重损伤时,胆固醇在肝内合成减少,故血浆胆固醇明显下降,胆固醇越低,预后越险恶,但梗阻性黄疸时胆固醇升高。

5.乳酸脱氢酶(LDH)

γ—谷氨酰转移酶(GCT),补体 C_3 等亦是肝损害程度的相关检测指标,临床中也常用。

6.彩超、CT、核磁等影像学检查

在观察肝脏大小、门脉情况及肝硬化诊断中必不可少。

三、护理诊断与合作性问题

1.营养失调——低于机体需要量

与肝功能减退引起进食少及消化、吸收障碍有关。

2.皮肤完整性受损的危险

与胆红素刺激皮肤瘙痒有关。

3.体液过多

与肝功能减退、门静脉高压引起水钠潴留有关。

4.焦虑和病情危重

与担心预后有关。

四、治疗原则

重型肝炎的治疗原则是挽救和修复严重损害的肝细胞,使患者的肝细胞有机会"再生",从而提高存活率。因此,基础治疗、支持治疗、重症监护,适当的抗病毒治疗是有效而必要的。当进展至晚期内科治疗效果不佳时,由人工肝等待肝移植和进行肝移植是最终的手段。

1.支持治疗

患者应卧床休息,实施重症监护,密切观察病情,防止医院感染。给予以糖类为主的营养支持治疗,以减少脂肪和蛋白质的分解。补液量约 1500～2000mL/d,注意出入量的平衡,尿量多时可适当增加补液量。注意维持电解质及酸碱平衡。供给足量的清蛋白,尽可能减少饮食中的蛋白质,以控制肠内氨的来源,维持正氮平衡,血容量和胶体渗透压,预防脑水肿和腹腔积液的发生。补充足量维生素 B、维生素 C 及维生素 K。输注新鲜血浆、清蛋白或免疫球蛋白以加强支持治疗。禁用对肝、肾有损害的药物。

2.并发症的治疗

(1)肝性脑病

1)低蛋白饮食。

2)保持大便通畅,口服乳果糖、诺氟沙星等抑制肠道细菌,采用乳果糖或弱酸溶液保留灌肠,及时清除肠内含氨物质,使肠内 pH 保持在 5～6 的偏酸环境,减少氨的形成和吸收。

3)用微生态制剂调节肠道微环境。

4)静脉用醋谷胺、谷氨酸钠、精氨酸、门冬氨酸钾镁有一定的降血氨作用。

5)纠正假性神经递质可用左旋多巴。

6)出现脑水肿表现者可用 20％甘露醇和呋塞米快速滴注,并注意水、电解质平衡。治疗肝性脑病的同时,应积极消除其诱因。

(2)上消化道出血

1)预防出血可使用组胺 H 受体拮抗剂(如雷尼替丁);有消化道溃疡者可用奥美拉唑。

2)补充维生素 K、维生素 C。

3)输注凝血酶原复合物、新鲜血液或血浆、浓缩血小板、纤维蛋白原等。出血时可口服凝血酶或去甲肾上腺素或云南白药,应用垂体后叶素。肝硬化门脉高压引起的出血还可用手术治疗。

(3)继发感染:重型肝炎患者极易合并感染,必须加强护理,严格消毒隔离。一旦出现,应及早应用抗菌药物,根据细菌培养结果及临床经验选择抗生素。应用免疫调节药物如胸腺素等,可提高机体的防御功能,预防继发感染。

(4)肝肾综合征:避免应用肾损药物,避免引起血容量降低的各种因素。目前可应用前列腺素 E 或多巴胺静脉滴注并配合使用利尿剂,使 24h 尿量不低于 1000mL,大多不适宜透析治疗。对难治性腹腔积液进行大量腹腔穿刺放液往往也不能获得满意疗效,且有诱发肝性脑病发生的危险,可试用特利加压素与清蛋白联合应用。

3.抗病毒治疗

应尽早抗病毒治疗。抗病毒治疗药物选择以核苷类药物为主,一般不主张使用干扰素。

4.人工肝支持治疗

主要作用是清除患者血中毒性物质及补充生物活性物质,治疗后可使血胆红素明显下降,PTA 升高,但部分病例几天后又回到原水平。人工肝支持治疗对早期重型肝炎有较好疗效,对于晚期重型肝炎亦有助于争取时间让肝细胞再生或为肝移植做准备。

(1)适应证:①各种原因引起的肝衰竭早、中期,PTA 在 20%～40% 之间和血小板＞50×10/L 为宜;②晚期肝衰竭;肝移植术前等待供体,肝移植术后排异反应,移植肝无功能期。

(2)相对禁忌证:①严重活动性出血或 DIC 者;②对血制品或药品,如血浆、肝素和鱼精蛋白等高度过敏者;③循环功能衰竭者;④心脑梗死非稳定期者;⑤妊娠晚期。

5.肝移植

目前该技术基本成熟。肝移植是末期丙型肝炎患者的主要治疗手段,术后 5 年生存率可达 30%～40%。由于肝移植价格昂贵,供肝来源困难,排异反应与继发感染等阻碍其广泛应用。

五、护理目标

1.患者进食量增加,营养状态改善。

2.皮肤完整性良好。

3.水肿减轻,腹腔积液减少。

4.情绪平稳,正视疾病,积极配合治疗。

六、护理措施

1.严密观察病情

注意有无精神状态的改变,如兴奋、沉默、烦躁不安、定向力障碍、语言含糊、回答问题不准确、双手扑翼样震颤,发现异常及时报告医生。观察患者有无牙齿出血、鼻出血及呕吐物排泄物的颜色等;观察胃区有无灼热感,有无面色苍白、冷汗、头晕、四肢冰冷等休克症状;严密观察水肿深浅度的变化,是否精神萎靡,有无尿少或无尿现象,及时掌握肾衰早期症状,及时报告并准备好抢救用物。

2.饮食护理

耐心向患者解释饮食与疾病恢复的关系,重症肝炎护理诊断要鼓励其进食,并给予高糖、高蛋白,高维生素和低脂肪,清淡,易消化的食物;指导患者少量多餐,避免刺激性的食物,有昏迷先兆者应严格限制蛋白质的摄入;给予患者低盐饮食,可以减少水钠潴留。

3.准确记录出入水量

定时测量腹围,观察腹腔积液消涨情况;使用利尿剂时要注意水、电解质的失衡;腹胀严重的可取半卧位,以缓解呼吸困难。

4.心理护理

关心体贴患者,重症肝炎护理诊断要做好心理护理,给予精神安慰,使患者解除思想顾虑,树立战胜疾病的信心。同时也要取得患者家属的配合,避免对患者的一切不良刺激,使其情绪稳定,有利于肝功能的修复。

5.患者由于抵抗力下降

除严格执行无菌操作外,重症肝炎护理诊断必要时穿隔离衣进入病室。病室地面每天用0.2%过氧乙酸喷雾或用紫外线照射30min,避免交叉感染。

6.皮肤护理

协助患者家属为患者温水擦浴,勤换内衣,保持皮肤清洁,剪短指甲,必要时戴指套,避免抓伤,防止压疮的发生。

7.基础护理

绝对卧床休息,减少体力消耗,有利于肝细胞的修复。条件允许的可安排患者于单人房间。注意保持病室安静舒适,床铺整洁,做好口腔护理,预防肝炎并发症。

七、健康教育

1.慢性乙肝携带者应尽量养成良好的生活习惯和定期的健康体检,避免重叠感染和疾病在隐匿中进展,及时发现病情变化及时处理。

2.对于慢性乙肝口服抗病药物维持治疗者,一定不能随意停药,而应在专科医师指导下达到停药指征再决定是否停药。而且停药后应按要求定期复查。

3.随着核苷(酸)类药物的应用,越来越多的慢性乙肝患者正接受乙肝抗病毒治疗,在维持治疗阶段应定期复查HBV-DNA,及时发现耐药情况,防止因耐药性导致的重型肝炎是否继续接受抗病毒治疗一直存有争议。

4.不要滥用药物,杜绝酗酒,尤其是HBsAG携带者要禁酒。

5.疫苗应用:用乙型肝炎乙疫普遍接种及母婴阻断,预防乙肝病毒感染。注射甲型肝炎疫苗,防止重叠感染。

第十七节　肝硬化

肝硬化是一种慢性进行性弥散性肝损害,是由各种病因长期或反复作用引起的广泛肝细胞变性坏死、肝细胞结节性再生、结缔组织增生及纤维化,造成严重的肝脏血液循环障碍和肝细胞的功能丧失,肝脏逐渐变硬、变形而发展为肝硬化。临床上起病隐匿,慢性病程,常以肝功能损害和门脉高压为主要表现,晚期常有严重并发症。

本病是我国常见病和主要死亡病因之一。世界范围内的年发病率为100(25～400)/10

万,发病高峰年龄在 35~50 岁,男性居多,常死于并发症。

一、病因和发病机制

1.病因

肝硬化由多种病因引起,在我国以病毒性肝炎引起肝硬化为主要原因,其中主要是乙型肝炎和丙型肝炎。欧美国家以慢性酒精中毒多见。

(1)病毒性肝炎:一般经过慢性活动性肝炎逐渐发展而来,称为肝炎后肝硬化,主要见于乙型、丙型、丁型肝炎病毒感染。乙型加丁(或丙)型肝炎病毒的重叠感染可加速发展至肝硬化,急性或亚急性肝炎若大量肝细胞坏死伴肝纤维化可直接演变为肝硬化。甲型、戊型病毒性肝炎一般不演变为肝硬化。

(2)慢性酒精中毒:长期大量饮酒(摄入酒精 80g/d 达 10 年以上),酒精及其中间代谢产物(乙醛)直接引起酒精性肝炎,并发展为肝硬化。酗酒导致长期营养失调也导致肝细胞代谢障碍,损害肝脏,加重肝纤维化进程。

(3)非酒精性脂肪性肝炎:非酒精性脂肪性肝炎(NASH)是非酒精性脂肪性肝病(NAFLD)的一个阶段。目前普遍认为 NAFLD 是一可进展至晚期肝脏病变的临床病理学状态。

(4)胆汁淤积:肝外胆管阻塞或肝内胆汁淤积持续存在时,高浓度胆酸和胆红素可使肝细胞变性、坏死,逐渐发展为原发性或继发性胆汁性肝硬化。

(5)肝静脉回流受阻:多见于慢性充血性心力衰竭、缩窄性心包炎、肝静脉阻塞综合征等,可致长期肝细胞淤血、缺氧,坏死和纤维组织增生,逐渐发展为心源性肝硬化。

(6)遗传代谢性疾病:由于遗传代谢性疾病,某些酶先天缺陷致使某些物质不能正常代谢而沉积于肝,造成肝损害并可致肝硬化,如肝豆状核变性(铜沉积)、血色病(铁沉积)α_1-抗胰蛋白酶缺乏症和半乳糖血症。

(7)工业毒物或药物:长期反复接触化学毒物,如四氯化碳、磷、砷等,或长期服用甲基多巴、双醋酚丁、烟肼及四环素等,可引起中毒性或药物性肝炎,最终演变为肝硬化。长期服用甲氨蝶呤并纤维化而发展为肝硬化。

(8)免疫紊乱:自身免疫性慢性肝炎最终可进展为肝硬化。

(9)营养失调:食物中长期缺乏蛋白质、维生素、胆碱等,以及慢性炎症性肠病,可引起营养不良和吸收障碍,降低肝细胞对致病因素的抵抗力,成为肝硬化的直接和间接病因。

(10)日本血吸虫病:反复或长期感染血吸虫者,由于虫卵沉积在汇管区,虫卵及其毒性产物的刺激引起大量纤维组织增生,导致血吸虫病性肝纤维化和窦前性门脉高压症。

(11)病因不明:5%~10%的病例发病原因难以确定,称为隐源性肝硬化,其中部分病例可能由非酒精性肝炎发展而来。

2.发病机制

各种致病因素均可使肝细胞变性、坏死,肝小叶纤维支架塌陷,残存肝细胞结节性再生;各种细胞因子促进纤维间隔形成;结缔组织增生将纤维间隔连接并包绕再生结节或重新分割残留肝小叶,形成假小叶,内含 2~3 条中央静脉或中央静脉偏向一侧,并见炎症细胞浸润及假胆管。根据结节形态,肝硬化分为三型:①小结节性肝硬化:结节大小相等,直径<3mm;②大结

节性肝硬化:结节大小不等,均>3mm,最大达5cm以上;③大小结节混合性肝硬化:肝内同时存在大小结节两种病理形态。大体形态上,发病早期肝大,晚期明显缩小,质地变硬,外观棕黄或黑褐色,表面有塌陷区和大小不等的结节弥散性分布。

肝纤维化是肝硬化演变发展过程中一个重要阶段。肝受到损伤时肝星状细胞被激活,在多种细胞因子参与下,细胞外基质合成增加,降解减少。细胞外基质中,胶原、非胶原糖蛋白和蛋白多糖等其他成分也有增加。各型胶原沉积在肝窦周间隙(Dise间隙)致肝窦毛细血管化,这在肝细胞损害和门脉高压的发生、发展中起着重要作用。早期的肝纤维化是可逆的,后期假小叶形成时是不可逆的。

肝功能减退和门脉高压是肝硬化发展的两大后果。临床上表现为多系统、多器官受累,进一步可产生一系列并发症。

二、护理评估

(一)健康史

起病隐匿,病程进展缓慢,可隐伏3~5年或10年以上,少数因短期内大片肝坏死可在数月后发展为肝硬化。临床上分为代偿期和失代偿期肝硬化。

1.代偿期肝硬化

早期无症状或症状轻微且无特异性,常以乏力,食欲减退,腹胀为主要表现,可伴恶心,轻微腹泻等。劳累或发生其他疾病时症状表现明显,休息或治疗后可缓解。体检时患者营养状况一般,肝轻度大,质偏硬,脾轻度大,肝功能多正常或异常。

2.失代偿期肝硬化

主要为肝功能减退和门脉高压症表现,可累及全身多系统。

(二)身体状况评估

1.症状

(1)全身症状:乏力突出,程度自轻度疲倦至严重乏力,消瘦日益明显,常伴夜盲舌炎、口角炎等。少数患者可有不规则低热,常与病情活动或感染有关。

(2)消化道症状:食欲减退最常见,甚者畏食,常伴恶心,偶伴呕吐,稍进油腻肉食易引起腹泻。上述症状产生与门脉高压时胃肠道淤血、水肿、肠壁水肿及消化吸收障碍肠道菌群失调等有关。腹胀反复出现,尤其在进食后上腹饱胀不适,与低钾血症、胃肠积气、肝脾肿大和腹腔积液有关。部分患者有腹痛,多为肝区隐痛,与肝大牵拉包膜有关。合并肝癌、肠道感染等时,腹痛明显。

(3)出血倾向:常有牙龈出血、鼻出血、皮肤紫癜或胃肠出血等倾向,女性常有月经过多。这与肝合成凝血因子减少,脾功能亢进,毛细血管脆性增加有关。

(4)与内分泌紊乱有关的症状:由于肝对雌激素灭活能力减退,体内雌激素增多,通过下丘脑－垂体－性腺轴负反馈,抑制腺垂体分泌促性腺激素及促肾上腺皮质激素,致雄激素和肾上腺糖皮质激素减少。雌雄激素比例失调,男性患者可有性欲减退睾丸萎缩,乳房发育等;女性患者可有月经失调、闭经、不孕等。肝功能减退时对胰岛素灭活减少,存在胰岛素抵抗,肝病患者中糖尿病发病率增加,严重肝功减退者,肝糖原储备减少,易出现低血糖。

(5)门脉高压的症状:常因进食粗糙、坚硬食品而机械损伤,胃酸反流腐蚀损伤,或因剧烈咳嗽、恶心、呕吐、负重等致腹内压突然增高,或因短时间内门脉压力明显增高,导致曲张静脉破裂、发生呕血、黑便及休克症状。胃肠失血、脾功能亢进及门脉高压性胃病致营养不良,肠道吸收障碍等因素,使患者常有贫血,表现为皮肤黏膜苍白等。大量腹腔积液时,患者腹胀难以忍受,往往因此就医。

2.体征

患者精神萎靡不振,营养状况较差,皮肤干枯粗糙,呈肝病面容(面色灰暗黝黑、无光泽)和皮肤色素沉着(分布在面部、眼眶周围、胫骨前方及其他暴露部位)。黄疸表现者,提示肝细胞有进行性或广泛性坏死,黄疸持续性或进行性加深,则提示预后不良。

(1)因雌激素过多,男性乳房发育,皮肤可见蜘蛛痣和肝掌,前者分布在患者面、颈、手背、上臂、前胸、肩部等上腔静脉引流区域,其数目和大小随肝功能状况而变化;后者表现为患者手掌大、小鱼际及指端腹侧有充血性红斑。

(2)肝脏早期大,表面尚光滑,肝脏质地中等硬;晚期肝炎后肝硬化者肝脏常明显缩小而不能触及。酒精性肝硬化者纤维结缔组织明显增生致肝脏增大可触及,质地坚硬。肝区一般无压痛。

(3)半数患者可触及肿大脾脏,一般为轻、中度大,少数重度,血吸虫病性肝纤维化者以门脉高压症为主要表现,巨脾多见。上消化道大量出血时,脾脏可暂时缩小,待出血停止或补充血容量后,脾脏可再度增大。

(4)腹壁静脉以脐为中心向四周放射,程度从初期显露至后期迂曲扩张,严重者脐周静脉突起,称"水母头"或"海蛇头",并可听到静脉杂音。腹腔积液伴或不伴下肢水肿,是失代偿期患者最突出表现。腹腔积液初期仅肠管间少量积液,腹部外形尚正常,随着腹腔积液量增多,可呈蛙形腹,重度腹腔积液者腹部高度膨隆,皮肤张紧发亮,甚者导致脐疝,严重者疝突出体表如儿头大小且表面血运不良,易坏死溃烂而继发感染。腹腔积液量超过 1000mL 时腹部叩诊出现移动性浊音。部分患者经膈淋巴交通支可伴肝性胸腔积液,以右侧多见。

3.并发症

(1)消化道出血:本病是最常见的并发症,因曲张的食管下段静脉或胃底静脉破裂所致。常突然发生大量呕血和(或)血便,可造成大量出血引起失血性休克。部分肝硬化患者上消化道出血系并发消化性溃疡和门脉高压性胃病引起。

(2)肝性脑病:为本病最严重的并发症,又是最常见的死亡原因,主要临床表现为性格行为失常、意识障碍、昏迷。

(3)感染:由于肝硬化患者抵抗力降低,侧支循环开放等因素,增加细菌入侵繁殖机会,常易并发感染,如呼吸道、胃肠道、泌尿道、皮肤等处,腹腔积液者常并发自发性细菌性腹膜炎。

临床表现为发热、腹痛、腹胀、短期内腹腔积液迅速增加或持续不减,体检发现轻重不等的全腹压痛和腹膜刺激征,血常规示白细胞增高。少数病例上述临床表现不典型,而为肝功迅速恶化,发生低血压或中毒性休克,可诱发肝性脑病等。

(4)肝肾综合征:是指发生在严重肝病基础上,肾脏本身并无器质性损害的肾衰竭,又称功能性肾衰竭,表现为自发性少尿或无尿,氮质血症和血肌酐升高。稀释性低钠血症、低尿钠主要见于晚期肝硬化伴腹腔积液或急性肝衰竭者,由于有效循环血容量不足,激活交感神经系统和肾素－血管紧张素－醛固酮系统,致肾皮质血管强烈收缩,肾小球滤过率降低。

(5)原发性肝细胞癌:肝硬化患者短期内出现肝脏迅速增大,持续性肝区疼痛、腹腔积液增多且为血性、不明原因的发热等,应考虑并发原发性肝癌,血清甲胎蛋白升高及 B 超提示肝内占位病变者,需进行 CT 确诊。

(6)电解质和酸碱平衡紊乱:患者出现腹腔积液和其他并发症后出现明显电解质紊乱,常见的有:

1)低钠血症:由于钠摄入不足、长期使用利尿剂或大量放腹腔积液导致钠丢失、抗利尿激素增多致水潴留超过钠潴留,出现稀释性低钠血症。

2)低钾、低氯血症:钾摄入不足、呕吐腹泻、长期应用利尿剂或高渗葡萄糖液,继发性醛固酮增多等,易造成血钾、血氯降低。

3)酸碱平衡紊乱:肝硬化时可发生各种酸碱平衡紊乱、低钾、低氯血症可导致代谢性碱中毒,并诱发肝性脑病;呼吸性碱中毒亦常见;也可为呼吸性碱中毒合并代谢性碱中毒。

4)低钙血症:因患者肝功减退,胆汁分泌不良影响脂溶性维生素 D 吸收,易出现低钙血症,手足抽搐。

(7)肝肺综合征:临床特征为严重肝病、肺内血管扩张—低氧血症/肺泡—动脉氧梯度增加的三联征。临床上患者多有呼吸困难,尤以立位时加重。

(8)门静脉血栓形成:可有急性和慢性门脉血栓形成,前者出现剧烈腹痛、腹胀、血便、休克、脾脏迅速增大和腹腔积液迅速增加;后者可无明显临床症状,或仅有腹部痛及腹胀。

4.辅助检查

(1)血常规:代偿期多正常,失代偿期可有贫血,感染时白细胞增高。脾功能亢进时血中红细胞、白细胞和血小板计数均减少,若脾功能亢进合并感染则白细胞计数可正常。

(2)尿常规:一般正常,并发肝肾综合征时可有尿管型、血尿、蛋白尿、黄疸时尿胆红素阳性,尿胆原增加。

(3)粪常规及隐血试验:门脉高压性胃病引起慢性出血,粪便潜血试验阳性,消化道出血时可出现肉眼可见的黑便。

(4)肝功能检查:代偿期大多正常或仅有轻度酶学异常,失代偿期普遍异常。转氨酶轻、中度增高,肝细胞受损时 ALT(GPT)增高较显著,肝细胞严重坏死时 AST(GOT)升高更明显。失代偿期可见血清总胆固醇特别是胆固醇脂下降。血清总蛋白可正常、降低或增高,其中人血清蛋白降低、球蛋白增高、A/G 比例倒置、血清蛋白电泳显示以 γ－球蛋白增加为主。凝血酶原时间有不同程度延长,且不能被注射维生素 K 所纠正。肝功能明显下降时血中总胆红素升高,直接胆红素和间接胆红素均升高,以直接胆红素升高为主。反映肝纤维化的血清学指标,如Ⅲ型前胶原肽、透明质酸、层粘连蛋白等常显著增高。

(5)免疫功能检查:自身免疫性肝炎引起肝硬化者可出现抗核抗体、抗平滑肌抗体、抗线粒体抗体等。乙型,丙型和丁型肝炎病毒标记可呈阳性反应,血浆 IgG 亦显著增高,T 淋巴细胞数常低于正常。甲胎蛋白(AFP)明显升高常提示合并原发性肝细胞癌,若肝细胞严重坏死时,则 AFP 随转氨酶同步升降。

(6)腹腔积液检查:近期出现腹腔积液者,原有腹腔积液迅速增加且原因不明者,疑似合并自发性细菌性腹膜炎者,应做腹腔穿刺,作常规检查、腺苷脱氨酶测定、细菌培养及细胞学检查。未合并自发性细菌性腹膜炎的肝硬化腹腔积液一般呈漏出液,若合并自发性细菌性腹膜炎或结核性腹膜炎时,可呈渗出液或中间型,细菌培养阳性。

(7)内镜检查

1)上消化道内镜检查:可观察静脉曲张及其分布和程度,并据此评估出血风险。食管胃底静脉曲张是诊断门静脉高压的最可靠的指标。对并发上消化道出血者,不仅能明确其出血原因和部位,而且可同步进行止血治疗。

2)腹腔镜检查:可直接观察肝、脾等腹腔脏器及组织情况,在直视下对病变明显处进行穿刺做活组织检查,以明确肝硬化病因或鉴别肝硬化、慢性肝炎与原发性肝癌。

(8)影像学检查

1)X线检查:食管静脉曲张时,行食管吞钡 X 线检查,可见虫蚀样或蚯蚓状充盈缺损,纵行黏膜皱襞增宽。胃底静脉曲张时,胃肠钡餐可见菊花瓣样充盈缺损。

2)腹部超声检查:B超可提示肝硬化,不作为确诊依据,可初步筛查肝硬化合并肝癌者,约33%的肝硬化患者超声检查无异常发现。B超常提示肝脏表面不光滑、肝叶比例失调、肝实质回声不均匀等肝硬化改变。脾大、门静脉扩张等提示门静脉高压的超声图像,还能检出体检中难以检出的少量腹腔积液。多普勒检查可间接了解门静脉血流动力学状况。

3)CT 和 MRI:CT 对肝硬化的诊断价值与 B 超相似,对肝硬化合并肝癌者的诊断价值高于 B 超,当 B 超疑有癌变时,行 CT 进一步检查,诊断仍有疑问者,可配合 MRI 检查,综合分析。

(9)肝穿刺活组织检查:具诊断价值,适用于代偿期肝硬化的早期诊断,肝硬化结节与小肝癌的鉴别。

(10)门静脉压力测定:经颈静脉插管测定肝静脉楔入压与游离压,两者之差为肝静脉压力梯度反映门静脉压力。正常多<5mmHg,大于 10mmHg 则为门脉高压症。

三、护理诊断与合作性问题

1.体液过多

与肝功能减退及门静脉高压引起水钠潴留有关。

2.营养失调——低于机体需要量

与肝功能减退及门脉高压引起食欲减退,消化和吸收障碍有关。

3.潜在并发症

上消化道出血,肝性脑病。

4.焦虑

与担心疾病预后有关。

四、治疗原则

本病目前无特效治疗,关键在于早期诊断,强调病因治疗和一般治疗,以缓解病情延长代偿期和劳动力,后期积极防治并发症,至终末期只能有赖于肝移植。一般治疗强调休息和饮食,代偿期注意劳逸结合,失代偿期以卧床休息为主,饮食应注意既保证营养又遵守必要的限制,以改善肝功能,延缓病情进展,并最大限度地促进损伤肝细胞修复和再生。

1.抗肝纤维化治疗

目前尚无肯定抗纤维化作用的特效药物,如水飞蓟宾,治疗原发病的同时在一定程度上也起到抗肝纤维化的作用,如采用活血化瘀药物进行中医辨证施治等。适当选用保肝药物,但不宜盲目过多使用,以避免增加肝细胞负担,可用谷胱甘肽、甘草酸二铵、葡醛内酯、肌苷、核糖核酸等,也可采用中西药联合治疗。

对病毒复制活跃的病毒性肝炎,肝硬化者进行抗病毒治疗。治疗目标通过抑制病毒复制,改善肝功能,以延缓和减少肝移植的需求,其只能延缓疾病进程,并不能改变终末期肝硬化的最终结局。慢性丙型肝炎引起肝硬化者,代偿期可根据病情选用干扰素联合利巴韦林治疗方案,失代偿期则难以耐受干扰素治疗的不良反应,有条件者应行肝移植术。

2.腹腔积液的治疗

(1)限制钠、水的摄入:钠摄入量限制在 $60\sim90mmol/d$(相当于食盐 $15\sim2.0g/d$),应用利尿剂者,适当放宽钠摄入量。有稀释性低钠血症者,同时限制进水量。部分患者通过卧床休息和限制钠盐可产生自发性利尿作用,腹腔积液消退。

(2)增加钠、水的排泄

1)利尿剂:对基础治疗无效或大量腹腔积液者应用利尿剂。排钾类和保钾类利尿剂可联合或交替用,加强疗效及减轻不良反应是目前临床应用最广泛的治疗腹腔积液的方法。利尿不可过猛,否则致水、电解质紊乱,以每天体重减轻 $0.3\sim0.5kg$(无水肿者)或 $0.8\sim1kg$(有水肿者)或每周体重减轻 $2kg$ 为宜,避免诱发肝性脑病肝肾综合征。服用期间监测体重及血生化指标,及时补充氯化钾。

2)导泻:利尿剂治疗无效者可应用导泻药,如甘露醇 $20mg$,每天 $1\sim2$ 次,通过肠道排出水分。

3)腹腔穿刺放腹腔积液:腹胀、呼吸困难、行走困难的患者可酌情考虑腹腔穿刺放腹腔积液,但可使蛋白质丢失,并可诱发肝性脑病。目前临床上在 $1\sim2h$ 内放腹腔积液 $4\sim6L$,同时输注清蛋白 $8\sim10g/L$,继续适量使用利尿剂。可重复进行。此法不宜用于有严重凝血功能障碍,肝性脑病、上消化道出血等情况的患者。

4)提高血浆胶体渗透压:每周定期输注新鲜血或清蛋白、血浆,对恢复肝功能和消退腹腔积液有帮助,也有助于改善机体营养状况和肝功能。

5)腹腔积液浓缩回输:将放出的腹腔积液通过浓缩处理(超滤或透析)后再静脉回输,可消除水、钠潴留,提高血浆清蛋白浓度及有效循环血容量,并能改善肾血液循环,对顽固性腹腔积液的治疗提供一种较好的方法。此法用于治疗大量腹腔积液且减少输清蛋白费用。

6)经颈静脉肝内门体分流术(TPS):是一种以血管介入的方法在肝内的门静脉分支与肝静脉分支建立分流通道,用于治疗门脉压增高明显的难治性腹腔积液,但易诱发肝性脑病,故不宜作为治疗首选。

3.手术治疗

为降低门脉压力,消除脾功能亢进,常行各种分流、断流术和脾切除术等,一般用于食管胃底静脉曲张破裂大出血,各种治疗无效而危及生命者,或大出血后预防再出血且伴有脾功能亢进者。无黄疸或腹腔积液、肝功损害轻者手术预后好。大出血时急诊手术,机体一般状况差,肝功损害重者手术预后差,病死率高。

4.并发症的治疗

(1)自发性细菌性腹膜炎:早期、足量、足疗程、联合静脉应用广谱抗生素,不应等细菌培养结果,选用针对革兰阴性杆菌兼顾革兰氏阳性球菌的抗生素,用药时间不少于 2 周,至腹腔积液常规示白细胞恢复正常后数天停药。对急性曲张静脉出血或腹腔积液蛋白低于 1g/L 等自发性细菌性腹膜炎的高危患者,应预防性给予喹诺酮类药物治疗。

(2)肝肾综合征:预防该病的重要措施包括:①积极防治 HRS 诱因,如感染、上消化道出血、水及电解质紊乱、大剂量利尿剂等;②避免使用肾毒性药物,此外,研究已证实血管活性药物(如特利加压素)加输注清蛋白对本病有一定疗效;③TIPS 可提高肝硬化患者生存率;④肝移植是使患者长期存活的唯一疗法。

(3)肝肺综合征:本病目前无有效内科治疗,吸氧只能暂时缓解症状,但不能逆转病程,预后差。肝移植是其唯一治疗选择。

5.肝移植

肝移植是对晚期肝硬化治疗的最佳选择,顽固性腹腔积液者首选此法。

五、护理目标

1.腹腔积液减少,水肿减轻。

2.营养状态改善,进食量增多。

3.无并发症发生。

4.情绪平稳,正视疾病,积极治疗。

六、护理措施

1.病情观察

(1)患者腹腔积液消退情况:注意呼吸困难、心悸有无好转,按时记录 24h 出入液量,定期测量腹围、体重。

(2)黄疸征象:注意皮肤黏膜有无黄染,尿色有无异常。

(3)出血倾向:注意皮肤黏膜有无淤点、紫癜、瘀斑、有无牙龈出血、鼻出血等。

(4)并发症

1)有无因食物粗糙、化学性刺激和腹内压增高等因素而致食管胃底静脉曲张破裂,引起呕血、柏油样便和出血性休克表现。

2)有无性格行为改变、扑击样震颤等肝性脑病表现。

3)是否伴发肺炎、胆道感染、自发性腹膜炎等导致的发热及相应表现,严密观察热型变化及抗生素的疗效。

4)观察是否有进行性肝大持续性肝区疼痛、血性腹腔积液等。

5)观察大量腹腔积液时是否出现氮质血症、少尿和无尿等,且肾脏本身无明显器质性损害。

6)观察有无腹胀、乏力、心律失常等低钾血症表现;有无口周和指尖麻木、手足抽搐、腹部绞痛等低钙血症表现;有无头晕、手足麻木、视物模糊、肌肉痉挛抽搐等低钠血症表现;有无呼吸变浅、变慢及嗜睡、谵妄等代谢性碱中毒表现。遵医嘱及时处理,低钙者可予 10％葡萄糖酸钙 10mL 静脉注射纠正。

2.起居护理

(1)休息与活动:代偿期患者若无明显精神体力减退者,一般可参加轻体力活动,避免过度疲劳。平卧位有利于增加肝、肾血液回流量,促进肝细胞修复,提高肾小球滤过率,故失代偿期患者应以卧床休息为主,适量活动以防过多躺卧引起消化不良和情绪不佳,以不引起疲劳、心悸、胸闷等为度。严重体力衰弱者应绝对卧床休息。大量腹腔积液者卧床时取半卧位,使横膈下降,增加肺活量,减轻呼吸困难和心悸,还应注意避免腹内压骤增的因素,如剧烈咳嗽、打喷嚏、用力排便等,以免诱发出血或脐疝。

(2)皮肤护理:臀部、阴囊、下肢等受压部位可用棉垫托起,经常给予热敷和按摩,以促进血液循环,预防压疮发生。也可抬高下肢,用托带托起水肿的阴囊,以消退水肿。沐浴时水温不可过高,不用刺激性的皂类、沐浴液,沐浴后用性质柔和的润肤品。胆汁淤积性肝硬化者胆盐沉积皮下,皮肤瘙痒明显,应及时进行止痒处理,嘱患者勿搔抓,以免皮肤破损而继发感染。水肿者使用热水袋的水温应为 40～50℃。保持床铺干燥、平整,患者穿宽松衣物,用系带而不用松紧带。注意脐疝,可还纳者及时还纳,若不能还纳且表面皮肤破溃者,应在严格无菌操作下给予换药处理。

3.饮食护理

饮食原则为高热量、高蛋白、高维生素,适量脂肪、清淡、易消化软食,应忌酒及避免食入粗糙或刺激性食物。

(1)对于剧烈恶心、呕吐的患者及进食甚少或不能进食者,可遵医嘱给予静脉补充足够的营养。

(2)应向患者及家属说明影响营养状况的因素、饮食原则及意义,与患者共同制订符合治疗需要又被接受的饮食计划。动态评估患者饮食和营养状况,根据肝硬化饮食原则,病情变化、兼顾患者饮食习惯,及时更改饮食计划。

(3)限制水、钠:随着腹腔积液减少到患者自我感觉良好,可逐步增加钠摄入量,增至钠少于 80mmol,即氯化钠少于 4.8g/d。每日水摄入量不超过 100mL,根据腹腔积液的不同程度给予低盐或无盐饮食。

(4)避免损伤曲张静脉:食管胃底静脉曲张者注意烹调方法,咽下食团宜小且光滑,如食用菜泥、肉末、炖煮软食,应少量多餐,定时、定量,细嚼慢咽。切勿混入鱼刺、甲壳、硬骨屑等,以防曲张静脉受损而破裂出血。

4.用药护理

禁用一切损害肝脏药物;注意观察药物的不良反应,必要时减量或停药。使用利尿剂期间严密监测有无水、电解质及酸碱平衡失调。每日记录尿量、腹围、出入液量。补充含钾丰富的食物,必要时补充钾盐。口服补钾宜在饭后或与果汁同服,减轻胃肠道不适。

5.心理护理

(1)向患者及家属介绍疾病的有关知识,介绍本病的发生、发展及诱因,使其对疾病发展结果有充分认识,正确对待现实情况。勿过多考虑病情,遇事豁达开朗,树立战胜疾病的信心,保持乐观。

（2）强调肝硬化为慢性病程,疾病反复是诱因造成的,这些诱因是可控制的,致病后是可逆的,关键在于坚持正确的治疗和良好的自我保养方法。帮助患者分析并发症的诱因,增强患者防御能力,减轻焦虑。

七、健康教育

1.知识宣教

向患者介绍本病的病因、诱因、疾病过程,指导自我护理方法,增强个人应对疾病能力,做好心理调适、起居护理和饮食护理。注意保暖,预防呼吸道、消化道泌尿系等途径的感染。

2.用药指导

遵医嘱用药,以免增加肝脏负担,根据病情详细介绍用药知识,如药物种类,给药时间和方法,教会患者观察其疗效和不良反应。因患者有门脉高压性胃病,注意避免损害胃黏膜屏障的药物,如对乙酰氨基酚等。

3.休息与活动

保证充足睡眠,生活起居有规律。代偿期如无明显症状,可参加轻度活动,以不引起患者疲劳为宜;失代偿期以卧床休息为主,视病情适量活动。

4.皮肤保护

肝硬化患者易发生皮肤破损,故应嘱其避免使用有刺激性皂类和沐浴液,避免水温刺激,勿用手抓搔止痒,以免诱发皮肤破溃。

5.照顾者指导

向家属介绍本病的诱因及疾病过程,教会家属去除并发症诱因,并识别并发症早期表现,若有异常及时就医。

6.定期门诊随诊

第十八节 肝性脑病

肝性脑病又称为肝昏迷,是严重肝病引起的以代谢紊乱为基础的中枢神经系统功能失调的综合征,以意识障碍、行为失常和昏迷为主要临床表现。

一、病因和发病机制

1.病因

各型肝硬化及门体分流手术是引起肝性脑病的最常见原因,其中肝炎后肝硬化最多见;重症,如重症病毒性肝炎,中毒性肝炎和药物性肝炎以及原发性肝癌,妊娠期急性脂肪肝、严重胆道感染等,均可导致肝性脑病。肝性脑病常见的诱因有:

（1）上消化道出血:出血后血液淤积在胃肠道内,经细菌分解作用后,产生大量的氨,由肠壁扩散至血循环,引起血氨升高,从而促发肝性脑病。

（2）大量排钾利尿、放腹腔积液:可引起低钾性碱中毒,促使 NH 透过血脑屏障进入脑细胞产生氨中毒,还可造成大量蛋白质和电解质的丢失,加之血容量减少及肾功能减退,从而诱发肝性脑病。

(3)高蛋白饮食:患者摄入的蛋白超过肝脏代谢负荷时,加重已经衰竭的肝脏的负点,同时血氨的增高和蛋白质代谢不全也促使肝衰竭,诱发肝性脑病。

(4)感染:机体感染增加了肝脏吞噬、免疫及解毒功能的负荷,也引起机体代谢率增高与耗氧量增高。

(5)药物:利尿剂可导致电解质平衡失调,从而加速肝性脑病的发生;安眠药、镇静药、麻醉药可直接抑制大脑和呼吸中枢,造成缺氧进而加重肝脏损伤;含氮药物可引起血氨增高;加重肝损害的药物也是诱发肝性脑病的常见原因,如抗结核药等。

(6)便秘:可使含氨物质与肠菌接触时间延长,有利于氨的产生和吸收。

(7)其他:腹泻、外科手术,尿毒症、分娩等可增加肝、脑、肾代谢负担或抑制大脑功差,从而促使肝性脑病的发生。

2.发病机制

肝性脑病发病机制迄今不完全明确,其病理生理基础是肝细胞功能衰竭和门腔静脉之间由自然形成或手术造成的侧支循环,使主要来自肠道的许多毒性代谢物不能被肝完全解毒和清除,经过侧支循环进入体循环,透过血脑屏障至脑部引起大功能紊乱。有关肝性脑病的发病机制有许多学说,其中以氨中毒学说研究最多。

(1)氨中毒学说:血氨升高是肝性脑病的临床特征之一,在慢性肝性脑病的发病机制中十分重要。

1)氨的形成和代谢:血氨主要来自肠道。正常人胃肠道每日产氨 4g,氨主要在结肠部位以非离子型(NH_3)弥散入黏膜内而被吸收,其吸收率比离子型(NH_4^+)高得多。游离的 NH_3 有毒性,且能透过血脑屏障;NH_4^+ 呈盐类形式存在,相对无毒,不能透过血脑屏障。游离的 NH_3 与 NH_4^+ 的互相转化受肠腔 pH 的影响。当结肠中 pH>6 时,NH_3 大量弥散入血;pH<6 时 NH_4^+ 从血液转至肠腔,随粪便排出。此外,肾脏中的谷氨酰胺被谷氨酰胺酶分解而产生氨,心肌及骨骼肌活动时也能产氨。

2)血氨增高的原因:血氨增高的原因主要是由于氨生成过多和(或)代谢清除过少。肾前性与肾性氮质血症时,血中大量尿素弥散至肠腔转变为氨进入血液;肠源性氮质血症时外源性氨,如摄入过多含氮食物或药物;内源性氨,如上消化道出血后停留在肠道内的血液分解,均可在肠道内产生氨,自肠腔弥散入血。肝衰竭时,肝脏利用氨合成尿素的能力减退,而门体分流存在时,肠道的氨未经肝脏解毒而直接进入体循环,使血氨增高。

3)氨对中枢神经系统的毒性作用:一般认为氨的毒性作用主要是干扰脑细胞的三羧酸循环,使大脑细胞的能量供应不足,以致不能维持正常功能,同时氨是具有神经毒性的化合物,可直接损害中枢神经系统。氨在脑组织的去毒过程中,需消耗大量的辅酶、三磷酸腺苷、谷氨酸等,并产生大量的谷氨酰胺,而谷氨酰胺是一种有机渗透质,可导致脑水肿,谷氨酸是大脑的重要兴奋性神经递质,缺少则加重大脑抑制性。

(2)假性神经递质学说:神经冲动的传导是通过递质完成的。神经递质有兴奋性和抑制性两类。兴奋性神经递质包括儿茶酚胺中的多巴胺和去甲肾上腺素、乙酰胆碱氨酸和门冬氨酸等。正常情况下,食物中的芳香族氨基酸,如酪氨酸、苯丙氨酸等经肠菌脱羧酶的作用转变为酪胺和苯乙胺,两者继续在肝内单胺氧化酶作用下被清除。当肝对酪胺和苯乙胺的清除发生障碍,两者则进入脑组织,在脑内 β 羟化酶作用下形成 β 多巴胺和苯酒精胺。后两者的化学结构与兴奋性神经递质去甲肾上腺素相似,称为假性神经递质,它们取代了突触中的正常递质,使神经传导发生障碍,出现意识障碍和昏迷。

(3)γ-氨基丁酸/苯二氮䓬(GABA/BZ)复合体学说:GABA 是哺乳动物大脑的主要抑制性神经递质,在门体分流和肝衰竭时,可绕过肝进入体循环。近年来,在肝性脑病的动物膜型中发现 GABA 浓度增高,血脑屏障通透性也增高,大脑突触后神经元的 GABA 受体增多。这种受体不仅与 GABA 结合,还与巴比妥类和苯二氮䓬类药物结合,故称为 GAN/BZ 复合体。上述三者的任何一种与受体结合后,均可导致神经传导抑制。

(4)氨基酸代谢不平衡学说:肝硬化患者血浆中芳香族氨基酸增多而支链氨基酸减少,两组氨基酸呈代谢不平衡现象。支链氨基酸减少,则进入脑中的芳香族氨基酸增多。正常情况下,色氨酸与清蛋白结合不易进入血脑屏障,开病时清蛋白合成降低,加之血浆中其他物质对清蛋白的竞争性结合,造成游离的色氨酸增多,游离的色氨酸可通过血脑屏障,在脑内衍生更多的 5-羟色胺和 5-羟吲哚乙酸,两者都是中枢神经元的抑制性递质,有拮抗去甲肾上腺素的作用,与早期睡眠方式及日夜节律改变有关。

二、护理评估

(一)健康史

既往肝病史。

(二)身体状况评估

肝性脑病临床表现常因原有肝病性质、肝功能损害轻重缓急及诱因不同而不一致,一般可根据意识障碍程度、神经系统表现和脑电图改变,将肝性脑病由轻至重分为四期。

1.一期(前驱期)

轻度性格改变和行为失常,如欣快激动或淡漠少言,衣冠不整或随地便溺,应答尚准确,但有时吐词不清且较缓慢。可有扑翼样震颤,脑电图多数正常。此期持续数天及数周,因症状不明显易被忽视。

2.二期(昏迷前期)

以意识模糊、睡眠障碍、行为失常为主。前一期症状加重,定向力和理解力均减退,对时间、地点、人物的概念混乱,不能完成简单计算和智力构图,言语不清,举止反常,多有睡眠时间倒错、昼睡夜醒,甚至有幻觉、恐惧、狂躁。此期患者有明显神经系统体征,如腱反射亢进、肌张力增高、踝阵挛及病理反射阳性等。此期扑翼样震颤存在,脑电图表现异常。

3.三期(昏睡期)

以昏睡和精神错乱为主。各种神经体征持续存在或加重,患者大部分时间呈昏睡状态,但可唤醒。醒时尚能答话,但常有神志不清和幻觉。扑翼样震颤,肌张力增加,四肢被动运动常有抗力,锥体束征呈阳性。脑电图有异常表现。

4.四期(昏迷期)

神志完全丧失,不能唤醒。浅昏迷时,对疼痛刺激有反应,腱反射亢进,肌张力增加,扑翼样震颤无法引出。深昏迷时,各种反射均消失,眼张力降低,瞳孔散大,可出现阵发性惊厥、踝阵挛和换气过度。此期脑电图明显异常。部分患者呼气中出现由甲基硫化物引起的特殊气味,称为"肝臭"。

以上各期的分界不十分清楚,前后期临床可有重叠,肝功能损害严重的肝性脑病患者常有明显黄疸、出血倾向和肝臭、易并发各种感染、肝肾综合征和脑水肿等情况,临床表现更加复杂。

(三)辅助检查

1.血氨

慢性肝性脑病尤其是门体分流性脑病者多有血氨升高。急性起病者血氨多正常,故不作为常规检查。

2.脑电图检查

前驱期正常。昏迷前期到昏迷期,脑电图明显异常,典型的改变为节律变慢,脑电图检查不仅有诊断价值,而且有一定的预后意义。

3.心理智能测试

主要用于早期肝性脑病的诊断。一般将木块图试验,数字连接试验、数字符号试验联合应用,方法简便,无须耗材,但受年龄、教育程度的影响。

4.影像学检查

行 CT 和 MRI 检查时,急性肝性脑病患者可发现脑水肿,慢性肝性脑病患者则可发现不同程度的脑萎缩。

5.诱发电位

当刺激各种感官时,其信息被大脑皮质或皮质下层所接受,而产生的电位,称为"诱发电位",它不同于脑电图所记录的大脑自发性电活动,可用于轻微肝性脑病的诊断和研究。

6.临界视觉闪烁频率

肝性脑病早期,星形胶质细胞轻度肿胀,功能障碍,改变胶质神经元的信号传导,这种病变在视网膜胶质细胞上也存在,表现为临界视觉闪烁频率的改变,可借此观察大脑胶质星形细胞病变情况,用于检测轻微肝性脑病。

三、护理诊断与合作性问题

1.急性意识障碍

与血氨增高影响大脑细胞正常代谢等有关。

2.营养失调——低于机体需要量

与食欲下降、消化吸收障碍、控制蛋白质摄入等有关。

3.活动无耐力

与肝功能减退、营养摄入不足有关。

4.知识缺乏

缺乏肝性脑病的预防保健知识。

四、治疗原则

1.一般治疗

去除肝性脑病发作的诱因是治疗的基本原则,亦是其他药物治疗的基础,包括以下措施:

(1)调整饮食结构:肝硬化患者常有负氮平衡,因此应补充足够蛋白质。但高蛋白饮食可诱发肝性脑病,因此,对有肝性脑病患者应该限制蛋白质摄入,并保证热能供给。Ⅲ～Ⅳ期患者应禁止从胃肠道补充蛋白质,可鼻饲或静脉注射 25％的葡萄糖溶液。Ⅰ～Ⅱ期患者应限制蛋白质在 20g/d 之内,如病情好转,每 3～5 天可增加 10g 蛋白质,以逐渐增加患者对蛋白质的耐受性。待患者完全恢复后每天每千克体重可摄入 0.8～1.0 蛋白质,以维基本的氮平衡。由于植物蛋白质(如豆制品)富含支链氨基酸和非吸收纤维,后者可促进肠蠕动,被细菌分解后还可降低结肠的 pH,可以加速毒物排出和减少氨吸收。因此,肝性脑病患者应首选植物蛋白。乳制品营养丰富,如病情稳定可适量摄入。

(2)慎用镇静药:巴比妥类、苯二氮䓬类镇静药可激活 GABA/BZ 复合受体,此外肝硬化患者由于肝功能减退,药物半衰期延长,因此,使用这些药物会诱发或加重肝性脑病。如患者出现躁狂时,应禁用这些药物,试用异丙嗪、氯苯那敏(扑尔敏)等抗组胺药。

(3)纠正电解质和酸碱平衡紊乱:肝硬化患者由于进食量少,利尿过度,大量排放腹腔积液等造成低钾性碱中毒,诱发或加重肝性脑病。因此利尿药的剂量不宜过大,大量排放腹腔积液时应静脉输入足量的清蛋白以维持有效血容量和防止电解质紊乱。肝性脑病患者应经常检测血清电解质、血气分析等,如有低血钾或碱中毒应及时纠正。

(4)止血和清除肠道积血:上消化道出血是肝性脑病的重要诱因。因此,食管静脉曲张破裂出血者应采取各项紧急措施进行止血,并输入血制品以补充血容量。清除肠道积血可采取以下措施:口服或鼻饲乳果糖、乳梨醇溶液或 25％硫酸镁,用生理盐水或弱酸液(如醋酸)进行灌肠,将乳果糖稀释至 33.3％进行灌肠。

(5)其他:如患者有缺氧应予吸氧,低血糖者可静脉注射高渗葡萄糖,如有感染应及时控制。

2.药物治疗

由于氨中毒是肝性脑病的主要原因,因此减少氨的吸收和加强氨的排出是药物治疗的主要手段。

(1)减少肠道氨的生成和吸收

1)乳果糖:是一种合成的双糖,口服后在小肠不会被分解,到达结肠后可被乳酸杆菌、粪肠球菌等细菌分解为乳酸、乙酸而降低肠道的 pH。肠道酸化后对产尿素酶的细菌生长不利,但有利于不产尿素酶的乳酸杆菌的生长,使肠道细菌所产的氨减少。此外,酸性的肠道环境可减少氨的吸收,并促进血液中的氨渗入肠道排出。

2)乳梨醇:是另一种合成的双糖,经结肠的细菌分解为乙酸、丙酸而酸化肠道。乳梨醇的疗效与乳果糖相似,但其甜度低、口感好、不良反应亦较少。

3)对于乳糖酶缺乏者也可试用乳糖,由于有的人小肠内缺乏乳糖酶,口服乳糖后在小肠不被分解和吸收,进入结肠后被细菌分解而酸化肠道,并产生气体,使肠蠕动增加而促进排便。

4)口服抗生素可抑制肠道产尿素酶的细菌,减少氨的生成。常用的抗生素有新霉素、甲硝唑、利福昔明等。口服新霉素很少吸收,但长期使用有可能致耳毒性和肾毒性,不宜超过 1 个月;甲硝唑的疗效与新霉素相似,但其胃肠道不良反应较大;利福昔明口服不吸收,效果与新霉素相同。

5)口服某些不产尿素酶的有益菌可抑制有害菌的生长,减少氨的生成。

(2)促进体内氨的代谢

1)L－鸟氨酸－L－门冬氨酸是一种鸟氨酸和门冬氨酸的混合制剂,能促进体内的尿素循环(鸟氨酸循环)而降低血氨,改善症状。

2)谷氨酸与氨结合形成谷氨酰胺而降低血氨,有谷氨酸钾和谷氨酸钠两种,可根据血钾和血钠调整两者的使用比例。谷氨酸盐为碱性,使用前可先注射维生素C,碱血症者不宜使用。

3)精氨酸可促进尿素循环而降低血氨,该药呈酸性,适用于碱中毒者。

(3)GABA/BZ复合受体拮抗剂:氟马西尼可以拮抗内源性苯二氮䓬所致的神经抑制。对于Ⅲ～Ⅳ期患者具有促醒作用。静脉注射氟马西尼起效快,往往在数分钟之内,但维持时间很短,通常在4h之内静脉注射或持续静脉滴注。有关氟马西尼治疗肝性脑病的疗效虽然尚有争议,但对选择性病例用后可明显改善肝性脑病症状。

(4)减少或拮抗假性神经递质:支链氨基酸(BCAA)制剂是一种以亮氨酸、异亮氨酸、缬氨酸等为主的复合氨基酸。其机制为竞争性抑制芳香族氨基酸进入大脑,减少假神经递质的形成,其疗效尚有争议,但对于不能耐受蛋白质的营养不良者,补充BCAA有助于改善其氮平衡。

(5)其他药物

1)肝性脑病患者大脑基底神经节有锰的沉积,驱锰药是否有效尚待进一步研究。

2)L－肉碱可以加强能量代谢,而氨中毒假说的重要机制是氨干扰能量代谢。L－肉碱的疗效有待于证实。

3.其他治疗

(1)减少门体分流:对于门体分流性难治性肝性脑病,可采取介入方法用钢圈或气囊栓塞减少分流。

(2)人工肝:用分子吸附剂再循环系统,血液灌流、血液透析等方法可清除血氨和其他毒性物质,对于急、慢性肝性脑病患者均有一定疗效。

(3)肝细胞肝移植:是治疗各种终末期肝病的一种有效手段,是严重和顽固性的肝性脑病的指征。

4.对症治疗

(1)纠正水、电解质和酸碱平衡失调:每日入液总量以不超过2500mL为宜。肝硬化腹腔积液患者的入液量应加以控制(一般约为尿量加1000mL),以免血液稀释、血钠过低而加重昏迷。及时纠正缺钾和碱中毒,缺钾者补充氯化钾;碱中毒者可用精氨酸溶液静脉滴注。

(2)保护脑细胞功能:用冰帽降低颅内温度,以减少能量消耗,保护细胞功能。

(3)保护呼吸道通畅:深昏迷者,应作气管切开排痰给氧。

(4)预防脑水肿:静脉滴注高渗葡萄糖、甘露醇等脱水药以防治脑水肿。

五、护理目标

1.患者意识恢复正常。

2.食欲好转,营养状况得到改善。

3.生活自理,能自由活动。

4.掌握疾病相关知识。

六、护理措施

1.病情观察

(1)早期发现肝性脑病:严密观察其性格、情绪和行为的改变,严密观察意识模糊者病情,密切注意肝性脑病的早期征象,及时与医师取得联系。

(2)严格观察原发肝脏疾病的症状、体征有无加重:如出血倾向、黄疸及是否有上消化道出血、感染等并发症发生。

(3)观察水、电解质和酸碱平衡:记录24h出入量,一般每日入液量不超过2500mL,注意有无低钾、低钠与碱中毒等情况。

(4)观察血氨情况:血氨增高是肝性脑病的临床特征之一,慢性肝性脑病尤其是门体分流性肝性脑病患者,多有血氨增高。

2.休息与活动

合理安排肝病患者生活作息时间及行为习惯,及时发现其性格和行为有无改变,如昼睡夜醒、衣冠不整、随地便溺及昏睡等情况,及时通知医生处理。

肝病患者多乏力,若过度劳累,生活在高温环境等亦容易丧失大量水分致血容量降低而诱发肝性脑病,故应注意避免劳累,病情轻者注意劳逸结合,病情重者应卧床休息,住所应通风良好,温度、湿度相对适宜。

3.饮食护理

肝性脑病患者饮食原则为高热量,高糖,高维生素,限制蛋白,适量脂肪,易消化饮食。

4.用药护理

(1)防止大量进液或输液:因过多液体可引起低血钾、稀释性低血钠、脑水肿等,可加重肝性脑病。

(2)禁止给患者应用安眠药和镇静药物:一方面避免药物掩盖病情,同时减少药物对肝脏的损害,如果临床确实需要,可用地西泮、氯苯那敏等,但用量宜小。

(3)谷氨酸钠(钾)偏碱性,碱中毒时要慎用,注意根据电解质情况选择钠盐或钾盐。肾衰竭时慎用或禁用钾盐,以防血钾升高。水肿、腹腔积液、心力衰竭、脑水肿时慎用或禁用钠盐。

(4)精氨酸呈酸性,适用于碱中毒时,因含氯离子,不宜与碱性溶液配伍使用,静脉滴注时不宜过速。因会引起流涎、面色潮红、呕吐、尿少,故肾衰竭时禁用。

(5)长期应用新霉素有耳毒性和肾毒性,不宜超过1个月,用药期间监测听力和肾脏功能。

(6)乳果糖产气较多,不良反应为饱胀、腹痛、恶心、呕吐及电解质紊乱等,使用时应从小剂量开始。

5.对症护理

(1)兴奋、躁动不安:要注意患者安全,例如,取下义齿、发夹、加床档或适当约束,防止坠床。

(2)昏迷:患者取仰卧位,头偏向一侧,以防舌后坠。做好口腔、眼的护理,对眼睑闭合不全、角膜外露的患者可用生理盐水纱布覆盖眼部,特别要注意保持呼吸道通畅和防止感染。

(3)抽搐,脑水肿:患者可戴冰帽降低颅内温度以减少能量消耗,保护脑细胞功能。应用脱水剂时要注意滴速和尿量。

(4)出血倾向:注意保护皮肤黏膜以免受损伤,宜多次少量输入新鲜血液。

(5)如有感染症状出现,应及时报告医师并遵医嘱及时,准确地给予抗生素。

6.心理护理

(1)随着病情进展,患者逐渐丧失自理能力,加强临床护理的同时,应向患者提供情感支持。同时,与家属建立良好的护患关系,给予情感上的支持。

(2)长期治疗亦给家庭带来沉重的经济负担,使患者和家属出现各种心理问题,应密切注意其心理状态,尤其应观察患者是罹患疾病后的心理问题还是该病意识障碍的表现。

(3)讲解和示范各种护理的内容和方法,与家属一起制订患者的护理计划。

七、健康教育

1.知识宣教

向患者及家属讲解本病的发生、发展过程及治疗、预后,使其认识到疾病的严重性和自我护理保健的重要性。教会患者家属识别肝性脑病的早期征象,如出现性格行为异常、睡眠异常等,需及时到医院就诊。

2.心理指导

鼓励患者和家属树立战胜疾病的信心,保持乐观的情绪,配合医生积极治疗,家属应给予患者以精神支持和生活方面的照顾。

3.饮食指导

坚持合理的饮食原则,讲解限制蛋白饮食的意义及各营养素摄入量。

4.用药指导

避免使用镇静催眠药、含氮药物和对肝功能有损害的药物,避免诱发肝性脑病。指导患者按医嘱规定的药物、剂量、用法服药,了解药物的不良反应,并定期随访复诊。

第三章　神经科疾病的护理

第一节　急性脑卒中

急性脑卒中是突然起病的脑血液循环障碍导致猝然发生的暂时或永久的神经功能损害、缺失,居我国三大死因次位。

一、急性脑卒中分类

脑卒中可分为出血性卒中和缺血性卒中两大类。

(一)出血性卒中

出血性卒中是指非外伤性脑实质内或脑表面的出血,包括脑出血和蛛网膜下隙出血,主要病因有高血压、脑血管畸形、脑淀粉样血管病和溶栓、抗凝、瘤卒中等。急性期病死率为30%~40%,在急性脑卒中中最高。

(二)缺血性卒中

缺血性卒中又称为脑梗死,占全部脑卒中的60%~80%,指因脑部血液循环障碍,缺血、缺氧所致的局限性脑组织的缺血性坏死或软化。血管壁病变、血液成分和血流动力学改变是引起脑梗死的主要原因,包括短暂性脑缺血发作(TIA)、脑栓塞、脑血栓形成等。

二、急性脑卒中的临床表现和特点

脑卒中常见的症状为:突然发生一侧肢体(伴或不伴面部)无力、笨拙、沉重或麻木,一侧面部麻木或口角歪斜,说话不清或理解语言困难,双眼向一侧凝视,一侧或双眼视力丧失或模糊,视物旋转或平衡障碍;既往少见的严重头痛、呕吐。上述可症状伴意识障碍或抽搐,也可突然出现神志模糊或昏迷。

(一)出血性卒中

多在动态下急性起病,突发出现局灶性神经功能缺损症状,常伴有头痛、呕吐,可伴有血压增高、意识障碍和脑膜刺激征。

(二)缺血性卒中

多数在静态下急性起病,部分病例在发病前可有TIA发作。临床表现决定于梗死灶的大小和部位,主要为局灶性神经功能缺损的症状和体征,如偏瘫、偏身感觉障碍、失语、共济失调等,部分可有头痛、呕吐、昏迷等全脑症状。可出现不同程度的脑功能损伤和并发症的表现。

三、急性脑卒中的治疗原则

(一)出血性卒中的治疗原则

阻止继续出血及稳定出血导致的急性脑功能障碍。治疗要点有:保持安静,防止引起血压、颅内压波动的因素;控制脑水肿、颅内压增高;处理并发症;对有指征者应及时清除血肿、积极降低颅内压、保护血肿周围脑组织。有脑疝危及生命者紧急行去骨板减压术。

(二)缺血性卒中的治疗

脑梗死的治疗实施以分型、分期为核心的个体化治疗。在支持治疗的基础上,可选用改善脑循环、脑保护、抗脑水肿、降颅内压等措施。大、中梗死应积极抗脑水肿、降颅内压,防止脑疝形成。在<6h的时间窗内有适应证者可行溶栓治疗。

四、护理

(一)护理目标

(1)协助院前急救,保存脑功能,挽救生命。

(2)发现早期症状,提供治疗依据,保障治疗顺利实施。

(3)预防并发症,促进功能恢复,减少致残率。

(4)提高患者及家庭的自护能力。

(二)护理措施

1.院外急救时的护理

监测和维持生命体征。保持呼吸道通畅,解开患者衣领,有假牙者应设法取出,必要时吸痰、清除口腔呕吐物或分泌物。昏迷患者应侧卧位,途中保护患者头部免受振动,在旁适当固定。遵医嘱给予甘露醇和降压、止痉药物,抽搐者预防舌咬伤等意外。必要时吸氧及进行心电监护。途中应提前通知急诊室,做好准备及时抢救。

2.所有急性脑卒中患者

无论病情轻重,都应安置于卒中病房或神经科监护病房。对入院时病情较轻的患者勿麻痹大意,由于再出血、血栓的扩展、复发栓子、病灶周围水肿区的扩展或脑疝等因素,都能使病情恶化、造成危险。

3.严密观察生命体征的变化

动态观察患者神志、瞳孔、体温、肢体活动情况,及早发现潜在问题,为抢救、治疗赢得宝贵时机,减少病死率和致残率。

(1)立即进行心电、血压、呼吸、血氧饱和度监护,观察其变化。出现呼吸、心搏骤停者,立即进行心肺复苏。重症脑卒中死亡原因主要是脑出血和大范围脑梗死引起的颅内压增高,致使脑疝和中枢功能衰竭,若能早期发现,及时处理,可挽救生命。如呼吸次数明显减慢,出现鼾声、叹息、抽泣样呼吸则提示呼吸中枢受到损害,病情危重;病变波及脑干时早期就会出现脉搏、呼吸、血压等异常;血压、脉搏、呼吸也反映了颅内压的改变。颅内压增高时,血压急剧上升,脉搏慢而有力,呼吸深大呈潮式呼吸,意识障碍加重,呕吐频繁,可能为脑疝的前驱症状;血压下降,则可能为延髓功能衰竭。发现异常及时报告医生,并协助抢救,处理。

(2)观察意识:部分急性脑卒中患者存在着不同程度的意识障碍,意识的改变提示病情的轻重,也是判断脑水肿和颅内压高低的指征之一,它的改变多较瞳孔变化早。护士可通过简单的问话、呼唤或刺激(如角膜刺激反射、压眶反射、针刺皮肤疼痛觉),观察患者是否睁眼来判断意识障碍程度。通过对话了解清醒患者的辨识力、记忆力、计算力及抽象思维能力,做出正确估计。

(3)观察瞳孔:急性期护士每15~30min观察瞳孔和眼球运动情况1次。应注意瞳孔的大小、形态、对光反射敏感还是迟钝等,双侧同时进行对比性观察,做好记录,前后对比,对确定损害部位和程度有一定帮助。两侧瞳孔缩小呈针尖样,为桥脑出血的体征;双侧瞳孔不等大提示脑疝的可能;脑缺氧时瞳孔可扩大,如持续扩大,提示预后不良。观察眼球有无向外、内、上凝视。双眼球向外凝视,提示脑干病变。

(4)观察体温:在发病早期可骤然升高至 39℃ 以上,体温分布不均匀,双侧皮肤温度不对称,患者多无寒战。如体温逐渐升高并呈弛张热型,多伴有感染;如持续低热为出血后吸收热的表现;如体温下降或不升,提示病情危重。

(5)观察有无抽搐、强直性痉挛、呕吐、呕血、黑便、躁动等情况。持续导尿,观察尿量情况。

(6)保持呼吸道通畅:对于昏迷的急性脑卒中患者,务必注意保持呼吸道通畅,防止窒息危险。施行气管插管或切开术者,术后加强护理。患者应取侧卧位或头偏向一侧,经常翻身叩背,使呼吸道内分泌物引流通畅。如有呕吐物或痰液阻塞,应及时吸痰,并注意防止舌后坠。

4.休息和体位护理

脑卒中急性期绝对卧床休息,限制活动。尤其是发病后 24～48h 尽量减少搬动。一般每 2h 翻身 1 次,预防局部皮肤受压,翻身动作要轻、稳。因体位改变可导致颅内压一过性升高,高血压脑出血患者,颅内压较高的患者,应相对固定头部,血压平稳后才适当变换体位,取床头抬高 15°～30°体位,降低颅内压。颅内压不高的急性缺血性卒中患者保持平卧或侧卧位,头部平放,将枕头撤下,以保证脑部血液供应。

5.发热和亚低温治疗的护理

亚低温主要是指轻、中度低温(28～35℃)。在急性脑卒中早期采用亚低温治疗,能降低脑细胞代谢和耗氧量,有利于减轻脑水肿,促进神经细胞功能的修复。①方法床上垫冰毯,水温 10～20℃;头部置冰帽,水温 4～10℃,在 2～3h 内将患者的体温控制在 35～36℃,持续降温 5～7d。②护理注意事项严密观察体温变化,患者腋下持续留置体温探头,使腋温保持在 35～36℃,以利保护脑细胞;注意降温仪的工作运行情况,根据体温及时调整设置温度。掌握降温幅度,出现寒战时适当提高冰毯温度,盖被保暖;避免患者皮肤直接接触冰帽和冰毯,每 30min 检查 1 次水温,观察皮肤颜色,以免冻伤;亚低温治疗时严密监测心电、血压、呼吸、脉搏、意识、瞳孔等。低温可使患者的心率减慢,血压降低。体温降低过多易引起心血管功能紊乱,出现心律失常,严重者可因室颤而死亡。如有变化及时报告医生处理;在亚低温治疗结束前,先撤除冰毯,使腋温逐渐自然回升到 36～37℃,连续 3d,再撤除冰帽。

6.药物治疗的护理

(1)静脉滴注甘露醇的护理:甘露醇能降低颅内高压,预防脑疝形成。静脉滴注要根据病情及医嘱按时应用,保证应有的治疗作用。20%的甘露醇 250mL 必须在 30min 内输完,尽量选择较粗的静脉和注射针头或加压静脉滴注、静脉推注。使用甘露醇期间,要经常更换注射部位,避免在同一条静脉多次滴注,以免刺激局部产生疼痛,或引起静脉炎,静脉滴注过程中要经常观察有无渗出,避免甘露醇大量渗出导致组织坏死。由于甘露醇的高渗作用,静脉快速滴注时使血容量突然增加,血压上升,心脏负荷增加。在用药过程中要密切观察心率、脉搏、呼吸、血压等,出现呼吸困难、憋气、烦躁等急性心力衰竭的表现时,立即减慢滴速,通知医生及时处理。

(2)降压治疗的护理:护士必须明确急性脑缺血性卒中时调控血压的目标值。除了高血压脑病、蛛网膜下隙出血、主动脉夹层分离、心力衰竭、肾衰竭等情况外,大多数情况下,除非收缩压＞220mmHg或舒张压＞120mmHg或平均血压＞130mmHg,否则不进行降压治疗。使用降压药物治疗时,护士要密切监护血压和神经功能变化,严格按照医嘱的剂量和速度给药,出现血压波动及时通知医生调整药物和剂量。

(3)静脉溶栓治疗的护理:急性脑梗死应用重组组织型纤溶酶原激活物(rt-PA)溶栓治疗,使血管再通复流,挽救半暗带组织,避免形成坏死。溶栓时间窗为3～6h。

迅速帮助医生完成静脉溶栓前各项准备工作,保障3h的最佳时间窗。检查知情同意书是否签字,完善。

密切观察和管理血压。能够开始溶栓治疗的目标血压为收缩压＜185mmHg和(或)舒张压＜105～110mmHg。遵照医嘱在给予rt-PA前直至应用后的24h,严密管理血压,动态监护,根据血压水平及时调整降压药物的量和速度。

准确注入溶栓药物。rt-PA剂量为0.9mg/kg(最大剂量90mg),先在1min内静脉推注总量的10%,其余剂量连续静脉滴注,60min滴完,使用微量泵,确保均匀无误。

动态评估神经功能,用药物过程中每15min 1次,随后6h内,30min 1次,此后每60min 1次直至24h。

观察出血并发症。溶栓中,患者出现严重的头痛、急性血压增高、恶心或呕吐、急性呼吸衰竭应注意颅内出血的可能。应立即停用溶栓药物,紧急进行头颅CT检查并协助抢救。发现突发的皮下大片瘀斑,创面出血或注射针孔渗血不止,采用压迫止血无效、咳痰带血、咯血,肉眼血尿,呕血,黑便以及出血的全身症状等,立即报告医生。

7.吞咽障碍患者的护理

意识尚清楚能进食的患者给予易消化的半流质饮食和软食,食物温度要适中,以清淡为主,可根据患者的饮食习惯搭配饮食,增加患者食欲,保证热量及营养供给。并发吞咽障碍和昏迷患者24～48h内禁食,以静脉补液来维持生命需要。48h后仍不能进食者,可给予鼻饲饮食。急性脑梗死患者吞咽障碍的发生率在29%～45%,容易发生营养不良、脱水、误吸,误吸引起的肺炎占肺炎死亡的1/3。

(1)轻度吞咽障碍,帮助患者取坐位进食,颈部微前屈以减少食物反流及误吸。不能坐起者取半卧位,偏瘫者患侧肩部垫软枕,进食后保持该体位30min,以减少食物向鼻腔逆流和误吸。给予软食、冻状、糊状的碎食,进食时食团的量要小,以一汤匙为适宜,待食物完全下咽后再给下一次。舌肌运动麻痹不能将食物推向咽部时,将食团送至患者的舌根部,引起吞咽反射将食物吞下。面瘫者由健侧喂食,检查口内无残留食物后再送入食物。

(2)重度吞咽障碍时,为满足营养需求,同时防止吸入性肺炎的发生,需留置胃管鼻饲流质食物。为防止鼻饲时发生吸入性肺炎,可延长胃管插入长度,鼻饲时抬高床头,限制每次鼻饲量(150～250mL)和速度(8～10mL/min),防止发生胃潴留。鼻饲过程中注意观察,患者出现恶心、呕吐、呛咳、呼吸困难等,可能发生反流或误吸,应立即停止鼻饲,取右侧卧位,头部放低,清除气道内异物,并抽吸胃内容物,防止进一步反流造成严重后果。

8.排尿及尿路感染并发症的护理

如果无尿潴留,尽量不插尿管,使用自制集尿袋,每次便后清洗会阴部。必须留置导尿时,导尿过程和护理导尿系统严格遵守无菌原则,保持系统密闭,每日更换无菌引流袋,会阴部护理每天1~2次,保持尿道口及周围皮肤清洁。有感染时遵医嘱给予0.2%甲硝唑,每日2次,膀胱冲洗。

9.预防肺部感染并发症的护理

急性脑卒中并发肺部感染是导致死亡的主要原因之由于呼吸中枢受抑制,咳嗽反射减弱,吞咽障碍易发生呛咳,误吸,卧床致呼吸道分泌物积聚。

老年患者因体质弱、抵抗力低下等因素,更增加其易感性,导致肺炎而危及生命。具体措施:采取头高侧卧位,头稍后仰,利于口咽部分泌物引流。每1~2h翻身1次,同时配合叩背,刺激咳嗽使痰液排出。意识不清者及时吸出口腔、呼吸道内分泌物防止呛咳、痰液坠积。雾化吸入湿化呼吸道、稀化痰液。气管切开患者加强呼吸道的管理,严格无菌操作,每6h消毒气管内套管1次。必要时根据药敏结果行气管内滴药后及时吸痰。保持口腔清洁,昏迷患者清洁口腔

10.预防皮肤黏膜感染并发症的护理

预防压疮最重要的是避免同一部位长时间受压,每2h翻身1次,骨隆起处要加软垫保护,按摩受压部位改善血液循环。定时全身擦浴,每天至少1次,保持皮肤清洁,保证床铺及皮肤干燥,眼闭合不全者覆盖无菌湿纱布,涂金霉素眼膏,防止感染及眼球干燥。防止口腔黏膜过分干燥,可用湿棉球沾湿口唇及颊黏膜。呕吐后要及时清除口腔异物,用水清洗使口腔清洁。

11.消化道出血并发症的护理

急性脑卒中时的应激,常引起胃肠道黏膜急性糜烂、出血和溃疡,导致上消化道出血。应激性溃疡多发生在急性脑卒中的高峰期,出血量有时较大,不易自止,可迅速导致循环衰竭、脑血管病症状恶化,预后不良。注意观察消化道出血征兆,神志清醒患者出现不同程度的腹胀、恶心、腹部隐痛、肠鸣音活跃、躁动、呃逆、尿量减少等,昏迷或有意识障碍患者突发的血压下降、心率增快、脉搏细数、睑结膜、甲床苍白,即使尚未表现出明显的呕血或黑便,也应考虑为上消化道出血。注意大便颜色及抽出的胃内容物的颜色。发现消化道出血时,密切观察患者意识及生命体征变化,立即报告医生并配合积极抢救。

12.心脏并发症的护理

常规持续心电监护,患者有胸闷、胸痛症状或发现ST-T改变、心律失常,及时向医生报告,及时诊断和治疗。

13.并发癫痫的护理

脑卒中后癫痫尤其是并发癫痫持续状态,是临床上一种紧急情况,应立即抢救,中止发作。否则导致昏迷加深、高热、脱水、呼吸循环衰竭,甚至死亡。

护士要重视预见性护理。大脑皮质卒中癫痫发生率最高,蛛网膜下隙出血癫痫率高,脑出血次之,脑梗死最低。对高发患者随时注意有无癫痫症状,发现病情变化及时与医生联系,同时准备好抢救物品及药品。

对癫痫大发作者要保护患者,防止外伤。加保护床栏,垫牙垫,取出活动义齿,防止坠床及舌咬伤,确保患者安全。保持呼吸道通畅,应将患者头偏向一侧,痰多者及时吸痰,防止吸入性肺炎。高热患者予物理降温并配合药物治疗。认真执行医嘱,严格掌握给药剂量和途径。抗

癫痫药物剂量大时抑制呼吸,一旦出现应立即配合医生抢救。发作时,观察抽搐的部位、次数、持续时间,间隔时间及发作时对光反射是否存在并详细记录。

14.早期康复护理

对急性脑卒中患者实施早期康复护理干预,目的是防止出现肿胀、肌肉挛缩、关节活动受限等功能恢复的情况,预防并发症,降低致残率,提高患者生活质量。早期床旁康复如患肢保护,被动活动等,简单有效,容易掌握,应充分重视。

(1)维持正确的体位摆放和正确的卧姿,保持各关节功能位置,预防关节畸形。

正确的体位即上肢保持肩前伸,伸肘,下肢以保持稍屈髋、屈膝、踝中立位。每次变动体位后,及时将患者肢体置于功能位。

仰卧位时,在患肩后方和膝关节下方各放一软枕,使肩向前、稍外展,伸肘,前壁旋后,手指伸展或握一毛巾卷。腿外侧及足下均放枕相抵,防腿外展、外旋及足下垂、足外翻;健侧卧位时,前屈80°~90°,稍屈肘,前臂旋前,手同上。健侧下肢稍后伸,屈膝。患侧下肢放在健侧前,在其下方放枕,保持屈髋、屈膝、踝中立位;患侧卧位时患肩肩前伸、前屈,避免受压,其下放软枕,伸肘,前臂旋后,手同上。健侧上肢处于舒适位置即可,患侧下肢稍后伸、屈膝,踝中立位。健侧下肢放在患侧前面,屈髋、膝,其下放软枕。

(2)按摩和被动活动肢体,尤其是瘫痪侧肢体。对瘫痪肌肉揉捏按摩,对拮抗肌予以安抚性的按摩,使其放松。按摩后进行关节各方向的被动活动,先大关节,后小关节。活动范围以正常关节活动度为依据,尽可能活动到位,每次30min,每天2次,幅度由小到大,循序渐进。

(3)出现自主运动后,鼓励患者以自主运动为主,辅以被动运动,以健侧带动患侧,床上翻身和进行患侧运动,每次30min,每天2次。教患者自力翻身,双手交叉前平举,双足撑床,头转向翻身侧,向两侧摆动并翻身。练习坐起,锻炼躯干肌肉,能在床上稳坐后,可让其使两下肢下垂并练习两下肢活动,准备下地站立和步行。开始时由于肌力差需要由医务人员助力使动作完成,但必须以患者的主动运动为主、助力为辅。当肌力达3级时,每日应多次练习主动运动,逐渐增加抗阻运动练习,进一步发展肌肉力量,促进功能恢复。

(4)面、舌、唇肌刺激:张口、鼓腮、叩齿、伸舌、舌顶上腭等,冰冻棉签和(或)冰块含服及味觉刺激,鼓励患者与治疗师交流,在治疗期间进行言语矫治。

(5)语言康复训练:运动性失语是脑卒中常见症状,其主要特征为语言的产生困难,说话缓慢、声音失真、有单词遗漏、语言重复、命名异常、朗读困难、并有书写困难。语言康复训练介入越早越好。意识清醒、生命体征基本稳定后即可开始,以达到最大限度的功能恢复。

进行口形及声音训练,教会患者支配控制唇舌发音,先易后难;进行发音肌肉的训练,重点指导患者练习舌及口腔肌肉的协调运动。指导患者尽力将舌向外伸出,然后将舌头从外上到外下、外左、再到外右,由慢到快,每天5~10次,每次练习5~10min。或让患者听命令做口形动作,如鼓腮、吹气、龇牙;口语训练时向其提出简短的问题,说话缓慢清晰,问后给患者一定的时间回答;用直观的方法重新认字、认物,进行理解、识别训练;教会患者用形体语言表达意愿。

(6)心理护理:急性脑卒中患者心理问题突出,对功能恢复非常不利,要高度重视心理康复。患者常存在自卑、抑郁、烦躁、悲观失望、淡漠甚至拒绝交流等情况。护士要重视对患者精神情绪变化的监控,应用语言,体态语言等方法与患者沟通交流,对其进行解释、安慰、鼓励、保证,尽量消除存在的顾虑,增强战胜疾病的信心,使其坚信经过持之以恒的康复训练,身体功能得到较好的恢复。抑郁症与焦虑症,均应同时辅以药物治疗及行为治疗。

五、健康教育

(1)指导患者及家属了解脑卒中发病的主要危险因素和诱发因素,有关预防、治疗等基本知识,积极控制可干预的生理学危险因素(如高血压、糖尿病、高脂血症、心脏病、高半胱氨酸血症等)和行为学危险因素(如吸烟、酗酒、肥胖、抑郁等),预防脑卒中再发。

(2)强调持续康复的意义,出院不是治疗和康复的结束,而是其继续。指导患者进行各期的康复训练,针对患者存在的功能缺陷及障碍,制订站立、步行等计划,使患者早日回归正常的生活,提高生命质量。

(3)让家庭成员充分了解患者的情况,包括功能障碍、心理问题,以便能相互适应,还应使其掌握帮助患者康复的方法,协助患者进行康复训练。

(4)定期复查,一旦出现前驱症状,要及早就诊。

第二节 短暂性脑缺血

短暂性脑缺血发作(TIA)是由于脑动脉狭窄,闭塞或血流动力学异常而导致的短暂性,反复发作性脑局部组织的血液供应不足,使该动脉所支配的脑组织发生缺血性损伤,表现出相应的神经功能障碍。典型的临床表现症状可持续数分钟至数小时,可反复发作,但在 24 小时内完全恢复,不遗留任何后遗症。但有部分可发展为完全性卒中。可分为颈内动脉系统及椎－基底动脉系统 TIA。椎－基底动脉系统 TIA 可发生短暂的意识障碍。

一、病因与发病机制

TIA 的病因及发病机制至今尚不安全清楚,目前认为有以下几种学说。

(一)微栓塞学说

发现微栓子的来源部位,即入颅动脉存在粥样硬化斑块及附壁血栓;脑动脉血流具有方向性造成反复出现同一部位 TIA。

(二)脑动脉痉挛学说

脑动脉硬化、管腔狭窄,血流经过时产生的漩涡刺激动脉壁使动脉痉挛,造成短时的缺血。

(三)颈椎学说

椎动脉硬化及横突孔周围骨质增生直接压迫椎动脉,突然过度活动颈部使椎动脉扭曲和受压出现椎基底动脉系统的 TIA;增生的骨质直接刺激颈交感干造成椎基底动脉痉挛。

(四)脑血流动力学障碍学说

在脑动脉粥样硬化、管腔狭窄的基础上,血压突然下降,脑分水岭区的灌注压下降,出现相应的脑缺血表现。

(五)心脏病变学说

心脏产生的栓子不断进入脑动脉导致阻塞或心功能减退导致脑动脉的供血不足。引起

TIA 最常见的心脏病有心瓣膜病、心律失常、心肌梗死等。

(六)血液成分异常学说

红细胞增多症、血小板增多症、骨髓增生性疾病、白血病、避孕药、雌激素、产后、手术后等。

(七)脑动脉壁异常学说

动脉粥样硬化病变,系统性红斑狼疮,脑动脉纤维肌肉发育不良,烟雾病及动脉炎等。

二、临床表现

本病多发于中、老年人,大多伴有高血压、高血脂、心脏病、糖尿病病史。典型特点:发病突然;症状和体征数秒钟达高峰,可持续数分钟至数小时;而且 24 小时内完全恢复;可反复发作,每次发作症状和体征符合脑神经功能定位。

(一)椎基底动脉系统 TIA 临床表现

①复视;②偏盲;③眩晕呕吐;④眼球震颤;⑤声音嘶哑,饮水呛咳,吞咽困难;⑥共济失调,猝倒发作;⑦单侧或双侧口周及舌部麻木,交叉性面部及肢体感觉障碍,单侧或双侧肢体无力及病理反射阳性;⑧一过性遗忘症。

(二)颈内动脉系统的 TIA 临床表现

①大脑中动脉 TIA 最多见,表现为以上肢和面舌瘫为主的对侧肢体无力,病理反射阳性,可有对侧肢体的感觉障碍,对侧偏盲、记忆理解障碍、情感障碍、失用等。在左侧半球者可有失语、失读、失算、失写等。②大脑前动脉 TIA 表现为精神障碍、人格障碍、情感障碍等。③颈内动脉主干发生 TIA 表现除以上症状和体征外,同时还伴同侧眼球失明及对侧上下肢体无力等症状。

三、辅助检查

(一)血生化

高血脂、高血糖。

(二)脑 CT、MRI 检查

一般无明显异常,发作期间可发现片状缺血性改变。

(三)DSA 或 MRA

可有脑动脉粥样硬化斑块、溃疡及狭窄。

(四)颈动脉超声

可见颈动脉狭窄或动脉粥样斑块。

(五)心电图

冠状动脉供血不足。

四、治疗原则

(一)检查

进行系统的病因学检查,制订治疗策略。

(二)抗血小板聚集治疗

肠溶阿司匹林、氯吡格雷、缓释双嘧达莫与阿司匹林复合制剂。

(三)抗凝血治疗

短期内频繁发作,1 天发作 3 次以上或 1 周发作 5 次,或有进展性卒中的可能尤其是椎基底动脉系统 TIA。药物有肝素钠、双香豆素类药物、低分子肝素等。

(四)他汀类药物

用于动脉粥样硬化引起的短暂性脑缺血发作。

(五)扩容药物

用于低灌注引起的短暂性脑缺血发作。

(六)病因、危险因素、并发症的治疗

针对引起 TIA 的病因如动脉粥样硬化、高脂血症、高血糖、高血压、颈椎病进行相应的治疗。

(七)外科手术治疗

当发现颈动脉粥样硬化狭窄在 70% 以上时,在患者和家属同意下,可考虑行颈动脉内膜剥离术或颈动脉支架置入术。

(八)预后

短暂性脑缺血发作可完全恢复正常,但频繁发作而不积极正规治疗可发生脑梗死。

五、护理

(一)评估

1.健康史

在短暂性脑缺血发作中,男性患病率高于女性,平均发病年龄 55 岁。在急性脑血管病中,短暂性脑缺血发作占 10%。

2.身心状况

对频繁发作的 TIA 患者应密切观察发作的时间、次数、临床症状等。

(二)护理要点及措施

(1)检查患者感觉障碍侧的肢体活动及皮肤情况。

(2)防止烫伤、扭伤、压伤、撞伤等。

(3)对于患者视觉障碍,特别是偏盲者,病房环境应简洁整齐,物品放置规范,生活用品放在患者视觉范围内(训练时除外)。

(4)发作时应做好肢体功能位的护理。

(5)加强饮食护理,选择营养丰富、软食、团状或糊状食物,保证患者的营养摄入,防止误吸。

(6)根据患者 TIA 发作频次,时间等制订保护措施。发作频繁者限制活动,给予卧床。必要时给予陪护,并向陪护人员讲解预防摔伤的相关知识。

(7)发作时的护理:密切观察发作时的临床表现,有无意识障碍等症状,并立即给予吸氧;发作后检查患者有无摔伤,骨折,必要时行 X 线片、CT 等检查。

(三)健康教育

1.积极治疗基础病

如动脉粥样硬化、高脂血症、高血糖、高血压、颈椎病进行相应的治疗。有针对性地采取措施,尽量减少危险因素的损害。血压控制不可太低,以免影响脑组织供血供氧。

2.做好出院指导

特别是预防再次发作的相关知识,最重要的是向患者宣讲 TIA 发作时的各种临床表现,一旦有症状应立即就诊。

3.药物指导

指导患者正确遵医嘱规律服药,不得擅自增减药物,并注意观察药物的不良反应。当发现皮肤有出血点、牙龈出血等,及时就诊。

4.饮食指导

合理饮食,低盐、低脂、高纤维饮食,增加植物蛋白,单纯不饱和脂肪酸的摄入,多食水果和蔬菜,戒除烟酒等不良嗜好。

5.适当运动

活动中避免劳累,选择适宜运动方式,起坐、转身要慢,防止摔伤。

6.定期复查

定期到医院复查,复查血压、血脂、血糖情况,根据检查情况医师调整药物剂量。

第三节　开放性颅脑损伤

一、概述

开放性颅脑损伤是指颅骨和硬脑膜破损,脑组织直接或间接地与外界相通。多因锐器、钝器打击和坠伤与跌伤所造成。开放性颅脑损伤按受伤原因可分为如下几种。

(一)钝器伤

致伤物为棍棒、砖、锤、斧背等。该类损伤所造成的头皮挫裂伤创缘不整,颅骨呈粉碎性骨折伴凹陷,硬脑膜常被骨折片刺破,脑组织挫裂伤面积较大,可伴有颅内血肿及一定程度的脑对冲伤,常有异物、毛发、泥沙等污染创面,感染发生率高。

(二)锐器伤

致伤物有刀、斧、匕首等。该类损伤所致的头皮损伤创缘整齐,颅骨呈槽形裂开或陷入,硬脑膜及脑组织也有裂伤及出血,对冲性脑损伤少见。通常锐器伤污染较轻,颅内异物亦少见,感染发生率较低。

(三)坠伤、跌伤

由于快速运动的头颅撞击在有棱角或突起的固定物上所致。常引起头皮裂伤,伴局限性或广泛性颅骨骨折及脑挫裂伤,对冲性脑损伤较多见,颅内出血及感染的机会也较多。

二、临床表现

(一)头部伤口

观察伤口大小、形状、有无活动性出血、有无异物及碎骨片、脑组织或脑脊液流出。

(二)意识障碍

广泛性脑损伤,脑干或下丘脑损伤,合并颅内血肿或脑水肿引起颅内高压者,可出现不同程度的意识障碍。

(三)局灶性症状

依脑损伤部位不同,可出现偏瘫、失语、癫痫、同向偏盲、感觉障碍等。

(四)颅内高压症状

出现头痛、呕吐、进行性意识障碍,甚至发生脑疝。

(五)全身症状

早期可出现休克及生命体征改变。此外,开放性颅脑损伤可有低热,而伤口或颅内感染可引起高热、脑膜刺激征阳性。

(六)脑损害症状

开放性颅脑损伤患者常有不同程度的意识障碍。脑重要功能区损害时可出现局灶症状;脑干或下丘脑等重要结构受损时临床表现危重,预后不良。开放性颅脑损伤癫痫发生率较闭合性脑损伤高。

(七)辅助检查

1.X 线片

了解颅骨骨折范围、凹陷深度、颅内异物、骨碎片分布以及气颅等情况。

2.CT 检查

明确脑损伤的部位和范围,了解有无继发颅内血肿,并能对异物或骨片的位置、分布做出精确的定位。对后期的脑积水、脑脓肿、脑穿通畸形及癫痫病灶均有重要诊断价值。

3.其他检查

如腰椎穿刺,目的在于了解颅内有无感染;脑血管造影,目的在于了解有无外伤性动脉瘤及动静脉瘘的形成。

三、治疗原则

(一)及时清创处理,预防感染

应尽早清除挫碎组织、异物、血肿、修复硬脑膜及头皮创口,变有污染的开放性伤道为清洁的闭合性伤道,为脑损伤的修复创造有利条件。

(二)清创手术

尽可能在伤后 6~8h 行清创。目前应用抗生素的条件下,早期清创缝合时间最晚可延长至 48h。清创完毕后应缝好硬脑膜与头皮。伤道与脑室相通时,应清除脑室内积血,留置脑室引流管。如果脑组织膨胀,术后颅内压仍高,可以不缝硬脑膜,并视情况做外减压(颞肌下减压或去骨瓣减压术)。

(三)特殊伤的处理

钢钎、钉、锥等刺入颅内形成较窄的伤道,不要贸然将其拔除,以免引起颅内大出血或附加损伤引起不良后果。了解伤道以及致伤物大小,形状,方向,深度,是否带有钩刺,以及伤及的范围。根据检查所获取的资料,分析可能出现的情况,研究取出致伤物方法,做好充分准备后再行手术。

四、护理评估

了解与现患疾病相关的外伤史、受伤时间、致伤物及出血情况;观察意识、瞳孔、生命体征、肢体障碍、语言等神经系统功能,是否有休克表现;观察伤口的形状、深浅、出血量,是否与颅腔相通。

五、护理要点及措施

(一)术前护理

(1)观察创面情况,记录出血量对创面和伤口的异物不可贸然取出,以防造成出血和脑损伤。患者有脑膨出时,可用敷料绕其周围,上面用无菌油纱覆盖,或用无菌碗罩于膨出的脑组织,再加包扎,保护脑组织,以免污染和损伤。

(2)饮食视病情而定,神志清醒的患者,应鼓励其食用高蛋白、高热量、多维生素等易消化食物,以满足机体的生理需要,增强抗病能力,促进创伤的修复。病情严重需手术治疗的患者应禁食水。

(3)开放性颅脑损伤要及时注射破伤风抗毒素,为预防二重感染,周围环境要保持清洁。

(4)严密观察患者的意识、瞳孔生命体征及神经功能损害程度,特别在伤后24~48h,每小时观察测量1次并记录。对出现休克、颅内血肿、脑疝等前期症状,应立即通知医师,并协助抢救。

(5)合并颅底骨折和颌面创伤时,要及时清除口腔和呼吸道分泌物及血凝块,以防引起窒息和吸入性肺炎。患者伤后昏迷,呼吸不畅,分泌物较多致呼吸困难者,需及时吸痰或及早行气管切开,以保持呼吸道通畅。

(6)做好术前准备工作。

(二)术后护理

1.按神经外科术后护理常规及全身麻醉术后护理。

2.意识、瞳孔、生命体征的观察。患者术毕15~30min应测量血压、脉搏、呼吸各1次,同时注意观察意识、瞳孔及肢体活动的变化。

3.保持呼吸道通畅。在麻醉清醒前患者易发生舌后坠、喉痉挛、呼吸道分泌物多、咳嗽、吞咽反射减弱等,因此术后要保持呼吸道通畅,及时清除呼吸道分泌物,注意有无呼吸困难、烦躁不安等呼吸道梗阻症状。

4.伤口的观察。严密观察伤口渗血、渗液情况,并严密观察伤口周围组织有无肿胀、"波动"感。保持切口敷料的清洁、干燥;注意体温变化,若体温持续升高,应及时做腰穿及脑脊液常规、生化、细菌培养等;同时术前术后严格遵医嘱使用抗生素。

5.保持头部引流管的固定可靠,防止脱落及扭曲,发现引流管不畅及时报告医师,引流袋每日更换1次,认真观察并记录引流液的色及量,若引流量及色异常及时报告医师。

6.对躁动患者仔细分析引起躁动的原因,特别要考虑颅内再出血、脑水肿等颅内因素,应及时通知医生,复查CT确诊,对躁动患者加强护理,防止坠床,但不宜加强约束,否则患者会因反抗外力消耗能量而衰竭。

7.并发症护理。

(1)防治应激性溃疡引起的上消化道出血。要密切观察患者的生命体征,鼻饲患者要及时抽吸胃液,动态观察有无应激性溃疡的发生。如有上消化道出血,要通知医生,遵医嘱给予H受体拮抗药,暂禁食,给予持续胃肠减压、冰盐水洗胃或胃内注入去甲肾上腺素2mg加生理盐水 50mL,避免生冷、硬食物。

(2)预防肺部感染。定时给患者翻身、叩背、吸痰。

(3)防治肾衰竭及尿路感染。严格记录液体出入量,观察尿液色、量、比重,防止血容量不足导致急性肾衰竭。留置导尿管患者每日膀胱冲洗,3d 更换 1 次性尿袋,防止尿路感染。

(4)防止压疮的发生。每 2 小时翻身 1 次,在搬动患者时注意身体各部分的位置,避免拉、扯、拽患者。

(5)预防下肢深静脉血栓的形成。每天有计划地为患者做被动肢体活动和肢体按摩。给患者静脉输液时尽量选择上肢静脉。

(6)术后肢体偏瘫或活动障碍者,要保持肢体处于功能位,急性期过后要尽早给患者进行瘫痪肢体的功能训练,促进肢体的功能恢复,防止足下垂,肢体僵硬及失用性萎缩。

(三)心理护理

开放性颅脑损伤的患者,由于躯体上突然遭到极大的创伤,不少患者可留有某些神经或精神障碍方面后遗症,如失语、肢体瘫痪、智能降低,或表现头晕、记忆力减退、心悸等功能性表现。为促进患者的康复,要关心患者的痛苦,耐心解释伤情。家庭、社会各方面人员都要注意避免夸大伤情,以防造成患者恐慌心理。及时掌握患者的心理活动,有效地给患者心理上的支持,并向其介绍疾病的治疗效果和治疗方法,使患者能够正确地接受现实,与医护人员合作,树立战胜疾病的信心。嘱家属全力配合,共同协助患者康复。

六、健康教育

(1)颅脑损伤者,易出现焦虑不安,对生活失去乐趣的病态心理。针对患者的心理特点,针对性地进行疏导、启发、解释和鼓励。帮他们排除病态心理、稳定情绪、提高信心,主动配合康复治疗。并鼓励他们主动参与社交活动和建立良好的人际关系。

(2)帮助肢体瘫痪患者拟定功能锻炼计划,嘱患者及家属定期回院复查,评估康复效果。

(3)应告知家属营养支持的重要性,指导摄入高热量、高蛋白、高维生素等富有营养的食物,预防感冒,保持好个人卫生。

(4)癫痫患者应告知不宜单独外出、登高、游泳、驾驶车辆,严格按时服药。

(5)颅骨缺损患者注意保护骨窗,外出戴防护帽,术后 6 个月可行颅骨修补术。

(6)告知患者及家属出院后 3～6 个月进行复查,有任何不适症状及时就诊。

第四节　硬膜下血肿

一、概述

硬脑膜下血肿是指出血积聚在硬脑膜下腔,是最常见的颅内血肿。约占外伤性颅内血肿的 40%,多属急性(3d 内)或亚急性(4～21d)型。急性或亚急性硬脑膜下血肿的出血来源主要是脑皮质血管,大多由对冲性脑挫裂伤所致,好发于额极、颞极及基底面,可视为脑挫裂伤的一种并发症,称为复合型硬脑膜下血肿。另一种较少见的血肿是由于大脑表面回流到静脉窦的桥静脉或静脉窦本身撕裂所致,范围较广,可不伴有脑挫裂伤,称为单纯性硬脑膜下血肿。慢性硬脑膜下血肿(22d 以上)的出血来源及发病机制尚不完全清楚。好发于老年人,大多有轻微头部外伤史,部分患者无外伤,可能与营养不良、维生素 C 缺乏、血管性或出血性疾病等相关。

二、临床表现

(一)典型临床表现

急性或亚急性硬脑膜下血肿的主要表现如下。

1.意识障碍

伴有脑挫裂伤的急性复合型血肿患者多表现为持续昏迷或昏迷进行性加重,亚急性或单纯性血肿则多有中间清醒期。

2.颅内压增高

血肿及脑挫裂伤继发的脑水肿均可造成颅内压增高,导致头痛、恶心、呕吐及生命体征改变。

3.瞳孔改变

复合型血肿的病情进展迅速,容易引起脑疝而出现瞳孔改变,单纯性或亚急性血肿瞳孔变化出现较晚。

4.神经系统体征

伤后立即出现偏瘫等征象,因脑挫裂伤所致。逐渐出现的体征,则是血肿压迫功能区或脑疝的表现。慢性硬脑膜下血肿进展缓慢,病程较长,可为数月甚至数年。临床表现差异很大,大致可归纳为三种类型:①以颅压增高症状为主,缺乏定位症状;②以病灶症状为主,如偏瘫、失语、局限性癫痫等;③以智力和精神症状为主,表现为头昏、耳鸣、记忆力减退、精神迟钝或失常。

(二)辅助检查

如有较重的头部外伤史,伤后即有意识障碍并逐渐加重,或出现中间清醒期,伴有颅压增高症状,多表明有急性或亚急性硬脑膜下血肿。CT 扫描可以确诊,急性或亚急性硬脑膜下血肿表现为脑表面新月形高密度、混杂密度或等密度,多伴有脑挫裂伤和脑受压。慢性硬脑膜下血肿容易误诊漏诊,应引起注意。凡老年人出现慢性颅压增高症状、智力和精神异常,或病灶症状,特别是曾经有过轻度头部受伤史者,应想到慢性硬脑膜下血肿的可能,及时行 CT 或MRI 检查可以确诊。CT 显示脑表面新月形或半月形低密度或等密度影,MRI 则为短 T_1、长T_2信号影。

三、治疗

急性或亚急性硬脑膜下血肿的治疗原则是一经确诊即应手术。慢性硬脑膜下血肿患者凡有明显症状者,即应手术治疗,且首选钻孔置管引流术,引流 2～3d,多可治愈。

四、护理评估

详细了解受伤过程,如暴力大小、方向、性质、速度,患者当时有无意识障碍,其程度及持续时间,有无中间清醒期、逆行性健忘,受伤当时有无口鼻、外耳道出血或脑脊液漏发生,是否出现头痛、恶心、呕吐等情况,了解现场急救情况,了解患者既往健康状况。全面检查并结合 X

线、CT 以及 MRI 检查结果判断损伤的严重程度及类型,评估患者损伤后的症状及体征,确定是开放或闭合性损伤,了解有无神经系统病症及颅内压增高征象;观察患者生命体征、意识状态、瞳孔及神经系统体征的动态变化,区分脑伤是原发性还是继发性。了解患者的营养状态、自理能力等,了解家属对患者的支持能力和程度,了解患者及家属对颅脑损伤及其功能恢复的心理反应。

五、护理要点及措施

(一)术前护理

1.保持呼吸道通畅

硬脑膜下血肿常有不同程度的意识障碍,丧失正常的咳嗽反射和吞咽功能,呼吸道分泌物不能有效排出,血液、脑脊液及呕吐物等可引起误吸;舌根后坠可引起呼吸道梗阻。因此,应尽快清除口腔和眼部血块或呕吐物,将患者侧卧或放置口咽通气道。禁用吗啡止痛,以防呼吸抑制。

2.妥善处理伤口

单纯头皮出血,可在清创后加压包扎止血;如果有开放性颅脑损伤应剪短伤口周围头发,消毒时注意勿使酒精流入伤口;伤口局部不冲洗、不用药;外露的脑组织周围可用消毒纱布保护,外加干纱布适当包扎,避免局部受压。

3.防止休克

一旦出现休克征象,应协助医师查明有无颅外部位损伤,如多发性骨折、内脏破裂等。患者应平卧,注意保暖、补充血容量。

4.做好护理记录

准确记录受伤经过、初期检查发现、急救处理经过及生命体征、意识、瞳孔、肢体活动等病情演变。

5.术前准备

①皮肤准备。术前 1d 剃头,手术日晨再次剃头,用聚维酮碘或 1∶1000 苯扎溴铵纱布消毒头皮,仔细检查手术野有无感染及破溃处,并戴上手术帽或用无菌治疗巾包裹。②有颅内压增高者切忌灌肠,可用轻泻药,如酚酞、开塞露、番泻叶等。③术前 12h 禁食、8h 禁饮。④备齐带进手术室的药物、病历、CT、MRI、取血单等。⑤术日晨按医嘱给药,监测生命体征,如有异常及时汇报医生。⑥做好接手术患者准备:铺麻醉床,垫尿垫,将床摇高,备好床旁用物,如负压吸引器、多功能监护仪、输液架、大别针 2 个、量杯、纸巾、漱口水、吸管、特护记录本、笔、输液盘、适量的药物和无菌物品。

(二)术后护理

1.严密观察病情,及时发现颅内压增高

严密观察患者意识状态、生命体征、瞳孔、神经系统病症等变化,判断颅内血肿清除后效果并及时发现术后血肿复发迹象。通常术后 3d 左右行 CT 检查,证实血肿消失后拔管。

2.脑水肿的预防

多数患者于术后 12h 即出现脑水肿的变化,24～72h 为脑水肿反应的高峰期。因此,应严密观察并及时采取控制脑水肿的措施,观察有无颅内压增高的发生。遵医嘱及时、准确地使用脱水药,同时控制水、钠摄入。

3.指导患者有效活动

术后待病情稳定,应制订活动计划,促进康复。轻者术后 24～48h 即可行肢体被动活动、局部按摩,防止肌肉萎缩和关节强直,随着病情的好转可在床上进行肢体的主动活动,根据病情恢复情况,增加活动量,进一步坐起,下床活动,并逐渐增加活动范围和量,以恢复活动能力。

4.心理护理

对于术后出现后遗症的患者应加强心理护理,鼓励患者正视现实,积极配合治疗,减轻后遗症;主动了解患者的心理状态,有自伤、伤人倾向时,避免让患者独处、接触伤人物品;随时与患者交谈,沟通思想,稳定情绪,使其积极配合治疗。

第五节　高血压脑出血

一、概述

脑出血性疾病是指引起脑实质内或脑室内自发性出血的疾病,通常又称脑出血或出血性脑卒中。高血压脑出血的发病原因是脑内小动脉在长期高血压刺激下,发生慢性病变的基础上出现破裂所致。这些小动脉一般是颅内大动脉直接发出的直径 $100～200\mu m$ 的穿通血管,包括豆纹动脉、丘脑穿通动脉及基底动脉的脑干穿通支等。微小动脉的慢性病变包括脑内小动脉硬化、脑血管透明脂肪样变性及粟粒状微动脉瘤形成等。此外,脑出血可能和脑梗死合并发作,二者可能互为因果。高血压可以引起脑血管痉挛,脑动脉栓塞导致脑梗死,而脑梗死后可继发梗死灶内的脑血管发生管壁坏死发生脑出血。

二、临床表现

(一)一般临床特点

突然发作剧烈头痛、呕吐、意识障碍和精神功能缺失。少部分以癫痫发作或大小便失禁为首发症状。

常有对侧偏瘫和偏身感觉障碍,优势半球出血者可有失语。如病程进展快,发生脑疝,会出现肌张力增高,病理征阳性等相应表现。眼底可能有视网膜出血或视盘水肿,瞳孔可不等大,双侧瞳孔缩小或散大。呼吸深大,节律不规则,脉搏徐缓有力,血压升高,体温升高。部分患者可发生急性消化道出血,呕吐咖啡色胃内容物。

(二)按不同的出血部位,脑出血还可能有不同的临床特点

1.基底节出血

脑出血最常见的部位。除头痛呕吐、意识障碍等一般症状外,因为内囊受压或被破坏而表现出"三偏"征象,即对侧偏瘫、偏身感觉障碍和同向偏盲。此外,还可能有双眼向病灶侧凝视。

2.丘脑出血

当血肿较小且局限在丘脑本身时,可出现嗜睡及表情淡漠,对侧偏身感觉障碍;如累及脑干背侧可出现双眼向上凝视.瞳孔大小不等;下丘脑出血会出现高热、昏迷、脉搏加快、血压升高及内环境紊乱等反应。

3.脑干出血

脑桥是脑干出血的常见部位。表现为起病急骤,突发剧烈头痛呕吐,可立即出现意识障碍,甚至迅速陷于深昏迷;针尖样瞳孔常是脑桥出血的特征性改变,尚有四肢瘫、面瘫及双侧锥体束征阳性;脑桥出血还常有中枢性高热和呼吸节律紊乱,预后较差。

4.小脑出血

表现为突发剧烈呕吐、枕部头痛、眩晕及因共济失调而摔倒。查体可能有颈项强直、眼球震颤及构音不清。

如出血量较大时可致颅内压迅速升高,甚至发生急性枕骨大孔疝,出现生命体征紊乱,严重者可迅速死亡。

5.脑叶出血

头痛呕吐、颈项强直。额叶出血,可出现高级活动障碍、精神异常、抽搐发作、对侧偏瘫,优势半球出血有失语;颞叶出血,可出现部分性偏盲、癫痫发作,以及感觉性失语;顶叶出血,出现偏身感觉障碍、失语、失用;枕叶出血,出现对侧视野同向偏盲。

6.脑室出血

临床表现为脑膜刺激症状和脑积液循环阻塞引发的颅内高压症状,以及出血部位脑组织损伤或受压引起的神经功能障碍。

(三)辅助检查

1.实验室检查

血、尿、脑脊液成分异常。血白细胞计数增高、尿蛋白质增高、血尿素氮增高及电解质紊乱。脑脊液常为血性。

2.影像学检查

脑 CT 是快速诊断脑出血最有效的检查手段,除了可以显示血肿本身的大小、形态、出血部位和范围,还可以了解周围脑组织受压的情况,脑水肿的严重程度,以及是否合并脑积水等。

三、治疗原则

对于脑出血患者,视出血程度和患者的全身情况,可分别采取内科治疗和外科手术治疗。

(一)内科治疗

主要以控制血压、降颅压、止血及对症处理为主。

(二)外科治疗

确定手术应对患者的全身情况年龄、意识状态、血肿量、出血部位,以及是否合并脑积水等进行综合评估后决定。手术指征明确应尽早手术。

四、护理评估

了解与现患疾病相关的病史和药物使用史,如高血压病史、脑血管病史等;了解患者是否以急性意识丧失、失语、肢体瘫痪为首发症状;了解发病时间及患者的意识、瞳孔、生命体征、神经系统功能。

五、护理要点及措施

(一)术前护理

(1)按神经外科疾病术前护理常规。

(2)严密观察患者的意识、瞳孔生命体征及神经功能损害程度,遵医嘱给予脱水药、降压药,限制探视人员,保持病房安静及患者的情绪稳定。

(3)有癫痫病史者按癫痫护理常规,同时床旁备好地西泮等急救药品,并做好安全防护措施,以防止自伤、坠床等意外的发生。

(4)肢体偏瘫的患者应尽量避免患侧卧位,患肢摆放功能位,颅内压增高患者呕吐时给予侧卧位或平卧位头偏向一侧,以免引起误吸或窒息。

(5)做好术前准备,如剃头,配血,采血进行血型,凝血检查,准备好吸痰,气管插管,气管切开及各种抢救药,以备急用,严格控制血压,防止再出血。

(二)术后护理

(1)按神经外科术后护理常规及全身麻醉术后护理常规。

(2)严密观察患者意识、瞳孔、生命体征变化及肢体活动情况。

(3)保持呼吸道通畅。及时清除呼吸道分泌物并保持通畅,注意有无呼吸困难、烦躁不安等呼吸道梗阻症状,气管切开或气管插管患者应定时雾化吸入、吸痰,防止管道阻塞及意外脱管。

(4)维持颅内压相对稳定。患者绝对卧床休息,单纯的颅内血肿(血肿腔)引流时,术后患者采取头低脚高位;血肿破入脑室,要将床头抬高 $15°\sim30°$,有利于静脉回流,减轻脑水肿。严格遵医嘱使用降压药及脱水药,使血压平稳下降,同时要限制液体的摄入量,避免引起颅内压增高。

(5)防止颅内感染及穿刺点的感染。术后观察切口的渗血、渗液情况,保持切口敷料的清洁、干燥;注意体温变化,若体温持续升高,应及时做腰穿及脑脊液常规、生化、细菌培养等;严格无菌操作。

(三)心理护理

评估患者的心理状态,了解有无不良情绪,对于失语、肢体偏瘫等功能障碍的患者,应加强沟通,安慰患者,指导功能锻炼,使其保持情绪稳定,增强战胜疾病的信心。

六、健康教育

(1)向患者家属宣教一些本病的常识,使其了解治疗的过程,从而取得家属配合,教会患者及家属识别早期出血征象及应急措施。

(2)教会患者及家属血压自我监测方法,减少再出血诱发因素,保持情绪稳定、避免过于激动导致血压增高诱发脑出血。

(3)告知家属要合理饮食,少食胆固醇高的食物,多吃蔬菜、水果及富含粗纤维易消化的食物,保持良好的心态,合理安排生活、戒烟、戒酒。

(5)出院后定期门诊随访,监测血压、血脂等,适当体育活动,如散步、太极拳等。

第六节　颅内压增高

颅内压增高是神经外科常见临床病理综合征,是颅脑损伤、脑肿瘤、脑出血、脑积水和颅内炎症等所共有的征象,由于上述疾病使颅腔内容物体积增加,导致颅内压持续在 2.0kPa (15mmHg)以上,从而引起的相应的综合征,称为颅内压增高。

一、临床表现

(一)头痛

是颅内压增高的最常见的症状之一,以早晨或夜间较重,部位多在额部及两颞部,可从颈枕部向前方放射至眼眶。头痛程度随颅内压的增高而进行性加重。用力、咳嗽、弯腰或低头活动时常使头痛加重。头痛性质以胀痛和撕裂痛为多见。

(二)呕吐

当头痛剧烈时,可伴有恶心和呕吐。呕吐呈喷射性,易发生于饭后。

(三)视神经盘水肿

是颅内压增高的重要客观体征之一。表现为视神经乳头充血,边缘模糊不清,中央凹陷消失,视盘隆起,静脉怒张,动脉曲张扭曲。

以上三者是颅内压增高的典型表现,称之为颅内压增高的"三主征"。

(四)意识障碍及生命体征的变化

疾病初期意识障碍可出现嗜睡,反应迟钝。严重病例,可出现昏睡、昏迷,伴有瞳孔散大、对光反射消失,发生脑疝,去脑强直。生命体征变化为血压升高、脉搏徐缓、呼吸不规则、体温升高等病危状态,甚至呼吸停止,终因呼吸循环衰竭而死亡。

(五)其他症状和体征

头晕、猝倒、头皮静脉怒张。小儿患者可有头颅增大、颅缝增宽或分裂、前囟饱满隆起,头颅叩诊时呈"破罐声"及头皮和额眶部浅静脉扩张。

二、评估要点

(一)一般情况

观察生命体征有无异常,了解有无头部外伤、颅内感染、高血压、便秘、剧烈咳嗽、全身性严重疾病。有无过敏史、家族史。

(二)专科情况

1.头痛

了解疼痛的性质、部位,有无搏动性头痛,是否尤以夜间、清晨为重。头痛部是否常在前额、两颞等部位。

2.呕吐

了解呕吐性质、时间,是否喷射性呕吐,是否与剧烈头痛相伴发,与进食有无关系。

3.视神经盘水肿

患者是否常有一过性的视力模糊,严重者失明。

4.观察有无意识障碍的变化

是否由嗜睡、淡漠逐渐发展成昏迷。

(三)辅助检查

头颅 X 线片可显示颅缝增宽、蝶鞍扩大、蛛网膜颗粒压迹增大加深、鞍背及前后床突的吸收或破坏等颅内压增高征象。

三、护理诊断

(一)疼痛

与脑内压增高有关。

(二)组织灌注量改变

与脑内压增高导致脑血流量下降有关。

(三)组织灌注不足

与频繁呕吐、控制摄入量及应用脱水剂有关。

(四)潜在并发症

脑疝。

四、护理措施

(一)一般护理

1.体位

床头抬高 15°～30°的斜坡位,有利于颅内静脉回流,减轻脑水肿。

2.饮食与补液

不能进食者,成人每人每天静脉输液量在 1500～2000mL。神志清醒者给予普通饮食,但要限制钠盐摄入量。

3.吸氧

通过持续或间断吸氧,有助于降低颅内压。

4.加强生活护理

避免约束患者,以免患者挣扎而致颅压增高。

(二)病情观察

每 30min 至 1h 观察意识、生命体征、瞳孔和肢体活动的变化,急性颅内压增高的患者的生命体征常有"二慢一高"等现象。即:脉搏缓慢,呼吸减慢,血压升高。

(三)防止颅内压骤然升高的护理

1.休息:立即让患者卧床休息,稳定患者情绪,保持病室安静。

2.保持呼吸道通畅:抬高下颌,头向后仰,配合医生及早行气管切开术。

3.避免剧烈性咳嗽和用力排便。

4.控制癫痫发作:注意观察有无癫痫症状出现。

(四)用药的护理

1.脱水剂

常用 20％甘露醇 250mL,应在 30min 内快速静脉滴注。

2.糖皮质激素

在治疗中应注意防止并发高血糖感染和应激性溃疡。监测血糖,并注意患者有无便血及胃肠减压引流血性胃液。

(五)降低体温

2h测量体温1次,在表浅的大血管处,如腋下及腹股沟,直接使用冰袋可加速降温,或使用低温毯并减少盖被。

五、应急措施

脑疝:表现为剧烈头痛,与进食无关的频繁的喷射性呕吐,瞳孔和意识的改变等。首先保持呼吸道通畅,吸氧,立即使用20％甘露醇200～400mL加地塞米松10mg静脉快速滴入,呋塞米40mg静脉注射,同时做好术前准备。

六、健康教育

(1)对疑有颅脑外伤等疾病者,如患者原因不明的头痛症状进行性加重,经一般治疗无效;或头部外伤后有剧烈头痛并伴有呕吐者,应及时到医院做检查以明确诊治。

(2)颅内压增高的患者要预防剧烈咳嗽、便秘、提重物等使颅内压骤然升高的因素,以免诱发脑疝。

(3)对有神经系统后遗症的患者,要针对不同的心理状态进行心理护理,调动他们的心理和躯体的潜在代偿能力,鼓励其积极参与各项治疗和功能训练,如肌力训练、步态平衡训练、膀胱功能训练等,最大限度地恢复其生活能力。

第七节　脑脓肿

化脓性细菌侵入脑组织引起化脓性炎症,并形成局限性脓肿称为脑脓肿,属脑实质内的感染性占位病变。

一、临床表现

(一)全身感染症状

在细菌侵入颅内阶段大多数患者有全身不适、皮疹、发热、头痛、呕吐等急性脑炎或脑膜炎表现。当脓肿包膜形成以后,患者体温大多正常或低热,而颅内压增高或脑压迫症状逐渐加重。脑脓肿进入局限阶段,临床上可有潜伏期,在潜伏期内患者可有头痛、消瘦、疲倦、记忆力减退,表情淡漠或反应迟钝等症状。

(二)颅内压增高症状

随着脑脓肿包膜的形成和增大,出现颅内压增高,患者再度伴有不同程度的头痛,可出现呕吐及不同程度的精神和意识障碍。

(三)脑局灶定位症状

常在外伤所致的脑功能障碍的基础上,使已有的症状逐渐加重或出现新的症状和体征。

(四)脑疝或脓肿破溃

是脑脓肿患者的两大严重危象。前者与其他颅内占位性病变所致的脑疝相似;后者为脓肿接近脑表面或脑室时,由于脓肿内压力骤然改变而致脓肿突然破溃,脓液流入蛛网膜下隙或脑室内引起急性化脓性脑膜炎,患者突然出现高热、昏迷、抽搐。

二、评估要点

(一)一般情况

了解患者有无化脓性中耳炎,脓毒血症病史,头部近期有无外伤史等。

(二)专科情况

(1)有无急性全身感染中毒症状。体检时是否可发现颈项强直和脑膜刺激征,化验检查白细胞及中性粒细胞是否升高。

(2)有无颅内压增高症状。

(3)有无脑局灶性症状,根据脑脓肿部位不同,局灶性症状亦不同,多在晚期明显。

(三)辅助检查

外周血液中白细胞总数剧增,脑脊液常呈脓性。头颅 CT、MRI 及脑血管造影等检查。

三、护理诊断

(1)清理呼吸道无效与意识障碍有关。

(2)体温过高与脑脓肿导致全身感染中毒有关。

(3)疼痛与颅内压增高有关。

(4)语言沟通障碍与脑脓肿导致的感觉性失语及运动性失语有关。

(5)组织灌注不足与高热、呕吐等有关。

(6)营养失调,低于机体需要量与进食困难、呕吐有关。

(7)有外伤的危险。

(8)感染与颅内存在化脓性感染和免疫力低下有关。

(9)焦虑与对疾病知识缺乏、存在适应危机有关。

(10)潜在的并发症:脑疝。

四、护理措施

(一)术前护理

1.心理护理:向患者进行疾病有关问题的解释和说明,降低其恐惧程度,给予心理、情绪支持,并给予恰当的护理以解除患者的适应危机。

2.给予头高脚低位,防止颅内压力增高,特别在癫痫病发作时颅内压增高致呕吐及小脑半球脓肿而出现饮水呛咳时。

3.协助患者做好各项检查,同时做好必要的术前准备。

4.癫痫发作:癫痫大发作时突然意识丧失,四肢痉挛抽搐,容易因跌倒或碰撞导致损伤。

(二)术后护理

1.保持呼吸道通畅,密切观察病情变化,1~2h 测量生命体征 1 次。

2.防止剧烈咳嗽,用力喷嚏和用力大便,避免颅内压进一步增高。

3.注意营养和维生素的补充,保持水、电解质及酸碱平衡,必要时输血、血浆、蛋白等,以改善全身状况,增强抵抗力。

4.脓腔引流管的护理:①引流管置于低位,距脓腔至少 30cm,引流管的位置应保留在脓腔的中心。②患者卧位须符合体位引流的要求。③术后 24h 方可进行脓腔冲洗,冲洗液用庆大霉素生理盐水缓慢注入腔内,再轻轻抽出,不可过分加压。

五、应急措施

(一)脑疝

表现为剧烈头痛,与进食无关的频繁的喷射性呕吐,瞳孔和意识的改变等。首先保持呼吸道通畅,并吸氧,立即使用 20%甘露醇 200～400mL 加地塞米松 10mg 快速静脉滴入,呋塞米40mg 静脉注射,同时做好术前准备。

(二)癫痫大发作

突然意识丧失,四肢痉挛抽搐容易因跌倒或碰撞导致损伤,应卧床并加用床档,防止癫痫发作时窒息,及时通知医生进行相应处理。

(三)感染性休克

表现为高热、头痛、呕吐、颈项强直等,脉搏细速,脉压小于 4.0kPa(30mmHg),应立即吸氧、保持呼吸道通畅,建立静脉通路并及时通知医生。

六、健康教育

(1)对于各种严重感染要及时治疗,防止病变的再次发生。

(2)出院后进行病情跟踪观察,特别是出现颅内压增高症状时,应引起高度重视。

(3)加强营养,增强抵抗力,改善全身状况。

第八节　脑血管病变

脑血管病是指供应脑部血液的血管疾患所致的一种神经系统疾病,主要指脑卒中。临床要表现为突然发生的局灶性神经功能缺失,如偏瘫、失语、意识障碍等。

一、临床表现

(一)短暂性脑缺血发作

临床特点是突然发病,神经功能障碍持续数分钟至数小时,并在 4h 内恢复,可以反复发作。

(二)可逆性缺血性神经功能障碍

临床表现似短暂性脑缺血发作,但持续时间超过 24h,可数天,也可完全恢复。

(三)完全性脑卒中

症状较上述两种类型严重,有不同程度的昏迷,神经功能障碍长期不能复。

(四)出血性脑卒中

是指高血压病引起的脑实质内出血。多见于 50 岁以上,长期有高血压动脉粥样硬化的患者,因脑内硬化的细小动脉变性和破裂,导致脑实质内的自发性出血,血肿压迫脑组织,同时可发生颅内压增高甚至脑疝,是高血压病患者的主要死亡原因。

二、评估要点

(一)一般情况

了解患者的意识障碍程度病史等。

(二)专科情况

(1)询问患者有无眩晕、恶心、呕吐、半身麻木等。

(2)观察患者有无言语不清、一侧肢体无力、失语以及排便排尿失禁。

(3)观察有无呼吸深而有鼾声、脉搏慢而有力、血压升高。

(4)了解患者对疼痛的刺激,瞳孔对光反射、角膜反射等情况。并了解是否有特殊类型的昏迷,如去皮质综合征等。

(三)辅助检查

1.腰椎穿刺

脑动脉瘤和颅内动静脉畸形腰椎穿刺抽出脑脊液呈血性,是诊断蛛网膜下隙出血的最直接证据。

2.CT 扫描

①颅内动脉瘤可见到中央呈高密度的圆形或椭圆形靶标状影块,但 CT 阴性并不能排除动脉瘤的存在。②颅内动脉畸形可显示急性期的出血,脑局部萎缩,及增强扫描中的高密度畸形血管团,部分供应动脉及引流静脉,可为病变的定位提供明确的信息。③高血压脑出血表现为高密度影区,可确定出血部位。

3.MRI 检查

颅内动静脉畸形可显示畸形血管团的流空现象。

4.脑血管造影

①颅内动脉瘤要求做双侧脑血管造影,有时需做全脑血管造影,可显示出动脉瘤的部位、大小、形状及数目。②颅内动静脉畸形显示病变位置、受累范围,还能显示供血动脉及回流静脉,确定其颅内动静脉畸形的级别。

三、护理诊断

(1)清理呼吸道无效与意识障碍有关。

(2)意识障碍与脑血管病变有关。

(3)疼痛与颅内出血及手术切口有关。

(4)有受伤的危险。

(5)排尿异常、排便失禁与中枢神经系统自主控制发生障碍或意识不清有关。

(7)语言沟通障碍与神经功能障碍有关。

(8)焦虑与生命受到威胁及肢体伤残有关。

(9)潜在并发症、脑疝。

四、护理措施

(一)心理护理

建立良好的护患关系,护士应耐心介绍脑卒中的病因和治疗方法,有计划地指导患者配合治疗、合理用药、平衡饮食,改进不良生活习惯和训练康复技能,满足患者的心理需要。

(二)术前护理

术前要继续进行内科治疗护理,并做好术前常规护理,按规定备皮,严密观察病情,遵医嘱使用脱水剂等药物,预防脑疝发生。

(三)术后护理

术后患者置 ICU 病房进行监测,具体护理措施参照脑损伤患者的护理。

(四)康复护理

脑卒中康复的目标是心理康复、恢复或重建功能、防治并发症,减少后遗症、学习使用移动工具(如轮椅)和辅助器具,达到独立生活和工作的能力以提高生活质量。恢复功能的护理措施包括:运动功能锻炼,感觉功能康复、口面部功能康复、智能康复训练、高压氧治疗及护理、中医治疗法的护理。

五、应急措施

(一)脑出血

表现为突然意识障碍、呼吸急促、脉搏缓慢、血压升高,继而出现偏瘫、大小便失禁等。应立即通知医师,做好手术止血的准备。

(二)脑疝

常表现为剧烈头痛,与进食无关的频繁的喷射性呕吐,瞳孔和意识的改变等。发生后应做紧急处理,首先保持呼吸道通畅并吸氧,立即使用 20％甘露醇 200～400mL 加地塞米松 10mg 静脉快速滴入,呋塞米 40mg 静脉注射,同时做好术前准备。

六、健康教育

(1)积极治疗高血压、心脏病、糖尿病等疾病,纠正酗酒、吸烟等不良生活习惯,可以降低脑卒中的发病和复发。避免情绪激动、便秘、慢性咳嗽等脑卒中的诱发因素。

(2)病情稳定后应及早开始康复锻炼,有利于防止肌肉萎缩,防止直立性低血压,有效预防骨质疏松、压疮、肺部感染和泌尿系统感染等并发症。指导患者和家属掌握被动运动方法和注意事项。

(3)调整患者心理状态:对情绪抑郁者,开展及时的心理治疗和药物治疗。有的偏瘫患者在恢复期仍会采取自杀行为,在护理中应引起注意,床旁不要放置安眠药及锐利物品。

(4)告知患者及家属有再次脑出血、脑栓塞的危险,一旦发现异常应及时就诊。

第九节　脑卒中及脑损伤

一、脑卒中及脑损伤的评估

(一)概述

脑部血管供血、供氧、供养的情况突然中断,并引发一侧上下肢体、上下半身或全身无力,呈现麻痹的现象(偏瘫),即称为脑卒中,其医学名称为脑血管意外病变(CVA)。脑卒中是一组突然起病的脑血液循环障碍,表现为局灶性神经功能缺失,甚至伴意识障碍。其主要病理过程为脑梗死和脑出血。脑血管疾病是一种主要致死、致残的常见病,它与心脏病、恶性肿瘤构成人类的三大致死病因。根据 1982 年我国六城市流行病学调查,其年发病率为 182/10 万人口,年病死率为 89/10 万人口。本病致残后严重影响患者生活质量,造成社会及家庭的负担。因此,对其进行积极的预防和早诊治,早康复甚为重要。

脑卒中大多发生在中老年人,成人以下的年龄层发生偏瘫者多半是由于脑部受伤。脑部受伤与脑卒中的疾病机制不同,但所造成的影响及身体功能丧失的情况类似,其康复原则亦大致雷同。原则上,任何一侧脑部受伤造成身体功能的丧失是在另一侧,如右脑受伤时,左侧肢体瘫痪,反之亦然。

(二)病因及临床表现

脑部血管病变或脑部受伤,其病变的原因主要有下列四点。

1.脑梗死

脑梗死是指局部脑组织包括神经细胞、胶质细胞和血管,由于血液供应缺乏而发生坏死所致的脑软化。引起脑梗死的根本原因是供应脑部血液的颅外或颅内动脉中发生闭塞性病变而未能获得及时、充分的侧支循环,使局部脑组织的代谢需要与可能得到的血液供应之间发生超过一定限度的供不应求现象。临床上最常见的类型有脑血栓形成和脑梗死。

(1)脑血栓形成:脑血栓形成是脑血管疾病中最常见的一种。颅内、外供应脑部的动脉血管壁发生病理改变,使管腔变狭窄,最终完全闭塞,引起某一血管供血范围内的脑梗死性坏死,称为脑血栓形成。

脑血栓形成最常见的病因为脑动脉粥样硬化。脑动脉硬化常伴有高血压,两者互相影响,使病变加重。高脂血症、糖尿病等则往往加速脑动脉硬化的发展。脑血栓形成的次要原因是各种原因所引起的脑动脉炎,以及少见的血管外伤、先天性动脉狭窄、肿瘤及真性红细胞增多症等。在颅内血管壁病变的基础上,如动脉内膜损害破裂或形成溃疡,当处于睡眠、失水、心力衰竭、心律失常、红细胞增多症等情况时,引起血压下降、血流缓慢、胆固醇易沉积于内膜下层,引起血管壁脂肪透明变性,进一步纤维增生,动脉变硬,迂曲,管壁厚薄不均,血小板及纤维素等血中的有形成分黏附、聚集、沉着,形成血栓。血栓逐渐增大,使动脉管腔变狭窄,最终使动脉完全闭塞。

脑血栓形成一般为供血不足引起的白色梗死,少数梗死区的坏死血管可继发破裂而引起出血,红细胞进入脑脊液中,亦可呈血管周围套状出血,称出血性梗死。

脑血栓形成可发生于任何年龄,多见于 50～60 岁以上患有动脉粥样硬化者,多伴有高血压、冠心病或糖尿病。多数患者在睡眠、安静等血流缓慢、血压降低的情况下发生。通常患者可有某些未加注意的前趋症状,如头昏、头痛等,不少病例在睡眠中发病,次晨被发现不能说话,一侧肢体瘫痪。典型病例在 1～3 天内达到高峰。患者通常意识清楚,少数患者可有不同程度的意识障碍,持续时间较短,生命体征一般无明显改变。部分患者在脑损伤症状出现后的数十分钟,数小时至 24 小时内完全恢复,数天、数周或数月后可反复出现,此现象称为短暂性脑缺血发作,简称 TIA。脑损害在数小时至 1～2 日内发展至高峰后,又在数周内完全恢复者称为可逆性缺血性神经损害,简称 RIND。此型大多认为可能是缺血未导致不可逆的神经细胞损害、侧支循环迅速而充分地代偿、形成的血栓不牢固、伴发的血管痉挛及时解除等机制的结果。经数天或长达一周左右的发展之后,神经损害完全者称为完全性脑卒中。多数患者不伴头痛和意识障碍,若不伴肺、肾、心脏等诸器官的并发症,多数患者预后良好。

脑血栓急性期治疗是视病情(需经 CT 证实无出血灶)给予各种早期溶栓治疗、控制血压、抗脑水肿、降低颅内压、改善微循环等。

(2)脑栓塞:由于异常物体(固体、液体、气体)沿血液循环进入脑动脉或供应脑的颈部动脉,造成血流阻塞而引起相应供血区的脑功能障碍,称为脑栓塞。约占脑卒中发病率的15%～20%。只要产生栓子的病原不消除,脑栓塞就有复发的可能。

脑栓塞最常见的原因为风湿性心瓣膜病伴发慢性心房颤动、细菌性心内膜炎、心脏人工瓣膜等心源性赘生物脱落。非心源性栓塞中常见的为主动脉弓及其发出的大血管的动脉粥样硬化斑块和附着物脱落,引起血栓栓塞。还有败血症,尤其是肺部感染性脓栓,癌性栓子,寄生虫虫卵栓子,长骨骨折的脂肪栓子,胸腔手术、人工气胸、气腹以及潜水员或高空飞行员所致的减压病时的气体栓子,异物栓子等。

脑栓塞的病理改变大体上与脑血栓相似。栓子脱落引起的脑梗死可发生于一处,一次;亦可以发生一次多处和多次多处梗死。梗死引起的神经症状取决于栓子的大小和阻塞的部位。小栓子阻塞的脑梗死可在数分钟内迅速恢复。大栓子阻塞血管,引起大块组织缺血、脑水肿和血管通透性增加,可发生继发性出血,称为梗死性脑出血。感染性栓子阻塞可继发脑水肿,癌肿栓子阻塞则继发肿瘤脑内转移。

脑栓塞常见于青壮年,多数与心脏病尤其是风湿性心脏病有关。起病急骤是其主要特征,大多数患者并无任何前驱症状,在数秒钟或很短的时间内症状发展到高峰。个别患者可在数天内呈阶梯式进行性恶化,系由反复栓塞所致。常见的脑局部症状为局限性抽搐、偏盲、偏瘫、失语等,如有意识障碍也较轻而很快恢复。严重者可突然昏迷、全身抽搐、因脑水肿或颅内出血发生脑癌而死亡。

脑栓塞急性期的治疗要点包括脑部病变及引起栓塞的原发病两方面。脑部病变的治疗与脑血栓形成相同;原发病的治疗在于根除栓子来源,防止脑栓塞的复发。

2.脑出血

脑出血亦称脑溢血,系指脑内小动脉,毛细血管破裂等原因引起脑实质内出血。

高血压和动脉粥样硬化是脑出血最常见的原因。多数为高血压和动脉硬化同时并存,一般认为单纯高血压或动脉粥样硬化发生脑出血者较少。

脑出血的发病是在原有高血压病和脑血管病变的基础上,如用力和情绪改变等外加因素使血压进一步骤升及血管破裂所致。先天性脑内血管畸形、先天性动脉瘤、外伤性动脉瘤以及内科血液病(白血病、血小板减少性紫癜等)、抗凝治疗、溶栓治疗等均可引起脑出血。

脑出血的病理改变主要为脑组织局部出血及血肿形成所引起的脑水肿,脑组织受压、推移、坏死、软化等;其过程依赖于出血部位和出血量的多少。内囊后支或外囊部位较少量的出血,脑组织损害常不严重,偏瘫较轻,可无意识障碍;脑干和小脑出血,出血量虽不多,但可迅速引起致命的结果。脑出血发生后,血液可被邻近脑组织吸收,少量出血可在 2～4 周内完全吸收;大量出血和血肿形成者,必须手术引流或取出血块,以解危急。

高血压性脑出血以 50 岁左右高血压患者的发病最为常见。由于高血压发病有年轻化趋势,因此在年轻的高血压患者中也可以发生脑出血。高血压性脑出血发生前常无预感,少数有头昏、头痛、肢体麻木和口齿不清等前驱症状。多在白天情绪激动、过度兴奋、劳累、使劲排便或脑力劳动紧张的时刻发病。起病突然,往往在数分钟至数小时内病情发展到高峰。急性期常见的主要表现为:头痛、呕吐、意识障碍、肢体瘫痪、失语等。呼吸深沉带有鼾声,重则呈潮式呼吸或不规则呼吸。患者在深昏迷时四肢呈迟缓状态,局灶性神经体征不易确定,此时需与其他原因引起的昏迷相区别;若昏迷不深,体查时可能发现轻度脑膜刺激症状以及局灶性神经受损体征。

脑出血患者有半数在发病后七日内死亡,其死亡的主要原因为脑疝,以出血量多的严重患者多见。若出血量不是很大,虽有严重脑水肿和脑干受压、意识障碍等,经过适当治疗后生命体征平稳可望成活,但常有长期昏迷或精神异常的后遗症。脑出血量极少的轻症患者.经短期昏迷后多数预后良好,部分患者尚可恢复行走自如或恢复部分劳动能力。脑出血急性期治疗的主要原则是防止再出血、控制脑水肿、维持生命体征和防治并发症。

3.脑损伤

脑损伤型脑卒中是因脑部受到撞击,如车祸、工伤事故、自然灾害、跌倒、坠落、锐器伤或钝器伤,而导致脑及运动伤害。

脑部受伤常引起脑水肿,形成脑部受压因素,造成脑部暂时性缺血或功能不良,出现一系列局灶性神经系统体征。待水肿因素消除后,功能会逐渐恢复,需 4～5 个月。

颅内血肿是脑损伤后一种常见的致命的却又是可逆的继发性病变。当出血聚集于颅腔内某一部位,达到相当体积,造成脑受压而引起相应的临床症状。一旦确诊,需立即手术,清除血肿。如发现处理及时,则预后良好。

一般来说,没有一例脑损伤的病情是相似的。最常见的引起脑卒中的典型部位是中脑动脉处,是脑卒中的易发区。

4.其他

因脑部长瘤而致脑卒中的情形虽不多见,但也是引起脑卒中的因素之一。一旦发生,其复健处理的方针大致同于脑卒中的复健治疗。其他如动脉硬化、高血压、脑部血管痉挛等也会引发脑血管阻塞或出血。如粥状动脉瘤易在动脉分支或弯曲处形成,造成血管阻塞;患者若有高血脂、三酰甘油偏高的倾向,也易得冠状动脉疾病,潜伏着罹患脑卒中的危机。慢性高血压会迫使血管受压,增加破裂的趋势;而脑血管痉挛的发生使脑血流量减少,可引发短暂性脑缺血症状。

脑卒中的病因虽然较多,但不同的病变部位各有其特殊功能受到影响,程度也不相同,完全依据下列几个因素来判定:

(1)脑部受伤侧。

(2)病变部位为大脑、小脑或脑干。

(3)病变范围。

(4)循环状况。

(5)病变组织恢复力。

(三)脑卒中及脑损伤的评估

脑卒中或脑受伤的症状依发病部位在左脑半球或右脑半球而定。左脑半球病变可能会出现沟通(说话、了解、书写和判断)能力障碍,且合并右侧手脚瘫痪现象;而右脑半球病变则有知觉(视觉缺损)及判断能力的丧失,且合并左侧手脚瘫痪。左撇或右撇患者,因受左右脑半球的控制,不论惯用右手或左手者,左脑半球皆有管辖,但右脑半球所管的沟通功能仅对15％的左撇者有影响。

考虑患者康复治疗开始的时间及计划的制订,均应先评估患者的身体和智力状态及自我照顾能力,有利于医护人员及家属、患者本人的配合,及早开始康复训练。

1.运动功能丧失

脑卒中会造成一侧手脚偏瘫,称之为半身不遂,而较轻微的功能丧失则称轻偏瘫或半身轻瘫。运动功能丧失将导致肌肉力量降低,翻身或行动暂时困难;位置转换所能达到的程度也是评估的项目之一。脑卒中发生后,患者的肢体功能会历经三个阶段:软弱无力期、痉挛期、恢复期。此三阶段有时并不明显,有可能在软弱无力期出现痉挛,而肢体能够移动。至于在恢复期,痉挛现象可能尚存在,而干扰恢复期的进展。

(1)运动失调运动失调是指动作不能顺利完成,出现颤抖或跳跃式动作,且平衡和协调有障碍。

(2)阵挛阵挛常发生于痉挛之后,是一种阵发性痉挛。遇刺激时产生反射作用形成的动作,抖动且合并痉挛状,常无法自我控制。

2.感觉障碍

感觉障碍是患侧肢体对冷、热、触、压、痛及位置的感觉变得较迟钝,甚至完全丧失;可将冷,热水装在试管内分别测试患侧肢体的温度觉。若评估患者有感觉迟钝或丧失的情形,在照护时要倍加注意。一般情况下,不要在被子里放置冰水或热水袋予以降温或升温处理;注意定时翻身按摩受压部位,注意将肢体置于功能位置,以防冻伤(或烫伤)压疮、扭伤、足下垂等的发生可能。

3.疼痛

脑卒中患者常见的疼痛部位是患者的肩部、髋部和颈部;肩部疼痛多因患侧手臂无力,关节活动减少,有粘连或下垂,拉伤肩部韧带所引起,严重者甚至会发生肩部脱臼。防范之策是给予肩吊带,支托手臂及活动肩关节;视丘综合征也会引起患者肢体有烧灼感及痛感的发生。

4.沟通能力障碍

(1)拼音困难:因为脑神经受到病变的影响,致使控制喉、舌、唇、颊等构音器官的神经失常,在功能上或协调上运用障碍,说话时发不出声音或声音很小、模糊不清,不易清楚地表达己见或意思。左半身不遂和右半身不遂患者皆有可能出现此种情况,并常伴有颜面神经麻痹。

(2)失语症:系因脑部血管病变影响语言区受损而引起,因为病变部位在大脑的位置不尽相同,因而造成的失语症各有不同型态,其主要型态有以下几种。

1)魏尼凯氏失语症:脑部病变在第一颗脑回的魏尼凯氏区,此区是语言的接受部位,诠释并收集讯息内容。一般而言,患魏尼凯氏失语症时,其发音器官不受影响,说话流畅,速度正常,但内容空洞,使用的词汇也会有错误,如将叉子说成汤匙;患者也能书写,但同样的文词空泛无意。因此,当其功能丧失时,患者就出现答非所问的情况,故又称为接受性失语症。患者的视、听并无缺陷,完全是此区功能丧失所致。

2)布洛卡氏失语症:典型的布洛卡氏失语症是患者的语言表达慢而有困难,患者仅能说简单或单一的字词,尚能正确回答问题,但不能说出完整的句子。布洛卡氏失语症患者虽然表达能力受影响,却尚能唱歌或作曲。因失语症病变位置主要在额叶邻侧脑沟的布洛卡氏区,该区主管说话肌肉(咽、喉、口腔)的收缩和协调作用,一旦丧失此功能,患者虽能听懂话语,但口述和书写的表达能力则有困难,故又称为表达性失语症,但智力才能不受影响。

3)弓状束失语症:脑部病变位置在弓状束,弓状束的功能仿佛是一个媒介者,将魏尼凯氏区所接受的信息传给布洛卡氏区,患者因接受和表达功能皆正常,所以既能说也能听得懂,然而却无法复诵,此又称传导性失语症。

4)完全性失语症:大部分人的语言区位于左侧大脑半球,不论其惯用左手或右手。完全性失语症即是整个大脑半球的语言区皆受影响,故又称球性失语症。患者既无法听懂,也无法表达,沟通非常困难,是最严重的一种失语症,所以语言治疗的时间也相当长。不论何种型态的失语症,均应及早开始语言治疗,即使是以"是""不是"或以点头、摇头的方式来表达,问话也要以简单为原则。

5.心智功能

主要评估内容包括患者的最近记忆力和过去记忆力是否丧失、方向感、注意力集中和学习动机、判断力、情绪稳定情形(是否出现无意义的笑个不停或有不伤心的落泪行为)及应变能力。脑卒中或脑受伤的患者,经常会出现心智混淆状态,尤其是在急性阶段,须与老年痴呆症相区别。为了有助于医护人员判断患者目前的心智状态,许多医院常作下列简单测验,测验的10题中,凡答对的给1分,答错则给0分。

(1)请告诉我你的名字是什么?

(2)你知道今天是星期几吗?

(3)你今年多少岁了?

(4)你家中的电话号码是多少?

(5)你现在在什么地方?

(6)我们现在的国家主席是谁?

(7)一年有多少天?

(8)20减5是多少?再减3又是多少?

(9)倒数10到1一遍。

(10)你认识这五种东西(钢笔,手表,钥匙,钞票,梳子)吗?请说出它们的名字。

若患者答错2题以下(8分以上),表示心智功能尚佳;若答错3~4题(6~7分),表示轻微的心智障碍;答错5~7题(3~5分),表示中度心智障碍;而答错8~10题(0~2分),则表示严重心智障碍。此简易心智测验,主旨在于了解患者对时间和地点的认识,记忆力有否丧失,计算力有否变差及反应力如何,当然患者所受过的教育程度宜应考虑在内。

6.自我照顾能力

评估患者的衣、食、住、行及自我照顾能力,如穿衣、进食、如厕、梳洗、下床、翻身等是否需人扶助,后独立程度如何,有否心理依赖因素或家属过度保护,使之无机会学习。

7.大小便功能

评估患者有无大小便失禁的现象,因脑卒中或脑受伤患者常会伴有短暂性大小便失控情形,此种情况不严重者会自然恢复其功能,严重者才予以训练纠正过来。

8.视力障碍

评估患者有无偏盲或视野受限制的情形。最常出现的偏盲发生在其患侧,患者无法看见他的食物或放置于其患侧的东西,有的患者会出现复视。

除了沟通、知觉、运动和感觉障碍外,脑卒中和脑受伤患者尚有其他继发性问题存在,经常发生于恢复期和康复治疗过程中,如情绪低落、挛缩、痉挛、猝发、肩痛、肺炎、泌尿道感染、高血压、心肌梗死、动脉硬化、周边血管疾病、糖尿病、镰状红细胞性贫血及颜面肌肉麻痹等。

(四)护理诊断

1.慢性意识障碍

与疾病引起的意识模糊和意识不清等因素有关。

2.感知改变

与疾病所致的感觉异常等因素有关。

3.躯体移动障碍

与疾病导致的躯体活动障碍等因素有关。

4.语言沟通障碍

与疾病导致的语言交流障碍等因素有关。

5.成人自理缺陷

与躯体活动障碍所致的自理能力下降等因素有关。

6.有皮肤完整性受损的危险

与长期卧床皮肤受压所致的皮肤受损有关。

7.有感染的危险

与疾病后导致的抵抗力降低等因素有关。

二、脑卒中及脑损伤的康复护理

(一)脑卒中康复的机制和原则

脑卒中及脑损伤引起的偏瘫属脑性偏瘫,其运动功能障碍的本质是由于上运动神经元受损,使运动系统失去其高位中枢的控制,从而使原始的、被抑制的,皮层以下中枢的运动反射释放,引起运动模式异常。表现为肌张力增高甚至痉挛,肌群间协调紊乱,出现异常的反射活动即共同运动,联合反应和紧张性反射脊髓水平的运动形式。

偏瘫的康复机制除取决于脑组织和血管病变的恢复过程(侧支循环的建立、病灶周围水肿的消退、血肿的吸收、血管的再沟通等)外,还依赖于中枢神经系统的可塑性。因此,对本病的康复治疗,除积极抢救受损的脑组织,促进病理过程的恢复外,还要充分发挥中枢神经系统功能重组的作用。重组的可能因素有突触阈值变化、功能转移、再生作用、同侧支配等学说。功能再训练可使感受器接受的传入性冲动促进大脑功能的可塑性发展,使丧失的功能重新恢复。因此,功能再训练是中枢神经系统功能重组的主要条件,这是一个再学习的过程,一种运动技巧的获得需要多次的重复。

脑卒中或脑损伤后，一般功能的恢复情形有两种：一种是自发性复原，另一种则是经过训练或适应后复原。自发性复原通常开始于脑水肿消除或脑血循环改善后，开始时间多在发病后 3～6 个月内。中脑动脉处是脑卒中发病的易发区，另有后脑动脉处及前脑动脉处也较常见。一般而言，典型的中脑动脉处脑卒中，其自发性复原的下肢比上肢先恢复，近端肌肉比远端肌肉先恢复。所以，手的功能常是最后恢复的，甚至无法恢复。平均大约有 90% 的脑卒中患者能学习再行走，而手的功能可恢复到很好者仅有 10% 左右。手功能的恢复，开始在发病后第 3 周即出现，其预后较好；否则，在 3 周后都不见手有任何改善迹象，则功能恢复相当不乐观。自发性恢复大部分在发病 3 个月后即已完成。

通过训练和适应而使功能改善的情形是患者利用其残存体能配合指导和教育的结果，经过再学习而获得技能的熟练。学习动机对复健的训练是相当重要的，早期发现和早期治疗对身体功能的恢复也极为重要。

偏瘫的功能训练原则主要是抑制异常的，原始的反射活动，改善运动模式，重建正常的运动模式，其次是加强软弱肌肉的力量训练。训练的过程包括患侧的恢复和健侧的代偿，强调首先把重点放在前者。

另外，对康复的预后有所影响的因素有以下几点：

(1)昏迷期愈短(或无昏迷现象)，身体功能恢复愈好。

(2)偏瘫肢体功能愈早恢复，全面性的恢复愈有可能。

(3)年龄愈轻，恢复愈好。

(4)功能恢复开始的时间在发病 2 个月以上者，其最大功能恢复的可能性不高。

(6)家人的支持及住院期的缩短，皆表示康复成功的可能性增大。

(7)社会经济与教育背景较佳者，愈积极加入康复。

(二)护理目标

(1)身体功能恢复。

(2)避免挛缩形成。

(3)预防压疮形成。

(4)运用健肢处理日常生活活动。

(5)训练患肢使之改善或进步。

(6)行走训练。

(7)心理、社会和职能的重建。

(8)其他症状的处理。

(9)预防脑卒中的再发生。

(三)脑卒中及脑损伤的康复护理措施

1.急性期的康复护理

在急性期，即发病初期，应以临床抢救为主。康复护理的开始可在发病后 24～48 小时，若为血栓性脑卒中患者，病情稳定即可着手；但出血性脑卒中或脑损伤者必须等到患者意识清醒、病情稳定后方可考虑，但以不影响临床抢救为前提。康复护理是配合内科或外科的治疗，呈相辅相成的效用。其目的主要是预防并发症和继发性损害,同时为下一步的功能训练作准备。

(1)预防并发症:包括预防呼吸道感染、泌尿道感染、压疮等。

在康复初期应注意维持患者呼吸道通畅,勤吸痰,注意无菌操作,仍不能使气道通畅者,向医生报告建议作气管切开。给予足够的营养,发病3天后待病情稳定,如神智仍不清楚、不能进食者,应予鼻饲流质,以保证营养供给。患者在急性期会有大小便失禁的情况,常以插导尿管维持膀胱功能。只要患者清醒合作,就应鼓励其自行排尿,避免插管时间太长造成逆行感染。在急性期,患者卧床不宜保持同一姿势过久,原则上每两小时应翻身一次,更换卧姿以防压疮形成。清醒而无特别内科情况的患者,不宜长期躺卧,应逐渐增加床的倾斜度至坐立;而乘轮椅患者,应鼓励其早期下床活动,防范合并症的发生,促进身体康复。近年来,充气床垫及智能按摩床垫的广泛使用,使压疮得到了有效控制。

(2)预防关节挛缩、变形、肌肉萎缩制动超过3周,易致关节挛缩变形,应采取以下措施。

1)正确的卧床姿势

仰卧:为了减少日后产生严重的痉挛,患者宜睡卧于硬质床上,在患侧腋部置放一软枕,使肩部呈外展及外转状态,并将手及前臂以枕头垫高,促进远心端血循环,减轻肿胀的可能。手腕宜以毛巾卷支撑,避免屈曲,两手呈自然张开或握以锤形物体或毛巾卷。下肢宜使用沙袋或A字形垫固定,避免大腿内收或外转;膝部保持伸展,以免大腿后肌挛缩;足跟关节应予以特别注意,避免重物或棉被等压迫而致垂足和内翻,最好让足抵住床板,或使用足踏板支撑之。

侧卧:患者不宜长时间仰卧,应学会健侧和患侧卧位交替。健侧卧时,健侧下肢伸直,弯曲患侧下肢(髋部和膝部),置放一枕在两腿之间,支持并防髋部外展。上肢则以一枕置放在胸部和患侧手臂之间,使患侧手臂避免挛缩,整个身体呈S形弯曲状。患侧卧时,患肩前伸,避免受压和后缩,肘伸直,前臂旋后,手指张开,掌面朝上;健腿屈曲向前置于体前支撑枕上,患腿在后,膝微屈,踝关节尽量保持90°。

俯卧:俯卧是预防髋部屈曲及膝部屈曲造成挛缩的最佳卧姿。俯卧时,放一枕头在大腿及膝部以防压迫,另一枕头则放在腹部。男性患者若插有导尿管,此姿势不但有助于排尿,并可预防臀部压疮的形成;而女性患者宜多放几个枕头在胸部,以防压迫乳房,头部宜转往健侧。若患者不习惯此种卧姿,家属宜陪伴在旁,以防呼吸窒息的发生。

2)挛缩的预防:除了正确的卧姿外,每日规则性地运动麻痹瘫痪的患肢关节,亦有助于防范挛缩的发生。患者昏迷或其他原因(如全瘫、严重合并症)在数日后仍不能开始主动活动者,应做患肢关节的被动运动,每日3～4次,直至主动运动恢复。活动顺序由大关节到小关节,循序渐进,缓慢进行,幅度从小至大以牵伸挛缩的肌肉、肌腱和关节周围组织,要多作与挛缩倾向相反的活动,特别是肩外展外旋、前臂旋后、踝背伸及指关节的伸展活动,但切忌粗暴,因瘫痪早期肌张力低,关节周围肌肉松弛,暴力易致软组织损伤,特别是肩关节周围的软组织损伤。另外,被动运动可与按摩交替或配合进行,并鼓励患者适当地用健肢带动患肢作被动运动。

3)按摩:可促进血液、淋巴回流,防止或减轻水肿,对患肢也是一种感觉刺激,有利于恢复。按摩时要轻柔、缓慢、有节律地进行,作用中等深度,不使用强刺激性手法;对肌张力高的肌群(如上肢屈肌)用安抚性质的推摩,使其放松,而对肌张力低者如上肢伸肌,则予以擦摩和揉捏,按摩可配合循经点穴以增强疗效。

4)日常生活的处理:急性期应鼓励患者及教导家属暂时使用健侧,以健肢完成日常生活活动动作,增强其独立性,在学习中找回自信心。刚开始时也许并不顺利,但慢慢地逐渐练习也就自然了。

2.恢复期的康复护理

一般病后1~3周(脑出血2~3周,脑血栓1周左右)意识清楚,血压、脉搏、呼吸稳定,便进入恢复期,可进行功能训练。脑血栓患者若发病时无意识障碍,仅有偏瘫,第二天便可以进行。此期目的在于进一步恢复神经功能,争取达到步行和生活自理。其工作要点则是着重于行走、位置转换、进食、穿衣、个人卫生、认知、沟通、社会和家庭功能、家事技巧、职能等训练。恢复期一般可分为软瘫期、痉挛期和改善期。

(1)软瘫期:此期的治疗主要是利用各种方法恢复或提高肌张力,诱发肢体的主动运动。应鼓励患者在床上进行主动运动,这不仅可以预防挛缩,更重要的是使他们认识到自己"能动",增强对恢复的信心。还可以配合针灸、电疗等。可先给予物理治疗,如先予以局部热疗,再施行被动运动(每日至少1~2次),待训练进步时则可改为辅助自动运动,后再采取自如运动。

(2)痉挛期:治疗的主要目标是控制肌痉挛和异常的运动模式,促进分离运动的出现。痉挛较严重时,治疗方法除被动外尚有背侧支托及周围神经阻断术,以降低痉挛的程度。

(3)改善期:治疗的主要目标是促进选择性运动和使速度运动更好地恢复,同时继续控制肌肉痉挛。此时应更多地让患者体验正常的肌张力、姿势和运动的机会,促进其学习多肌群协调的运动,增大其正常的运动感觉输入。

运动训练按照人类运动发育的规律,由简到繁、由易到难进行:如翻身→坐→坐位平衡→坐到站→站立平衡→步行。至于从哪个阶段开始训练要根据患者的病情决定。

1)床上训练:由于锥体束约有15%的纤维不经交叉而直接支配同侧躯干肌,所以,通常躯干肌的瘫痪不明显或较轻,大多数患者能很快从仰卧位转到侧卧位。床上训练包括翻身和上下左右移动身躯等体位变换,腰背肌、腹肌及呼吸肌训练,伸髋练习(双侧桥式、单侧桥式动作),上、下肢活动以及洗漱、进餐、使用便器等日常生活活动训练。

2)坐起及坐位平衡训练:应尽早进行,以防坠积性肺炎、直立性低血压及全身脏器功能低下。进行坐位耐力训练应先从半坐位(约30°~45°)开始,逐渐加大角度,延长时间和增加次数;然后从仰卧位到床边坐位,最后坐到椅子或轮椅上,接着进行坐位平衡训练。要求达到三级平衡。一级为静态平衡,即躯干在无倚靠下坐稳,体重平均分配;二级平衡为自动动态平衡,即能作躯干各方向不同摆幅的摆动活动;三级平衡为他动动态平衡,即在他人一定的外力推动下仍能保持平衡。利用摇椅有助于平衡训练。

3)从坐到站起的训练:要点是掌握重心的转移,要求患腿负重,体重平均分配。动作基本点是双足后移,躯干前倾,双膝前移,然后髋膝伸展而站起。坐下时,躯干前倾,膝前移,髋膝屈曲而坐下。坐立训练先由床侧开始训练患者坐起,当患者能够坐稳时,即可下床在平行杆内学习站立。

4)站立及站立平衡训练:从病情稳定到离床站立,一般需2~3周。先作站立的准备活动,如坐位提腿踏步、患侧下肢或双下肢蹬圆木训练以增加肌力;起立床训练,逐渐加大角度和延长时间,双足负重后感受器受刺激而引起强烈冲动,对训练下肢伸肌、提高活动能力很有好处;然后逐步进入扶持站立,平行杆间站立,徒手站立及站立平衡训练,要求达到三级平衡。

5)步行训练:步行能力是偏瘫患者维持整体健康、争取达到生活自理的重要一环。让患者在平地、阶梯及斜坡等不同地形接受步态训练,可利用辅助器如助行器或手杖等教导其使用方法,以利步态行走训练。上下台阶训练时,开始要按"健腿先上,病腿先下"的原则,待安全可靠后再任其自然。

6)上肢及手功能训练:上肢和手功能对于生活自理及劳动至关重要。一般大关节活动恢复较早、较好,手的精细动作恢复较慢、较差,需进行强化训练。①肩关节及肩带的活动:目的是训练肩关节的控制能力和防止肩胛退缩、下降、肩痛和不全脱位。方法:以仰卧位上举手臂,手臂向不同方向移动,用手摸前额、摸枕头,坐位直臂前举、外展、后伸及上举等。②肘关节活动:如肘关节屈伸、前臂旋前旋后。③腕关节屈伸及桡、尺侧偏移:尤其要多作与功能活动密切相关的背伸和桡侧偏移活动。④掌指、指间关节各方向的活动及对掌、对指、抓拳、释拳等。⑤手的灵活性,协调性和精细动作训练:如拍球、投球、接球、投环、用匙、用筷、写字及梳头等。

7)职能训练:重点是对偏瘫患者日常生活活动能力的评估、训练和矫正等,目的主要在于训练患者自立。对吞咽困难的患者应先行鼻饲,以后带着鼻饲管训练从口进食,呛咳不明显时可取掉鼻饲管,从坐位流食过渡到正常饮食。在洗漱方面,瘫痪重者先用健手,逐渐锻炼患手或以健手协助。衣服宜宽大柔软,操作简便。穿着时先穿患侧,再穿健侧,脱衣时相反。去厕所或洗澡时,开始应有人协助,以防直立性低血压,摔倒或用力过猛时再次发病。根据病情安排工艺活动、训练手的精细活动和双手的协调应用,安排适当的家务劳动和户外活动,后者要注意保护和安全。性生活的重建也是一个重要的康复内容,许多患者或家属都担心因性生活而可能导致另一次脑卒中,因而夫妻不敢同房。实际上,患者在出院后,若是医生没有特别嘱咐,且患者没有严重的心脏病,应该可以准备开始性生活,但在原则上不可太激动,不一定非要性交方算完成性生活,如爱抚、拥抱、接吻、枕边细语等皆是性生活的一部分。在这方面患者往往羞于启齿而难以主动咨询,护理人员应主动进行宣教。

偏瘫患者在康复训练中的主要危险因素有脑血管意外复发、心血管合并症,摔倒致软组织损伤或骨折、继发肺栓塞等,在康复中要予以监护和防范。同时,要保持患者的平稳情绪,练习过程中要穿插适当的休息,避免过度疲劳,对年老体弱的患者更要注意。在训练阶段,如安静时心率超过100次/分、血压收缩压超过180mmHg、有心绞痛发作或严重心律失常时应暂停训练。

3.后遗症的康复护理

有的学者认为,偏瘫后功能恢复一般在一年后停止;但也有学者提出,即使在发病一年后,如过去未经正规的运动治疗,仍可在康复训练下获得一定进步。此期患者不同程度地留下各种后遗症,如痉挛、肌力减退、挛缩畸形、共济失调、姿势异常甚至呈软瘫状态。康复治疗的目的是继续训练和利用残余功能,防止功能退化,并尽可能改善患者的周围环境条件以适应残疾,争取最大限度地日常生活自理;对有工作潜力的未达退休年龄的患者,酌情进行职业康复训练,使患者尽可能回归社会。

（1）继续进行维持性康复训练（包括全身体质增强和针对性功能训练），以防功能退化。

（2）适时使用必要的辅助器具（如手杖、步行器、轮椅、支具等），以补偿患肢的功能。

（3）对患侧功能不可能恢复或恢复很差者，应充分发挥健侧的代偿作用。事实上，健手通过训练是完全可以达到生活自理的，必要时可加用自助器具。

（4）对家庭环境作必要和可能的改造，如门槛和台阶改成坡道，蹲式便器改为坐式便器，厕所及浴室加扶手等。

（5）应重视职业、社会、心理康复。

4.其他康复治疗方法

作为整体康复的综合考虑，病情稳定后，可对脑部及瘫痪肢体进行物理治疗。对脑部病灶的理疗，有利于脑部病灶的吸收、消散及侧支循环形成，改善脑组织的血液供应和代谢。常采用碘离子直流电导入法和超声波疗法。对瘫痪肢体的理疗，可改善患肢的血液循环，降低肌张力，促进功能恢复，延缓和防止肌肉萎缩。常用超短波治疗痉挛肌、电刺激疗法、中频电疗法、水疗等均有一定作用。针灸对肢体瘫痪和言语障碍有一定疗效，除体针外，还可应用头针、耳针等。按摩、气功等对瘫痪肢体也有一定效果。

5.心理护理

脑血管意外或脑外伤等引起偏瘫、失语等障碍对患者精神打击很大，在意识逐渐恢复过程中常出现遗尿、失语、肢体活动障碍等，使患者在不同程度上丧失了独立生活的能力，影响其个人卫生、仪容仪态，也难以进行正常的学习和工作，不能顺利回归社会，给患者造成很大的心理负担。此外，多数患者有程度不同的抑郁症，表现为忧愁、悲观、失望、焦虑、淡漠，甚至企图自杀等。作为护理人员及家属，要多与患者交谈，了解其心理需要，对废损功能的再训练应非常耐心。指导中务必让患者随时感到被关怀、支持和鼓励，避免情绪激动和不良刺激。应鼓励患者参加一些社交活动，积极治疗，促进功能恢复，并根据病情进行生活自理及家务劳动训练，使之尽快地回归社会，恢复尊严。

（四）评价

1.患者意识状态恢复程度，对人、时、地是否有清楚的定向力，有无知觉剥夺。

2.皮肤是否完整无破损。

3.能否与他人进行沟通。

4.患者能否执行自我照顾活动，是否得到必要的协助和训练。

5.患者有无肌萎缩、挛缩等废用综合征的发生。

6.患者及家属是否积极参与制订康复计划，参与康复活动。

第十节　癫痫

一、概述

研究者对青少年癫痫患者的行为表现进行研究发现，癫痫患者有明显的个性异常，情绪控制能力差，易攻击和残忍；对各种刺激的反应都过于激烈，有紧张易怒的行为倾向。其心理问题较多的原因:一是疾病本身的严重性和易发性的应激性创伤;二是其应付方式不恰当。通过进一步对癫痫患者进行应付方式研究,观察到癫痫患者的应对方式是以退避、自责和幻想不成熟型的应对方式为特点,个性是以神经质为特征。而且家长在癫痫患者成长过程中有着重要的影响,子女一旦患上癫痫,家长可产生一种负疚感,担心癫痫对患儿智力有影响,担心其目前学业和将来的就业,担心药物的不良反应等,从而终日处于紧张、焦虑之中。这种担忧导致父母对子女过度保护,即过分担心儿童的健康和安全,过度夸大病情的危险,不允许子女进行他们力所能及的活动,不相信子女能独立完成某些事。父母对子女的态度取决于其自身的情绪状况,故他们的焦虑情绪可加重子女的紧张情绪和对发作的恐惧,进而影响其行为和人格发展。由此可见,癫痫疾病本身并不可怕,可怕的是疾病给患者,家人带来的一系列心理问题,这些问题和疾病对患者的相互作用形成恶性循环影响患者的生活质量。

二、癫痫患者的康复与护理

(一)癫痫患者的康复内容

康复内容包括医疗康复、心理康复、教育康复、职业康复和社会康复等,其康复原则除了所有疾病康复的三大原则(病因治疗、对症治疗和功能治疗)外,还应包括以下原则:尽早进行、个体化、综合性、多专业人员合作的模式,以生活质量作为主要评价标。

制订癫痫患者康复方案时,应有癫痫病医护专家、心身医学专家、行为医学专家和社会医学专家参与,同时邀请健康教育者,社区工作者,患者和患者家属,学校教师或单位保健人员或职业管理人员等参加协作,根据癫痫患者具体的临床特点及生活质量状况,依据药物或手术治疗、心理分析、认知治疗、行为矫正、社会学等方法的原理,制订医生、患者、家属、社会共同参与的综合性个体化康复方案。康复方案应注意计划的可操作性,可检查性,并及早进行和随时补充与改进,制订康复计划表应包括周计划、月计划、年总结表等内容。传授、学习影响癫痫患者生活质量的知识,让患者学会各种康复方法的技巧,熟悉或了解需要监测,控制的危险因素等。只有做到切实可行,能在医院、社区和家庭中推广应用,才能收到好的康复效果。

(二)癫痫患者心理康复方法

1.心理咨询

医务人员可通过耐心热情、诚恳地细心开导,使患者全面了解癫痫的基本知识,消除偏见,避免外来的不良因素刺激,保持乐观愉快的心情,消除疑虑,树立战胜疾病的信心和意志。同时应注意取得患者家属的配合,定期给家属提供咨询,使之正确对待患者,帮助患者配合治疗。

2.心理治疗

(1)支持性心理治疗:所有心理治疗都给予患者某种形式和某种程度的精神上的支持。如果治疗者提供的支持构成心理治疗的主要内容,这种治疗便叫作支持性心理治疗。该疗法不用去分析求治者的潜意识,而主要是支持,帮助求治者去适应目前所面对的现实,故又称为非分析性治疗。也就是说,当求治者面对严重的心理挫折或心理创伤,如发现自己患了癌症而无法医治,或发觉自己的配偶有不忠行为,或面临亲人受伤或死亡等意外事件时心理难以承受,难以控制自己的感情,精神几乎崩溃,感到手足无措,需依靠别人的"支持"来应对心理上的难关时,由施治者提供支持,帮助其应对危机。支持性心理治疗是心理医生合理地采用劝导、启发、同情、支持、消除疑虑、提供保证等交谈的方法,帮助患者认识问题,改善心境,缓解心理矛盾冲突,提高其信心,从而促进患者心身康复的过程。心理治疗者提供的支持主要有下述五种成分,即采用解释、鼓励、安慰、保证和暗示等方法消除患者的各种心理障碍。

(2)催眠术:通过语言或药物使患者逐渐进入睡眠状态后,用暗示来消除患者有关的症状。

(3)松弛训练:指导患者把注意力集中到躯体的某一部分肌肉,如左手,尽量使这一部分肌肉放松,直到产生沉重感和温热感。变换部位,从上到下反复训练。本训练主要用于消除紧张和焦虑。进行渐进式肌肉放松时,首先让练习者用力收缩一舒张优势臂的肌群,体会收缩和放松的感觉,从而学会保持放松的感觉。然后按照由头到脚的顺序收缩一舒张每一组肌肉群。收缩持续 10～15 秒,再放松 15～20 秒。通过全身肌肉的放松达到心理放松。需要指出的是进行渐进式肌肉放松训练时,练习者并非只是单纯收缩一舒张肌肉群,更要注重体会放松的感觉。实施要求如下:

1)环境要求:练习的环境会影响练习效果,早期的研究多要求在安静,较暗的环境下进行,但后来的研究表明在医院的病房内,渐进式肌肉放松也可以取得很好的效果。

2)声音要求:采用录音带指导渐进式肌肉放松时,尽量使用耳机。音量要控制在一个适当的范围,既要让练习者听清楚,又不要影响到其他人。如果愿意的话可以使用背景音乐,音乐要以低音量放送。诊所中经常使用的音乐是自然音乐。

3)训练时间要求:开始时,最好每日两次,最合适的时间是早晚各一次,每日在大约相同的时间练习。

4)施治者要求:施治者可以是医生、护士或专门的心理治疗师。第一次进行放松训练时,作为示范,施治者也应同时做,并在每一步的间隔时指导练习者,如"注意放松状态的温暖和轻松的感觉""感到你身上的肌肉放松"或者"注意肌肉放松时与紧张时的感觉差异"等。在练习者掌握了基本的方法后,施治者可以让练习者自行练习。

5)练习者要求:练习者在训练前要松开紧身衣服和妨碍练习的饰物,靠在沙发或椅子上(不要睡在床上),双臂和手平放在沙发扶手之上,双腿自然前伸,头与上身轻轻靠在沙发后背上,尽量坐得舒适些,以提高练习的效果。此外,特别强调练习者务必做到持之以恒,坚持训练,因为开始几次的放松训练并不能使肌肉很快进入深度放松,需要坚持下去,才会有效果。

6)注意事项:①不要在饭后 2 小时内进行训练;②完成一个流程后,不要突然起立,防止直立性低血压;③严重的腰部损害,近期肌肉扭伤或骨折者慎用放松技术。

(4)认知疗法:许多癫痫患者常有认知障碍,可通过该方法进行治疗,如当患者有负罪感时,指导患者大喊一声或采用他自己厌恶的刺激使患者的思想突然终止,反复训练直到负罪感消失。

(5)生物反馈疗法:通过脑电图或肌电图仪将患者的电活动记录下来,训练患者通过对自身心理活动的控制来调节这些电活动,建立起相应的条件反射,达到控制癫痫发作或纠正不良心理活动的目的。

(6)森田疗法

1)森田神经症的治疗原理:神经症是一种威胁人类健康,使人非常苦恼的疾病,严格地讲,它并没有真正的躯体疾病,但比一般的疾病更令人烦恼。森田正马教授在 1920 年前后创立了森田疗法,对神经症有非常好的疗效。最适用于伴有神经症的癫痫患者,通过训练患者接受现实和"听其自然"的方法,使患者的症状得以消除。

2)神经质的发病机制:人们在日常生活中常常由于心身的不协调、人际关系失调、在社会活动中欲望的不满足等,不得不反省自己的心身症状或本能。所反省的当然是日常生活中偶然的体验。症状的选择与他们的价值观有较深的关系。

3)治疗技法及各治疗期的目标:森田正马教授通过卧床疗法来治疗神经症患者,共分四期。

第一期:绝对卧床期。时间为3~5天,禁止患者与他人会面,谈话,读书,吸烟,及其他消遣活动。除进食和大小便外几乎绝对卧床。目标有两点:第一,通过静止休息,使患者消除疲劳,心身得以调整;第二,从根本上解除患者的精神烦闷,使其体验到烦闷即解脱的心境。通过除去复杂的外界刺激,使患者体验,让苦闷任其自然,那么烦闷和苦恼就会通过情感的自然规律逐渐消失。这类似于禅中"大彻大悟""顿悟"。在此期内第一个目标一般都能达到,第二个目标只有部分患者能达到。如果达到第二个目标,对患者来说已达到治愈的效果。

第二期:轻作业期。时间为1~2周,停止绝对卧床,但仍是进行隔离,禁止交际、谈话、外出。让患者接触户外新鲜空气和阳光。开始进行一些手工活,如折纸、针线活、整理房间、拔杂草等轻活。从第二天开始进行严格的作息制度,每天开始记日记。此期的目标有两个:第一,促进患者的自发性活动,增进其自发的作业欲望。第二,打破情绪本位状态,即患者不再被情绪所近控制,理解到痛苦的情绪是人生活的一部分,有了烦恼不能就认为不健康,有了烦恼也可以正常工作,一切都会过去的。

第三期:重作业期。时间3~4周,进行拉锯、劈柴、田间劳动等较重的体力劳动。其意义:让患者认识到劳动是人们本能的需要;即使有病,也能体验出作业的快乐,减轻病的症状;通过作业使之从自我防御、自我中心的偏向,向外转化。此期的目标有两个:第一,改变错误的认知方式、价值观。如果自己的注意力总是投向不能达到的对象和目标,经常体验失败和挫折的情绪,导致自卑和懦弱,最后丧失自尊、自信心。如果将自己的注意力投向能达到的对象和目标,反复体验成功的喜悦,可恢复自尊感和自信心。第二,体会到没有不可以做的事。以往,对很多平常的工作,常常与价值观相联系,如打扫厕所、农田施肥及劈木柴等脏累活,总感觉是很不体面的工作,羞于去干;在此期,患者能消除人格、体面等顾虑,像儿童一样通过愉快活动发挥自己的功能,使自己无论做什么都能做得有信心,体验成绩和成功的快感,唤起对工作的兴趣,体会劳动的神圣意义。

第四期:日常生活训练期。时间3~4周,进行适应外界变化的训练,恢复患者同外界的各种联系,为各自回到实际的生活中做准备。重点训练患者如何处理人际关系。本期的目标有两个:第一,让患者适应外界环境。第二,让患者恢复拥有"纯洁的心"。即心情坦诚,富有人情味,不为任何事情所束缚,目的本位,一切重在行动。

三、与癫痫康复相关的几个问题

(一)癫痫患者、家庭和社会的健康教育

目前无论是社会家庭还是患者本人对癫痫的认识还很肤浅,存有明显的偏见,给癫痫患者带来一系列的社会问题,使患者背上了沉重的心理负担。因此医师、社会工作者除了对癫痫患者进行有关知识的宣教外,应同时对社会、学校老师、家人进行科普教育,消除偏见,在工作上、

学习上、生活上和精神上给予患者关心,照顾和安慰,确保患者具有良好的生活环境。

(二)癫痫患者的就业

据报道癫痫患者的就业机会是正常人的一半,影响癫痫患者就业的因素除了癫痫发作之外,患者缺乏工作经验及能力、心理障碍、缺乏信息和雇主对癫痫的偏见等也是主要因素。因此很多国家成立了癫痫患者职业培训中心和职业介绍所,并取得了一定的效果。目前认为癫痫发作以控制两年以上的患者不应该有过多的职业限制,应该让医师来决定患者是否能从事某项具体的工作。

(三)癫痫女性的妊娠

癫痫女性由于长期需要服用抗癫痫药物以及癫痫有遗传倾向,故患者很担心胎儿畸形或患癫痫,也有的患者担心妊娠将会增加发作。实际上,癫痫患者只要用药得当,可以避免以上问题。

(四)癫痫患者与法律

目前许多国家的法律均有关于癫痫患者不能获得驾驶执照和从事某些职业的条文,患者的攻击行为和犯罪如果被证实为发病期间所为,可以免予刑事责任,而送进医院进行治疗。实际上这些条文的规定应该理解为对癫痫患者的保护而不是对癫痫患者的歧视,将限制患者的某些活动的决定权交给医师,医师根据病情严重程度区别对待。

(五)癫痫患者的社会支持

癫痫患者应该获得及享受与正常人一样的教育、就业、婚姻、娱乐、保险等机会。社会支持不仅可以改善患者的生活环境,而且使患者在身体、心理和社会三方面均有裨益,从而使患者的生活质量得到全面提高。

第十一节 痴呆

一、概述

老年痴呆是一组老年期常见的慢性进行性疾病,以记忆力、抽象思维、定向力障碍以及社会功能的减退为主要特征。有资料表明,老年痴呆已成为目前威胁人们健康的主要疾病之一。流行病学调查显示 60 岁以上老年痴呆的患病率为 4%~8%,以阿尔茨海默病(简称 AD)和血管性痴呆(简称 VD)为主,在全部老年痴呆中,AD 占 50%左右。据初步估计,在 2000 年全世界约有 1200 万老年痴呆患者。据调查,我国老年痴呆患者约有 310 万。患者认知与日常生活能力逐渐下降;目前尚缺乏特异的治疗手段;多数老年痴呆患者在家庭中接受照顾,这些因素不仅影响着老年痴呆患者的生活质量,同时也增加了照顾者的负担。因此,延缓老年痴呆病情进展,提高患者生活质量、减轻照顾者负担成为老年痴呆护理研究的重要内容。有资料显示:综合认知技巧纠正方案显示了正向结果。认知训练则是对老年性痴呆患者维持认知功能,使其病情相对稳定的方法之一,有助于减缓老年痴呆病情进展,促进患者发挥最大潜能,同时有利于行为及精神症状管理,进而提高患者生活质量。

二、老年痴呆的认知训练评定

对痴呆患者的评定需要对患者精神状态进行全面检查,包括意识状态、一般行为表现、情感和人格、语言功能、视觉功能、记忆功能、认知功能、思想内容等。痴呆患者智能下降时常常伴有情感障碍、人格变化、行为异常、社交及日常生活能力下降,故在观察评定时应对患者的全貌加以全面检查,这很重要。

一般从痴呆诊断价值来分,痴呆检测量表分为痴呆筛查量表和痴呆诊断量表。筛查时一般采用简易精神状态检查表(MMSE)。此表适用于老年人认知功能障碍的简便筛查,具有简便易行,实用有效、有助于标准化等特点。为进一步诊断,可采用韦氏成人智力量表,包括两方面的检测:言语测验和操作测验。

评定得出的分值为粗分,根据粗分与量表分转换表,可以得出各自的量表分值。言语分(VS)+操作分(PS)=总分值(FS)。根据"总量表分的等值 IQ 表"可以查到相应年龄的言语智商(VIQ),操作智商(PIQ)和总智商,言语智商(VIQ),操作智商(PIQ)的分值若相差 10 以上有意义。此测验的优点是可以比较所测验的各种能力,以研究各能力的损伤情况,同时因为它采取标准分和离差智商,所得的测验结果比较准确和客观。

三、老年痴呆患者认知训练的模式

首先组织患者及照顾者进行训练前的教育;其次对患者认知功能评估;制订个体化的训练目标、训练计划;然后将计划实施;最后进行效果的评定。

(一)训练前的教育和评估

训练之前将老年痴呆患者和家属分组,讲解训练的特点,注意事项,训练方法和内容总体达到目的是老年痴呆病和家属增加训练的依从性。训练前,先对患者做出评估,以评定他们的疾病程度及清楚了解他们的功能问题,把患者适当分组,以及为患者选择合适的训练内容,制订有关计划。

(二)认知训练方法和内容

成立专门老年痴呆认知训练小组,均由经过专业培训的护士承担,共同制订患者训练及照顾者支持方案;学生志愿者 4~5 人/次,协助老年痴呆患者管理,预防走失。干预方法包括患者认知训练及照顾者支持。

1.老年痴呆患者干预具体内容及方法

老年痴呆患者认知训练原则基于患者现存能力,同时激发其潜在能力。患者及照顾者在益智训练室同步接受患者认知训练及照顾者支持的方案,每次 1 次/周,共 3 个月;之后 1 次/月,共 3 个月;最后每 2 个月 1 次,共 3 个月。持续时间为 1 年。每次干预时间为 1.30~2.00 小时/次。时间分配:开始 20 分钟,专业训练者评估患者在家训练及家庭作业情况,并向照顾者教授训练项目及注意事项;之后患者专业指导训练及照顾者支持小组分别进行,各 45~60 分钟;结束前 30 分钟,患者集中训练,专业训练者向照顾者交待此次患者训练情况,家庭作业以及回家训练项目,并做训练总结。内容包括记忆力、注意力、计算力、定向力、抽象思维、推理解决问题能力、综合训练、日常生活训练、集体项目、娱乐活动等集中开发训练题材如计算题、删节字母、走迷宫、撕纸、图形识别、看图命名、拼图、钓鱼、手工制作、飞镖、各种游戏、手指操、健身操等200 多种项目;每个项目均有操作说明,注意事项及适合程度。根据老年痴呆患者痴呆程度不同制订具体目标,选择各自的项目。①轻度痴呆患者训练目标:维持现有的生活能力;通过数字广度和回忆训练可提高短时记忆的保持时间;通过计算力、定向力及学习新知识能力的训练,改善患者的认知障碍;棋牌训练、回忆训练、视觉记忆、听觉记忆、彩色积木排列、问题状况的处理、迷路后怎么办、从一般到特殊的推理、做预算、练习书法、编织、绘画等,鼓励患者坚持自己的业余爱好。②中度痴呆患者训练目标:维持现有的生活能力,通过穿衣、刷牙、上厕所等操作程序训练,患者能够基本维持正常的日常生活;通过记忆训练,对自己的个人信息基本可以回忆,且时间顺序基本正确;能够对时间及空间进行基本正确的定向;能对事物进行分类;选择难度较低项目,全面改善认知状况,并鼓励患者坚持自己的业余爱好。

老年痴呆患者训练分专业指导训练及集中干预。①专业指导训练将轻、中度患者分组进行。轻度 2～3 例为一组,中度 2 例为一组,专业训练者一对一训练 30 分钟;而后每组进行竞争性游戏,15 分钟。②集中干预主要是参与集体活动项目,如患者相互认识、飞镖、各种球类游戏、手指操、健身操等约 30 分钟,利用轻度患者现存能力在某种程度上可指导中度患者。

老年痴呆患者训练时间:1 次/周,共 3 个月;前 1 个月了解患者基本认知情况及其潜力;第 2 个月制订出患者个体化训练方案;第 3 个月使患者形成训练习惯并使之坚持。之后 1 次/月,共 3 个月;每 2 个月 1 次,共 3 个月,巩固训练方案,并指导照顾者在家对患者坚持认知训练。

2.照顾者干预的具体内容及方法

照顾者支持原则基于照顾者需求进行有针对性支持,包括痴呆相关知识讲解,利用痴呆训练手册,强化痴呆疾病知识及照顾技巧,如理解患者患病后的感受、如何与患者交流、行为管理、照顾技巧及应对方法等;照顾者本身压力来源及症状表现、如何减轻压力等。同时照顾者之间讨论照顾患者经验或感受,以及存在的问题、干预训练效果等。

照顾者支持干预包括三方面:

(1)在老年痴呆患者训练开始及结束,与训练者一起,评估患者在家训练及家庭作业情况,了解患者训练情况、训练项目及注意事项;并制订患者家庭作业以及回家训练项目。

(2)在每次支持小组中,研究者将疾病知识,照顾者支持与患者训练有机结合,提高照顾技巧,减轻照顾负担。每次 40～60 分钟,前 20 分钟,让每个照顾者叙述患者的主要问题、照顾困难以及自己感到的压力情况;之后 20～40 分钟,研究者以照顾者问题为框架,与照顾者共同讨论并提供主要处理方法。要求照顾者根据患者的特点,制订每天,每周及每月计划;并强化患者自我照顾能力,患者生活具有规律性,每天固定时间训练及活动,至少 1 小时/次,2 次/日;同时结合患者兴趣及爱好,将训练融于日常生活之中。

(3)开设专门电话热线,解答照顾者的相关问题;每周固定时间主动了解照顾者及患者在家训练情况。

照顾者支持小组时间:1 次/周,共 3 个月。前 1 个月了解照顾者及患者基本情况及照顾中存在问题为主,以主题方式重点讲解疾病的知识,提高对患者疾病状态的认识,并强化患者自我照顾能力,同时介绍照顾老年痴呆患者的原则方法与技巧;第 2 个月结合患者个体情况,协助制订出患者个体化训练方案,并学会处理患者训练中及照顾问题,以及照顾过程中如何减轻心理负担;第 3 个月使照顾者培养患者形成训练习惯并使之坚持,发现患者存在的潜力并提高照顾技巧;之后 1 次/月,共 3 个月;每 2 个月 1 次,共 3 个月。目的是强化老年痴呆患者病情不断下降的特点及处理方法,巩固患者训练方案及自我照顾能力,并指导照顾者在家对患者坚持认知训练。

(三)训练的维持

要及时向患者家属及其照料者传授有关的技术,以利于患者继续训练;正确的训练维持的时间越长,对患者的康复越有利。在认知训练过程中,与患者建立良好的信任关系,了解他们的智能退化程度、需求和个人身体功能状况,以及制订适合个体的活动计划。训练时对患者要采取积极和鼓励的态度,并创造亲切而具有支持力的氛围,以增加患者的投入感。训练应注意患者的需求和能力,使训练充满吸引力。

第十二节　脑梗死

脑梗死(CI)又称缺血性脑卒中,包括脑血栓形成、腔隙性脑梗死和脑栓塞等,是指因脑部血液循环障碍,缺血、缺氧所致的局限性脑组织的缺血性坏死或软化。好发于中老年人,多见于 50～60 岁以上的动脉硬化者,且多伴有高血压、冠心病或糖尿病;男性稍多于女性。通常有前驱症状,如头晕、头痛等,部分患者发病前曾有 TIA 史。常见表现如失语、偏瘫、偏身感觉障碍等。临床上根据部位不同可分为前循环梗死,后循环梗死和腔隙性梗死。

一、专科护理

(一)护理要点

急性期加强病情观察(昏迷患者使用格拉斯哥昏迷量表评定),防治脑疝;低盐低脂饮食,根据洼田饮水试验的结果,3 分以上的患者考虑给予鼻饲,鼻饲时防止食物反流,引起窒息;偏瘫患者保持肢体功能位,定时协助更换体位,防止压疮,活动时注意安全,生命体征平稳者早期康复介入;失语患者进行语言康复训练要循序渐进,持之以恒。

(二)主要护理问题

1.躯体活动障碍

与偏瘫或平衡能力下降有关。

2.吞咽障碍

与意识障碍或延髓麻痹有关。

3.语言沟通障碍

与大脑语言中枢功能受损有关。

4.有废用综合征的危险

与意识障碍、偏瘫所致长期卧床有关。

(三)护理措施

1.一般护理

(1)生活护理:卧位(强调急性期平卧,头高足低位,头部抬高 15°～30°)、皮肤护理、压疮预防、个人卫生处置等。

(2)安全护理:病房安装护栏、扶手、呼叫器等设施;床、地面、运动场所尽量创造无障碍环境;患者使用安全性高的手杖、衣服、鞋;制订合理的运动计划,注意安全,避免疲劳。

(3)饮食护理:鼓励进食,少量多餐;选择软饭,半流质或糊状食物,避免粗糙、干硬、辛辣等刺激性食物;保持进餐环境安静,减少进餐时的干扰因素;提供充足的进餐时间;掌握正确的进食方法(如吃饭或饮水时抬高床头,尽量端坐,头稍前倾);洼田饮水试验 2～3 分的患者不能使用吸管吸水,一旦发生误吸,迅速清理呼吸道,保持呼吸道通畅;洼田饮水试验 4～5 分的患者给予静脉营养支持或鼻饲,做好留置胃管的护理。根据护理经验,建议脑梗死患者尽量保证每日 6～8 瓶(3000～4000mL)的进水量,可有效地帮助改善循环,补充血容量,防止脱水。

2.用药护理

(1)脱水药:保证用药的时间、剂量、速度准确,注意观察患者的反应及皮肤颜色,弹性的变化,保证充足的水分摄入,准确记录 24 小时出入量,注意监测肾功能、离子。

(2)溶栓抗凝药:严格遵医嘱剂量给药,监测生命体征、观察有无皮肤及消化道出血倾向;观察有无并发颅内出血和栓子脱落引起的小栓塞。

(3)扩血管药尤其是应用尼莫地平等钙通道阻滞剂时,滴速应慢,同时监测血压变化。

(4)使用低分子右旋糖酐改善微循环治疗时,可出现发热,皮疹甚至过敏性休克,应密切观察。目前临床不常用。

3.心理护理

重视患者精神情绪的变化,提高对抑郁、焦虑状态的认识,及时发现患者的心理问题,进行针对性护理(解释、安慰、鼓励、保证等),以消除患者的思想顾虑,稳定情绪,增强战胜疾病的信心。

4.康复护理

(1)躯体康复

1)早期康复干预:重视患侧刺激、保持良好的肢体位置、注意体位变换、床上运动训练(Bobath 握手、桥式运动、关节被动运动、起坐训练)。

2)恢复期功能训练。

3)综合康复治疗:合理选用针灸、理疗、按摩等辅助治疗。

(2)语言训练

1)沟通方法指导:提问简单的问题,借助卡片、笔、本、图片、表情或手势沟通,安静的语言交流环境、关心、体贴、缓慢、耐心等。

2)语言康复训练:肌群运动、发音、复述、命名训练等,遵循由少到多,由易到难,由简单到复杂的原则,循序渐进。

二、健康指导

(一)疾病知识指导

1.概念

脑梗死是因脑部的血液循环障碍,缺血、缺氧所引起的脑组织坏死和软化,它包括脑血栓形成、腔隙性脑梗死(腔梗)和脑栓塞等。

2.形成的主要原因

年龄(多见于 50～60 岁以上)、性别(男性稍多于女性)、脑动脉粥样硬化、高血压、高脂血症、糖尿病、脑动脉炎、血液高凝状态、家族史等;脑栓塞形成的主要原因有风湿性心脏病、二尖瓣狭窄并发心房颤动、血管粥样硬化斑块、脓栓、脂肪栓子,异物栓子等。

3.主要症状

脑血栓形成常伴有头晕、头痛、恶心、呕吐的前驱症状,部分患者曾有短暂性脑供血不全,发病时多在安静休息中,应尽快就诊,以及时恢复血液供应,早期溶栓一般在发病后的 6 小时之内;脑栓塞起病急,多在活动中发病。

4.常见表现

脑血栓形成常表现为头晕、头痛、恶心、言语笨拙、失语、肢体瘫痪、感觉减退、饮水或进食呛咳、意识不清等;脑栓塞常表现为意识不清、失语、抽搐、偏瘫、偏盲(一侧眼睛看不清或看不见)等。

5.常用检查项目

凝血常规、血常规、血糖、血脂、血液流变学,同型半胱氨酸等血液检查、CT 检查、MRI 检查、DSA、TCD。

6.治疗

在急性期进行个体化治疗(如溶栓、抗凝、降纤),此外酌情给予改善脑循环、脑保护、抗脑水肿、降颅内压、调整血压、血糖、血脂、控制并发症、康复治疗等。脑栓塞治疗与脑血栓形成有相同之处,此外需治疗原发病。

7.预后

脑血栓形成在急性期病死率为 5％～15％,存活者中 50％留有后遗症,脑栓塞 10％～20％的患者 10 日内再次栓塞,再次栓塞病死率高,2/3 患者遗留不同程度的神经功能缺损。

(二)康复指导

1.康复的开始时间一般在患者意识清楚、生命体征平稳、病情不再发展后 48 小时即可进行。

2.康复护理的具体内容如下,要请专业的康复医师进行训练。

(1)躯体康复

1)早期康复干预:重视患侧刺激、保持良好的肢体位置、注意体位变换、床上运动训练(Bobath 握手、桥式运动、关节被动运动、起坐训练)

2)恢复期功能训练。

3)综合康复治疗:合理选用针灸、理疗、按摩等辅助治疗。

(2)语言训练

1)沟通方法指导:提问简单的问题,借助卡片、笔、本、图片表情或手势沟通,安静的语言交流环境、关心、体贴、缓慢、耐心等。

2)语言康复训练:肌群运动、发音、复述、命名训练等,遵循由少到多、由易到难、由简单到复杂的原则,循序渐进。

3.康复训练所需时间较长,需要循序渐进,树立信心,持之以恒,不要急功近利和半途而废。家属要关心体贴患者,给予生活照顾和精神支持,鼓励患者坚持锻炼。康复过程中加强安全防范,防止意外发生。

4.对于康复过程中的疑问请询问医生或康复师。

(三)饮食指导

合理进食,选择高蛋白、低盐、低脂、低热的清淡食物,改变不良的饮食习惯,如油炸食品、烧烤等,多食新鲜蔬菜水果,避免粗糙、干硬、辛辣等刺激性食物,避免过度食用动物内脏、动物油类,每日食盐量不超过 6g。

洼田饮水试验 2～3 分者,可头偏向一侧,喂食速度慢,避免交谈,防止呛咳、窒息的发生;洼田饮水试验 4～5 分者,遵医嘱给予鼻饲饮食,密切防止食物反流引起窒息。

增加粗纤维食物摄入,如芹菜,韭菜,适量增加进水量,顺时针按摩腹部,减少便秘发生。患者数天未排便或排便不畅,可使用缓泄剂,诱导排便。

(四)用药指导

(1)应用溶栓抗凝降纤类药物的患者应注意有无胃肠道反应、柏油样便、牙龈出血等出血倾向。为保障用药安全,在使用溶栓、抗凝、降纤等药物时需采集凝血常规,患者应予以配合。

(2)口服药按时服用,不要根据自己感受减药,加药,忘记服药或在下次服药时补上忘记的药量会导致病情波动;不能擅自停药,需按照医生医嘱(口服药手册)进行减量或停药。

(3)静脉输液的过程中不要随意调节滴速,如有疑惑需询问护士。

(五)日常生活指导

(1)患者需要安静,舒适的环境,保持平和、稳定的情绪,避免各种不良情绪影响。改变不良的生活方式,如熬夜、赌博等,适当运动,合理休息和娱乐,多参加有益的社会活动,做力所能及的工作及家务。

(2)患者起床、起坐、低头等体位变化时动作要缓慢,转头不宜过猛过急,洗澡时间不能过长,外出时有人陪伴,防止意外发生。

(3)气候变化时注意保暖,防止感冒。

(4)戒烟、限酒。

(六)预防复发

(1)遵医嘱正确用药,如降压、降脂、降糖、抗凝药物等。

(2)出现头晕、头痛、一侧肢体麻木无力、口齿不清或进食呛咳、发热、外伤等症状时及时就诊。

(3)定期复诊,动态了解血压、血脂、血糖和心脏功能,预防并发症和复发。

第四章 泌尿科疾病的护理

第一节 泌尿系统疾病常见症状和体征的护理

泌尿系统疾病的常见症状和体征有肾性水肿,膀胱刺激征、肾性高血压及尿液异常(尿量异常、蛋白尿、血尿、白细胞尿及管型尿)。

一、肾性水肿

肾性水肿是指肾脏疾病导致过多的体液在人体的组织间隙积聚而形成的组织肿胀。肾性水肿是肾小球疾病中最常见的临床表现。由肾小球疾病引起的水肿可分为两大类。①肾炎性水肿:主要由于肾小球滤过率下降,而肾小管重吸收功能基本正常,造成"球-管"失衡,导致水钠潴留,毛细血管通透性增加出现水肿。②肾病性水肿:主要由于长期,大量蛋白尿造成血浆蛋白含量过低,血浆胶体渗透压下降,液体从血管中渗出增多,产生水肿。肾炎性水肿因组织间隙蛋白含量高,水肿多从眼睑、颜面部开始。肾病性水肿较严重,常呈全身性,以体位最低处最为显著。

(一)护理评估

1.健康史

(1)病因:主要见于急性肾炎,急进性肾炎,慢性肾炎及血浆胶体渗透压正常的其他肾小球疾病,肾病综合征。

(2)诱因:询问患者有无急性上呼吸道感染(如细菌性咽炎,扁桃体炎)史或皮肤化脓性感染史,有无过度劳累,是否使用了肾毒性药物。

2.身体状况

肾性水肿常表现为早晨起床时眼睑或颜面水肿,至下午逐渐出现双下肢水肿。肾病性水肿多为凹陷性,肾炎性水肿多为非凹陷性。

多数患者伴有血压增高、蛋白尿及血尿。注意询问水肿的特点(如起始部位、范围、程度及发展情况等),皮肤的完整性,尿量,体重,伴随症状。注意观察患者有无肺部啰音,胸腔积液,有无腹部膨隆和移动性浊音。

3.心理-社会情况

评估患者及家属对疾病的认知情况、家人的关注程度及经济状况,评估患者有无紧张、焦虑、恐惧等不良情绪。

4.辅助检查

了解尿常规检查,尿蛋白检查,血清电解质情况、肾功能指标(包括内生肌酐清除率、血肌酐、血尿素氮)、尿浓缩稀释试验等有无异常,了解患者是否做过肾脏B超、肾组织活检等,结果如何。

(二)护理诊断及合作性问题

1.体液过多

与肾小球滤过功能下降致水钠潴留,大量蛋白尿致血浆胶体渗透压降低有关。

2.有皮肤完整性受损的危险

与皮肤水肿、营养不良有关。

(三)护理目标

水肿减轻或消退,皮肤无破损或感染。

(四)护理措施

1.一般护理

(1)休息:休息能增加肾血流量,减轻肾脏负担,并有利尿作用。严重水肿的患者应卧床休息,下肢水肿明显者,抬高下肢可增加静脉回流,减轻水肿。轻度水肿患者卧床休息与活动可交替进行,但应避免劳累。

(2)饮食护理:水肿时应低盐饮食,摄入量应<3g/d。如每天尿量少于500mL或严重水肿应限制水的摄入,每天液体入量为前一天尿量加500mL。调节蛋白质摄入,严重水肿伴低蛋白血症者给予优质蛋白1g/(kg·d)。有氮质血症的水肿患者,则应严格限制蛋白质的摄入,轻度水肿伴低蛋白血症者一般给予0.5~0.6g/(kg·d)的优质蛋白。慢性肾衰竭患者需根据肾小球滤过率来调节蛋白质摄入量。补充足够的热量以免引起负氮平衡,尤其是低蛋白血症患者,应保证每天摄入量≥125.5kJ/(kg·d)。注意补充各种维生素。

2.病情观察

监测患者的生命体征,尤其是血压;记录24h液体出入量,注意尿量变化;观察水肿的消长情况;每天测量体重及腹围;观察有无胸腔,腹腔及心包积液,有无急性左心衰竭及高血压脑病的出现;密切监测各项实验室检查。

3.皮肤护理

保持皮肤干燥完整,避免压疮及破损感染。

4.用药护理

遵医嘱使用利尿剂、糖皮质激素等,观察药物的疗效及不良反应。监测血清电解质和酸碱平衡情况。大量使用呋塞米利尿过快过猛时可导致有效血容量不足,出现恶心、直立性眩晕、口干、心悸等症状。呋塞米等强利尿剂具有耳毒性,可引起耳鸣及听力丧失,避免与氨基糖苷类抗生素合用。

5.心理护理

稳定情绪,释放压力。

(五)护理评价

水肿是否减轻或消退;有无皮肤破损和感染发生。

二、尿路刺激征

尿路刺激征也称为膀胱刺激征,是指膀胱颈和膀胱三角区受炎症或机械刺激而引起的尿频、尿急、尿痛,可伴有排尿不尽感及下腹坠痛。常见于尿路感染,也见于泌尿系统结石、结核、肿瘤和前列腺肥大等。尿频是指单位时间内排尿次数增多。正常成人白天排尿4~6次,夜间

0～2次。尿急是指患者一有尿意就急不可待地要排尿,尿痛是指患者排尿时感觉耻骨上区、尿道内和会阴部疼痛或烧灼感。

(一)护理评估

1.健康史

(1)病史:评估患者有无泌尿系统疾病史,糖尿病史等,有无泌尿系统畸形、前列腺增生、妇科炎症等相关病史。

(2)诱因:询问患者有无导尿、尿路器械检查等明显诱因。

2.身体状况

询问并观察尿的颜色;询问患者排尿情况,包括每天排尿次数、尿量、有无尿频、尿急、尿痛;询问尿频、尿急、尿痛的起始时间及其程度,有无发热、腰痛等伴随症状。评估患者有无肾区叩击痛,输尿管压痛点有无压痛等。

3.心理及社会资料

了解患者心理状态,评估患者有无紧张,焦虑等不良心理反应。

4.辅助检查

尿液检查了解有无白细胞尿(脓尿)、血尿和菌尿。血液检查有无血糖增高。通过影像学检查了解肾脏的大小,外形有无异常,尿路有无畸形或梗阻,前列腺有无异常。

(二)护理诊断及合作性问题

排尿异常、尿频、尿急、尿痛与尿路感染所致的膀胱激惹状态有关。

(三)护理目标

尿路刺激征减轻或消失。

(四)护理措施

1.一般护理

急性发作期患者应注意卧床休息,宜取屈曲位,勿站立或坐直;协助患者完成各种日常生活;各项护理操作最好能集中进行,以保证充足的休息和睡眠。在无禁忌证时,应尽量多饮水(白开水或茶水),每天饮水量＞2000mL,勤排尿,以达到冲洗尿路、促进细菌和炎性分泌物排出的目的,向患者说明该项措施的作用及重要性,指出憋尿会加重病情。

2.病情观察

监测患者的生命体征,注意体温变化,记录24h液体出入量。

3.高热护理

体温＞39℃时,应进行物理降温,必要时按医嘱给予药物降温。

4.疼痛护理

指导患者按摩或热敷膀胱区,以缓解疼痛。

5.用药护理

按医嘱给予抗生素,并指导患者怎样正确地采集尿常规标本和中段尿培养标本;口服碳酸氢钠可碱化尿液、减轻尿路刺激征;症状明显者可给予阿托品。注意药物疗效及不良反应,并按时按量,按疗程服药,勿随意停药,以达彻底治疗。

6.心理护理

保持心情愉快,因过分紧张会加重尿频。指导患者进行一些感兴趣的活动,以分散患者的注意力,减轻焦虑,缓解尿路刺激症状。

7.健康指导

指导患者做好个人的全身及外阴部卫生,平时避免劳累,合理安排工作和生活,经常参加体育运动,加强营养,以增强机体抵抗力。日常每天清洁会阴部,性生活后冲洗会阴部并排尿,多饮水,不憋尿,常可预防尿路感染、预防复发。

(五)护理评价

尿路刺激征是否减轻或消失。

三、肾性高血压

肾性高血压是最常见的继发性高血压,肾小球疾病常伴高血压,90％的慢性肾衰竭患者伴高血压。持久的高血压又会造成肾脏的损害,二者相互促进,会使疾病进一步发展,因此,对于肾性高血压要积极治疗。

肾性高血压的发生机制如下。

1.水钠潴留

水钠潴留使血容量增加,导致容量依赖性高血压。限制水钠摄入或促进水钠排泄可改善高血压。

2.肾素分泌增多

肾实质缺血刺激肾素－血管紧张素分泌增多,小动脉收缩,外周血管阻力增加,导致肾素依赖性高血压。使用血管紧张素转换酶抑制剂可使血压下降。肾性高血压多数为容量依赖型,少数为肾素依赖型,但两型常混合存在,有时很难分开。

(一)护理评估

1.健康史

评估患者有无急、慢性肾小球肾炎、慢性肾盂肾炎、肾动脉狭窄、系统性红斑狼疮等病史。

2.身体状况

询问患者高血压发生发展的过程(有无头晕、头痛、眼花等症状);仔细测量患者血压,注意四肢血压对比。肾性高血压的严重程度与原发病有关,肾血管性高血压程度较重,进展快,四肢血压多不对称;急性肾炎引起的高血压多为一过性的以舒张压升高为主的中度高血压;慢性肾炎,肾功能不全常为持续性的中度以上的高血压。评估患者腹部有无血管杂音,有无眼底改变。

3.心理-社会情况

患者既往有肾脏疾病,常出现紧张、焦虑、恐惧等不良情绪,甚至会出现悲观、失望等心理。

4.辅助检查

尿液检查了解有无蛋白尿、血尿和管型尿。肾功能检查血尿素氮、肌酐。腹部超声、静脉肾盂造影、肾血管造影及肾组织活检等检查有助于病因诊断。

(二)护理诊断及合作性问题

1.疼痛

与高血压有关。

2.焦虑

与患者对病情变化无充分认识有关。

(三)护理目标

血压下降至正常范围或稳定在合适范围,头痛减轻或消失,情绪稳定,配合治疗。

(四)护理措施

1.一般护理

①休息与活动:所有患者要保证充足的睡眠,高血压症状明显的患者,减少活动,增加卧床休息时间。②饮食护理:应低盐,清淡,高纤维饮食,保持大便通畅。

2.病情观察

严密监测血压,注意有无肾衰竭、高血压脑病等并发症发生,一旦出现,立即报告医生,协助医生做好疾病护理。

3.用药护理

遵医嘱给予降压药物,严密监测血压,观察药物疗效及不良反应,防止体位性低血压发生。

4.心理护理

鼓励患者增强生活的勇气和信心,正确对待疾病,消除焦虑情绪,保持良好的心态,减轻心理负担,积极配合,提高治疗信心。

(五)护理评估

血压是否下降至正常范围,头痛是否减轻或消失;情绪是否稳定。

四、尿液异常

1.尿量异常

正常成年人24h尿量为1000～2000mL,平均为1500mL。尿量的多少取决于肾小球滤过率和肾小管的重吸收量。尿量异常包括多尿、少尿和无尿及夜尿增多。

(1)多尿:多尿是指24h尿量>2500mL。多尿分为肾性多尿和非肾性多尿。肾性多尿见于各种原因所致的肾小管功能不全。非肾性多尿见于糖尿病、尿崩症等。

(2)少尿和无尿:少尿是指24h尿量<400mL,或每小时尿量<17mL;无尿指24h尿量<100mL。少尿和无尿主要原因是肾小球滤过率下降,分为肾前性(心脏排血功能下降、有效血容量不足或肾血管病变等),肾性(急、慢性肾小球病变、肾小管病变等)、肾后性(各种原因引起的尿路梗阻等)。

(3)夜尿增多:夜尿增多是指夜间尿量超过白天尿量或夜间尿量>750mL。持续夜尿增多,且尿比重低而固定,提示肾小管浓缩功能减退,常是肾功能不全的早期表现。

2.蛋白尿

正常人尿液里可有少量的蛋白质,定量检查其正常值为0～80mg/d,定性试验呈阴性。若尿蛋白>150mg/d,尿蛋白定性试验呈阳性,称蛋白尿。若持续超过3.5g/d,称大量蛋白尿。蛋白尿按发生机制可分为如下六类。

(1)肾小球性蛋白尿:这是最常见的一种蛋白尿,常以清蛋白为主。各种原因导致肾小球滤过膜通透性增加或所带电荷改变,血浆蛋白大量滤入原尿,导致原尿中蛋白量超过肾小管重吸收能力引起。尿蛋白排出量较多,一般>2g/d。肾小球性蛋白尿常见于各种肾小球疾病。

(2)肾小管性蛋白尿:这是由于炎症或中毒等因素引起肾小管对低分子量蛋白质的重吸收能力下降所致,尿蛋白排出量一般<2g/d。多见于肾小管病变及其他引起肾间质损害的病变。

(3)混合性蛋白尿:这是肾脏病变同时累及肾小球和肾小管时产生的蛋白尿。见于各种肾小球疾病的后期。

(4)溢出性蛋白尿:某些肾外疾病引起的血中异常低分子量蛋白增加,经肾小球滤过后不能被肾小管全部重吸收而出现的蛋白尿。多见于急性溶血性疾病、多发性骨髓瘤等。

(5)组织性蛋白尿:肾组织被破坏后,胞质酶及蛋白释出可导致组织性蛋白尿,尿蛋白分子较小。一般与肾小球性和肾小管性蛋白尿同时发生。

(6)功能性蛋白尿:此为一过性蛋白尿,常因剧烈运动,高热,急性疾病或直立体位所致,蛋白尿程度较轻,一般<1g/d。

3.血尿

新鲜尿液离心沉淀后尿液镜检每高倍视野红细胞>3个,即可诊断为镜下血尿。1L尿液含1mL血液,尿液外观呈血样或洗肉水样,称肉眼血尿。大多数血尿是由泌尿系统疾病引起的,如肾小球肾炎、肾盂肾炎、泌尿道结石、结核、肿瘤、多囊肾和尿路畸形等。少数血尿由全身性疾病或泌尿系统邻近器官病变所致,如血液病、免疫性疾病、感染性疾病、前列腺炎、急性阑尾炎、直肠及结肠癌等。此外,剧烈运动后也可发生血尿,某些药物会造成肾小管的损伤,亦可发生血尿,如磺胺类药物、环磷酰胺等。

4.白细胞尿、菌尿

新鲜尿液离心后尿液镜检每高倍视野白细胞>5个,或新鲜尿液白细胞计数>40万/L,称为白细胞尿或脓尿。多见于泌尿系统感染。

菌尿是指清洁中段尿培养菌落计数≥10^5/mL,见于尿路感染。

5.管型尿

尿中管型是由蛋白质,细胞或其碎片在肾小管、集合管中凝固而成的圆柱形蛋白聚体,分为透明管型、细胞管型、颗粒管型、蜡样管型、脂肪管型等。正常人尿中偶见透明或细胞管型。正常人12h尿中管型应<5000个,每毫升尿液中含2~5个,或每一低倍镜视野<1个。如果尿液中管型增多,称为管型尿。肾小管上皮细胞分泌的蛋白质,由于浓缩而在酸性环境中凝固形成透明管型。若同时伴有红、白细胞凝聚,称为细胞管型。若有退行性变的细胞碎屑,则形成颗粒管型。若管型基质中含有脂肪滴或嵌入含有脂肪变性的上皮细胞,则形成脂肪管型。尿中颗粒管型增多,常提示肾脏实质受损害。慢性肾衰竭患者,尿中发现宽大而长的颗粒管型。蜡样管型的出现提示有严重的肾小管变性,坏死,预后不良。

(六)护理评估

1.健康史

评估患者有无泌尿系统疾病,内分泌及代谢性疾病、免疫性疾病、某些传染性疾病、血液病及其他全身性疾病。

2.身体状况

询问患者的尿液异常的类型排尿情况,有无相关疾病的症状及体征。

3.心理-社会情况

尿液异常可由很多脏器病变引起,常为慢性疾病的症状,经常会出现各种不利于疾病治疗的心理反应。要评估患者目前的心理状态,对疾病的认识程度。产生焦虑、抑郁等负性情绪的程度。家属的支持程度等。

4.辅助检查

尿液检查了解有无白细胞尿(脓尿)菌尿、血尿、蛋白尿、管型尿,24h尿量有无异常,有无夜尿增多和尿比重降低。通过影像学检查了解肾脏的大小,外形有无异常,尿路有无畸形或梗阻。肾血管造影检查,肾组织活检有助于病因诊断。

(七)护理诊断及合作性问题

1.体液不足

与尿量过多有关。

2.体液过多

与肾小球滤过率下降、少尿或无尿有关。

3.焦虑

与患者对疾病的认知过少有关。

4.潜在并发症

电解质紊乱、酸碱平衡紊乱等。

(八)护理目标

尿液异常症状减轻或消失;保持良好的心态,减轻心理负担,积极配合,提高治疗信心;无并发症发生。

(九)护理措施

1.一般护理

记录24h液体出入量,量出为入,根据尿液异常的病因选择合理的饮食方案。

2.病情观察

严密监测生命体征,观察尿液的量及性质的变化,定期做尿常规、电解质、肾功能检查。

3.用药护理

合理用药,注意药物的疗效及不良反应。

4.心理护理

鼓励患者增强生活的勇气和信心,正确对待疾病,消除焦虑情绪,保持良好的心态,减轻心理负担,积极配合,提高治疗信心。

(十)护理评价

尿液异常是否改善;对疾病是否有全面了解;有无并发症出现。

第二节　急性肾小球肾炎

急性肾小球肾炎(简称急性肾炎),是以急性发作的血尿、蛋白尿、水肿、高血压或伴短暂氮质血症为主要特征的一组综合征,又称为急性肾炎综合征。可发生于任何年龄,儿童及青少年多见,男性多于女性。

一、病因与发病机制

急性肾小球肾炎多见于细菌、病毒和寄生虫感染后,也有急性肾炎患者找不到致病因素。其中最常见的是 B 型溶血性链球菌"致肾炎菌株"引起的上呼吸道感染或皮肤感染后,其发作季节与链球菌感染流行季节一致,如上呼吸道感染多见于冬春季,皮肤感染常在夏秋季。感染的严重程度与急性肾炎的发生和病变轻重并不完全一致。本病主要是由感染所诱发的免疫反应而引起的弥散性肾小球损害。当溶血性链球菌感染后,链球菌体作为抗原,刺激机体 B 淋巴细胞产生相应抗体;抗原抗体结合形成可溶性循环免疫复合物,沉积于肾小球内皮下致肾炎。链球菌胞膜抗原与肾小球基底膜间有交叉抗原反应性,即链球菌胞膜的相应抗体,也可与肾小球基底膜相结合,由此激活补体系统,诱集白细胞,促使血小板释放第 3 因子及氧自由基的产生,使肾小球内发生弥散性炎症。病理类型多为毛细血管内增生性肾炎。

二、临床表现

病前 1～3 周多有呼吸道或皮肤感染的前驱病史,如急性咽炎、扁桃体炎、齿龈脓肿、猩红热、水痘、麻疹、皮肤脓疱疮等。部分患者可无前驱症状。病情轻重不一,轻者可无临床症状,仅有尿常规及血清补体 C_3 异常,重者可出现急性肾衰竭。本病有自愈倾向,常在数月内临床痊愈。临床典型表现为血尿、蛋白尿、少尿、水肿、高血压等急性肾炎综合征。

1.尿异常

几乎所有病例均有血尿,但轻重不一。肉眼血尿常为首发症状之一(占 40%～70%),尿色深呈混浊棕红色或洗肉水样,肉眼血尿持续时间不长,一般在数天内转为镜下血尿,也可持续 1～2 周才转为镜下血尿。镜下血尿多在 6 个月内消失,也可持续 1～3 年才消失。可伴有轻、中度蛋白尿,少数患者可有大量蛋白尿。一般于病后 2～3 周尿蛋白转为少量或微量,2～3 个月多消失,成人患者消失较慢。持续性蛋白尿是转为慢性趋向的表现。少尿或无尿,患者起病时尿量较平时少,一日尿量常在 400～700mL,并随水肿加重而尿量愈减少,持续 1～2 周后逐渐增加。个别患者可无尿,为病情严重表现。

2.水肿

以水肿作为首发症状者约占 70%,水肿多首见于面部、眼睑。眼睑、面部水肿及苍白,呈现所谓肾炎面容。水肿也可波及下肢,严重时有胸,腹腔积液及心包积液,常伴少尿。水肿的发生是由于病变肾脏小球滤过率减少,而肾小管对水、钠重吸收功能尚好(即球－管失衡),引起水、钠潴溜;另因毛细血管通透性增高,血浆内水分渗向组织间隙。多数患者水肿可随病情好转而消退。

3.高血压

血压可自轻度至中度增高,随尿量增多,血压逐渐趋于正常,一般持续 2～4 周。少数患者可因血压急剧升高(>200/130mmHg)而致高血压脑病或左心衰竭,引起血压升高的原因主要与水、钠潴溜有关。肾素分泌增加,前列腺素分泌减少也参与了高血压的发生。

4.并发症

并发症常发生在急性肾炎综合征少尿期,水钠严重潴留和高血压为重要的诱发因素。可出现急性充血性心力衰竭、高血压脑病、急性肾衰竭,常需紧急处理。

三、辅助检查

1.尿液检查

尿检均有镜下血尿,呈多形性红细胞,与红细胞通过肾小球毛细血管基膜裂隙时发生变形有关。蛋白尿,尿蛋白含量不一,一般 $1\sim3g/24h$,(尿蛋白定性＋～＋＋),20％左右可有大量蛋白尿,$>3.5g/24h$,(尿蛋白定性＋＋＋～＋＋＋＋)。尿沉渣中可有白细胞管型,红细胞管型存在提示肾小球有出血渗出性炎症,是急性肾炎的重要特点。尿比重高,多在 1.020 以上。尿纤维蛋白降解产物(FDP)测定反映肾小血管内凝血及纤溶作用,尿中 FDP 含量增高有助于肾炎诊断。尿常规一般在 4～8 周内大致恢复正常。残余镜下血尿或少量蛋白尿可持续半年或更长。

2.血常规

血红蛋白可有短暂轻度下降,与血液稀释有关,在无感染灶情况下白细胞计数及分类正常。血沉增速。

3.肾功能

可有一过性肾小球滤过率降低,血尿素氮及血肌酐升高,常随尿量增多逐渐恢复正常。个别病例因病情严重,可出现肾衰竭而危及生命。

4.血电解质

电解质紊乱少见,在少尿时,二氧化碳结合力可轻度降低,血钾浓度轻度增加及稀释性低血钠,此现象随利尿开始迅速恢复正常。

5.免疫学检查

80％～95％患者在起病后 2 周内可有血清总补体及 C_3 降低,4 周后开始复升,6～8 周恢复到正常水平。此规律性变化为本病的典型表现。血补体下降程度与急性肾炎病情轻重无明显相关,但低补体血症持续 8 周以上,应考虑有其他类型肾炎之可能。抗链球菌溶血素“O”(ASO)增高提示近期曾有链球菌感染史,与急性肾炎的严重性无直接相关性。

6.其他

B 超示双肾形态饱满,体积增大。可有抗脱氧核糖核酸抗体,透明质酸酶抗体及血清免疫复合物阳性。

四、诊断要点

急性肾小球肾炎根据有先驱感染史、水肿、血尿、同时伴高血压和蛋白尿,诊断并不困难。急性期多有抗链球菌溶血素“O”效价增高,血清补体浓度下降,尿中 FDP 含量增高等更有助于诊断。对不典型病例应详细询问病史,系统查体结合化验综合分析,才能避免误诊,对临床诊断困难者,必要时做肾活检方能确诊。

五、治疗要点

本病有自愈倾向,治疗以休息和对症为主,预防和控制并发症,促进机体自然恢复。

1.一般治疗

急性期患者应注意休息,根据病情给予特殊饮食治疗。

2.对症治疗

(1)感染灶治疗:肾炎急性期存在感染灶,如扁桃体炎、脓疱疮,要给予抗感染治疗,避免应用肾毒性抗生素。无感染灶时,一般无须使用抗生素来预防。有反复发作的慢性扁桃体炎,待病情稳定后应考虑做扁桃体摘除。

(2)水肿、高血压、心力衰竭的治疗:凡经控制水、盐而仍尿少、水肿、血压高者均应给予利尿剂。可用双氢克尿噻、安体舒通、呋塞米或氨苯蝶啶联合应用,一般间断应用比持续应用要好。凡经休息、限水盐、利尿而血压仍高者应给予降压药(具体内容见慢性肾小球肾炎)。但注意不宜使血压骤降,以防止肾血流量突然减少,影响或加重肾功能不全。本症心力衰竭主因为水钠潴留、血容量扩大而致急性循环充血,故治疗重点应在纠正水钠潴留、恢复血容量,而不是应用加强心肌收缩力的洋地黄类药物。除应用利尿剂外,必要时加用酚妥拉明或硝普钠以减轻心脏前后负荷。

3.透析治疗

少数发生急性肾衰竭而严重少尿或无尿者,高度循环充血状态及不能控制的高血压可进行短期透析治疗,以帮助患者度过急性期。

4.中医药治疗

多采用宣肺利水、疏风清热或清热利湿等治疗,但应密切注意中药的肾毒性,如马兜铃属植物药及其复方制剂应禁用。

5.其他治疗

抗凝可减少肾小球内纤维素沉积及血小板聚集,有助于肾炎缓解。抗氧化剂,如超氧歧化酶(SOD),含硒谷胱甘肽过氧化酶及维生素 E 等对肾细胞有保护作用,可减轻肾内炎症过程。

六、护理要点

(一)急性期护理

1.休息与活动

休息能降低新陈代谢,减少代谢废物产生,减轻肾脏的负担。急性期患者通常需卧床休息2~3周,待肉眼血尿消失、血压恢复正常,水肿减退可逐步增加活动量,如散步等。注意保暖,避免受寒,潮湿,以免寒冷引起肾小动脉痉挛,加重肾脏缺血。病情稳定后可从事一些轻体力活动,3 个月内宜避免剧烈体力活动。1 年后运动量才能恢复正常,但应避免重体力活动和劳累。

2.饮食和水分

为防止水钠进一步潴留,导致循环过度负荷之严重并发症,须减轻肾脏负担,急性期宜限制盐、水、蛋白质摄入。对有水肿,高血压者用无盐或低盐饮食(<3g/d)。水肿重且尿少者进水量以不超过前一天尿量加上 500mL 为宜,但不宜过分限制,以防血容量骤然不足影响肾脏血流灌注。肾功能正常者给予正常量的蛋白质摄入[1.0g/(kg·d)];对有氮质血症者限制蛋白质摄入量,进低蛋白饮食持续到利尿开始,成人按[0.6g/(kg·d)]计算。以优质动物蛋白为主,如蛋类、乳类、瘦肉等。一般不限制糖类和脂肪的摄入,以保证足够的热量摄入。

3.病情观察

(1)密切观察生命体征的变化,Q4h 测体温,每日测血压 2 次,至少 2 周。

(2)准确记录 24h 出入量,至尿量≥800mL/d,连续 3 天时,可停止记录。观察尿的颜色、性质及量,每周尿液检查 2 次。

（3）观察体重和水肿变化，每日至少测体重1次，体重增加反映水在体内潴留。密切观察水肿消长情况，注意患者有无胸腹腔积液产生。

（4）密切观察急性并发症，若患者血压突然升高，并有剧烈头痛、呕吐、抽搐、视物模糊，甚至惊厥、昏迷，提示高血压脑病，应及时报告医生，予以降压处理；若患者发生气急、不能平卧、胸闷、频繁咳嗽，甚至咯泡沫血痰、肺底湿啰音提示严重循环充血致急性左心衰竭，应协助患者坐起，双腿下垂，立即给予酒精湿化吸氧，并通知医生紧急处理。患者出现食欲缺乏、恶心呕吐、精神萎靡、水肿加重，持续少尿甚至无尿时应警惕急性肾衰竭，应配合医生尽早给予患者透析治疗。

4.用药护理

遵医嘱使用利尿剂和降压药时，注意观察药物的疗效及不良反应。根据病情随时调整药物的剂量、给药途径等。

5.心理护理

适时向患者及家属解释疾病过程及治疗方案，消除焦虑、紧张等不良情绪，使其积极配合治疗。一般患者及家属都担心急性肾炎会转为慢性肾炎，应告知急性肾炎的预后良好，仅极少数患者可演变成慢性肾炎，鼓励患者树立战胜疾病的信心。

（二）恢复期护理

急性肾炎的恢复可能需1～3年，当临床症状消失后，蛋白尿、镜下血尿可仍然存在，故应做好健康教育。

1.限制活动量

出院后患者仍要积极休息，避免劳累，以免病情反复。1～2月适当限制活动，血沉正常可上学、工作。Addis计数正常后可参加体育运动，但应避免剧烈运动。育龄期女性患者应暂时避孕，以免怀孕加重肾脏负担，导致病情复发。

2.积极预防感染

平日尽量避免到人群集中的场所，注意防寒保暖，保持口腔及皮肤清洁卫生，以减少呼吸道及皮肤感染。一旦感染则应及时就医，彻底治疗，不要随意自行购药治疗，以免误用损害肾脏的药物。感染后2～3周时应查尿常规以及时发现异常。慢性感染病灶，如慢性扁桃体炎，最好能及时做摘除术。

3.饮食调理

给予合理饮食，以增进机体抵抗力，促进疾病康复。饮食以清淡、营养、易消化为原则。可根据病情配合食疗，如冬瓜赤小豆粥、乌鱼汤、荠菜汤等。

4.定期随访

出院后每周查尿1次，病程2个月以后改为每月查尿1次，随访期为半年，若尿常规持续异常，应延长随访时间。加强自我病情监测，如果出现血尿、尿液混浊、水肿、血压升高等症状时，提示病情复发，应立即就诊。

第三节　慢性肾小球肾炎

　　慢性肾小球肾炎(简称慢性肾炎)是一组病因不同,病理变化多样的慢性肾小球疾病。临床特点为起病隐匿,缓慢,以蛋白尿、血尿及不同程度高血压和肾功能损害为基本临床表现。病情迁延、反复,最终发展为慢性肾衰竭。可发生于任何年龄,但以青、中年男性为主。

一、病因与发病机制

　　慢性肾小球肾炎病因不清,仅极少数由急性肾炎转变而致。发病机制和急性肾炎相似,免疫介导炎症反应是始动因素。但为何导致慢性过程的机理尚不清楚,可能与机体存在某些免疫功能缺陷有关。免疫功能缺陷可使机体抵抗感染能力下降,招致微生物反复侵袭;机体又不能产生足够量的抗体,以清除致病物质(抗原),致使抗原能持续存留机体内,并形成免疫复合物,沉积于肾组织,产生慢性炎症过程。此外,非免疫介导的肾脏损害在慢性肾炎的发生与发展中亦可能起重要作用,如健存肾单位代偿性血流灌注压增高,肾小球毛细血管样跨膜压力及滤过压增高,均可引致肾小球硬化。疾病过程中的高血压长期存在,可导致肾小动脉狭窄,闭塞,加速肾小球硬化。

二、病理

　　慢性肾炎的病理改变是两肾弥散性肾小球病变。由于慢性炎症过程,肾小球毛细血管逐渐破坏,纤维组织增生;肾小球纤维化,玻璃样变,形成无结构的玻璃样小团。由于肾小球血流受阻,相应肾小管萎缩,纤维化,间质纤维组织增生,淋巴细胞浸润。病变较轻的肾单位发生代偿性肥大,在硬化的肾小球间有时可见肥大的肾小球。一般可有如下几种类型:①系膜增生性肾炎;②膜增生性肾炎;③系膜毛细血管性肾炎;④膜性肾病;⑤局灶性节段性肾小球硬化。由于病变逐渐发展,最终导致肾组织严重毁坏,形成终末期固缩肾。

三、临床表现

　　慢性肾小球肾炎多数隐匿起病,病程冗长,病情多缓慢进展。由于病理类型不同,临床表现呈多样性。蛋白尿、血尿、高血压、水肿为其基本临床表现。蛋白尿为本病必有的表现,常常在 $1\sim3g/d$。血尿可为镜下血尿或肉眼血尿。水肿程度与持续时间不一。早期水肿时有时无,多为眼睑和(或)下肢轻、中度凹陷性水肿,晚期水肿持续存在。一般无体腔积液。有不同程度高血压,多为轻、中度,持续存在。可因高血压、动脉硬化而出现心脑血管并发症。患者常伴有头痛,头晕,食欲减退,疲乏,失眠等,与高血压、贫血、某些代谢及内分泌功能紊乱等有关。一般根据临床表现的不同,分为以下 5 型。

　　1.普通型

　　较为常见。病程迁延,病情相对稳定,多表现为轻度至中度的水肿,高血压和肾功能损害。尿蛋白(＋)～(＋＋＋),离心尿红细胞＞10 个/高倍视野和管型尿等。病理改变以系膜增生、局灶节段系膜增生和轻度膜增生为多见。

　　2.肾病型

　　主要表现为肾病综合征,24h 尿蛋白定量＞3.5g,人血清蛋白低于 30g/L,水肿一般较重和伴有或不伴高脂血症。病理分型以微小病变,膜性,膜增生,局灶性肾小球硬化等为多见。

3.高血压型

除上述普通型的表现外,以持续性中等度以上血压,尤以舒张压升高为特点。本型常伴心血管损害和眼底改变,肾功能恶化较快。病理分型以局灶性肾小球硬化和弥散性增生为多见。

4.混合型

临床上既有肾病型表现又有高血压型表现,同时多伴有不同程度肾功能减退征象。病理改变可为局灶节段肾小球硬化和晚期弥散性增生性肾小球硬化等。

5.急性发作型

在病情相对稳定或持续进展过程中,由于感染或过劳等因素,经较短的潜伏期(多为1～5日),而出现类似急性肾炎的临床表现,经治疗和休息后可恢复至原先稳定水平;或病情恶化,逐渐发生尿毒症;或是反复发作多次后,肾功能急剧减退出现尿毒症一系列临床表现。病理改变以弥散性增生,肾小球硬化基础上出现新月体及或明显间质性肾炎。

四、辅助检查

(一)尿常规

镜检可见多形性红细胞＋～＋＋,尿蛋白微量＋～＋＋＋,管型(颗粒管型、透明管型等)。尿比重偏低,多在1.020以下,疾病晚期常固定在1.010。

(二)血液检查

常有轻、中度正色素性贫血,红细胞及血红蛋白成比例下降。血沉增快,可有低蛋白血症,血清电解质一般无明显异常。

(三)肾功能检查

肾小球滤过率,内生肌酐清除率降低,血尿素氮及肌酐升高,肾功能分期多属代偿期或失代偿期,酚红排泄试验及尿浓缩稀释功能均减退。

(四)肾脏B超

早期肾脏大小正常,晚期可出现双侧对称性缩小,肾皮质变薄,肾结构不清。

(五)肾组织活检

可以确定本病的病理类型。

五、诊断要点

慢性肾小球肾炎的诊断并不完全依赖病史的长短,多数慢性肾小球肾炎其病理类型决定其起病即为慢性病程。一般而言,凡有尿检异常(血尿、蛋白尿、管型尿),水肿及高血压病史,

病程迁延1年以上,无论有无肾功能损害均应考虑此病,肾穿刺活检可确诊并有利于指导治疗和判断预后。

六、治疗要点

迄今尚无满意的治疗方法,多为对症治疗,以防止或延缓肾功能进行性衰退为目标。采用手段为中西医结合,几种西药联合应用的综合治疗措施。

(一)一般治疗

包括低磷低蛋白饮食和休息,避免强体力活动等。

(二)利尿剂的应用

轻度水肿不必给利尿剂,中度以上水肿者可按病情短期,间断服用利尿剂。可选用噻嗪类药物,保钾利尿剂(安体舒通、氨苯蝶啶)或呋塞米,单独或联合应用,剂量宜由小到大,逐渐消肿,注意防止电解质紊乱。

(三)控制高血压

控制血压是防止疾病进展极为重要的措施,可以防止肾功能减退或使已经受损的肾功能有所改善,防止心血管并发症,并改善远期预后。

1.治疗原则

(1)力争达到目标值:理想的血压控制水平视蛋白尿程度而定。如尿蛋白<1g/d者,血压应该控制在 130/80mmHg 以下;如尿蛋白≥1g/d,无心脑血管并发症者,血压应控制在125/75mmHg以下。

(2)降压不能过低过快,保持降压平稳,以免影响心、脑、肾血流灌注不足。

(3)一种药物小剂量开始,逐渐调整,必要时联合用药,直至血压控制满意。

(4)降压药物应该在限制钠盐饮食的基础上进行。

(5)优选具有肾保护作用、能延缓肾功能恶化的降压药物。

2.常用降压药物

有血管紧张素转换酶抑制剂(ACEI)、血管紧张素Ⅱ受体拮抗剂(ARB)、长效钙通道阻滞剂(CCB)、利尿剂、β受体阻滞剂等。由于 ACEI 与 ARB 除具有降低血压作用外,还有减少尿蛋白和延缓肾功能恶化的肾保护作用,应首选。使用 ACEI 与 ARB 类药物应该定期检测血压、肾功能和血钾。部分患者首次应用 ACEI 与 ARB 两周左右出现血肌酐升高,需要检查有无危险因素,如果未超过基础水平的 30%,仍然可以继续应用。有双侧肾动脉狭窄者禁用。肾功能不全者应用 ACEI 与 ARB 要慎重,尤其注意防止高血钾。少数患者应用 ACEI 有持续性干咳的不良反应,可以换用 ARB 类。

(四)抗血小板聚集治疗

长期服用抗血小板聚集药可改善微循环,延缓肾功能衰退。可应用大剂量双嘧达莫(潘生丁)300～400mg/d,或小剂量阿司匹林 50～300mg/d。联合抗凝药物(肝素)抗氧化剂(大剂量维生素 E、SOD),可提高疗效。

(五)中医药治疗

可选用下列中草药或方剂治疗,如金钱草、板蓝根、败酱草、蒲公英、当归、丹参、桃仁、红花等,具有清热解毒、消肿利尿、活血化瘀等功效。

(六)激素及免疫抑制剂治疗

是否应用激素及免疫制剂应根据病因及病理类型来确定。对肾病型和急性发作性患者可加用,以作用时间快、短疗程为原则。

七、护理要点

(一)休息与活动

无明显水肿、高血压、血尿和蛋白尿不严重,且无肾功能不全表现者,鼓励生活自理,可以从事轻微劳动,但应避免劳累。有明显水肿或高血压者,或短期内有肾功能减退者,应卧床休息。

(二)饮食护理

宜给予优质低蛋白,低磷,高维生素饮食。保证足够的热量,减少自体蛋白质的分解。每天摄入能量 30～35kcal/kg,可增加糖类的摄入。除高脂血症者外,脂肪不限。

1.水、钠摄入

水肿,高血压或肾功能不全者,要限制钠的摄入量。钠盐应低于 3g/d,水肿严重者则应低于 2g/d;严重水肿伴少尿时,每日摄水量应限制在 1000mL 以内;轻中度水肿且尿量 ≥ 1000mL/d,不必过分限水,适当控制饮水量即可。

2.蛋白质的摄入

控制蛋白质的摄入量,也可达到低磷目的,成人一般 0.6g/(kg·d),其中 50% 为优质蛋白质(富含必需氨基酸的动物蛋白质),如鸡蛋、瘦肉、牛奶等。必要时口服适量必需氨基酸。对有大量蛋白尿且肾功能尚可者,可适当提高蛋白质摄入量。

3.补充各种维生素及微量元素

如维生素 A,维生素 B,维生素 C,维生素 D,维生素 E 及微量元素 Ca、Zn、Fe 等。可给予新鲜蔬菜,水果,坚果等。

(三)健康教育

慢性肾炎病情发展快慢,与病因,病理类型,机体的反应性及医疗监护等条件有关。教育患者认识到本病病程长,病情迁延,应在生活的各个环节中注意自己的肾脏的状况,避免加重肾损害的因素。

1.养成良好的生活习惯,劳逸有节,避免过劳过累。在病情稳定时,应当适量运动,增强自己的抗病能力。

2.避免感染:慢性肾炎的免疫功能较低,特别是伴有贫血及低蛋白血症者,易受感染尤其是上呼吸道感染。教导患者注意防寒保暖,避免与有上呼吸道感染者接触;注意个人卫生,保持口腔、皮肤及会阴清洁。

3.合理饮食:饮食应按医生的要求选择食品,切忌盲目进补。水盐的摄入根据病情调整,避免过度控制造成脱水,恶化肾功能,或限制不严格,加重水肿,高血压。

4.合理用药:严格遵医生的指导选择和用药,避免误用肾毒性药物(如氨基糖苷类抗生素、含有马兜铃酸中药、非甾体类抗感染药、造影剂等),损伤肾脏。

5.妊娠可导致病情反复或加重,育龄妇女应在医生指导下计划生育。

第四节　急进性肾小球肾炎

急进性肾小球肾炎(RPGN)是肾小球肾炎中最严重的类型,主要表现为急性肾炎综合征(血尿,蛋白尿,水肿,高血压)及急性进行性肾功能减退,肾活检病理通常表现为新月体肾炎。该病起病急骤,病情发展迅速,预后凶险,若未及时治疗,90% 以上的患者于 6 个月内死亡或依赖透析生存。本病可见于任何年龄,但有青年和中老年两个发病高峰,男女比例为 2∶1。

一、病因与发病机制

本病有多种病因。一般将有肾外表现者或明确原发病者称为继发性急进性肾炎,如继发于过敏性紫癜,系统性红斑狼疮等,偶有继发于某些原发性肾小球疾病(系膜毛细血管性肾炎及膜性肾病)者。病因不明者则称为原发性急进性肾炎。

急进性肾小球肾炎的基本发病机制为免疫反应,有体液免疫和细胞免疫的参与。根据免疫病理表现不同可分为 3 型(Couser 分类):Ⅰ型:抗肾小球基膜型,为抗肾小球基膜抗体与肾小球基膜抗原结合,激活补体而致病。根据免疫荧光线条状沉积伴循环抗 GBM 抗体(抗肾小球基底膜抗体)的形成又分为两类:①伴肺部损害的肺出血-肾炎综合征;②不伴肺部损害的抗 GBM 抗体型肾小球肾炎(无肺出血)。Ⅱ型:免疫复合物型,系循环免疫复合物沉积或原位免疫复合物种植于肾小球,激活补体而致病。此型在我国常见。发病前常有上呼吸道感染史,其致病抗原可能为细菌或病毒等。Ⅲ型:非免疫复合物型,其发生可能与肾微血管炎有关,70%~80%患者血清中存在抗中性粒细胞胞浆抗体(ANCA),故又称为 ANCA 相关性肾小球肾炎。

目前临床为了更有利于治疗方案的确定及随访,制订了新 5 型分类。这种分类不强调病因,仅根据肾脏免疫病理学的结果,再结合免疫学实验指标,将 Couser 分类中的Ⅰ型分成Ⅰ型 ANCA 阴性和Ⅳ型 ANCA 阳性;原Ⅲ型患者中,ANCA 阳性者为Ⅲ型,ANCA 阴性者为Ⅴ型。

二、病理

光镜下肾小囊壁层上皮增生,单核、巨噬细胞浸润形成新月体或环状体为 RPGN 的特征性病理改变。新月体的形成是肾小球严重损伤的组织学标志。受累肾小球可达 50%~100%。新月体和肾小球囊腔粘连,造成囊腔闭塞,压迫毛细血管丛,毛细血管样萎缩、坏死、出血、结构严重破坏。最终整个肾小球纤维化,玻璃样变,功能丧失。此外,也可见到肾小球毛细血管丛增生性改变,肾小管炎性细胞浸润、上皮细胞变性、萎缩、间质水肿、纤维化。免疫荧光可见抗基底膜抗体呈线样沉积或免疫复合物颗粒状沉积。电镜下新月体上皮细胞高度肿胀,基底膜密度不均或断裂、钉状突起等,部分病例可见基底膜的内皮侧有不规则的电子致密物沉积。

三、临床表现

多呈急性起病,部分病例可有前驱期链球菌感染症状。主要表现为少尿或无尿、严重血尿(常为肉眼血尿并反复发作),大量蛋白尿、红细胞管型、伴或不伴有水肿和高血压。病情快速进展,致使肾功能急剧进行损害,可在数周或数月发展至尿毒症。它可有 3 种转归:①呈急性肾衰竭表现,在数周内迅速发展为尿毒症。②肾功能损害进行的速度稍慢,在几个月或 1 年内发展为尿毒症。③少数患者治疗后病情稳定,甚至痊愈或残留不同程度的肾功能损害。发病时患者全身症状较重,如有疲乏、无力、精神萎靡、体重下降、可伴发热、中度贫血等。

四、辅助检查

(一)尿液检查

常见血尿、异形红细胞尿和红细胞管型,非选择性蛋白尿+++~++++,24h 尿蛋白定量大于 3.5g。尿中可发现纤维蛋白降解产物。

（二）肾功能及电解质

血清肌酐、尿素氮快速进行性升高，而肾小球滤过率快速进行性下降。常伴代谢性酸中毒，水、电解质平衡紊乱。

（三）血常规

大多数患者（78%～100%）出现贫血，红细胞数及血红蛋白减少，白细胞轻度增高。

（四）免疫学检查

Ⅰ型可有血清抗肾小球基底膜抗体阳性；Ⅱ型血循环免疫复合物阳性，血清补体 C。降低；Ⅲ型可有 ANCA 阳性。

（五）肾脏 B 超

双肾体积增大、饱满。

（六）肾活检

肾小囊腔内可见新月体形成。

五、诊断要点

临床对呈急性肾炎综合征表现且以严重血尿、明显少尿及肾功能进行性衰竭为表现者应考虑本病，并及时进行肾活检，50% 以上肾小球内有新月体病理改变有利于确诊。明确本病诊断后，尚应详细询问病史，积极寻找多系统疾病的肾外表现和体征，并进行有关检查，以区别是原发性或继发性。

六、治疗要点

RPGN 是一组病理发展快、预后差的疾病，近年来该病治疗上进展较大，疗效明显提高。治疗包括针对炎症性肾损伤和针对肾小球疾病引起的病理生理改变两方面。患者如能及时行肾活检明确诊断和早期强化治疗，预后可得到显著改善。

（一）强化疗法

RPGN 患者病情危重时必须采用强化治疗，包括如下措施：

1.强化血浆置换

该法是用膜血浆滤器或离心式血浆细胞分离器分离患者的血浆和血细胞，然后用正常人的血浆或血浆成分（如清蛋白）对其进行置换，每日或隔日置换 1 次，每次置换 2～4L。此法清除致病抗体及循环免疫复合物的疗效肯定，已被临床广泛应用。

2.双重滤过血浆置换

是在强化血浆置换基础上发展起来的治疗方法。即从第 1 个膜血浆滤器分离出的患者血浆不弃去，让其再通过第 2 个膜血浆滤器，此滤器膜孔小，能阻挡球蛋白等中，大分子蛋白通过，最后将滤过的不含上述成分的血浆输回自体。这既能清除血中致病抗体及免疫复合物，又避免输入他人大量血浆可能导致乙肝病毒感染的弊端。不过疗效是否与强化血浆置换相同，尚有待验证。

3.免疫吸附治疗

该法为用膜血浆滤器分离出的患者血浆，让血浆通过免疫层析吸附柱（如能特异吸附抗 GBM 抗体的吸附柱，或能广泛吸附 IgG 及免疫复合物的蛋白 A 吸附柱）清除其中的致病成分，再自体回输。此法清除致病抗体和（或）循环免疫复合物的疗效肯定，但是价格较昂贵，限制了其推广。

4.甲泼尼龙冲击治疗

将甲泼尼龙 0.5～1.0g 静脉滴注,每日或隔日 1 次,3 次为 1 个疗程,据病情需要应用 1～3 个疗程(两疗程间需间隔 3～7 日)。大剂量甲泼尼龙具有强大的免疫抑制、抗感染症及抗纤维化作用。此治疗对于Ⅰ型 RPGN 疗效不肯定,主要应用于Ⅱ型及Ⅲ型 RPGN 的治疗。

5.大剂量丙种球蛋白治疗

当 RPGN 患者合并感染等因素不能进行上述各种强化治疗时,则可应用此治疗。具体方案是:丙种球蛋白 400mg/(kg·d)静脉滴注,5 次为 1 个疗程,必要时可应用数个疗程。

(二)基础治疗

应用各种强化治疗时,一般都要同时服用常规剂量的激素及细胞毒药物作为基础治疗,抑制免疫及炎症反应,减少抗体产生。

1.肾上腺皮质激素

常用泼尼松或泼尼松龙口服,用药应遵循如下原则:起始量要足[1mg/(kg·d)],不过最大剂量常不超过 60mg/d;减、撤药要慢(足量服用 12 周后开始减药,每 2～3 周减去原用量的 10%);维持用药要久(以 10mg/d 做维持量,服半年至 1 年或更久)。

2.细胞毒药物

常用环磷酰胺,每日口服 100mg 或隔日静脉注射 200mg,累积量达 6～8g 停药。然后可以再用硫唑嘌呤 100mg/d 继续治疗 6～12 个月巩固疗效。必须注意骨髓抑制及肝脏损伤等不良反应。

3.其他免疫抑制药

麦考酚吗酸酯抑制免疫疗效肯定,而不良反应较细胞毒药物轻,已被应用于肾病治疗,包括Ⅱ型及Ⅲ型 RPGN。起始剂量 1～2g/d(常为 1.5g/d),以后每半年减 0.5g/d,最后以 0.5g/d 剂量维持半年至 1 年。

(三)替代治疗

如果患者肾功能急剧恶化达到透析指征时,应尽早进行透析治疗(包括血液透析或腹膜透析),以维持生命、赢得治疗时间。如果治疗过晚,疾病已进入不可逆性终末期肾衰竭,则应予患者长期维持透析治疗或肾移植。

肾移植应在病情静止半年至 1 年、血中致病抗体(抗 GBM 抗体、ANCA 等)阴转后才进行,以免术后移植肾再发 RPGN。

(四)对症治疗

利尿、降压、抗感染和纠正水电解质酸碱平衡紊乱。

第五节　尿路感染

尿路感染(UTI)简称尿感,是指各种病原微生物在尿路中生长,繁殖而引起的尿路感染性疾病。根据感染发生部位不同,尿路感染可分为上尿路感染和下尿路感染,前者指肾盂肾炎,后者主要指膀胱炎。伴有尿路功能和结构异常的尿路感染称为复杂性尿感。

一、病因

革兰氏阴性杆菌为尿路感染最常见致病菌,以大肠埃希菌(俗称大肠埃希菌)最为多见,占80%～90%;其次为变形杆菌,克雷白杆菌。

二、发病机制

(一)感染途径

上行感染是最常见的感染途径。病原菌经尿道上行至膀胱,甚至输尿管、肾盂引起的感染称为上行感染,约占尿路感染的95%。血行感染和淋巴管感染少见。

(二)机体的防御功能

正常情况下,尿流的通畅性使进入膀胱的细菌很快被清除,是否发生尿路感染除与细菌的数量,毒力有关外,还取决于机体的防御功能。

(三)易感因素

1.尿路梗阻

如结石、肿瘤、前列腺增生等导致尿液积聚,细菌不易被冲洗清除,在局部大量繁殖,这是最主要的易感因素,因此及时解除梗阻非常重要。

2.机体抵抗力降低

如糖尿病或长期应用糖皮质激素的患者等。

3.性别和性活动

女性因尿道短直而宽,括约肌收缩力弱,尿道口与肛门,阴道相近,女性经期、妊娠期、绝经期因内分泌等因素改变而更易发病。前列腺增生导致的尿路梗阻是中老年男性尿路感染的一个重要因素。

4.医源性因素

如外伤,手术,导尿导致黏膜损伤,使细菌进入深部组织而发病。据文献报道,即使严格消毒,单次导尿后,尿感的发生率为1%～2%;留置导尿管1天,感染率约50%,超过3天者,感染发生率可达90%以上。

5.泌尿系统结构异常

肾发育不良、肾盂及输尿管畸形、肾移植、多囊肾等,也是尿路感染的易感因素。

三、临床表现

(一)膀胱炎

约占尿路感染的60%。主要表现:尿频、尿急、尿痛、伴有耻骨弓上不适,部分患者可有肉眼血尿。一般无全身感染的表现,少数患者出现腰痛,发热,但体温常不超过38.0℃。尿液外观混浊,可见脓尿或血尿。

(二)肾盂肾炎

1.急性肾盂肾炎

(1)全身表现起病急,常有寒战,高热(体温可达39℃以上)、全身不适、疲乏无力、食欲减退、恶心呕吐,甚至腹痛或腹泻、血白细胞数升高等。血培养可能阳性。

(2)肾脏和尿路局部表现可有或无尿频、尿急、尿痛、常伴腰痛、肾区叩击痛、肋脊角有压痛。

(3)尿液外观混浊,可见脓尿或血尿。

(4)并发症可有肾乳头坏死、肾脓肿、败血症等。

2.慢性肾盂肾炎

临床表现多不典型,病程长,迁延不愈,反复发作。部分患者仅有低热乏力,多次尿细菌培养阳性,称为无症状性菌尿。

四、实验室和其他检查

(一)尿常规

尿液混浊,白细胞＞5个/HP。若见白细胞(或脓细胞)管型,对肾盂肾炎有诊断价值。

(二)血常规

血白细胞数升高,中性粒细胞增多。血沉可增快。

(三)尿细菌定量培养

临床常用清洁中段尿做细菌培养、菌落计数、尿细菌定量培养的临床意义为:菌落计数≥10^5/mL,称为真性菌尿,可确诊尿路感染;$10^4 \sim 10^5$/mL 为可疑阳性,需复查;如≤10^4/mL 则可能是污染。

(四)肾功能检查

慢性肾盂肾炎可有肾小管肾小球功能异常,表现为夜尿多,内生肌酐清除率下降等。

(五)影像学检查

根据 B 超、X 线腹部平片、静脉肾盂造影(IVP),逆行性肾盂造影等,可及时发现有无尿路结石、梗阻、反流、畸形等导致复杂性尿感的因素;了解肾盂肾盏有无变形、狭窄、肾脏有无变小,有助于诊断慢性肾盂肾炎。

五、治疗要点

(一)膀胱炎

1.单剂量(STS单剂)

一次顿服较大剂量的抗生素。常用如复方新诺明(SMZ＋TMP)5~6片,碳酸氢钠(SB)1.0g,简称 STS 单剂。或 1 次顿服氧氟沙星 0.4g,或阿莫西林 3.0g 顿服。

2.短程疗法

服药 3 天,优先选择,减少复发。可选用磺胺类、喹诺酮类、半合成青霉素或头孢类等抗生素。

停用抗生素 7 天后复诊,如果阴性,提示急性膀胱炎治愈;若为阳性,需继续 2 周抗生素治疗。

(二)急性肾盂肾炎

对首次发生的主要选用针对革兰氏阴性杆菌的抗生素。选用的抗生素在治疗 48~72 小时后无效时,按药敏结果更改抗生素。疗程一般为 2 周,或用药至症状完全消失,尿检阴性后再继续用药 3~5 天。疗程结束后,每周复查尿常规及细菌培养,共 2~3 次,6 周后再复查一次,若仍为阴性者即可认为临床治愈。若尿菌阳性,应再用抗菌药继续治疗 4~6 周。常用药物有喹诺酮类、头孢菌素类、半合成青霉素类等。服用碳酸氢钠片可以碱化尿液,减轻膀胱刺激征。

（三）慢性肾盂肾炎

治疗关键是积极寻找并去除易感因素。急性发作时,治疗同急性肾盂肾炎。

六、常用护理诊断及问题

（一）疼痛

与急性肾盂肾炎症致肾被膜牵拉有关。

（二）体温过高

与感染有关。

（三）排尿异常

与膀胱炎症刺激有关。

（四）知识缺乏

缺乏有关尿路感染防治知识。

七、护理措施

（一）一般护理

1.休息

急性发作期的第 1 周应卧床休息,慢性肾盂肾炎患者一般不宜从事重体力活动。

2.饮食及饮水指导

进食清淡并含丰富营养的食物,补充多种维生素。多饮水,勤排尿,一般每天饮水量要在 2500mL 以上,注意水量均匀分布于全体。督促患者每 2 小时排尿 1 次,以冲洗细菌和炎症物质,减少炎症对膀胱和尿道的刺激。

（二）疼痛的护理

减轻疼痛的方法为卧床休息,采用屈曲位,尽量不要站立或坐位,因为站立时肾脏受到牵拉,会加重疼痛。或进行局部按摩、热敷;或根据患者兴趣爱好,选择一定活动转移注意力。

（三）高热护理

对高热患者给予物理降温,可采用冰敷、酒精擦浴、冰水灌肠等,必要时按医嘱给予降温药物,并观察和记录降温的效果。

（四）清洁中段尿培养标本的采集

1.留取标本前用肥皂水清洗外阴,不宜使用消毒剂。

2.宜在使用抗生素药物前或停药后 5 天收集标本,不宜多饮水,并保证尿液在膀胱内停留 6~8 小时,以提高阳性率。

3.指导患者留取中间一段尿置于无菌容器内,于 1 小时内送检,以防杂菌生长。

（五）严格无菌操作

为患者做导尿或其他侵入性操作时,严格无菌操作;留置导致患者,做好留置导尿管的护理。

八、健康指导

告知患者多饮水、勤排尿是最有效的预防方法。养成良好的卫生习惯,保持会阴部清洁及健康性生活等,女性特别注意月经期,妊娠期和产褥期的会阴清洁。如果与性生活有关,可在性生活后排尿,并口服一次常用量抗生素。膀胱－输尿管反流者,可二次排尿,即每次排尿数分钟后再排尿一次。

叮嘱患者按时复查尿常规和尿细菌学培养,不可自行停药,避免发展成为慢性。反复发生尿道感染者,必须查明原因,排除尿路梗阻因素。半年内发生 2 次以上者,可用长期低剂量抑菌治疗,即每晚临睡前排尿后服用复方新诺明 1～2 片或氧氟沙星 200mg,每 7～10 天更换药物一次,连用半年。

第六节　急性肾衰竭

急性肾衰竭(ARF)是指由各种病因引起的肾功能在短期内(数小时或数日)急剧下降的临床综合征。主要表现:少尿或无尿,血尿素氮和肌酐迅速升高,水、电解质、酸碱失衡、尿毒症症状。

一、病因

ARF 有广义和狭义之分,广义的 ARF 分为肾前性,肾性和肾后性 3 类。狭义的 ARF 是指急性肾小管坏死(ATN)。

(一)肾前性急性肾衰竭

常见病因包括急性血容量不足(各种原因的体液丢失和出血),有效动脉血容量减少和肾内血流动力学改变等。

(二)肾性急性肾衰竭

最常见的是急性肾小管坏死,大多数是可逆的。引起 ATN 的常见原因是肾缺血或肾毒性物质(药物、重金属盐类、工业毒物、生物毒素等)损伤肾小管上皮细胞。其次为各种肾小球疾病、急性肾间质疾病等。

(三)肾后性急性肾衰竭

肾后性 ARF 的特征是急性尿路梗阻,常见的原因有双侧尿路结石、肿瘤等。

二、机制

肾毒性及肾缺血导致肾小管上皮细胞片状和灶状坏死,从基底膜上脱落,阻塞肾小管管腔,导致肾小球滤过率急剧下降,出现少尿或无尿。如肾小球基底膜完整性存在,则肾小管上皮细胞可迅速再生,否则不能再生。

三、临床表现

ATN 分为起始期、维持期(少尿期)及恢复期 3 个阶段。

(一)起始期

患者遭受一些 ATN 的病因,但尚未发生明显的肾实质损害,此阶段 ARF 是可预防的。但随着肾小管上皮发生明显损伤,GRF 突然下降,ARF 临床表现明显,则进入维持期。此期患者主要是原发病表现。

(二)维持期

又称少尿期。一般持续 1～2 周,肾小球滤过率保持在低水平,许多患者出现少尿;但部分无明显少尿,尿量在 400mL/d 以上,此种类型被称为非少尿型 ARF;病情大多轻,预后较好。

1.全身表现

(1)消化系统症状:恶心、呕吐、腹泻、食欲减退等,甚至消化道出血。

(2)循环系统:多因尿少,钠水潴留所致。可出现高血压,心力衰竭,肺水肿,心律失常,心包炎等。心力衰竭是本病的主要死因之一。

(3)呼吸系统:感染高发,感染是 ARF 另外一个常见且严重的并发症。除此之外,肺水肿可导致呼吸困难、咳嗽、憋气等。

(4)神经系统症状:出现意识障碍、躁动、谵妄、昏迷等尿毒症脑病症状。

(5)血液系统:可有出血倾向及轻度贫血表现。

2.水、电解质和酸碱平衡失调

(1)进行性氮质血症:血肌酐绝对值每日升高$\geqslant 44.2\mu mol/L$,高分解代谢者,每日平均增加$\geqslant 176.8pmol/L$。

(2)高钾血症:肾排钾减少,酸中毒和组织分解过快是主要原因,可诱发各种心律失常,是急性肾衰竭最严重的并发症,是起病第一周死亡最常见的原因。

(3)代谢性酸中毒:患者合并高分解状态,酸性代谢产物增多,同时肾排泄酸减少。

(4)稀释性低钠、低氯血症、高磷、低钙等,但不如慢性肾衰明显。

(三)恢复期

此期持续 1~3 周,肾小球滤过率逐渐恢复,少尿型患者开始出现利尿,可有多尿表现,每日尿量可达 3000~5000mL 或更多,这是肾功能开始恢复的标志。与肾小球滤过率相比,肾小管上皮细胞的功能恢复相对延迟,需数月才能恢复。多尿期早期仍可有高钾血症,后期则易发生低钾血症,易发生感染、心血管并发症和上消化道出血等。

四、辅助检查

(一)血液检查

可有轻至中度贫血,白细胞增多,血小板减少。血肌酐平均每天增加$\geqslant 44.2mmol/L$。血pH 低于 7.35。血清钾升高$>5.5mmol/L$,血清钠正常或偏低,血清钙降低,血清磷升高。

(二)尿液检查

尿比重低且固定,在 1.010~1.015;尿蛋白定性±~+,以小分子蛋白为主。尿渗透浓度与血渗透浓度之比低于 1:1。尿钠增高,多在 20~60mmol/L,滤过钠排泄分数(即尿钠、血钠之比/尿肌酐、血肌酐之比×100)大于 1,肾衰指数(尿钠浓度与尿肌酐、血肌酐比值之比)常大于 1。

若肾衰指数和滤过钠排泄分数都小于 1,为肾前性 ARF,也可通过补液和呋塞米试验来进行区别。

(三)影像学检查

尿路超声对排除尿路梗阻很有帮助。

(四)肾活检

排除肾前性和肾后性原因后,肾性 ARF 是肾活检的指征。

五、诊断要点

急性肾衰竭一般是基于血肌酐的绝对或相对值的变化诊断,如血肌酐绝对值每日平均增加 $44.2\mu mol/L$ 或 $88.4\mu mol/L$,或在 $24\sim72$ 小时内血肌酐值相对增加 $25\%\sim100\%$。

根据原发病因,肾功能急速进行性减退,结合相应临床表现和实验室检查,可诊断。

六、治疗要点

(一)积极治疗原发病,去除病因

积极处理各种严重外伤、心力衰竭、急性失血,停用导致肾毒性的药物,解决尿路梗阻等。

(二)少尿期

以对症处理、预防并发症为主。

1.保持体液平衡

一般采用量出为入的原则,每日进水量为前一天液体总排出量加 $500mL$。

2.纠正高血钾、酸中毒、感染

若血钾超过 $6.5mmol/L$,$HCO_3<15mmol/L$,立即紧急处理;若发生感染,尽早使用无肾毒性药物,根据内生肌酐清除率调整用药剂量。

3.补充营养

有助于肾小管损伤上皮细胞的修复和再生。热量为 $35kcal/(kg\cdot d)$,蛋白质为 $0.8g/(kg\cdot d)$,接受透析者可放宽。避免食用含钾多的食物。

(三)维持期

应继续维持水,电解质和酸碱平衡,控制氮质血症,防治并发症。多尿期 1 周后,血尿素氮和肌酐可逐渐降到正常。

(四)恢复期的治疗

一般无须特殊治疗。注重营养,避免使用损害肾脏的药物。

(五)透析治疗

患者出现严重心包炎、尿毒症脑病、高钾血症、严重代谢性酸中毒、容量负荷过重、药物疗效差时尽快透析。对重症 ARF 患者,可采用间歇性血液透析(IHD)或连续性肾脏替代治疗(CRRT)。

七、常用护理诊断及问题

1.体液过多

与急性肾衰竭致肾小球滤过功能受损、水分控制不严有关。

2.营养失调,低于机体需要量

与营养的摄入不足及透析等原因有关。

3.有感染的危险

与饮食限制限制蛋白质摄入,机体抵抗力低下及透析有关。

4.潜在并发症

高钾血症,代谢性酸中毒,高血压脑病,急性左心衰竭,心律失常,DIC,多脏器功能衰竭。

八、护理措施

(一)病情观察

1.原发病预防 ARF 的观察

对可能会发生急性肾衰竭的肾前性、肾性、肾后性高危患者密切观察,重点指标有尿量(每小时尿量、24 小时尿量)、血压、恶心、呕吐、呕血等消化道症状,心悸、胸闷、无法平卧等容量负荷过重的表现,心电图异常;了解相关实验室指标,如尿比重、尿钠、滤过钠排泄分数等。一旦有尿量减少等早期表现,尽快通知医生,纠正可逆因素,避免发展为 ATN。

2.已发展为 ATN 患者的观察

重点观察病情变化,并发症的发生情况。①观察尿量变化,严格记录患者 24 小时的出入液体量。②密切监测患者的生命体征、意识变化。③观察水肿的消长情况。④观察患者有无感染的征象,注意呼吸道、泌尿道、皮肤、胆道、血液等部位。⑤了解肾功能、血电解质、动脉血气等各项指标的变化。⑥监测有无心力衰竭、肺水肿、高钾血症、代谢性酸中毒、心律失常、出血等并发症发生。

(二)饮食护理

1.限制蛋白质摄入

在满足患者基本代谢的情况下,限制蛋白质摄入,以降低血尿素氮。给予 $0.8g/(kg \cdot d)$ 优质蛋白质,对接受透析的患者给予高蛋白饮食。

2.保证热量供给

为避免发生负氮平衡,保证热量为 $35kcal/(kg \cdot d)$,主要由糖类和脂肪供给,淀粉类主食首选。多吃富含维生素的食物,必要时静脉补充营养。

3.维持水,电解质平衡

少尿期严格计算 24 小时的出入液量,按照量出为入的原则补充入液量。24 小时的补液量应为显性失液量及不显性失液量之和减去内生水量。

显性失液为前 1 日的尿量、粪、呕吐、出汗、引流液、透析超滤量等。不显性失液为皮肤蒸发丢失的水分、呼气中丢失的水分,不显性失液量和内生水量不好估计,常计 500mL。根据血钾水平,减少或补充含钾食物。

(三)用药护理

高血钾时配合医生进行紧急处理:①静脉滴注 5% 碳酸氢钠 100～200mL。②缓慢静脉注射 10% 葡萄糖酸钙 10mL,以拮抗钾离子对心肌及其他组织的毒性作用。③50% 葡萄糖溶液 50～100mL 加普通胰岛素 6～12U 缓慢静脉注射,以促进糖原合成,使钾离子转入细胞内。④口服离子交换树脂,降低血钾。⑤钠型离子交换树脂 20～30g 加入 25% 山梨醇 100～200mL,高位保留灌肠。忌输库存血。若以上措施无效,积极透析。

(四)防治感染

尽量将患者安置在单人房间,做好病室的清洁消毒,减少探视人员和时间。注意无菌操作。做好皮肤和口腔护理。

九、健康教育

慎用氨基糖苷类等有肾毒性的药物。避免接触重金属、工业毒物(如砷中毒)、生物毒素(如鱼胆)等。发生创伤、大出血等时尽快求医。定期门诊随访,监测肾功能、尿量变化等,一旦发生尿量明显减少,立即就诊。

第七节　慢性肾衰竭

慢性肾衰竭(CRF)是各种慢性肾脏疾病进行性发展的最终结局,是一种主要表现为肾功能减退,GFR 下降、代谢产物潴留、水电解质和酸碱平衡紊乱的全身各系统症状的临床综合征。

一、病因

主要有原发性和继发性肾小球肾炎,糖尿病肾病,高血压肾小动脉硬化、梗阻性肾病、药物性肾病、遗传性肾病等。发达国家糖尿病肾病,高血压肾小动脉硬化多见,我国以慢性肾小球肾炎,糖尿病肾病,高血压肾小动脉硬化多见。随着我国高血压、糖尿病患者患病率的上升,所并发的肾脏损伤也逐年上升,必须提高重视。

为加强对 CRF 病因的认知,早期防治 CRF,医学界提出慢性肾脏病(CKD)的概念,即各种原因引起的慢性肾脏结构和功能障碍(肾脏损伤病史>3 个月),或不明原因的 GFR 下降(GFR<60mL/min)超过 3 个月。早期发现 CKD,减慢 CKD 进展是一项非常重要的公共卫生问题。

二、临床表现

(一)全身各系统表现

1.消化系统

胃肠道症状是最早、最常出现的症状。初期表现为食欲缺乏、腹部不适,以后出现恶心、呕吐、呃逆、腹泻、消化道出血、口腔尿臭味。呕血或便血可见,多由于尿素刺激胃黏膜糜烂或消化性溃疡所致。

2.心血管系统

(1)高血压:主要与水钠潴留有关,部分也与肾素活性增高有关。

(2)心力衰竭:与水钠潴留导致容量负荷过重,高血压导致压力负荷过重有关,可表现为急性心力衰竭或慢性心力衰竭。患者表现为劳力性呼吸困难、夜间阵发性呼吸困难、端坐呼吸甚至急性肺水肿。它是常见死亡原因之一。

(3)心包积液:表现为胸痛,心前区可听到心包摩擦音,多与尿毒症毒素沉着有关。尿毒症性心包炎是病情危重的表现之一。还可见于透析患者,透析不充分时可发生。

(4)动脉粥样硬化:CRF 患者血脂升高,动脉粥样硬化进展迅速,冠心病也是 CRF 患者死亡原因之一。

3.呼吸系统

体液过多和酸中毒时可出现气短、气促,严重酸中毒时,呼吸深而长。体液过多,心功能不全可引起肺水肿或胸腔积液。

4.血液系统

贫血是尿毒症必有的症状,主要是由于红细胞生成素(EPO)减少,故称为肾性贫血。有出血现象,如鼻出血,严重呕血及便血,是因为尿毒症时血小板功能降低。部分患者白细胞减少,杀菌力减弱,易发生感染。感染是 CRF 病情恶化最常见的诱因,也是主要死因之一,以肺部和尿路感染多见。

5.精神、神经系统

早期常精神萎靡、疲乏、失眠、注意力不集中,逐渐出现精神异常,如出现幻觉,抑郁,淡漠,严重者昏迷。周围神经病变也很常见,以下肢受累最多见。患者有肢体麻木,烧灼或疼痛感,感觉丧失。透析后可消失及改善。

6.骨骼系统

肾性骨营养不良症,又称肾性骨病,相当常见。主要与高磷低钙、继发甲旁亢有关,破骨细胞活性增强,骨质溶化并纤维化。另外,由于肾衰竭时 $1-\alpha$ 羟化酶缺乏,合成骨化三醇不足,钙的吸收减少,骨组织钙化障碍。患者表现为骨酸痛、行走不便、骨折等。肾性骨病是 CRF 发生中矫枉失衡学说的一种表现。

7.皮肤表现

皮肤失去光泽,干燥,脱屑,尿素随汗在皮肤排出,可形成尿素霜,刺激皮肤引起瘙痒,有时难以忍受,且不易控制。

8.蛋白质、糖类、脂肪和维生素的代谢紊乱

CRF 患者蛋白质代谢紊乱一般表现为蛋白质代谢产物蓄积(氮质血症),也可有人血清蛋白水平下降、血浆和组织必需氨基酸水平下降等。糖代谢异常主要表现为糖耐量降低和低血糖症两种情况,糖耐量降低主要与胰高血糖素升高,胰岛素受体障碍等因素有关,可表现为空腹血糖水平或餐后血糖水平升高,但一般较少出现自觉症状。慢性肾衰竭患者中高脂血症相当常见,其中多数患者表现为轻到中度高三酰甘油血症。

(二)水电解质和酸碱平衡失调

1.水钠平衡紊乱

可表现为水钠潴留,也可表现为低钠血症、低血压和脱水。

2.高血钾及低血钾

GFR 下降,钾排出减少,易出现高钾血症。有时钾摄入过少,胃肠道丢失过多,应用排钾利尿剂,也可出现低钾。

3.代谢性酸中毒

肾小管泌氢减少,酸性代谢产物体内潴留所致。

4.低钙与高磷

CRF 患者尿磷排出减少,血磷升高,为维持钙、磷乘积,血钙下降。这是 CRF 患者特征性的电解质紊乱。

三、辅助检查

(一)血液检查

红细胞计数下降,血红蛋白浓度降低,白细胞计数可降低或升高。血钙偏低,血磷升高。人血清蛋白常降低。血钾、钠浓度可正常、偏低或升高。HCO_3 降低。

(二)尿常规

夜尿增多,尿渗透压下降,尿蛋白＋～＋＋＋,晚期可阴性。尿沉渣有管型,蜡样管型对诊断有意义。

（三）肾功能检查

血肌酐、血尿素氮增高。内生肌酐清除率下降，是 CRF 最敏感的指标。

（四）其他检查

B 超检查显示双肾体积小。

四、诊断要点

询问病史和查体，并及时做必要的实验室检查，尽早明确诊断，防止 CRF 的误诊。确诊后，必须积极寻找 CRF 恶化的因素，如感染、脱水、高蛋白饮食、心力衰竭、肾毒性药物、高血压等。

五、治疗要点

（一）早中期慢性肾衰竭的防治对策和措施

基本原则是：坚持病因治疗，如对高血压病、糖尿病肾病、肾小球肾炎等，坚持长期合理治疗。避免或消除 CRF 急剧恶化的危险因素。阻断或抑制肾单位损害渐进性发展的各种途径，保护健存肾单位。

1. 控制高血压

一般应当控制在 120～130/75～80mmHg 以下。

2. 严格控制血糖

使糖尿病患者空腹血糖控制在 5.0～7.2mmol/L（睡前 6.1～8.3mmol/L），糖化血红蛋白（HbA_1c）<7%。

3. 控制蛋白尿

将患者蛋白尿控制在<0.5g/24hr。

4. 积极纠正贫血

重组人红细胞生成素可使绝大多数患者免除输血，改善患者心、肺、脑功能。

5. 纠正酸中毒和水，电解质紊乱

（1）纠正代谢性中毒：主要为口服碳酸氢钠（$NaHCO_3$），必要时可静脉输入。对有明显心力衰竭的患者，要防止 $NaHCO_3$ 输入量过多，输入速度宜慢，以免心脏负荷加重。

（2）防治水钠紊乱：限钠、限水，根据需要应用袢利尿剂，噻嗪类利尿剂及潴钾利尿剂对 CRF 患者不宜应用，因其此时疗效甚差。

（3）防治高钾血症：首先应积极预防高钾血症的发生，限制钾的摄入，药物纠正高血钾见本章第四节急性肾衰竭。对严重高钾血症（血钾>6.5mmol/L），且伴有少尿，利尿效果欠佳者，应及时给予血液透析治疗。

（4）低钙，高磷：给予活性维生素 D_3（骨化三醇）、碳酸钙口服。

6. 饮食治疗

应进食低优质蛋白，低磷饮食，或加用必需氨基酸，α－酮酸（EAA/α－KA）。患者必须摄入足量热量，一般为 125.6～146.5kJ/kg[30～35kcal/（kg·d）]。

7. 防治感染

平时应注意防止感冒，预防各种病原体的感染。抗生素的选择和应用原则与一般感染相同，剂量要调整。在疗效相近的情况下，应选用肾毒性最小的药物。

8.其他

减少尿毒症毒素蓄积,口服氧化淀粉或活性炭制剂,口服大黄制剂等,增加尿毒症毒素的排出。这些疗法主要应用于透析前 CRF 患者,对减轻患者氮质血症起到一定辅助作用。

(二)尿毒症期及终末期肾衰竭患者的治疗

可采取透析和肾移植方法。血液透析或腹膜透析均可采用,疗效相近,综合患者情况选择。待病情稳定,有合适肾源时,可考虑进行肾移植术。肾移植后需长期使用免疫抑制剂,防排斥反应。目前,肾移植术 1 年存活率为 90％,5 年存活率为 70％。

六、常用护理诊断及问题

1.体液过多

与肾小球滤过功能降低导致水钠潴留有关。

2.营养失调,低于机体需要量

与摄入量减少,肠道吸收障碍有关。

3.有感染的危险

与营养不良、贫血,机体抵抗力下降有关。

4.活动无耐力

与心脏病变、贫血、水、电解质和酸碱平衡紊乱有关。

七、护理措施

(一)一般护理

1.合理安排活动与休息

慢性肾衰竭患者以休息为主,根据病情程度不同,活动量的安排不同。病情稳定者,可在护理人员陪伴下活动,活动以不出现疲劳、胸痛、心悸、憋喘、头晕为度;病情较重者,绝对卧床休息,保证安全和舒适。对长期卧床者,进行定时翻身和被动肢体活动,防止压疮,肌肉萎缩和静脉血栓形成。

(1)优质低蛋白饮食(LPD):以动物蛋白为主,减少植物蛋白的摄入。根据内生肌酐清除率来调整蛋白质的摄入量。当 Ccr≤<50mL/min 时,开始限制蛋白质摄入。Ccr 在 20～50mL/min 时,40g[0.7g/(kg・d)];Cer10～20mL/min 时,35g[0.6g/(kg・d)];Ccr5～10mL/min 时,25g[0.4g/(kg・d)];Ccr<5mL/min 时,20g[0.3g/(kg・d)]。米面中的植物蛋白质含量较高(1 两主食约含 5g 蛋白质),应尽量去除,以麦淀粉为主食,亦可用其他淀粉类做主食,提供热量。若患者进行透析,因蛋白质丢失多,需相应增加蛋白质摄入量,血液透析 1.1～1.5g/(kg・d);腹膜透析 1.2～1.5g/(kg・d)。

(2)必需氨基酸(EAA)或 α-酮酸(α-KA):对限制蛋白质的患者,为避免负氮平衡,需给予必需氨基酸或 α-酮酸。α-酮酸可与身体中的氨基结合生成相应的必需氨基酸,有助于降低血尿素氮水平,改善营养状况;α-酮酸制剂中含有钙,可有助于纠正钙磷代谢紊乱,减轻继发性甲旁亢。

(3)低磷饮食:患者磷的摄入量应<600～800mg/d。磷在动物蛋白质食物中,在烹煮时可溶于汤中,因此建议患者吃肉弃汤。

(4)水、钠、热量、钾、维生素的摄入:水的摄入应量出为入。

2.防治感染

定期对病室清洁消毒,防止交叉感染。进行透析,导尿、置管等操作时,要严格注意无菌。协助患者做好全身皮肤黏膜的清洁卫生。

3.病情观察

观察 CRF 症状、体征的变化,监测肾功能、电解质紊乱、血清蛋白水平、有无感染征象、有无体液过多(如体重迅速增加、血压升高、心率加快、憋喘、肺底湿啰音、颈静脉怒张等)。观察体重、尿量变化,记录液体出入量。

(二)用药护理

(1)静脉输注必需氨基酸时要注意输液速度,不在氨基酸内加入其他药物。

(2)使用红细胞生成素纠正贫血时,注意药物不良反应,主要有头痛、血压高、癫痫发作等,定期监测血红蛋白和血细胞比容,调节药量。

(3)使用骨化三醇治疗肾性骨病时,经常监测血钙、血磷浓度。

(4)使用碳酸氢钠纠酸时,要注意观察有无低血钙抽搐,这是因为在酸性状态下,体内游离钙多,纠酸过程中游离钙减少,会发生抽搐。

八、健康指导

(1)积极治疗原发病,监测肾功能变化,避免各种加重肾损害的诱因,如感染、劳累、脱水、高蛋白高脂饮食、高血压、肾毒性药物等。

(2)指导患者饮食和活动量安排。尤其是饮食,告知患者如何保持出入量平衡,如何进行优质低蛋白饮食,如何合理摄入钾、钠。

(3)定期监测肾功能、血电解质和酸碱平衡。观察水肿、血压、心功能等变化情况。

(4)不自行用药,感染发生时,在医生指导下根据肾小球滤过率调整药量。

第八节　IgA 肾病

IgA 肾病(IgAN)是肾小球系膜区以 IgA 为主的免疫复合物沉积,以肾小球系膜增生为基本组织学改变,是一种常见的原发性肾小球疾病。其临床表现多种多样,主要表现为血尿,可伴有不同程度的蛋白尿,高血压和肾脏功能受损,是导致终末期肾脏病的常见的原发性肾小球疾病之一。

一、常见病因

IgA 肾病的病因不明,目前尚未发现与 IgA 抗体反应的稳定抗原。IgA 肾病通常呈散发性,一般不认为是一种家族性疾病,但有些家族性聚集的报道,提示免疫遗传因素可能在 IgA 肾病的发病中起到一定的作用。近年,对 IgA 肾病发病机制的研究有了不少新的进展,主要归纳为两点:①黏膜免疫缺陷;②IgA 分子异常。

二、临床表现

(1)起病前,多有感染,常为上呼吸道感染(24～27 小时,偶可更短)。

（2）发作性肉眼血尿。肉眼血尿持续数小时至数日不等。肉眼血尿有反复发生的特点,发作间隔随年龄延长而延长。肉眼血尿常继发于咽炎与扁桃体炎后,亦可以在受凉、过度劳累、预防接种、肺炎、胃肠炎等影响下出现。

（3）无症状镜下血尿伴或不伴蛋白尿。30％～40％的 IgA 肾病患者表现为无症状性尿检异常,多为体检时发现。

（4）蛋白尿。多数患者表现为轻度蛋白尿,10％～24％的患者出现大量蛋白尿,甚至肾病综合征。

（5）高血压。成年 IgA 肾病患者高血压的发生率为 9.1％,儿童 IgA 肾病患者中仅占 5％。IgA 肾病患者可发生恶性高血压,多见于青壮年男性。

三、辅助检查

1.尿常规检查

持续镜下血尿和蛋白尿。

2.肾功能检查

肌酐清除率降低,血尿素氮和肌酐逐渐升高,血尿酸常增高。

3.免疫学检查

血清中 IgA 水平增高。有些患者血清存在抗肾小球基底膜、抗系膜细胞、抗内皮细胞的抗体和 IgA 类风湿因子。IgG,IgM 与正常对照相比无明显变化,血清 C,CH,正常或轻度升高。

四、治疗原则

1.一般治疗

（1）注意保暖,感冒要及时治疗。

（2）避免剧烈运动。

（3）控制感染。感染刺激可诱发 IgA 肾病。因此,积极治疗和去除口咽部（咽炎。扁桃体炎）、上颌窦感染灶,对减少肉眼血尿反复发作有益。

（4）控制高血压。控制高血压是 IgA 肾病长期治疗的基础,目标血压控制在130/80mmHg 以下;若蛋白尿＞1g/24 小时,目标血压控制在 125/75mmHg 以下;血管紧张素转化酶抑制药（ACEI）或血管紧张素Ⅰ型受体拮抗药（ARB）为首选降压药物。降压药应用同时,适当限制钠盐摄入,可改善和增强抗高血压药物的作用。

（5）饮食疗法,避免过度钠摄入及过量蛋白质摄入,保证足够热量供应。

2.调整异常的免疫反应

（1）糖皮质激素:包括泼尼松和甲泼尼龙等。糖皮质激素和免疫抑制药在 IgA 肾病的应用。激素和免疫抑制药对肾脏有明显的保护作用。

（2）免疫抑制药:包括环磷酰胺和环孢素 A 等。激素联合细胞毒药物在 IgA 肾病治疗中的应用。可明显延缓 IgA 肾病肾功能的进展和降低尿蛋白,改善病理损伤。

3.清除循环免疫复合物

血浆置换能迅速清除 IgA 免疫复合物,主要用于急进性 IgA 肾病患者。

4.减轻肾小球病理损害,延缓其进展

(1)抗凝、抗血小板聚集及促纤溶药物:IgA 肾病患者除系膜区有 IgA 沉积外,常合并有 IgM、IgG 沉积,部分还伴有纤维蛋白原沉积,故大多数主张用抗凝、抗血小板聚集及促纤溶药物治疗,如肝素、尿激酶、华法林、双嘧达莫等。

(2)血管紧张素转化酶抑制药(ACEI):该类药物的作用主要是扩张肾小球出球小动脉,降低肾小球内高灌注及基底膜的通透性,抑制系膜增生,对于减少 IgA 肾病患者尿蛋白,降血压,保护肾功能有较肯定的疗效。ACEI/ARB 在 IgA 肾病治疗中的应用。可明显减少患者蛋白尿的排出或改善和延缓肾功能进展。

(3)鱼油。鱼油含有丰富的多聚不饱和脂肪酸,可减轻肾小球损伤和肾小球硬化。

五、护理

(一)护理评估

1.水肿

患者眼睑及双下肢水肿。

2.血尿

肉眼血尿或镜下血尿。

3.蛋白尿

泡沫尿,尿蛋白(＋～＋＋＋＋)。

4.上呼吸道感染

扁桃体炎,咽炎等。

5.高血压

(二)护理要点及措施

1.病情观察

(1)意识状态,呼吸频率,心率,血压,体温。

(2)肾穿刺术后观察患者的尿色、尿量、腰痛、腹痛、有无出血。

(3)自理能力和需要,有无担忧、焦虑、自卑异常心理。

(4)观察患者水肿变化。详细记录 24 小时出入量,每天记录腹围、体重,每周送检尿常规 2～3 次。

(5)严重水肿和高血压时需卧床休息,一般无须严格限制活动,根据病情适当安排文娱活动,使患者精神愉快。

2.症状护理

(1)监测生命体征、血压及用药反应。注意观察有无出血及感染现象。

(2)观察疼痛的性质、部位、强度、持续时间等,解释疼痛的原因。协助患者变换体位以减轻疼痛。让患者听音乐,与人交谈来分散注意力以减轻疼痛。遵医嘱给予镇痛药并观察疗效及不良反应。

(3)长时间卧床休息时注意皮肤的护理,预防压疮的出现,肾穿刺后 4～6 小时,在医师允许的情况下可翻身侧卧。

(4)观察尿色,如有血尿,立即告知医师,遵医嘱给予止血药物。

(5)观察患者排尿情况,对床上排尿困难的患者先给予诱导排尿,如仍排不出,可给予导尿。

3.一般护理

(1)患者要注意休息。卧床休息可以松弛肌肉有利于疾病的康复。剧烈活动可见血尿,因剧烈活动时,肾脏血管收缩,导致肾血流量减少,氧供应暂时不足,导致肾小球毛细血管的通透性增加,从而引起血尿,使原有血尿加重。

(2)每日监测血压。密切观察血压,水肿,尿量变化;一旦血压上升,尿量减少时,应警惕慢性肾衰竭。

(3)观察疼痛的性质、部位、强度、持续时间等。疼痛严重时可局部热敷或理疗。

(4)加强锻炼。锻炼身体,增强体质,预防感冒,积极预防感染和疮疖等皮肤疾病。

(5)注意扁桃体的变化。急性扁桃体炎能诱发血尿的发作,扁桃体摘除后血尿明显减少,蛋白尿降低,血清中的 IgA 水平也降低。

(6)注意病情的变化。一要观察水肿的程度、部位、皮肤情况;二要观察水肿的伴随症状,如倦怠、乏力、高血压、食欲减退、恶心呕吐;三要观察尿量、颜色、饮水量的变化,经常监测尿镜检或尿沉渣分析的指标。

(7)注意避免使用对肾脏有损害的药物。有很多中成药和中草药对肾脏有一定的毒性,可以损害肾功能,应注意。

(三)健康教育

1.患者出院后避免过度劳累、外伤,保持情绪稳定,按时服药,避免受凉感冒及各种感染。在呼吸道感染疾病流行期,尽量少到公共场所。

2.在医师的指导下合理使用糖皮质激素(包括泼尼松和甲泼尼龙)免疫抑制药等药物,不得私自减药,必须在医师的指导下,方可减药。

3.注意可适量运动,锻炼身体增强体质,但不能运动过量,特别注意腰部不要过度受力,以免影响肾穿部位,导致出血。患者要根据自己的情况选择一些有助于恢复健康的运动。

4.定期复查,随时门诊就医看诊。

5.不能过于劳累,作息有规律,要保持健康、宽容的心态;季节交换时,注意加减衣服,以避免感冒;少食辛辣,高蛋白食物等。通过综合调节,达到治愈或延缓疾病进展的目的。

第九节　肾病综合征

肾病综合征(NS)简称肾综,是指由多种病因引起的,以肾小球基底膜通透性增加伴肾小球滤过率降低等肾小球病变为主的一组综合征。肾病综合征不是一独立性疾病,而是肾小球疾病中的一组症候群。肾病综合征典型表现为大量蛋白尿、低清蛋白血症、高度水肿、高脂血症。

一、常见病因

肾病综合征根据病因分为原发性和继发性。前者之诊断主要依靠排除继发性肾病综合征。继发性肾病综合征的原因很多,如感染、药物损害、过敏及免疫异常、新生物、系统性疾病、代谢性疾病、遗传性疾病等。

二、临床表现

(一)蛋白尿

肾病综合征时血浆清蛋白持续降低,较大量从尿液中丢失,是本证生理和临床表现的基础。尿蛋白每日>3.5g。

(二)低蛋白血症

肾病综合征时大量清蛋白从尿中丢失;饮食减退、蛋白质摄入不足、吸收不良或丢失,是加重低清蛋白血症的原因。血浆清蛋白低于30g/L(贫血貌,看指尖,球结膜)。

(三)高脂血脂

高胆固醇和(或)高三酰甘油血症,血清中 LDL、VLDL 和脂蛋白(a)浓度增加,常与低蛋白血症并存。其发生机制与肝脏合成脂蛋白增加和脂蛋白分解减弱相关,目前,认为后者可能是高脂血症更为重要的原因。

(四)水肿

肾病综合征时低清蛋白血症、血浆胶体渗透压下降,使水分从血管腔内进入组织间隙,是造成肾病综合征水肿的基本原因。颜面及双下肢、足背、胫前水肿。

三、辅助检查

(一)尿常规检查

通过尿蛋白定性,尿沉渣镜检,可以初步判断是否有肾小球病变存在。

(二)24 小时尿蛋白定量

24 小时尿蛋白定量超过 3.5g 是诊断的必备条件。

(三)血浆蛋白测定

血浆清蛋白低于30g/L,是诊断的必备条件。

(四)血脂测定

肾病综合征患者常有脂质代谢紊乱、血脂升高。

(五)肾功能检查

常做的项目为尿素氮、肌酐,用来了解肾功能是否受损及其程度。

(六)电解质及二氧化碳结合力测定

用来了解是否有电解质紊乱及酸碱平衡失调,以便及时纠正。

(七)血流流变学检查

这种病患者的血液经常处于高凝状态,血液黏稠度增加,此项检查有助于对该情况的了解。

四、治疗原则

全面治疗,纠正病生理紊乱,减少并发症、保护肾功能。

(一)蛋白尿的治疗

降尿蛋白的主要药物为糖皮质激素(泼尼松、泼尼松龙等)细胞毒类(环磷酰胺、苯丁酸氮芥)、免疫抑制药(环孢素、他克莫司、霉酚酸酯、来氟米特等)。

(二)水肿的治疗

限盐是治疗的基本措施,重度水肿每日盐摄入量 $1.7\sim2.3g$;轻、中度水肿每日盐摄入量 $2.3\sim2.8g$。

利尿药的应用,利尿药可分为:①袢利尿药,如呋塞米(呋塞米)和布美他尼(丁脲胺);②噻嗪类利尿药,如氢氯噻嗪;③排钠潴钾利尿药,如螺内酯;④渗透性利尿药,如右旋糖苷－40、甘露醇。肾病综合征患者的利尿药物首选呋塞米。

(三)降压治疗

血管紧张素转化酶抑制药(ACEI)或血管紧张素Ⅰ型受体拮抗药(ARB)。

(四)降脂治疗

肾病综合征的高脂血症使用降脂药物有:①纤维酸类药物,非诺贝特、吉非罗齐;②HMG－CoA 还原酶抑制药,洛伐他汀(美降脂)、辛伐他汀(舒降脂);③血管紧张素转化酶抑制药(ACEI),此外 ACEI 尚可有不同程度降低蛋白尿的作用。

(五)抗凝治疗

1.肾病综合征患者由于凝血因子改变处于血液高凝状态,尤其当血浆清蛋白在 $20\sim25$ g/L时,即有静脉血栓形成可能。目前临床常用的抗凝药物有:肝素,尿激酶(UK),华法林,双嘧达莫。

2.有静脉血栓形成者:①手术移去血栓;②介入溶栓;③全身静脉抗凝,即肝素加尿激酶,疗程 $2\sim3$ 个月;④口服华法林至肾病综合征缓解以防血栓再形成。

五、护理

(一)护理评估

水肿:颜面、双下肢及全身轻、中、重度水肿。

(二)护理要点及措施

1.病情观察

(1)意识状态,呼吸频率,节律,呼吸音,心率。

(2)自理能力和需要,有无担忧、焦虑异常心理。

2.症状护理

(1)衣服宜柔软、宽松;内衣为棉织品,勤洗换。

(2)床单位保持清洁干燥,平整无褶皱。

(3)定期修剪指甲,防止划或抓伤皮肤引起感染。

(4)鼓励患者经常更换卧位,防止压疮发生。自行翻身困难,护士协助翻身。动作轻柔,避免托、拉、拽,防止皮肤擦伤。鼓励患者适当下床活动,有利于促进水肿消退,改善消化系统功能,增进食欲。

(5)尽量避免肌内注射,如必须注射时,应严格无菌操作,注射后按压针孔至无渗液为止。

(6)皮肤破溃感染严重者用生理盐水清洗创面,清洗后用呋喃西林湿敷,症状减轻后,每天用碘棉签消毒,保持创面干燥。

(7)阴囊水肿严重者呋喃西林湿敷,防破溃。

(8)高度水肿患者,详细记录出入量。肾脏穿刺时严格控制入量,防止心力衰竭发生。

3.一般护理

(1)肾病综合征时以卧床休息为主,减少外界接触以防交叉感染;但应保持适度床上及床旁活动,以防血栓形成。当肾病综合征缓解后可逐步增加活动,如活动后尿蛋白增加则酌情减少活动。

(2)水肿时给予低盐饮食,每日食盐摄入量低于3g。重度水肿,应忌盐,严格控制入量。少尿和高钾时必须限制含钾多的食物,如豆类、肉类、香蕉、葵花籽。

(3)做好口腔护理,皮肤护理,保持衣裤清洁,勤更换内衣内裤。

(4)鼓励患者表达心中的焦虑,给其提供适当的帮助。

(5)使用糖皮质激素及免疫抑制剂过程中切忌随意性,即不完成疗程随意停药,致使疗效不能显现或盲目延长疗效,加大剂量造成严重的不良反应。

3.健康教育

(1)注意休息,避免劳累,防止感冒。

(2)按医嘱服药,禁用肾毒性药物,如新霉素、链霉素、庆大霉素等。

(3)定期复查尿常规、血生化、24小时尿蛋白定量。

(4)如口服激素,禁止自行停用或减量。

(5)如为肾穿刺后,需按肾穿刺宣教的要求限制活动。

(6)在治疗期间,如有感冒、发热、感染等情况出现,应及时就医,避免并发症加重。

(7)适当运动,禁止剧烈运动、重体力劳动、散步为宜。

(8)低盐饮食。

第十节　糖尿病肾病

糖尿病肾病是糖尿病患者最主要的微血管病变之一。糖尿病肾病(DN)是一严重的糖尿病慢性并发症。糖尿病肾病是我国继发性肾小球疾病中一个非常多见的疾病,也是导致终末期肾衰竭的一个重要原因。通常所说的糖尿病肾病是指糖尿病性肾小球硬化症,是一种以血管损害为主的肾小球病变。已证明胰岛素依赖型或非胰岛素依赖型糖尿病患者中20%～30%的患者会发生肾病,终末期糖尿病肾病已占肾透析治疗的50%以上。

一、常见病因

糖尿病肾病发病原因十分复杂,包括众多参与因素。总的来说它是起始于糖代谢障碍所致的血糖过高,在一定的遗传背景以及一些相关的获得危险性因子参与下,通过启动了许多细胞因子的网络,最终造成全身一些重要器官的损害,其中肾脏损害即为糖尿病肾病。糖尿病肾病病因包括以下几种。

（一）遗传因素

遗传因素与糖尿病肾病发生有十分密切的关系，在男女两性中，不论胰岛素依赖型或非胰岛素依赖型糖尿病，男性发生糖尿病肾病的比例一般较女性为高。

（二）肾脏血流动力学异常

在 1 型糖尿病肾病中约 1/2 病例 GFR 上升 $25\%\sim50\%$。在 2 型糖尿病肾病中，GRF 过高不仅表现为基础值较常人增高，还表现为增加蛋白质摄入后，上升的程度更为显著，除 GFR 过高以外，肾血流量在本病中也显著升高。

（三）血糖过高引致代谢改变为影响糖尿病肾病发生的关键

不少临床实验证明，糖尿病肾病的发生与血糖控制情况有关。血糖导致主要通过肾脏血流动力学改变以及代谢异常引致肾脏损害，其中代谢异常导致损害的机制主要有肾组织糖代谢紊乱。

（四）高血压

几乎任何糖尿病肾病均伴有高血压，在 1 型糖尿病肾病中高血压与蛋白尿平行发生，而在 2 型糖尿病肾病中则常在糖尿病肾病发生前即出现。

（五）血管活性物质代谢异常

①血管紧张素系统激活；②内皮系统代谢异常；③前列腺素族代谢异常；④生长因子代谢异常。

二、临床表现

（一）水肿

早期糖尿病肾病患者一般没有水肿，少数患者在血浆蛋白降低前，可有轻度水肿，当 24 小时尿蛋白超过 3g 时，水肿就会出现。明显的全身水肿，仅见于糖尿病性肾病迅速发展者。

（二）贫血

有明显氮质血症的糖尿病患者，可有轻度至中度的贫血，用铁剂治疗无效。贫血为红细胞生成障碍所致，可能与长期限制蛋白质饮食，氮质血症有关。

（三）蛋白尿

开始由于肾小球滤过压增高和滤过膜上电荷改变，尿中仅有微量清蛋白出现，为选择性蛋白尿，没有球蛋白增加，这种状态可持续多年。随着肾小球基底膜滤孔的增大，大分子物质可以通过而出现非选择性临床蛋白尿，随病变的进一步发展，尿蛋白逐渐变为持续性重度蛋白尿，如果尿蛋白每日超过 3g，是预后不良的征象。糖尿病性肾病患者蛋白尿的严重程度多呈进行性发展，直至出现肾病综合征。

（四）高血压

高血压在糖尿病性肾病患者中常见。严重的肾病多合并高血压，而高血压能加速糖尿病肾病的进展和恶化。故有效的控制高血压是十分重要的。

（五）其他症状

1.网膜病变，如眼底出血、血管硬化等。

2.神经病变，如累及自主神经时，膀胱反射功能减退导致排尿困难、尿潴留等。

3.血管病变，如心力衰竭或心肌梗死。

三、辅助检查

(一)尿微量清蛋白测定

正常人尿清蛋白(UAE)每分钟$<20\mu g$,而微量清蛋白(每分钟$20\sim200\mu g$)为早期糖尿病肾病的特征,若6个月内连现两次尿UAE每分钟$>20\mu g$但$<200\mu g$并能排除其他可能引起UAE增加的原因,如糖尿病酮症酸中毒、泌尿系感染、运动、原发性高血压、心力衰竭等,即可诊断为糖尿病肾病。

(二)尿NAG酶、THP(Tamm-Horsefall蛋白),β_2-微球蛋白(β_2-MG)测定

在正常清蛋白尿时其尿NAG酶已明显增高,微量清蛋白尿时尿β_2-MG升高,尿THP明显下降,均可视为糖尿病肾病的早期诊断标准。

(三)肾功能检测

用^{99m}Tc-DTPA测定肾小球滤过率及肾血流量,以反映糖尿病肾病早期肾小球高滤过状态。

(四)肾脏B超和腹部X线片

肾脏体积增大,为早期糖尿病肾损害的标志。

(五)肾活检

可提供特异性的诊断依据,对糖尿病微量清蛋白尿者,进行肾活检有助确诊早期糖尿病肾病。

四、治疗原则

(一)内科治疗

1.糖尿病的治疗

①饮食治疗:目前主张在糖尿病肾病的早期即应限制蛋白质的摄入(每日0.8g/kg)。对已有水肿和肾功能不全的患者,在饮食上除限制钠的摄入外,对蛋白质摄入宜采取少而精的原则(每日0.6g/kg),必要时可适量输氨基酸和血浆。在胰岛素保证下可适当增加糖类的摄入以保证足够的热量。脂肪宜选用植物油。②药物治疗:口服降糖药。对于单纯饮食和口服降糖药控制不好并已有肾功能不全的患者应尽早使用胰岛素。应用胰岛素时需监测血糖及时调整剂量。

2.抗高血压治疗

高血压可加速糖尿病肾病的进展和恶化,要求控制糖尿病患者的血压水平比非糖尿病高血压患者低。舒张压$<75mmHg$,还应限制钠的摄入,戒烟,限制饮酒,减轻体重和适当运动。降压药多主张首先选用血管紧张素转化酶抑制药,常与钙离子拮抗药合用,也可选用α_1受体拮抗药如哌唑嗪。根据病情可适当加用利尿药。

3.血液净化治疗

终末期糖尿病肾病患者只能接受透析治疗,主要有两种方式:长期血透和不卧床持续腹膜透析。近来绝大多数终末期糖尿病肾病患者采取腹膜透析,因为它不增加心脏负荷及应激,能较好控制细胞外液容量和高血压。还可腹腔注射胰岛素,操作方便费用节省,但某些患者因长期腹透吸收大量葡萄糖而致肥胖和高血脂。关于透析时机的选择宜稍早于非糖尿病患者。

4.肾或肾-胰联合移植

只有极少的患者能得到这种治疗。因此对糖尿病肾病最根本的措施还是尽可能地控制糖尿病以防止糖尿病肾病的发生和发展。

5.活血化瘀，应对糖尿病肾病

糖尿病肾病最主要的病理改变是肾小球硬化和基底膜的损伤。活血化瘀是药物活性物质选择性地靶向定位于各级动脉血管与其紧密融合，促使肾动脉扩张，增加肾脏的有效血液灌注，增加对受损肾小球的供氧，从而改善微循环，促进新陈代谢，从而有效缓解和恢复肾小球的硬化状态。

6.针灸治疗

针灸治疗糖尿病，早在两千多年前的《史记·扁鹊仓公列传》就有病案记载。针刺治疗糖尿病，强调辨证取穴和对症配穴相结合，治疗一般采用多种治疗方法相配合的综合治疗，其疗效比较可靠。但是，针刺的操作技术不是一般患者都能够正确掌握的，因此，针刺治疗不宜作为患者自我保健技术。应在医院由医师操作进行。

五、护理

1.护理评估

(1)高血压：90%以上的患者有高血压。

(2)蛋白尿：常为本病早期最主要的临床表现。由早期的微量蛋白尿，间歇性蛋白尿发展到后期持续性蛋白尿，直至出现肾脏器质性改变。

(3)肾功能改变：糖尿病后期50%～70%的患者有肾功能损害。持续性大量蛋白尿患者，其肾功能呈进行性恶化，约25%糖尿病后期患者发生终末期尿毒症。

(4)网膜病变：如眼底出血、血管硬化等。

(5)神经病变：如累及自主神经时，膀胱反射功能减退导致排尿困难，尿潴留等。

(6)血管病变：如心力衰竭或心肌梗死。

(7)水肿：早期糖尿病肾病患者一般没有水肿，少数患者在血浆蛋白降低前，可有轻度水肿，当24小时尿蛋白超过3g时，水肿就会出现。明显的全身水肿，仅见于糖尿病性肾病迅速发展者。

(8)贫血：有明显氮质血症的糖尿病患者，可有轻度至中度的贫血，用铁剂治疗无效。贫血为红细胞生成障碍所致，可能与长期限制蛋白饮食，氮质血症有关。

2.护理要点及措施

(1)一般护理

1)提供安静并且没有感染的休养环境。

2)向患者及其家属讲解糖尿病的危害，通过控制血糖减轻糖尿病肾病的病理改变。

3)病情轻的患者注意劳逸结合，无高血压，水肿不明显，无肾功能损害，蛋白不多的患者可适当参加体育锻炼以增强体质，预防感染；对水肿明显，血压较高患者或肾功能不全的患者，强调卧床休息，按病情给予相应的护理级别。

4)监测体重，每日2次，每次在固定时间穿着相同衣服测量。

5)记录24小时出入量，限制水的摄入，水的摄入量应控制在前1日尿量加500mL为宜。

6)观察尿量,颜色,性状变化,有明显异常及时报告医师,每周至少化验尿常规和尿比重1次。

7)注意观察患者的血压,水肿,尿量,尿检结果及肾功能变化,如有少尿、水肿、高血压,应及时报告主管医师给予相应的处理。

8)注意观察患者神志,呼吸,血压心率的变化:注意高血压脑病,心功能不全的先兆症状。

9)密切观察患者的生化指标:观察有无贫血,电解质紊乱,酸碱失衡,尿素氮升高,血糖变化等情况。如发现异常及时报告医师处理。

10)指导使用胰岛素的患者,根据血糖、尿糖计算胰岛素的剂量。

11)密切观察患者的病情变化,监测患者尿糖、蛋白尿、肾功能尿酮体、血钾的变化,观察患者呼吸的频率和深度,有无库斯曼呼吸,有无烂苹果气味,有无恶心呕吐,"三多一少"症状是否加重等异常情况,应立即通知医生遵医嘱给予处理。

(2)皮肤护理

1)糖尿病肾病患者皮肤内含糖量增加,适宜细菌繁殖,血糖增高,血液中嗜中性粒细胞移动缓慢,杀菌能力降低,加上机体形成抗体的能力下降,故常并发皮肤化脓性感染、真菌感染,应加强皮肤护理,保持皮肤清洁,勤换衣服,皮肤干燥者涂油保护,并及时治疗毛囊炎。

2)糖尿病肾病患者常伴有血管病变,可引起肢体缺血或血管栓塞,在感染和外伤的基础上极易发生组织坏死,容易合并有足部坏死。

3)创面处理,切除坏死组织,彻底清创,每日换药1次,换药时用生理盐水和3%过氧化氢溶液冲洗。

4)每晚用温水(40℃)泡脚20分钟,泡后用软毛巾轻轻擦干,防止任何微小的损伤,忌用热水袋,以免烫伤。

5)趾甲不宜过短,以免损伤甲沟引起感染。

6)经常观察足背动脉搏动、皮肤色泽及弹性,及时发现缺血现象。

7)避免各种外伤,如摔伤、挤压伤,鞋的松紧要适宜,鞋口不要太紧。

8)做好皮肤清洁护理,特别是会阴部水肿的患者,尽量用软垫支撑起受摩擦部位,减少活动防止摩擦。

(3)水肿护理

1)糖尿病肾病患者因长期低蛋白,常发生水肿,加上小血管病变引起组织营养不良,易导致皮肤破损甚至压疮。

2)卧床休息时应避免局部长时间受压,每2小时协助翻身1次,协助翻身时应避免拖、拉、拽等动作,特别是需要便盆的患者,动作要轻柔,以免擦伤皮肤。

3)由于体内蛋白的丢失、长期水肿和循环障碍,皮肤抵抗力和愈合力降低,弹性渐丧失,容易受损伤,应经常擦洗和翻身,并保持被褥干燥平整,每日用50℃的温水擦背及骨突处,以免发生压疮。

4)定时观察并按摩容易发生压疮的部位。

5)适当抬高肢体,加快静脉回流以减轻水肿。

6)对水肿轻者限制活动,重者卧床休息,并抬高下肢。

7)对已发生压疮者,按常规治疗。

(4)饮食护理

1)教会患者及其家属根据标准体重、热量标准来计算饮食中的蛋白质、脂肪和糖类的含量,并教会患者如何分配三餐食物,及合理安排膳食结构。对肾功能不全的患者可控制植物蛋白的摄入,以减轻肾脏负担。

2)根据患者的具体情况,与营养师一起根据患者的体重,病情计算出每日所需要热量及糖类、蛋白质、脂肪的比例,并按照要求提供食物,鼓励患者按时按定量进餐。

3)提供优质高蛋白饮食,如牛奶、鸡蛋、鱼类,肾功能不全时要控制植物蛋白的摄入。

4)在平时膳食时要保证膳食中糖类的摄入,又要控制糖类的摄入,控制血糖,通过提供足够的热量以减少自体蛋白质的分解。

5)限制钠的摄入,每日膳食中钠应低于 3g,少尿时应控制钾的摄入,保证全面营养。

(5)心理护理:

1)安慰患者,鼓励患者讲出心中的感受,以消除紧张情绪,保持思想乐观,情绪稳定。

2)主动向患者介绍环境及同病室的病友,消除患者的陌生和紧张。

3)耐心向患者解释病情,使患者认识到糖尿病目前不能根本治愈,如果控制不佳可以导致糖尿病肾病,糖尿病肾病应严格按糖尿病饮食进行治疗,还要注意肾功能的变化,大多数糖尿病肾病可以通过治疗得到控制。

4)向患者解释使用胰岛素的好处,通过使用胰岛素可以降低血糖有利于肾病的恢复。

5)增加患者的探视次数,必要时留家人陪伴,通过良好的思想沟通,减轻患者的思想压力,有利于病愈。

3.健康教育

(1)患者出院后随身带有卡片,姓名、年龄、住址、诊断证明,目前所用药物和剂量,携带急救盒,以便在低血糖抢救时参考。

(2)避免过劳、外伤,精神创伤,保持情绪稳定,按时服药,避免受凉感冒及各种感染。在呼吸道感染疾病流行期,尽量少到公共场所。

(3)督促,检查,协助患者及家属完成糖尿病的自我监测,按要求完成尿糖、血糖测定,以便为调整用药提供依据。

(4)督促患者按医嘱服药,并注意观察治疗效果,要严格控制血糖和尿糖,一般来说,空腹血糖应控制在 5.6~7.8mmol/L,合并高血压者应把血压控制在 125~131/79~86mmHg(16.7~17.5/10.5~11.5kPa)。

(5)指导饮食。低蛋白饮食可减少肾小球的滤过率,还可使尿蛋白排出量减少,故目前多主张低蛋白饮食。一期患者蛋白摄入量控制在每日每千克体重 1g,二期患者以每日每千克体重 0.6~0.8g 为宜,并以动物蛋白为主。

(6)利尿药的应用。对有水肿的患者可按医嘱使用利尿药,同时适当限制水和钠的摄入,以减轻肾脏负担。

(7)防止泌尿道感染。泌尿道感染会使糖尿病加重,最后导致肾衰竭,所以,积极预防和治疗泌尿道感染非常重要。要搞好个人卫生,尤其是女性要注意会阴部清洁卫生。对有感染者应查明感染细菌或做药敏试验,选择适当抗生素治疗。

(8)定期做尿微量清蛋白监测、尿常规、肾功能检查,以便及时掌握病情变化。

(9)注意保护肾脏,避免使用对肾脏有损害的药物及造影剂。

(10)尽量避免泌尿道各种器械检查及导尿,以免诱发感染。

第十一节　乙肝相关性肾炎

乙型肝炎肾炎,也有人称之为"乙型肝炎相关性肾炎""乙型肝炎病毒免疫复合物肾炎""乙型肝炎病毒抗原相关性肾炎"等,是乙型肝炎病毒与机体产生的相应抗体结合形成的免疫复合物在肾小球内沉积而引起的一系列肾脏疾病,但也不能排除乙型肝炎病毒对肾脏直接侵犯的可能性。多见于儿童和青年。

一、常见病因

一般而言,肾实质性疾病可以分为肾小球疾病和肾小管疾病。肾小球疾病可分为肾小球肾炎和肾病。HBV 相关性肾炎可以同时具备上述病变。在肾小球方面的致病原因是 HBV 抗原,包括表面抗原和 e 抗原,辅助因素则与宿主自身的免疫力相关。致病因素和辅助因素相互作用则可引起不同类型的肾小球肾炎。理论上 HBV 并不直接侵犯肾小球,转基因动物模型和原位杂交研究均证实该病毒只侵犯肾脏的上皮细胞,包括肾小球和肾小管的上皮细胞,并在上皮细胞膜上表达 HBV 抗原。因此可激活人体 T 细胞的免疫机制,造成后续的肾小球和肾小管病变,再加上严重的蛋白尿,则可以使部分患者进展至终末期肾衰竭。

二、临床表现

乙肝相关性肾炎临床表现多样,其特点为起病急,患者出现血尿、蛋白尿、水肿和高血压,可伴有一过性氮质血症。常有前驱感染。主要表现为肾病综合征、水肿、疲乏、严重病例可有腹腔积液,儿童患者多伴肉眼血尿。其他如轻度无症状蛋白尿、急性肾衰竭综合征。还可伴有肝炎的临床表现。

1.尿异常

几乎所有患者均有肾小球源性血尿,约 30％出现肉眼血尿,且为首发症状或为患者就诊的原因。可伴有轻、中度蛋白尿,少数患者可呈大量蛋白尿。大部分患者起病时尿量减少(每天 400～700mL),少数为少尿(每天＜400mL)。一般于 1～2 周及以后尿量增加,肾功能于利尿后数日恢复正常,极少数出现急性肾衰竭。

2.水肿

80％以上患者可出现水肿,常为起病的初发表现,表现为晨起眼睑水肿,呈"肾炎面容",可伴有下肢轻度凹陷性水肿,少数严重者可波及全身。

3.高血压

约 80％患者患病初期水钠潴留时,出现一过性轻、中度高血压,经利尿后血压恢复正常。少数患者可出现高血压脑病、急性左侧心力衰竭等。

三、辅助检查

1.血清补体检查发病初期患者血清 C3、C4 及 C1q 降低,患者循环免疫复合物增多,且证实此复合物中含有 HBsAg 或 HBeAg。

2.乙肝病原学检查血清 HBV 抗原阳性;乙型肝炎病毒 DNA 定量分析。

3.尿液检查均有镜下血尿,尿蛋白多为(＋～＋＋)。早期尿中白细胞、上皮细胞稍增多。

4.肾功能检查可有内生肌断清除率降低,血尿素氮、血肌酐升高。

5.B 超检查双肾可有结构紊乱、缩小等改变。

6.肾活组织检查可以确定肾炎的病理类型。

四、治疗原则

治疗原则是:①降低蛋白尿;②防治再发又出现严重蛋白尿;③保护肾功能及延缓肾脏病进展;④保肝治疗。

1.病因治疗

(1)糖皮质激素类:主要有泼尼松、甲泼尼龙等。

(2)免疫抑制药:主要有吗替麦考酚酯等。

(3)人血清蛋白利尿治疗:可消除水肿,降低血压。

(4)抗病毒药物治疗:恩替卡韦等。

(5)透析治疗:对于少数发生急性肾衰竭者,应予血液透析或腹膜透析治疗,帮助患者渡过急性期,一般不需长期维持透析。

2.一般治疗

(1)饮食治疗:低盐低蛋白饮食,注意休息,避免受凉和过劳。低盐低蛋白饮食,可以减少肾小球的高滤过、高灌注。同时要保证足够能量摄入,蛋白质要以含有人体必需氨基酸的动物蛋白为主。低盐饮食,可减轻钠水潴留,降低血压,亦可减少肾小球的高滤过、高灌注。

(2)水、电解质及酸碱平衡:肾衰竭患者可以出现酸中毒、高血钾、低血钙、少尿、严重水钠潴留者严格限制水的摄入,必要时用血液透析、血液超滤等脱水。口服或静脉应用碳酸氢钠纠正酸中毒,定期监测离子,注意离子紊乱的及时纠正。

(3)高血压的治疗:原发性高血压可引起心、脑、肾及全身血管的硬化加重肾脏损害,肾功能不全继发性高血压可引起血压的进一步升高,控制高血压可以减慢肾衰竭的进一步发展,注意监测血压,可联合使用降压药物把血压降到理想水平。

(4)给予 ARB 联合免疫抑制药、保肝类等药物治疗。

五、护理

1.护理评估

(1)健康史:询问患者有无乙型肝炎病史;既往有无急性肾炎病史,发病时间及治疗后情况。

(2)身体状况:评估患者的皮肤、眼睑有无苍白;有无水肿、水肿的部位、程度、特点;有无高血压及程度;有无心肌损害体征。

(3)心理-社会因素:乙型肝炎病程长,因其无法治愈,并具有血液传播的途径,容易使患者及家属感到自卑,往往不愿意公开病史,应注意保护患者隐私权。后期并发症多,病情呈恶化趋势,肾功能逐渐走向衰竭,患者情绪容易受到影响易产生悲观情绪。

2.护理要点及措施

按不同病情和病程不同阶段进行有效护理,对提高患者生命治疗和延缓慢性肾功能不全的进展具有重要意义。其主要有以下方面。

(1)一般护理

1)及时正确地收集尿标本送检:尿常规化验方便、灵敏,是准确诊断病情及疗效的指标,必须重视。

2)对水肿及慢性肾衰竭患者要准确地记录每天 24 小时的出入量。水肿患者应每周测体重 1 次,对腹腔积液患者应增加每周测腹围 1 次。

3)对高血压的患者应定时测血压。

4)合并严重的胸腔积液、腹腔积液、尿毒症性心包炎及心力衰竭的患者,常会出现胸闷、憋气,不能平卧的症状,应及时调整患者的卧位。

5)补液时应精确计算每小时及每分钟输入量,严格控制滴速,防止心力衰竭和肺水肿。

6)对使用利尿药的患者,应密切注意用药后的反应,警惕电解质紊乱的发生。

7)对水肿患者做肌内注射时宜深部注射,拔针后用棉球压迫针孔 2～3 分钟,以防药液溢出。

(2)精神、心理护理:肾病患者在住院后由于环境改变会产生特有的心理需求和反应。护理人员在与患者交往过程中,通过良好的言语、表情、态度和行为,去影响患者的感受及认知,改变其心理状态和行为。具体说来,住院后心理护理的目的如下。

1)缓解肾病患者对疾病紧张、焦虑、悲观、抑郁的情绪。调动其主观能动性,树立战胜疾病的信心。

2)协助肾病患者适应新的社会角色和生活环境。

3)帮助肾病患者建立新的人际关系,特别是医患关系、护患关系、患者之间的关系,以适应新的社会环境。

4)通过心理护理,护理人员要尽可能为肾病患者创造有利于治疗和康复的最佳身心状态。

5)满足肾病患者的心理需要,包括躯体需要:是指生理病理的需要,如对空气、休息与睡眠、饮食与水、排泄、活动、安全等的需求。精神上的需要:有事业心的人,希望继续发挥个人才能,实现事业上的成就,患病住院后会有失落感,需要给予心理护理。感情的需要:由于陌生环境,接触新的检查与治疗,与亲友分离所致,需要亲人探视与关怀,医护人员同情与关心。被接纳与社交的需要:适当的活动及精神生活,良好的人际关系可以迅速消除陌生感。受尊重的需要:要求他人尊重自己,重视自己。

(3)生活护理

1)促进身心休息:如肾性高血压者应定时测血压,根据血压变化情况增加卧床休息时间。

2)合理的膳食:饮食方面应根据每种疾病的情况对患者进行具体的饮食指导,如肾功能不全时,应摄高热量(以糖类为主),优质低蛋白饮食,限制入液量,保持水平衡。

3)注意口腔的护理:早晚及餐后应漱口,保持口腔清洁,去除口臭,减少恶心,防止细菌和真菌生长。

4)加强皮肤护理:做好慢性肾衰竭患者的皮肤护理,是预防皮肤感染、压疮及有关并发症的一项重要工作,因尿毒霜沉积对皮肤刺激,患者常有瘙痒不适,并影响睡眠,且抓破皮肤后极易感染,故应勤用温水擦洗,保持皮肤清洁,忌用肥皂和酒精。勤换衣裤、被单。对有严重水肿的患者,更需注意保护皮肤,经常更换卧姿,按摩受压部位,预防压疮。

3.健康教育

(1)增强自我保健意识,预防感染,避免各种应激因素的发生。

(2)加强体质锻炼,提高机体抵抗力。

(3)按医嘱服药,定期检查肝功能及尿液,出现症状立即就医。

(4)乙肝疾病的护理原则,肝功能异常者,及时治疗,采取正确的生活方式,防止传播。

(5)定期门诊随访。

第十二节 妊娠相关性肾损害

妊娠期急性肾衰竭是妊娠期严重的并发症之一,需透析维持生命的约占产妇的 1/2000,在发达国家由于产前监护和产科治疗技术的不断进步,近 50 年来已显著地减少了该并发症的发生。

一、常见病因

妊娠期急性肾衰竭其发病机制尚未完全阐明,主要因素有:①感染,如产后感染、死胎感染、盆腔感染和妇产科肿瘤并发感染。②休克:如产程大出血、感染性休克或已有心脏病,产程中发生心功能不全致心源性休克。③弥散性血管内凝血(DIC):妊娠后期血液内凝血因子增加。④严重脱水:妊娠剧呕可引起严重的脱水和电解质紊乱。⑤其他:如血型不合输血反应、产褥中暑、肾毒性药物或造影剂等应用不当。妊娠急性肾衰竭最常见的病理改变是肾小管坏死。

二、临床表现

妊娠急性肾衰竭通常有较长时间的低血压,血容量不足,或有感染性流产的病史,部分患者有妊高征或孕前肾病史。

1.每天尿量<400mL,逐渐加重的贫血,有全身水肿,重症患者有肺水肿,表现为肺底啰音以至满肺水泡音,并有呼吸困难和发绀,发生脑水肿时有头痛、呕吐、抽搐和昏迷。

2.少尿和无尿者最常见有高钾血症,表现为肌肉疼痛、软弱无力、深反射减退或消失、心率缓慢、心律失常,严重高钾血症可出现致死性心搏停止。

3.代谢性酸中毒表现为呼吸深而快,呼吸有酮味,常伴有恶心、呕吐、烦躁无力、嗜睡甚至昏迷。

4.妊娠急性肾衰竭常有明显的出血倾向,表现为鼻出血、皮下瘀斑、血肿以及黏膜出血。

三、辅助检查

1.感染引起的急性肾衰竭,外周血白细胞升高;大出血引起的,血红蛋白下降;伴有溶血性尿毒症综合征或 DIC 时,血小板下降;急性肾小管坏死时尿常规应为低比重尿,低渗透压尿,此点作为肾前性急性肾衰竭的鉴别指标之一。伴有溶血时,可见到血红蛋白尿;伴有黄疸时,可见到胆红素尿。

2.肾功能在短期内急剧恶化,表现为血肌酐、血尿素氮急剧升高,并可伴有酸中毒,高血钾等一系列水电解质和酸碱平衡紊乱。

3.在伴有其他系统损伤时,可见到相应的化验异常,如肝功能异常、血胆红素异常。感染中毒引起的,血培养为阳性。

4.B 超可见双肾增大,存在梗阻时,可见结石征象或输尿管受压表现。

5.肾活检为诊断妊娠期急性肾衰竭的金标准,并能做出病理类型的诊断,但此时患者可能因种种原因不能接受肾活检,有报道 CI 或 MRI 检查以及肾血管造影在诊断肾皮质坏死方面有一定的意义。

四、治疗原则

妊娠期急性肾衰竭属于妊娠期严重的并发症之一。本病的处理关键在于早诊断早干预。

1.严密监测患者的出入量、中心静脉压、血气、电解质及肾功能,及时纠正水电解质及酸碱平衡紊乱,积极处理肺水肿、脑水肿等并发症。

2.保守治疗效果不好时,应及时采用肾脏替代治疗,常用的方法有血液透析、腹膜透析、连续性肾脏替代治疗等。不论采用何种方式进行肾脏替代治疗,一定注意液体的平衡,不要脱水过多,造成子宫和胎盘血液灌注减少,一旦胎儿成熟,母体条件也允许,即尽快终止妊娠。

3.除了积极处理肾衰竭,原发病的控制也十分重要,如控制好血压、感染、纠正贫血以及其他产科并发症等。

五、护理

1.护理评估

(1)监测并详细记录出入量,包括所有的液体丢失,如粪便、呕吐和引流液。

(2)监测血尿化验结果。监测生命体征及中心静脉压,评估有无循环血量过多的症状。

(3)每天透析前后测体重并记录。

(4)听诊呼吸音及心音,监测液体过多的指征。

(5)评估潜在感染部位。记录局部或全身感染症状,及时汇报。

(6)评估患者及家属对妊娠急性肾衰竭知识的了解程度。

2.护理要点及措施

(1)提供安静的休息环境,减少刺激,嘱患者绝对卧床休息,恢复期可适当活动。

(2)遵医嘱给予利尿药及补液维持最佳的体液平衡,准确记录出入量。

(3)遵医嘱使用抗生素,当给通过肾脏代谢的药物时要考虑这些药物的排泄会受影响。

(4)遵医嘱给促红细胞生成素以改善贫血,这有助于减少输血的需要量。

(5)对有出血倾向的患者采取以下预防措施:选用容易压迫止血的静脉进行穿刺,注射针眼是潜在出血点,尽量选择一条现存的通路采集所有试验标本,如动脉或静脉的入口处。

(6)严格无菌操作,加强口腔及皮肤护理。

(7)向患者及家属解释病情及治疗方案,取得合作。

(8)针对因疾病导致终止妊娠,或婴儿出生后母婴分离的患者,要特别注意患者及家属的心理安慰。特别警惕产后抑郁的发生。

3.健康教育

(1)卧床休息,以保持肾脏足够的血液供应,减轻体力消耗,情绪稳定,保持良好的心态。

(2)调节饮食,保持适当足够的营养摄入,量出为入,保持体液平衡;定时复查各项指标,防止电解质及酸碱平衡失调。

(3)任何原因的血容量不足均应及时纠正,保持每小时尿量在 30mL 以上。及时有效地处理感染与创伤,防止毒素和坏死组织进入血液,引起肾小管强烈收缩而致休克。

(4)向患者及家属解释疾病产生的原因,化解因终止妊娠导致的孕产妇心理障碍。

(5)给予产褥期相关护理措施的指导。

第十三节　狼疮性肾炎

系统性红斑狼疮是一种多因素参与的系统性自身免疫性疾病。其临床特征是由自身抗体引起的免疫炎症反应,最终导致细胞、器官的损伤和破坏。肾脏是系统性红斑狼疮侵袭的主要器官之一,肾脏受累后引起的肾小球肾炎称为狼疮性肾炎。目前,我国狼疮性肾炎是继发性肾小球疾病中的主要疾病。系统性红斑狼疮多发病于育龄女性,北京统计的男女患者之比,在 14~39 岁组为 1∶13,40~59 岁组为 1∶4。

一、常见病因

目前,引发狼疮性肾炎的病因、发病机制尚未明确,可能与机体的遗传背景、内分泌、代谢紊乱、环境(如感染、药物、毒物)及机体免疫异常等因素有关。

1.遗传因素

本病患者近亲发病率高达 5%~12%。单卵双胎发病率 24%~57%。黑种人与亚裔人群发病率明显提高。

2.内分泌因素

本病女性显著高于男性,且多在生育期发病,均提示雌激素与本病发生有关。

3.环境因素

(1)病毒感染:可能与慢病毒—C 病毒感染有关,或与麻疹病毒,副流感病毒Ⅰ、Ⅱ型、EB 病毒、风疹病毒和黏病毒等感染有关。

(2)药物因素:药物可诱发(如青霉素、磺胺类、保泰松等)或引起(如肼屈嗪、普鲁卡因酰胺、氯丙嗪、苯妥英钠、异烟肼)狼疮样综合征。

(3)物理因素:紫外线照射加重本病见于 40% 的患者。紫外线可使 DNA 转化为胸腺嘧啶二聚体,而使抗原性增强,促发本病。寒冷、强烈电光照射均可诱发或加重本病。

4.机体免疫异常

①体液免疫的变化:本病是机体对内源性(自身)抗原所发生的免疫复合物性疾病,并伴有

T 细胞功能紊乱。②细胞免疫:抑制性 T 细胞功能及数量下降,促进机体体液免疫(抗体生成旺盛)。

二、临床表现

1.狼疮性肾炎全身表现,间断发热;颧部红斑,由于形状似蝴蝶,狼疮性肾炎又称蝶形红斑;无痛性口腔溃疡;多个关节肿痛;发生癫痫或精神异常;狼疮性肾炎患者手足遇冷变得苍白,温暖后转为紫红,继之恢复常色,又称雷诺现象。

2.肾脏表现蛋白尿和(或)肾病综合征是狼疮肾炎常见的表现,约 1/4 的系统性红斑狼疮患者表现为肾病综合征范围的蛋白尿。与狼疮肾炎相关的临床表现还包括高血压、水电解质和酸碱平衡紊乱、高血脂等。

三、辅助检查

1.尿常规检查

尿蛋白、镜下白细胞、红细胞及管型尿。

2.血常规

多数有中度贫血,偶呈溶血性贫血、血白细胞下降,血小板多数少于 $100 \times 10^9/L$,血沉较快。

3.免疫学检查

血清多种自身抗体阳性,γ-球蛋白显著增高,血循环免疫复合物阳性,低补体血症,尤其在活动期,血红斑狼疮细胞阳性,皮肤狼疮带试验阳性。

4.肾功能

重型活动性狼疮性肾炎伴有可逆性的 Ccr 不同程度下降、血尿素氮和肌酐升高、血清蛋白降低或肝功转氨酶增高;终末期狼疮性肾炎 Ccr 明显下降和血肌酐、尿素氮显著升高。

5.影像学检查

B 超示双肾增大提示急性病变;部分患者合并肝、脾肿大或心包炎。

6.肾活检

可了解病理类型、病变活动性从而决定治疗方案。以肾脏损害为首发表现的系统性红斑狼疮,肾活检有助于确诊。

四、治疗原则

1.一般治疗

活动期患者应注意卧床休息,慢性期或病情稳定者可适当活动,但要注意劳逸结合;注意预防感染,一旦感染应积极治疗;夏天穿长袖衣服,减少暴露部位,避免日晒。

2.药物治疗

(1)免疫抑制治疗:主要以糖皮质激素为基本药物。糖皮质激素用量:病情较轻的患者采用泼尼松口服;病情较重者用大剂量甲泼尼龙冲击治疗。冲击治疗后泼尼松用量为每天 40mg(体重在 $50 \sim 60kg$ 的患者)。

(2)细胞毒类药物:环磷酰胺。

(3)新型细胞毒类药物:包括环孢霉素 A、骁悉及中药雷公藤制剂等。

(4)抗血栓治疗:双嘧达莫、小分子量肝素、尿激酶等。

（5）血浆置换治疗。

（6）透析或肾移植。

五、护理

1.护理评估

（1）80％患者有皮肤黏膜的损害,常见于暴露部位出现对称的皮疹,典型者在双面颊和鼻梁部有深红色及蝶形红斑。

（2）90％患者有关节受累,大多数关节肿痛是首发症状,受累的关节常是近端指间关节、腕、足部、膝和踝关节。呈对称分布,较少引起畸形。

2.护理要点及措施

（1）密切观察病情:观察生命体征,观察皮肤黏膜情况,观察各组织器官功能等情况。

（2）皮肤黏膜护理:避免紫外线,保持清洁卫生,避免刺激,忌用碱性肥皂、化妆品及化学药品,忌染发、烫发、卷发。忌刺激性饮食。户外活动时面部可涂氯喹冷霜,穿长袖衣裤,戴宽边帽,减少阳光照射,以免皮肤损害加重。室内应有窗帘。做好口腔护理,出现溃疡、破溃时用呋喃西林溶液漱口;出现真菌感染时用制霉菌素、碳酸氢钠漱口,每天 3～4 次;必要时给予口腔护理。对指、趾、鼻尖、耳垂等部位广泛小动脉炎合并雷诺现象者,应给予保温以免肢体末梢冻伤和坏死。

（3）用药护理:一旦出现感染应及时大量应用抗生素。狼疮性肾炎患者在家护理时,要时刻防治感冒,注意御寒保暖;如果感冒后,要遵照医嘱,服用肾毒性小的感冒药,如维 C 银翘片、双黄连口服液、板蓝根冲剂等。应用糖皮质激素的患者,病情控制后可采取每天或隔天上午 7:00～8:00 服药,以减少药物对肾上腺皮质的抑制作用,且采取逐量减药的方法,以免引起"反跳"现象。

（4）日常护理

1）饮食护理:狼疮肾炎患者应摄取足够的营养,如蛋白质、维生素、矿物质,以清淡为宜。水分、盐分宜做适度限制。避免大量的烟、酒或刺激性食物。骨质疏松可以使用维生素 D。

2）休息活动:狼疮性肾炎患者要有充足的睡眠,以减轻疲劳,同时可适当参加各种活动、家务劳动和丰富的文娱活动,可进行轻体力劳动。运动可以促进血液循环,增进心肺功能,保持肌肉、骨骼的韧性,对任何人都有助益,狼疮患者也不例外,注意不要过度疲劳。

3）心理护理:疾病以及服用激素可引起患者体态、相貌变化、不能生育,严重患者的部分功用丧失,使患者心情低落,心理负担过重,对生活失去信心,甚至拒绝医治。家人应多关心患者,让患者感觉社会的温暖和周围人的爱心,增加对疾病治疗的信心,并说明药物反应是可逆的。

3.健康指导

（1）介绍疾病知识:提醒避免诱因,指导自我护理,保持良好心态,劳逸结合,避免劳累,定期门诊复查。

（2）介绍药物知识:告知患者药物的作用、不良反应及服用方法,嘱患者遵医嘱服药。

（3）介绍预防感染的方法:告知患者如何预防皮肤、口腔及其他部位的感染,嘱患者避免阳光直射,禁止日光浴,同时避免疲劳、预防接种及服用诱发本病的药物等。

(4)介绍生育知识:狼疮性肾炎好发于女性,患者应避孕,病情稳定及肾功能正常者可受孕,但应在医师指导下妊娠。

第十四节　过敏性紫癜性肾炎

过敏性紫癜属于系统性小血管炎,主要侵犯皮肤、胃肠道、关节和肾脏。其病理特点为含有 IgA 的免疫复合物沉积于受累脏器的小血管壁引起炎症反应。而肾脏受累为免疫复合物性肾小球肾炎。

该病好发于儿童,但也可见于成年人,男性略多。儿童患者中 50％以上小于 5 岁,且发病高峰在 4～5 岁,可占儿童肾小球肾炎患者的 15％。

一、常见病因

本病为免疫复合物型系统性小血管炎,患者血清中可测得含有 IgA 的循环免疫复合物。免疫复合物的研究表明抗原成分尚不确切。IgA 肾病和过敏性紫癜的关系仍未明确,但多认为两者具有相同的发病机制,只是临床表现不同而已。

此外,补体和血小板活化、抗凝、细胞因子和生长因子等都可能在过敏性紫癜的发病机制中起到一定的作用。

二、临床表现

过敏性紫癜的经典四联征如下。

1.皮疹

出血性和对称性分布。皮疹初起时为红色斑点状,压之可消失,以后逐渐变为紫红色出血性皮疹,稍隆起皮表,皮疹常对称性分布于双下肢,以踝、膝关节周围多见,可见于臀部及上肢。皮疹消退时可转变为黄棕色。大多数病例皮疹可有 1～2 次或多次反复,个别可连续发作达数月甚至数年。

2.关节症状

多数以游走性多发性关节痛为特征。常见受累关节是膝、踝和手。症状多于数天内消退,不遗留关节变形。

3.胃肠道症状

最常见为腹痛,以脐周和下腹为主,阵发性绞痛。可伴有恶心呕吐及血便,偶见吐血。在儿童有时可并发肠套叠、肠梗阻和肠穿孔。

4.肾脏症状表现

肾脏病多发于全身其他脏器受累数天或数周。多为镜下血尿和蛋白尿,肉眼血尿少见。近一半患者表现为肾病综合征。少数病例可出现急性肾功能恶化。

三、辅助检查

1.尿常规、血尿、尿蛋白和管型。

2.免疫学检查。血清 IgA 可增高但无特异性,活动期血循环免疫复合物多增高。

3.肾穿刺检查。

四、治疗原则

1.抗过敏治疗。

2.糖皮质激素及细胞毒类药物。

3.血浆置换、肾移植。

五、护理

1.护理评估

(1)评估皮肤改变:判断皮疹性质。

(2)评估关节疼痛程度。

(3)评估胃肠道症状:判断并发肠套叠、肠梗阻和肠穿孔的指征。

(4)评估肾脏症状表现:肾病综合征,及急性肾功能恶化的征象。

2.护理要点及措施

(1)饮食护理

1)控制盐的摄入:给予低盐、无盐或低钠膳食。低盐膳食一般每天食盐＜3g或酱油10～15mL,避免食用咸菜、泡菜、咸蛋、松花蛋、腌肉、海产品、咸面包、挂面等。无盐饮食是指烹调时不加食盐和酱油;低钠膳食是指除烹调时不加食盐和酱油以外,凡含钠高的食品及蔬菜都应限制,如用发酵粉或碱制作的馒头、糕点、饼干、挂面等,全日膳食中含钠最好不超过500mg。

2)限制蛋白质:可给予优质蛋白质饮食,如鲜牛奶、鸡蛋、瘦肉等。

3)避免辛辣刺激、生冷和鱼虾、蟹、花粉等可能诱发过敏性紫癜性肾炎的饮食。

(2)口腔护理:及时发现隐患,如龋齿、牙龈炎、口腔溃疡、扁桃体肿大、咽喉疼痛等,杜绝一切可能诱发本病加重的因素,平时多用消炎漱口水、淡盐水或金金银花甘草水漱口,有出血时用茅根、板蓝根、五倍子煎水含漱。

(3)水肿时患者的饮水量应根据患者每天尿量的多少决定。

(4)控制血压。应用血管紧张素转化酶抑制药(ACEI)及其受体拮抗药(ARB)。

(5)注意防寒保暖,预防感冒,注意运动锻炼,增强体质,提高机体抗病能力。

3.健康教育

(1)避免接触可疑的过敏原,如进食鱼、虾、接触某些药物等。

(2)避免感染(呼吸道、肠道)。

(3)按规定的疗程服药,勿乱停药。

(4)随访观察,定期门诊随访,在最初6个月内每个月复诊1次,此后根据病情1～3个月随访1次。

(5)定期监测尿常规、血常规、血生化等指标,以评估疗效和治疗的不良反应。

第十五节　肾盂肾炎

肾盂肾炎是由各种病原微生物感染所引起的肾盂、肾盏及肾实质的感染性炎症,是泌尿系感染中最常见的临床类型。

肾盂肾炎为上尿路感染,尿道炎和膀胱炎为下尿路感染,而肾盂肾炎常伴有下尿路感染,临床上在感染难以定位时可统称为尿路感染。本病好发于女性,尤多见于育龄期妇女、女婴、老年女性和免疫功能低下者。

一、病因及诊断检查

(一)致病因素

1.病因

尿路感染最常见的致病菌是肠道革兰阴性杆菌,其中以大肠埃希菌最常见,占70%以上,其次为副大肠埃希菌、变形杆菌、克雷白杆菌、产气杆菌、沙雷杆菌、产碱杆菌和葡萄球菌等。致病菌常为1种,极少数为两种以上细菌混合感染。偶可由真菌、病毒和原虫感染引起。

2.易感因素

由于机体具有多种防御尿路病原微生物感染发生的机制,所以,正常情况下细菌进入膀胱不会引起肾盂肾炎的发生。主要易感因素如下。

(1)尿路梗阻和尿流不畅:是最主要的易感因素,以尿路结石最常见。尿路不畅时,尿路的细菌不能被及时冲刷清除出尿道,在局部生长和繁殖,易引起肾盂肾炎。

(2)解剖因素:女性尿道短直而宽,尿道口距肛门、阴道较近,易被细菌污染,故易发生上行感染。

(3)尿路器械操作:应用尿道插入性器械时,如留置导尿管和膀胱镜检查、尿道扩张等可损伤尿道黏膜,或使细菌进入膀胱和上尿路而致感染。

(4)机体抵抗力低下:糖尿病重症肝病、癌症晚期、艾滋病、长期应用激素和免疫抑制药等均易发生尿路感染。

3.感染途径

(1)上行感染:为最常见的感染途径,病原菌多为大肠埃希菌,以女性多见。细菌由尿道外口经膀胱、输尿管逆流上行到肾盂,引起肾盂炎症,再经肾盏、肾乳头至肾实质。

(2)血行感染:致病菌多为金黄色葡萄球菌。病原菌从体内感染灶如扁桃体炎、鼻窦炎、龋齿或皮肤化脓性感染等侵入血流,到达肾皮质引起多发性小脓肿,再沿肾小管向下扩散至肾乳头、肾盂及肾盏,引起肾盂肾炎。

(3)淋巴道感染:病原菌从邻近器官的病灶经淋巴管感染。

(4)直接感染:外伤或肾、尿路附近的器官与组织感染,细菌直接蔓延至肾引起肾盂肾炎。

(二)身体状况

按病程和病理变化可将肾盂肾炎分为急性和慢性两型。

1.急性肾盂肾炎

(1)起病急剧:病程不超过半年。

（2）全身表现：常有寒战、高热，体温升高达 38.5～40℃，常伴有全身不适、头痛、乏力、食欲缺乏、恶心呕吐等全身毒血症状。

（3）泌尿系统表现：可有腰痛、肾区不适和尿路刺激征，上输尿管点或肋腰点压痛，肾区叩击痛。重者尿外观混浊，呈脓尿、血尿。

2.慢性肾盂肾炎

急性肾盂肾炎反复发作，迁延不愈，病程超过半年即转为慢性肾盂肾炎。慢性肾盂肾炎症状一般较轻，或仅有低热、倦怠、无尿路感染症状，但多次尿细菌培养均呈阳性，称"无症状菌尿"。

急性发作时与急性肾盂肾炎症状相似，如不及时治疗可导致肾功能减退，最终可发展为肾衰竭。

3.并发症

常见有慢性肾衰竭、肾盂积水、肾盂积脓、肾周围脓肿等。

（三）心理社会状况

由于起病急，症状明显，女性患者羞于检查，或反复发作迁延不愈，患者易产生焦虑、紧张和悲观情绪。

（四）实验室及其他检查

1.尿常规

尿液外观混浊；急性期尿沉渣镜检可见大量白细胞和脓细胞，如出现白细胞管型，对肾盂肾炎有诊断价值；少数患者有肉眼血尿。

2.血常规

急性期白细胞总数及中性粒细胞增高。

3.尿细菌学检查

是诊断肾盂肾炎的主要依据。新鲜清洁中段尿细菌培养，菌落计数不低于 $10^5/mL$ 为阳性，菌落计数低于 $10^4/mL$ 为污染，如介于两者之间为可疑阳性，需复查或结合病情判断。

4.肾功能检查

急性肾盂肾炎肾功能多无改变，慢性肾盂肾炎可有夜尿增多、尿比重低而固定，晚期可出现氮质血症。

5.X 线检查

X 线腹部平片及肾盂造影可了解肾的大小、形态、肾盂肾盏变化以及尿路有无结石、梗阻、畸形等情况。

6.超声检查

可准确判断肾大小、形态以及有无结石、囊肿、肾盂积水等。

二、护理诊断及医护合作性问题

（1）体温过高：与细菌感染有关。

（2）排尿异常：与尿路感染所致的尿路刺激征有关。

（3）焦虑：与症状明显或病情反复发作有关。

（4）潜在并发症：有慢性肾衰竭、肾盂积水、肾盂积脓和肾周围脓肿。

三、治疗及护理措施

(一)治疗要点

1.一般治疗

急性期全身症状明显者应卧床休息,饮食应富有热量和维生素并易于消化,高热脱水时应静脉补液,鼓励患者多饮水、勤排尿,促使细菌及炎性渗出物迅速排出。

2.抗菌药物治疗

原则上应根据致病菌和药敏试验结果选用抗菌药,但由于大多数病例为革兰阴性杆菌感染,急性型患者常不等尿培养结果,即首选对此类细菌有效,而且在尿中浓度高的药物治疗。

(1)常用药物:①喹诺酮类。如环丙沙星、氧氟沙星,为目前治疗尿路感染的常用药物,病情轻者,可口服用药;较严重者宜静脉滴注,环丙沙星 0.25g,或氧氟沙星 0.2g,每 12 小时 1 次。②氨基糖苷类。庆大霉素肌内注射或静脉滴注。③头孢类。头孢唑啉肌内或静脉注射。④磺胺类。复方磺胺甲基异噁唑(复方新诺明)口服。

(2)疗效与疗程:若药物选择得当,用药 24 小时后症状即可好转,如经 48 小时仍无效,应考虑更换药物。抗菌药用至症状消失,尿常规转阴和尿培养连续 3 次阴性后 3～5 天为止。急性肾盂肾炎一般疗程为 10～14 天,疗程结束后每周复查尿常规和尿细菌培养 1 次,共 2～3 周,若均为阴性,可视为临床治愈。慢性肾盂肾炎疗程应适当延长,选用敏感药物联合治疗,疗程 2～4 周;或轮换用药,每组使用 5～7 天查尿细菌,如连续 2 周(每周 2 次)尿细菌检查阴性,6 周后再复查 1 次仍为阴性,则为临床治愈。

(二)护理措施

1.病情观察

观察生命体征,尤其是体温变化;观察尿路刺激征及伴随症状的变化,有无并发症等。

2.生活护理

(1)休息:为患者提供安静、舒适的环境,增加休息和睡眠时间。高热患者应卧床休息,体温超过 39℃时需行冰敷酒精擦浴等措施进行物理降温。

(2)饮食护理:给予高蛋白、丰富维生素和易消化的清淡饮食,鼓励患者多饮水,每日饮水量不少于 2000mL。

3.药物治疗的护理

(1)遵医嘱用药,轻症者尽可能单一用药,口服有效抗生素 2 周;严重感染宜联合用药,采用肌内注射或静脉给药;已有肾功能不全者,则避免应用肾毒性抗生素。

(2)观察药物疗效,协助医师判断停药指征。

(3)注意药物的不良反应:诺氟沙星、环丙沙星可引起轻微消化道反应、皮肤瘙痒等;氨基糖苷类药物对肾脏和听神经有毒性作用,可引起耳鸣、听力下降,甚至耳聋;磺胺类药物服药期间要多饮水和服用碳酸氢钠以碱化尿液,增强疗效和减少磺胺结晶的形成。

4.尿细菌学检查的标本采集

(1)宜在使用抗生素前或停药 5 天后留取尿标本。

(2)留取清洁中段尿标本前用肥皂水清洗外阴部,不宜用消毒剂,指导患者留取尿标本于无菌容器内,于 1 小时内送检。

（3）最好取清晨第 1 次（尿液在膀胱内停留 6～8 小时或以上）的清洁、新鲜中段尿送检，以提高阳性率。

（4）尿标本中注意勿混入消毒液；女性患者留取尿标本时应避开月经期，防止阴道分泌物及经血混入。

5.心理护理

向患者说明紧张情绪不利于尿路刺激征的缓解，指导患者放松身心，消除紧张情绪及恐惧心理，树立战胜疾病的信心，共同制订护理计划，积极配合治疗。

6.健康教育

（1）向患者及家属讲解肾盂肾炎发病和加重的相关因素，积极治疗和消除易感因素。尽量避免导尿及尿道器械检查，如果必须进行，应严格无菌操作，术后应用抗菌药以防泌尿系感染。

（2）指导患者保持良好的生活习惯，合理饮食，多饮水，勤排尿，尽量不留残尿；保持外阴清洁，女性患者忌盆浴，注意月经期、妊娠期、产褥期卫生。

（3）加强身体锻炼，提高机体抵抗力。

（4）育龄妇女患者，急性期治愈后 1 年内应避免妊娠。与性生活有关的反复发作患者，应于性生活后立即排尿和行高锰酸钾坐浴。

（5）告知患者遵医嘱坚持按疗程应用抗菌药物是最重要的治疗措施，嘱患者不可随意增减药量或停药，以达到彻底治愈的目的，避免因治疗不彻底而演变为慢性肾盂肾炎。慢性肾盂肾炎应按医嘱用药，定期检查尿液，出现症状立即就医。

第十六节　肾小管性酸中毒

一、概述

肾小管性酸中毒（RTA）是近端肾小管对碳酸氢盐离子的重吸收障碍或者远端肾小管管腔与管周液间 pH 梯度建立障碍所引起的代谢性酸中毒。

临床上将肾小管性酸中毒分为Ⅰ型（远端型）肾小管性酸中毒（RTA）、Ⅱ型（近端型）肾小管性酸中毒（PRTA）、Ⅲ型（混合型）肾小管性酸中毒和Ⅳ型（高血钾型）肾小管性酸中毒。

二、病因

(一)Ⅰ型肾小管性酸中毒

有原发性和继发性，原发者见于先天性肾小管功能缺陷，多为常染色体显性遗传，也有隐性遗传和特发病例；继发者可见于很多疾病，如肾盂肾炎、药物性或中毒性肾病、甲状腺功能亢进、肾髓质囊性病、系统性红斑狼疮等。

(二)Ⅱ型(近端)肾小管性酸中毒

有原发性、继发性和一过性，原发性多为常染色休显性遗传；继发性可能由药物、镉铅铝汞等中毒、遗传性疾病、多发性骨髓瘤、肾小管间质性疾病等引起；一过性多为婴儿发生。

(三)Ⅲ型(混合型)肾小管性酸中毒

Ⅰ型与Ⅱ型肾小管性酸中毒并发存在的类型。

(四)Ⅳ型肾小管性酸中毒

病因主要有两种,一是醛固酮分泌减少,二是远端肾小管对醛固的反应减弱。

三、病理

由于原发性或继发性原因,导致远端肾小管排泌氢离子和小管腔液－管周间氢离子梯度功能障碍,导致尿液 pH＞6,净酸排泄减少。正常情况下,远曲小管对碳酸氢根离子的重吸收很少,排泌的氢离子主要与管中磷酸氢钠交换钠离子,形成铵根离子,不能弥散至细胞内,因此产生较陡峭的氢离子梯度。Ⅰ型 RTA 患者,不能形成或维持这个梯度,故使氢离子储积,进而影响到体内碳酸氢根离子的储备,血液中氯离子代偿性增高,发生高氯性酸中毒。

四、护理评估

(一)临床表现

1.Ⅰ型 RTA(远端型)

女性多见,多发病于 20～40 岁。主要表现为高氯性代谢性酸中毒及电解质紊乱而引起的系列表现。

(1)慢性高氯性代谢性酸中毒:临床上,通常在晚期才有典型的酸中毒表现,如食欲差、呕吐、深大呼吸及神志改变等。

(2)电解质紊乱:由于远端肾单位氢泵与皮质集合管氢、钾泵功能减退而导致酸中毒与低血钾。

(3)肾性骨病:肾小管性酸中毒可抑制对钙的再吸收和维生素 D 的活化,而引起高尿钙和低血钙,后者又可继发甲状旁腺功能亢进。因此,患者又可有低血磷及肾性骨病,患者常有骨痛、肾性骨折,小儿则可有骨畸形、侏儒、牙齿易松动、脱落。

(4)高钙尿、肾结石与肾钙化:由于大量排 Ca^{2+},极易发生钙沉着而形成肾结石和肾钙化、继发感染与梗阻性肾病。

(5)肾功能:早期即有尿浓缩功能障碍,再加上溶质利尿,因此,有的患者可以多尿、烦渴和多饮为最早症状,晚期肾小球功能亦受损而导致尿毒症。

2.Ⅱ型肾小管性酸中毒(近端型)

常见于幼儿期,少数患者随年龄增长可自行缓解,较多见于男性。主要表现为:

(1)高氯性代谢性酸中毒。

(2)一般患者低钾表现比较明显,而低血钙与骨病较轻。

(3)可同时有其他近曲小管功能障碍,如糖尿、氨基酸尿。

3.混合型 RTA(Ⅲ型 RTA)

指Ⅰ和Ⅱ两型混合存在,该型 RTA 在临床并无特殊重要性。

4.Ⅳ型肾小管性酸中毒(Ⅳ型 RTA)

Ⅳ型肾小管性酸中毒以高氯性酸中毒及持续型高血钾为特点。本型多见于老年人。临床常伴轻度肾功能不全、氮质血症,但阴离子正常,血氯升高,且酸中毒、高血钾程度与肾功能减退程度不相称。尿 NH_4^+ 降低,酸中毒时,尿可呈酸性,尿碳酸氢根离子排出不多。

（二）辅助检查

1.血液检查

查看电解质及血气分析的变化，如Ⅰ型 RTA 常引起低钾血症和高氯血症，Ⅱ型 RTA 可引起低磷血症，而Ⅳ型 RTA 常伴有高钾血症。

2.尿液检查

观察尿量及尿的酸碱度变化。

3.肾脏 B 超

肾脏呈弥散性损害。

五、治疗

（一）纠正代谢性酸中毒

可用枸橼酸钾和枸橼酸钠混合液，如复方枸橼酸合剂（Shohl 合剂）、Albright 合剂、枸橼酸合剂。

用量依血碳酸氢根水平及呼吸代偿能力、血 pH 综合判断，用药量应足以使血 pH 和二氧化碳结合力（CO_2CP）维持在正常范围。

（二）纠正骨质疏松

对儿童患者或骨质软化的成人患者，需给予钙剂和维生素 D。每日维生素 D 5000 单位，促进钙的吸收和加速骨质恢复。需定期监测血钙水平，以防发生高钙血症。还可肌内注射苯丙酸诺龙，以利骨质成长。

（三）消除结石

远端 RTA 往往发生多发肾结石，对于较大结石、估计不能自行排出或引起梗阻的结石，可做体外冲击波碎石治疗。

（四）中医、中药

可按肾阴虚或肾阳虚辨证施治，应用六味地黄丸、金匮肾气丸、桂附地黄丸等。

六、护理问题

（一）体液不足

体液不足与疾病所致多尿有关。

（二）活动无耐力

活动无耐力与本病造成的肾性骨病、骨折或手足抽搐有关。

（三）潜在并发症

严重电解质紊乱造成的急性或慢性肾功能不全、骨病、肾结石等。

（四）知识缺乏

缺乏与疾病相关的知识。

七、护理目标

1.维持体液、电解质及酸碱平衡，使患者不发生脱水症状。

2.治疗原发病，使患者不影响日常活动。

3.积极治疗疾病，延缓肾小管功能进一步损伤与恶化。

4.学习掌握本病知识，了解遵医嘱服药的意义及必要性。

八、护理措施

(一)一般护理

1.肾小管性酸中毒严重者,需卧床休息,必要时,予以吸氧、镇静等护理。如发生低血钙引起手足抽搐,在遵医嘱用药的同时,应严格卧床以免摔伤。

2.做好低钾、低钙等电解质紊乱及代谢性酸中毒的病情观察。

3.准确记录出入量:出入量是反映机体内水、电解质、酸碱平衡的重要指标,可直接反映患者病情变化。

4.做好各项化验检查:各项化验检查为病情诊断提供良好的依据,所以应正确收集血、尿等各种标本,及时送检。

(二)饮食护理

保持电解质、酸碱度的平衡,维持营养物质的摄入,对于恶心、呕吐的患者,要及时服用止吐药物,同时可给予清淡易消化饮食。

(三)病情观察

1.观察低血钾表现,如有无恶心、呕吐、肌无力和软瘫、腹胀等表现,应给予相应的护理。

2.观察低钙的表现,如骨痛、抽搐、骨发育不良等表现。

3.观察尿量及尿酸碱度的变化。

4.观察患者神志、体温、脉搏、呼吸、血压、大小便及用药后的反应,这些情况既可提示疾病进展,又利于发现病情异常变化。

(四)心理护理

由于本病的并发症较多,应主动与患者进行沟通,详细讲解疾病的发病机制及预后情况,消除患者恐惧等不良情绪,以便能积极配合诊断、治疗和护理。还要及时与患者家属沟通,有利于患者得到更多关心和支持。

(五)健康教育

1.肾小管性酸中毒患者的酸碱失衡,尿素可从唾液腺、汗腺排出,在皮肤上沉着,引起口臭、口腔溃疡,所以在加强口腔及皮肤护理的同时,应做好卫生宣教,注意个人卫生。

2.肾小管性酸中毒易反复发作,要做好卫生宣教及出院指导。让患者合理安排饮食起居,避免上呼吸道感染及其他部位的感染,并加强锻炼,增强机体抵抗力。

第十七节　急性间质性肾炎

一、概述

急性间质性肾炎(AIN)又称急性肾小管间质性肾炎,是一组临床出现急性肾损害、病理以肾间质炎细胞浸润及水肿为主要表现的肾脏病。根据病因可分为药物相关性 AIN、感染相关性 AIN 及自身免疫性 AIN。

二、病因

急性间质性肾炎的病因多样,大致有药物过敏、感染相关、肾移植急性排异反应、系统性疾病伴发等几种。

(一)药物相关性急性间质性肾炎

药物过敏是导致 AIN 最常见的原因,常见的致病药品有抗生素、利尿剂和制酸剂等,用药后可能出现肾功能下降及肾小管功能损害。

(二)感染相关性急性间质性肾炎

肾脏局部感染和全身感染均可引起急性间质性肾炎,肾脏感染主要见于肾盂肾炎和肾结核;全身感染主要由于细菌、真菌和病毒感染。

(三)自身免疫性急性间质性肾炎

结节病、干燥综合征、系统性红斑狼疮等自身免疫性疾病均可能引起自身免疫性急性间质性肾炎。

三、病理

各种急性间质性肾炎存在几种基本病理变化,一是间质水肿和炎症细胞浸润,二是小管病变,三是肉芽肿形成。光镜下病变主要在肾间质及肾小管,肾小管上皮细胞退行性变,肾小球与肾血管可以正常。电镜显示,在病变早期可见细胞肿胀、空泡变性、线粒体肿胀、近端小管刷状缘脱落。在进展的病例可见小管细胞变扁平并伴有膜撕裂、萎缩、变性。当非甾体抗感染药同时引起肾小球微小病变型肾病时,还可见肾小球脏层上皮细胞足突广泛融合。

四、护理评估

(一)临床表现

1.药物相关性急性间质性肾炎

主要表现为突发的肾小球滤过率下降,血清尿素氮、肌酐进行性增高,可伴有恶心、呕吐、消瘦、疲乏无力、发热、皮疹、关节痛等症状。伴或不伴有少尿,血压多正常。发热、皮疹、嗜酸性粒细胞增多称为三联征。

2.感染相关性急性间质性肾炎

有原发病的临床表现,如发热、寒战、血白细胞增多等感染中毒症状或午后低热、盗汗、食欲差等结核中毒症状,以及感染部位的症状。如果是肾脏局部感染,则有腰、背痛和肾区叩痛。其他症状同上。

3.自身免疫性急性间质性肾炎

主要是原发病的表现,原发病的表现随着病种的不同而迥异,肾脏病变也不同,因此临床表现差异大,但是多有间质性肾炎的临床表现。

(二)辅助检查

1.尿液检查

一般为少量蛋白尿、无菌性白细胞尿、嗜酸性粒细胞尿(>5%)、肾性糖尿、低渗尿。

2.血液检查

肌酐和尿素氮增高、高钾、高氯等电解质紊乱,代谢性酸中毒等,菌血症时,血培养阳性。

3.B超检查

肾脏呈正常大小或体积增大,皮质回声增强,同于或高于肝脏回声。

4.病理学检查

肾间质水肿伴灶性或弥散性炎细胞浸润,肾小管可有不同程度的退行性变,肾小球和肾血管正常或病变较轻。

五、治疗

(一)药物相关性急性间质性肾炎

治疗原则为去除病因,支持治疗以防治并发症,以及促进肾功能恢复。

1.一般治疗

应力争去除病因,首先停用相关药物或可疑药物,避免再次使用同类药物。支持治疗主要在于对急性肾衰竭及其并发症的非透析治疗措施或透析治疗,主要目标是改善症状并减少并发症。

2.特殊治疗

如果停用致病药物数周后,患者的肾功能未能得到改善、肾衰竭程度过重且病理提示肾间质弥散性炎细胞浸润或肾脏病理显示肉芽肿性肾间质肾炎者,有必要早期给予糖皮质激素治疗,常可获得利尿、加速肾功能改善的疗效。

(二)感染相关性急性间质性肾炎

针对可疑病原体给予积极抗感染及支持治疗最重要,对重症呈少尿或无尿型急性肾衰竭表现或伴有多器官衰竭,应按急性肾衰竭治疗原则给予替代治疗。

(三)自身免疫性急性间质性肾炎

特发性急性间质性肾炎的治疗主要是支持治疗和免疫抑制治疗。对病情较重者及伴有肉芽肿的特发急性间质性肾炎,应早期应用中等剂量的激素治疗,必要时,可考虑给予甲泼尼龙冲击治疗。若无效或停药后复发,则可考虑应用其他免疫抑制剂(如环磷酰胺或环孢素等)治疗,仍可获得满意疗效,但需要特别注意监测这些药物的不良反应。

六、护理问题

(一)体液过多

体液过多与肾小球滤过率下降、水钠潴留有关。

(二)有电解质和酸碱失衡的危险

电解质和酸碱失衡与肾小管功能异常有关。

(三)有感染的危险

感染与贫血、抵抗力下降有关。

(四)有皮肤完整受损的危险

皮肤完整受损与高度水肿有关。

(五)知识缺乏

缺乏疾病预防及用药相关知识。

(六)潜在并发症

急性肾衰竭等。

(七)体温过高

体温过高与身体受到感染有关。

七、护理目标

1.体液平衡,表现为水肿消退、尿量增加、尿分析结果正常。

2.电解质和酸碱平衡,表现为血液生化指标正常,呼吸平稳。

3.避免及减轻肾实质的损伤,防止肾衰竭。

4.避免全身或局部的感染。

5.皮肤完好无损。

6.学习掌握疾病相关知识,了解疾病过程和治疗方案。

八、护理措施

(一)一般护理

卧床休息,水肿明显者,给予无盐饮食,水肿减轻后,给予低盐饮食,饮食应易消化、富含维生素。出现急性肾功能不全者,限制蛋白入量、给予优质蛋白、维持营养状态。

(二)心理护理

鼓励患者表达自己的想法,适时给予心理支持,对焦虑紧张的患者给予心理疏导。

(三)治疗配合

针对病因治疗,如药物过敏所致的急性间质性肾炎,应该找到致敏药物,并立即停用,可以应用糖皮质激素,同时加强支持治疗,必要时,给予透析支持治疗。尽量减轻肾功能受损,加速肾功能的恢复。如感染引起的急性间质性肾炎,应控制感染,预防出现医院内感染,提供安静、舒适的环境。

(四)用药护理

停用致敏药物,慎用对肾功能有影响的药物,纠正酸碱和电解质平衡紊乱,治疗并发症。

(五)心理-社会因素与健康教育

应尽快明确病因,即刻停用致病药物,经适当治疗后,肾功能可以部分或完全恢复。但由于起病病因、治疗病程长短、肾功能受损程度、间质浸润和纤维化情况及治疗及时与否均可影响肾功能的恢复时间和程度,而且肾功能的恢复还取决于多学科的协作和综合治疗的措施。因此,帮助患者掌握本病知识,对健康人群宣教用药常识,与社区医护人员相互支持、通力协作,非常重要。

第十八节　慢性间质性肾炎

一、概述

慢性间质性肾炎是由不同病因引起的一组以肾间质纤维化及肾小管萎缩伴慢性炎细胞浸润为主要病理表现的临床病理综合征,又称慢性肾小管间质性肾炎。

二、病因

引起该病的原因较多,常见的有药物、重金属、放射线、血管疾病、尿路梗阻、代谢疾病、免疫疾病、肉芽肿病、感染、血液病、遗传病等。

(一)微生物感染引起的慢性间质性肾炎

大尿流动力学出现异常的情况下,容易出现尿路的感染,慢性非梗阻反流性肾盂肾炎是导致慢性间质性肾炎的常见原因。

(二)中毒引起的慢性间质性肾炎

引起中毒性慢性间质性肾炎的原因有很多,包括止痛剂、某些化疗药物、重金属、放射线等因素。

三、病理

在慢性间质性肾炎的晚期,肾脏缩小,外形不规则,见多发的瘢痕,经常存在两肾不等大。光镜下,间质呈典型的慢性炎症变化,主要见淋巴细胞、浆细胞和成纤维细胞。有大量的胶原和含黏多糖的基质沉积。肾小管细胞萎缩、扁平,肾小管外形扭曲,常见管腔扩张,内含嗜酸性管型。

肾小管基底膜特征性增厚。疾病后期,肾小球受累,周围绕以纤维组织,最后肾小球发生纤维化和透明样变。

四、护理评估

(一)临床表现

1.微生物感染引起的慢性间质性肾炎

慢性非梗阻反流性肾盂肾炎多见于儿童,排尿或膀胱充盈时有腰痛,排尿间歇短而尿量多,并发感染时有肾盂肾炎发作。另外,还有肾小管功能障碍的临床表现,如尿液酸化功能、浓缩功能障碍,早期一般无水肿。

2.中毒性慢性间质性肾炎

止痛剂中毒者,以年轻女性多见,长期服用止痛剂后出现肾小管功能受损;化疗药物中毒者,表现为化疗后出现蛋白尿和肾功能改变;重金属中毒后出现肾小管功能损害、锂中毒可以出现肾性尿崩症、铅中毒除了全身表现外,在肾脏表现为肾小管功能失常、肾性糖尿、氨基酸尿、蛋白尿、管型尿及尿铅排量增加等。

(二)辅助检查

1.尿液检查

蛋白尿、红细胞和白细胞尿,感染时有脓尿、糖尿、低渗透尿等。

2.血液检查

代谢性酸中毒、低钠、低钾等。

3.病理学检查

肾间质纤维化,肾小管和肾血管萎缩。

4.影像学检查

微生物感染引起的慢性间质性肾炎可见病侧肾盂肾盏腔增大,输尿管扩张,肾皮质区变薄;止痛剂性肾病的 X 线表现为戒指征或环形影,铅中毒者骨,X 线表现有骨硬化现象。

五、治疗

(一)尿路感染

对于细菌感染引起的慢性间质性肾炎应用抗生素,抗感染用药时,注意细菌敏感性的变化、用量和疗程,并根据肾功能状态调整药物用量,尽量选择对肾脏毒性小的药物。

(二)镇痛剂性肾病

早期诊断至关重要,作出诊断后,即应停止服用有关药物,减少非那西汀投放量,有助于预防本病的发生。

(三)梗阻性肾病

根据梗阻的病因解除梗阻,同时控制感染并保存肾功能。

(四)中毒性肾病

干药物引起的中毒性肾病,应停用该药,重金属引起的中毒性肾病,应减少接触并用解毒药。

六、护理问题

(一)有生命体征改变的可能

生命体征改变与疾病严重程度有关。

(二)饮食习惯与摄入量改变

饮食习惯与摄入量改变与肌酐的升高引起的消化功能紊乱有关。

(三)恐惧

恐惧与慢性疾病引起的全身不适有关。

(四)健康维护能力降低

健康维护能力降低与滥用药物或重金属慢性中毒引起的机体功能改变有关。

(五)知识缺乏

知识缺乏与缺乏疾病治疗和护理知识有关。

七、护理目标

(1)通过治疗维持正常生命体征。

(2)纠正营养不良,改善机体一般情况。

(3)患者不安情绪得到缓解。

(4)患者的病情变化得到及时的评估和处理。

(5)患者得到全面的、系统的健康维护。

八、护理措施

(一)一般护理

卧床休息,提供安静、舒适环境,给予优质蛋白、高营养、低盐饮食。

(二)心理护理与治疗配合

护士应了解患者及家属对该病的认知程度,及时提供各种治疗信息,帮助患者树立对治疗的信心,积极参与检查和治疗,保证治疗和护理的连续性,做好心理关怀,创造舒适的休息环境,减轻和控制症状,增加患者的生活乐趣。

(三)用药配合

对有尿路感染的患者,选用敏感的抗生素。对有尿路梗阻的患者,在控制感染后应手术解除尿路梗阻。寻找引起肾功能恶化的原因,通过治疗减缓肾功能的下降。

(四)健康指导

指导患者应用正确的饮食方法,改进一些不良的生活习惯,避免肾损害因素,定期检查,了解肾功能的情况。告知患者避免长期应用止痛药;对进行化疗的患者,在化疗期间密观察肾脏功能改变;对于接触重金属者,应定期检查肾脏功能,以了解是否存在重金属引起的肾脏病变。如果出现肾脏病变,应该立即停止应用止痛药或化疗药,脱离重金属环境。

第十九节 血液透析技术及护理

一、血液透析基本原理

血液透析治疗是指血液经由半透膜(人工肾),利用弥散、对流等原理清除血液中的溶质与水分,并向体内补充溶质的方法,以达到清除体内代谢废物或毒物,纠正水、电解质与酸碱失衡的目的。血液透析治疗的基本原理有弥散(diffusion)、超滤(ultrafiltration)及吸附(adsorption)等。

(一)弥散

1.基本概念

溶质依靠浓度梯度从浓度高的部位向浓度低的部位自由扩散的跨膜转运方式叫作弥散。溶质的弥散作用乃遵循 Fick 定律,在人体常温下主要与溶质分子量大小呈负相关。在血液净化治疗中,溶质的弥散量主要取决于溶质浓度梯度、分子量大小及透析膜的有效弥散面积。

2.影响弥散清除效率的因素

(1)溶质的浓度梯度:弥散是溶质分子的随机跨膜运动,而溶质的跨膜转运速率取决于溶质与两侧膜壁的碰撞频率。碰撞频率与膜两侧溶质的相对浓度密切相关。膜两侧溶液中的特定溶质浓度梯度越大,该溶质从高浓度的溶液侧到低浓度溶液侧的净转运速率也越快,其弥散清除效率就越高。

(2)溶质的相对分子质量:由 Fick 弥散系数决定了溶液中的分子转运速率与分子量呈负相关。因此,溶质的分子量越大,其跨膜转运速率以及与膜壁的碰撞频率越低。

(3)膜的阻力:膜的阻力包括膜两侧液体滞留层所造成的阻力与膜本身的阻力。透析器膜的厚度、结构、孔径及面积的大小和膜所带的电荷等决定膜的阻力。膜的结构如孔道的弯曲程度、彼此间有无交通影响膜的阻力。受膜电荷和膜的亲水性、疏水性影响,膜上吸附的蛋白质可影响中、大分子清除效率。

(4)透析器效率:①衡量透析器效率的指标称为透析率(dialysance),反映了在一定的血液流速条件下,透析器清除溶质的量(mmol/min 或 mg/min)。但在临床实践中,我们常用透析器的溶质清除率来代替透析率以比较各种透析器的效能。与透析率的概念有所不同,清除率定义为超滤为零时,单位时间内自血液清除的某种溶质量除以透析器入口处的该溶质的血浓度,并以容量速率(mL/min)表示。②透析器的膜面积影响单位时间内溶质的清除率,尤其是小分子物质的清除率。目前通过检测透析器总的纤维束体积(TCV)来反映其残留的有效透析面积,其测定值也是判断透析器是否重复使用的先决条件。当TCV<80%原血容量时,认为透析器不适宜复用。③透析膜的超滤系数(Kuf)、透析器的尿素转运面积系数(KoA)等也直接影响弥散清除效率。

(5)血液与透析液流速:普遍认为,高血液流速和透析液流速有利于溶质的跨膜转运(即溶质的弥散、对流清除)。根据流体力学原理,当血液与透析液低流速时,易在膜表面上产生滞留液体层从而增加膜厚度和降低膜表面的有效浓度梯度,故而能阻碍溶质分子的跨膜清除。因此,增加血液与透析液流速可最大限度地保持溶质的浓度梯度差,降低滞留液体层的厚度,减少膜的阻力。其中,血液流速对溶质、水清除的影响比透析液流速更加明显。一般情况下,透析液流速应为血液流速的两倍,最有利于溶质的弥散清除。目前,国内普遍采用的血液流速在200～300mL/min,透析液流速为500mL/min。

(二)超滤

1.基本概念

溶质通过跨膜转运的第二种机制是超滤,是指水分在静水压和渗透压的驱动下发生的跨膜转运,发生超滤时,溶于水中的溶质将受牵带作用随水一起清除,形成对流过程。反映溶质在超滤时被滤过膜清除的指标是膜的筛选系数(sieving coefficient,SC),即超滤液中某溶质的浓度除以血液中的浓度。因此,利用对流清除溶质的效果主要由两个因素决定,即超滤率和膜对此溶质的SC,并遵循Starling定律。

2.影响超滤清除效率的因素

(1)跨膜压(transmembrane pressure,TMP):透析器内血液间隙与透析液间隙的液体平均压力之差为跨膜压。跨膜压为超滤的主要动力,水在压力差作用下的跨膜移动称为超滤。目前,临床所用的透析器能承受的TMP一般为53～80kPa。透析膜两侧的静水压决定超滤的速度,透析膜对水的通透性大小取决于孔径和厚度,常用超滤系数(Kuf)来表示。需要注意,商家标明的Kuf值是体外实验数据,在体内实际值往往低于实验值的5%～30%。

(2)渗透压:渗透压由透析膜两侧溶液中溶质的颗粒数多少决定,水分向溶质颗粒数多的一侧流动,同时也牵带溶质跨膜移动。随水分移动后膜两侧的溶质浓度相等时,渗透超滤也停止。因此渗透超滤的作用通常是暂时性的,相对于液体压力,其对超滤的影响很小。

(3)膜的特性:注意每批生产的膜性质不尽相同,此外温度、湿度均影响超滤性质。

(4)血液成分:血浆蛋白浓度、血细胞压积以及血液黏滞度都对超滤率有影响。

(5)液体动力学:在血液流经透析器时,膜表面的切变力或浓度梯度的变化对超滤产生影响。

(6)温度:在高通量血液透析或血液滤过时,温度与超滤率呈直线关系。

(三)吸附

通过正负电荷的相互作用使膜表面的亲水性基团选择性吸附某些蛋白质、毒物及药物[如β_2微球蛋白(β_2MG)、补体、内毒素等]以达到膜的吸附清除作用。必须指出的是,在透析治疗中,迄今所有透析膜的吸附清除作用是非特异性的,且十分有限,一些研究证实(如 AN69)仅为对流清除量的 15%～17%即达到饱和状态,膜吸附蛋白质后可使溶质的对流清除率降低。因此理论上,吸附作用越强的膜不宜再复用。由于这类滤器价格相对昂贵,目前还不能常规作为尿毒症患者的长期治疗方法。

二、血液透析常见种类

血液透析(HD)是慢性肾衰竭患者的主要治疗手段之一。虽然近十年,透析设备的不断更新和新的透析方式不断出现及应用于临床,血液透析基本治疗模式仍可根据透析膜的超滤系数(Kuf)指标大体上分为两大类:低通量血液透析和高通量血液透析。

(一)低通量血液透析

使用 Kuf≤15mL/(h·mmHg)的透析膜进行血液透析,可称为低通量血液透析,低通量膜的共同特点是以弥散清除小分子物质为主。

1.标准的血液透析也称传统血液透析

仍是目前临床上使用最普遍的一种透析方式。其基本要求如下。

(1)透析器:透析膜 Kuf≤15mL/(h·mmHg),膜面积通常为 1.2～1.5m^2。

(2)血液流速:血液流速多取干体重(kg)的 4 倍数值,通常为 200～300mL/min,成年透析患者应＞180mL/min。

(3)透析液:一般采用碳酸氢盐透析液,其流速为血液流速的 2 倍,通常是 500mL/min。

(4)透析时间:根据残余肾功能(Kru)确定。Kru＜2.5mL/min,每周透析 3 次,每次 4h;Kru≥2.5mL/min,每周 2 次,每次 4h。

标准血液透析治疗方式是以弥散清除小分子溶质或毒素为主的一种传统透析模式,是大多透析患者赖以生存的主要肾脏替代疗法。在临床实际应用中,标准血液透析又分为诱导期透析和维持性透析两个阶段。诱导期透析是指尿毒症患者最初接受透析治疗的一段时间,目的是使从未接受透析的尿毒症患者过渡到平稳的透析阶段,以期减少急性透析并发症,使患者顺利进入标准维持性血液透析阶段。诱导期透析原则是:①循序渐进,开始可选膜面积为1.0～1.2m^2 的透析器。②血液流速以 150～180mL/min 为宜,透析液流速可不变或相应减少。③透析治疗时间为 2～5h。④为弥补单次透析剂量的不足,在诱导透析阶段应以增加透析频率为首选,每周不低于 3 次,可隔日 1 次甚至每日短时日间透析。⑤控制超滤,成人总量控制在 800mL 以内。

2.高效血液透析

所谓高效血液透析方式在国外完全是针对一部分体形硕大的透析患者而开发并用于临床的,在这部分透析患者中因其尿素氮分布容积增大,若仍采用标准血液透析治疗,Kt 相对不变,必导致 Kt/V 下降,透析不充分。为了提高血液透析的效率,选用大表面积(＞1.5m^2)的透析器,同时提高血液流速(＞300mL/min)和透析液流速(＞700mL/min),以达到小分子尿素氮(BUN)被充分清除(＞200mL/min)的目的。在实施高效血液透析时需注意以下几点。

(1)透析器:通常采用膜面积≥1.5m^2 和尿素转运面积系数(mass transfer urea coefficient,KoA)＞600mL/min 的透析器。其中 KoA 实际上是指膜的尿素氮清除率(Ko)与膜表面积(A)相乘的值,理论上,透析器使用表面积越大者,膜的尿素氮清除效果越好。研究证实,当膜表面积＜0.8m² 的透析器,在血液流速由 200mL/min 增加到 500mL/min,则尿素氮清除率则只增加 50mL/min。但表面积＞1.5m² 的透析器,在血液流速由 200mL/min 增加到 500mL/min,则尿素氮清除率可增加 150mL/min,相差 3 倍。同样的,如果加快透析液流速,由 500mL/min 增快到 1000mL/min,在表面积＜0.8m² 的透析器,其尿毒清除率只增加 10%;相反的表面积＞1.5m² 的透析器,其尿毒清除率则可增加到 15%。

(2)高血液流速:血液流速较透析液流速对尿素氮的清除影响大,增快血液流速较增快透析液流速所获的清除效率更高。国外报道,高效血液透析要求其血液流速须至少＞300mL/min 以上,但国内由于担心加重透析患者的心血管不稳定性,而很少达到。事实上,成人动静脉血管的血液流速每分钟会有 500～1000mL,因此血液流速增加到 300mL/min 以上,应不至于产生心脏的负荷。高血液流速依赖良好血管通路,并依照不同流速采用较粗的针头,同时注意校正透析机血泵实际与显示流速的不同。血液流速加快,则会造成血泵之前的管路产生负压,如果有管路连接不紧密,或管路裂缝,或连接静脉输液的管路因输液完毕而放空,都容易使空气进入管路中,造成空气栓塞,使治疗发生意外。对于治疗中感觉心脏确有不适的透析患者,应对其评估后再继续进行高效血液透析。

(3)再循环率:高血液流速的另一问题是透析治疗时的再循环率会随着升高,如此会抵消透析治疗的有效率。导致体外血流再循环率的最主要原因是透析器的血流速率大于动静脉血管的血流速率,包括动静脉血管狭窄、患者低血压或心搏出量不足、双针穿刺位置太接近(3～5cm)或反位穿针。据报道:股静脉双腔导管的再循环率(18%～38%)较颈静脉(＜10%)高,但如深插到髂内静脉(插至 19～24cm),则因血流量较大,再循环率(12.6%)会下降。尽管如此,加快血液流速增加的尿素氮清除率,仍远较增加的再循环率为高。

(4)透析液:采用碳酸氢盐透析液(35～38mmol/L)进行高通量血液透析时血压较为平稳。另外适度地保持透析液中的钠离子在 140～142mmol/L,电导度 14.0～14.2;或是加入糖分 100～200mg/dl 也可以增加血液的渗透压,加速组织中水分回流血管中,避免血压下降。

(5)带容量控制的透析机:为保障透析治疗的安全应使用能精确估计超滤率的容量控制型的透析机。

(6)透析时间:大多数透析时间 2.5～3.0h,每周 3 次。由于透析时间的长短直接影响着透析患者存活率,采用短时高效透析时,透析时间一定要绝对保证,并注意补足因透析治疗期间血压下降、呕吐、抽筋等处理所耗费的时间,以保证充分的透析治疗剂量。

(二)高通量血液透析

凡使用透析膜 Kuf＞20mL/(h·mmHg)的血液透析方式,称为高通量血液透析(high flux hemodi alysis,HFD)。

HFD 与高效率透析的技术要求基本一样,主要有两点。首先,透析器的选择上,HFD 使用高通量的透析器,膜有较大的孔径,可清除中、大分子的毒素,并在短时间移除大量水分及小分子毒素,既有对流也有弥散清除作用。而高效透析指高效低通,即 KoA＞600mL/min,而 Kuf 大多数＜15mL/(min·mmHg)的透析器,仍是以弥散清除小分子物质为主。其次是透析液的要求上,高效透析使用普通透析液,而 HFD 使用无菌、无致热源的超纯净透析液。因此,高通量透析可以是高效透析的一种,但高效透析不一定是高通量透析。如同传统的低通量透析器一样,高通量透析器目前市售也分为人工合成膜和纤维素膜两大类,包括聚砜,PMMA,AN-69,聚酰胺,三醋酸纤维素等。

由于高通量膜结构的特点,容易发生透析液反渗的现象,因此,高通量透析除对透析机相关配件要求较高外,还须使用超纯净透析液及水。以下几点需要注意。

1.透析机的消毒程序 每班透析结束后,须严格执行不同类型透析的消毒程序。

2.透析液的细菌污染与毒素 碳酸氢盐透析液的 B 液极易被细菌等污染。如自配 B 液,任何装 B 液的容器都需要严格的消毒,美国疾病控制中心(CDC)证实,如果容器不干净,倒入新透析液后的第二天,细菌即可长到 100000 菌落,内毒素可高达 20~30 内毒素单位(EU)/mL。

而以干粉罐连在透析机上,直接使用则纯净度较好。清洁碳酸氢盐透析液容器的方法:任何 B 液容器需要把残留的透析液倒干净,然后用反渗水反复冲洗,并将其倒立自然干燥,而且每周最少用 1%~3%伦拿灵消毒液消毒。

3.水污染 纯净的反渗水也是高通量透析所必备的条件。高品质的纯水其细菌培养须小于 10cfu/mL,内毒素浓度须小于 0.48eu/mL。因此,双重反渗膜或是一个反渗膜加上去离子设备进一步除掉各种重金属常是需要的。定期消毒维护透析水处理系统是保证高品质纯水所必需的。

4.透析液及水排放系统的污染 由于大量透析液、含氮废物、氨基酸等出现在排放管路中,容易引起细菌大量繁殖并产生生物膜,导致排放管路完全阻塞甚至倒流回到透析机中,引起严重污染。因此:①透析机及反渗水处理的排放管路要分开,以免透析排出液倒灌到透析机中。②每月至少一次用 0.5%次氯酸钠消毒排放管路,以预防细菌过度增生,导致生物膜堵塞。

临床研究显示,采用高效率透析及高通量透析的患者生存率较采用传统血液透析者好,死亡的相对危险平均减少 10%。其最主要原因在于增加了透析治疗剂量 Kt/V 所致,如果 Kt/V 由 1.2 增加到 1.4,则死亡的相对危险减少 30%~40%。

三、血液透析适应证与相对禁忌证

作为常规的肾脏替代治疗方法之一,血液透析应用于急慢性肾衰竭患者治疗的历史已久。相对于其他的血液净化治疗而言,其在非肾脏病领域的应用更加广泛。

(一)血液透析的适应证

1.急性肾衰竭

(1)无尿或少尿 2d(48h)以上,伴有高血压、水中毒、肺水肿、脑水肿之一者。

(2)血尿素氮(BUN)21.4~28.6mmoL/L(60~80mg/dL)或每日升高 10.7mmol/L(30mg/dL)。

(3)血肌酐(Scr)≥442μmol/L(5mg/dL)。

(4)高钾血症,K^+≥6.5mmol/L。

(5)代谢性酸中毒,CO_2结合力(CO_2-CP)≤13mmol/L,纠正无效。

2.慢性肾衰竭

Scr≥707μmol/L(8mg/dL);BUN≥35.7mmoL/L(100mg/dL);Ccr(内生肌酐清除率)≤5mL/min。并伴有下列情况者:

(1)出现心力衰竭或尿毒症性心包炎。

(2)难以控制的高磷血症,临床及 X 线检查发现软组织钙化。

(3)严重的电解质紊乱或代谢性酸中毒,如 $K^+ \geqslant 6.5mmol/L$,$CO_2-CP \leqslant 13mmol/L$。

(4)明显的水钠潴留,如高度水肿和较高的血压。

(5)严重的尿毒症症状,如恶心、呕吐、乏力等。

3.急性药物或毒物中毒

毒物能够通过透析膜析出且毒物剂量不大、与机体作用速度不太快的可进行透析。应争取在服毒后 8~16h 以内进行,以下情况应行紧急透析:

(1)经常规方法处理后,病情仍恶化,如出现昏迷,反射迟钝或消失,呼吸暂停,难治性低血压等。

(2)已知进入体内的毒物或测知血液中毒物浓度已达致死剂量。

(3)正常排泄毒物的脏器因有原发疾病或已受毒物损害而功能明显减退。

(4)合并肺部或其他感染。

4.其他

(1)难治性充血性心力衰竭和急性肺水肿的急救。

(2)肝胆疾病如肝衰竭、肝硬化顽固性腹腔积液、完全性梗阻性黄疸患者的术前准备。

(3)水、电解质紊乱,如各种原因稀释性低钠血症与高钾血症。

(4)免疫相关性疾病。

(二)血液透析的相对禁忌证

(1)老年高危患者,不合作的婴幼儿或精神病患者。

(2)严重心肌病变或心律失常不能耐受体外循环。

(3)大手术后 3d 内,或严重活动性出血。

(4)恶性肿瘤晚期导致肾衰竭。

(5)低血压或休克。

(6)脑血管意外。

四、血液透析技术操作流程

血液透析(HD)治疗是指血液经过半透膜,利用弥散、对流等原理清除血液中的有害物质与过多水分的方法,是最常用的肾替代治疗方法之一。血液透析技术是其他血液净化技术的基础,目前为止的任何血液净化技术都是在此基础之上发展起来的。

血液透析技术操作流程:物品准备→开机自检→安装管路及透析器→密闭式管路预冲→建立体外循环→血液透析→密闭式回血。

(一)透析器与管路安装、预冲

1.目的及意义

正确安装透析管路及透析器,将生理盐水注入透析管路及透析器,排尽透析管路及透析器内的空气、消毒液,为透析治疗做好前期准备。

2.操作步骤

(1)准备工作

1)物品:①血液透析器、血液透析管路。②生理盐水。

2)核对:①治疗前应核对 A、B 浓缩透析液的浓度、有效期。②检查 A、B 透析液连接。

(2)开机自检:打开机器电源总开关,不同透析机器按照要求进行机器自检。

(3)血液透析器和血液透析管路的安装原则:安装血液透析管路顺序按照体外循环的血流方向依次安装,连接透析器时按操作顺序逐一打开,一个小帽连接一个接头,以避免接头暴露时间过长,注意无菌操作。

1)检查血液透析器、血液透析管路、生理盐水袋有无破损、漏气,外包装是否完好,查看有效日期。

2)按照无菌技术操作,注意血液透析管路与透析器连接紧密,夹闭血液透析管路上应关闭的夹子。

3)将生理盐水、废液收集袋挂于输液架上。将生理盐水与动脉管路连接,废液收集袋与静脉管路连接。

(4)预冲原则:采用密闭式预冲。先预冲膜内,血流速 100mL/min,排净透析器膜内气体后,调至血流速 200～300mL/min,膜内预冲完成后连接旁路再预冲膜外。

1)启动透析机血泵 80～100mL/min,生理盐水先排净透析管路和透析器血室(膜内)气体。生理盐水流向为动脉端→透析器→静脉端。

2)待生理盐水到达静脉端时,将泵速调至 200～300mL/min,连接透析液接头与透析器上的透析液接口,排净透析器的透析液室(膜外)气体。

3)生理盐水预冲量应严格按照透析器说明书中的要求,使用适量的生理盐水进行预冲。

4)当使用湿膜透析器时,应避免将透析器内液体排空。首先将透析回路动脉端管路排气,充满液体后,停止血泵,与透析器连接,再开血泵继续预冲,防止空气进入膜内。

5)预冲生理盐水应直接流入废液收集袋中,废液收集袋放于机器液体架上,不得低于操作者腰部以下。冲洗完毕后根据医嘱设置治疗参数。

(二)血液透析开始的操作程序

1.目的及意义

血液透析可部分替代肾功能,清除代谢废物,调节水、电解质和酸碱平衡。

2.操作步骤

操作前应询问患者是否需要如厕,是否测量过体重、血压,是否取得了医师的治疗方案。

(1)操作流程:查对姓名、床号→血管通路准备→设置血泵流量 50～100mL/min→连接动脉端→打开血泵→连接静脉端→开始透析治疗→测量生命体征→记录参数。

(2)物品准备:碘附和棉签等消毒物品、穿刺针、无菌治疗巾、止血带、一次性手套、注射器、医用胶布、无菌透明敷料、透析液、抗凝血药物等。

(3)血管通路准备

1)动静脉内瘘穿刺:①检查血管通路:有无红肿、渗血、硬结,并摸清血管走向和搏动。②将治疗巾铺于患者预穿刺肢体下面,选择穿刺点后,用碘附消毒穿刺部位共 2 遍,消毒范围应为直径>6cm。③根据血管的粗细和血流量要求等选择穿刺针。④采用阶梯式、纽扣式等方法,成 30°左右穿刺,先穿刺静脉(顺血流方向),再穿刺动脉(逆血流方向或顺血流方向),妥善固定。⑤将透析动脉管路接口与动脉穿刺针连接,开启血泵 100mL/min。当血液沿透析动脉管路流至肝素注入管口时,根据医嘱推注首剂量肝素。在血液缓慢流动的过程中将管路及透析器中的生理盐水排出,待血液流入透析管路静脉空气捕捉室(静脉小壶)时,停止血泵,将透析静脉管路接口与静脉穿刺针连接。

2)中心静脉留置导管连接:①打开静脉导管外层敷料,患者头偏向对侧。②将无菌治疗巾垫于静脉导管下。③取下静脉导管内侧敷料,将导管放于无菌治疗巾上。④分别消毒导管和导管夹子,放于无菌治疗巾内。⑤先检查导管夹子处于夹闭状态,再取下导管肝素帽。⑥分别消毒导管接头。⑦用注射器回抽导管内封管肝素,推注在纱布上检查是否有凝血块,回抽量为动、静脉导管各 2mL 左右。如果导管回抽血流不畅时,认真查找原因,妥善处理,严禁使用注射器向导管腔内用力推注生理盐水,防止血栓的注入。⑧以下步骤同动静脉内瘘穿刺的步骤⑤。

(4)血液透析中的监测

1)体外循环建立后,测量血压、脉搏,询问患者的自我感觉,记录在血液透析记录单上。

2)操作自查:①按照体外循环管路血液流向的顺序,依次查对体外循环管路系统各连接处和管路开口处,未使用的管路开口应处于加帽密封和管夹关闭的双重保险状态。②根据医嘱查对机器治疗参数。③观察穿刺部位有无渗血、血肿,询问患者有无疼痛,穿刺针及血液回路是否固定良好。

3)双人查对:自我查对后,与另 1 名护士同时再次查对上述内容,并在治疗记录单上签字。

4)血液透析治疗过程中,每小时询问 1 次患者自我感觉,测量血压、脉搏。观察穿刺部位有无渗血,穿刺针有无脱出移位,并及时准确记录。

5)如果患者血压、脉搏等生命体征出现明显变化,应及时通报医师,随时监测并及时记录,必要时给予心电监护。

(5)注意事项

1)连接患者前要确保透析管路内无气泡,管路无扭曲。

2)透析管路动脉、静脉小壶处夹好夹子,盖好保护帽。

(三)血液透析结束的操作程序

1.目的及意义

将患者透析器及透析管路内血液回输患者体内,结束透析治疗。妥善处理血管通路,及时止血。

2.操作步骤

(1)操作流程:机器提示治疗结束→按确认键→设置血泵流量 50～100mL/min→回输动脉端血液→夹闭动脉端→打开血泵→回输静脉端血液→结束治疗→测量生命体征→妥善处理血管通路。

(2)物品准备:碘附和棉签等消毒物品、压脉带、一次性手套、生理盐水、医用胶布等。

(3)基本回血方法:推荐密闭式回血。

1)确认治疗完成,透析机进入回血程序。调整血液流量至 50～100mL/min。

2)打开动脉端生理盐水预冲侧管,关闭连接动脉穿刺针侧管路。用生理盐水将动脉侧管路内的血液回输到动脉壶。

3)关闭血泵,打开连接动脉穿刺针侧动脉管路,靠重力将残留在动脉侧管路的血液回输入患者体内。

4)夹闭动脉管路夹子和动脉穿刺针处夹子。

5)打开血泵,用生理盐水全程回血。回血过程中,使用双手轻搓转透析器,但不得用手挤压静脉端管路。当生理盐水回输至静脉壶,安全夹自动关闭后,停止回血。禁止将管路从安全夹中强制取出,防止发生凝血块入血或空气栓塞。

6)夹闭静脉管路夹子和静脉穿刺针处夹子。先拔出动脉内瘘穿刺针,再拔出静脉内瘘针,用压脉带或胶布加压包扎穿刺部位 15~20min,检查动、静脉穿刺针部位无出血或渗血后放松包扎。

7)整理用物,清洁、消毒机器。

(4)人工血管内瘘或直接动脉穿刺的回血方法

1)消毒用于回血的生理盐水瓶口。

2)准备无菌大针头,放置在机器顶部。

3)调整血流流量至 50~100mL/min。

4)关闭血泵。

5)夹闭动脉穿刺针夹子。

6)拧下穿刺针,将动脉管路与无菌大针头连接,插入生理盐水袋中。

7)同上"基本回血方法"的 5)~7)。

(5)注意事项

1)全程生理盐水回血。

2)回血过程中,禁止将透析管路从安全夹中强制取出。

五、血液透析常规护理

(一)血液透析前的护理

1.透析机的准备

开启血液透析机,检测血液透析机各部件工作状况,进入透析准备,连接透析浓缩 A、B液。

2.患者的评估

(1)患者病情的评估:了解患者一般情况,如神志、生命体征、透析时间、透析次数;询问并检查患者有无皮肤黏膜及胃肠道出血、便血,女患者要询问是否月经期;观察患者有无水肿及体重增长情况;患者原发病及有无其他并发症,如肿瘤、高钾血症、酸中毒等。

(2)患者血管通路的评估:检查患者是自体动静脉内瘘,还是移植血管,或是深静脉留置导管,或是未建立血管通路;检测内瘘通畅情况,穿刺肢或置管处皮肤有无红肿、溃烂、感染;如通路闭塞应通知医师进行通路修复处理;深静脉置管者检查缝线有无脱落,固定是否妥善,置管口有无出血、红肿或分泌物;未建立血管通路者评估外周血管条件。

(3)超滤量的评估:指导患者正确测量体重,掌握以患者体重变化为依据正确计算超滤量的方法。患者每次测量体重时须使用同一体重秤,并穿同样重量衣物,如患者衣物有增减应先将衣物称重后再与透析前、透析后体重相加减,计算当日超滤量。

(4)干体重的评估:干体重是患者目标体重或称理想体重,是指患者体内既无水钠潴留,也没有脱水时的体重,是在患者透析治疗结束时希望达到的体重。无尿肾衰竭患者均存在体液潴留,透析治疗要使患者达到干体重,往往需要经过几次透析后才能确定。干体重是动态变化的,与患者的精神状态、食欲改善、食量增加等因素也密切相关,故应注意根据患者具体情况给予修正。

3.护理准备

(1)物品准备:准备透析用相关物品,所有无菌物品必须在有效期内。透析器的选择应根据患者的透析方案确定。

(2)透析器及管路的冲洗准备:正确安装透析器及管路并检查连接是否紧密、牢固。按血液净化标准操作规程进行预冲。复用透析器冲洗前做好有效消毒浓度及冲洗后残留消毒液浓度检测方可使用。

(3)透析参数设定:根据医嘱正确设定患者的透析参数,如超滤量、抗凝血药、透析方式、透析时间、透析液温度,是否需要选择透析治疗方式,如钠浓度、序贯透析、超滤程序等。

(4)上机连接的护理

1)按血液透析上机操作流程连接血管通路与透析管路,开启血泵80～100mL/min。

2)连接好静脉回路后渐增血流量至该患者透析治疗医嘱规定的血流量200～300mL/min。

3)查对已设定透析参数是否正确。

4)核查整个血液体外循环通路各连接处有无松动、扭曲;透析管路上各侧支上的夹子是否处于正常开、闭状态;静脉压力监测是否开启;机器是否进入正常透析治疗状态。

5)妥善固定好透析管路,保持通畅。

(二)血液透析中的护理

1.严密观察巡视

(1)每30～60min巡视1次,根据病情每小时测量血压、脉搏并记录。

(2)观察患者穿刺部位或置管口有无出血、血肿。

(3)观察透析器、透析血管通路内血液的颜色变化,有无凝血。

(4)观察机器运转、超滤状况;观察跨膜压、静脉压变化,如有异常情况及早发现及早处理。

2.观察血压变化,发现问题及时处理

(1)血液透析患者治疗中低血压的发生,在透析治疗之初往往与心功能差或以往合并心脏疾病有关;经过透析治疗2h后患者血压降低往往与超滤量多、电解质改变有关。患者在治疗中发生低血压后,应正确分析原因酌情及时处理。

(2)透析中高血压的处理一般发生在治疗2h后,即经过治疗清除体内潴留水分后,血压仍无下降趋势时应遵医嘱给予降压药物。对于水、钠大量潴留的患者,降压药不宜给予过早,避免因血压降至正常后,患者不能耐受大量除水,给必要的超滤治疗造成困难。

3.随时观察患者心率、呼吸、神志及病情的变化

(1)观察患者心率与呼吸、神志的变化,每小时记录1次。心率的异常在每个透析时段均有发生,应注重它的突然变化或透析2h以后的改变及心电图改变。原有合并心脏疾病的心率异常,多发生在透析治疗开始;心功能代偿引起的心动过速,多在治疗第2～5h发生。

(2)呼吸与神志在透析治疗中一般无明显改变,只在危重患者治疗时或患者病情发生危重

变化时(如脑出血、低血容量性休克等)才可见到。

(3)在血液透析治疗中,护士应严密观察患者的病情变化、过敏反应和并发症的发生。最常见的并发症,按发生的频率排列为:低血压、恶心、呕吐、肌肉痉挛、头痛、胸痛、发热和寒战。

(4)在治疗开始及结束前测量体温。

(三)血液透析结束时的护理

1.回血护理

(1)血液透析结束时测量患者血压心率,观察并询问患者有无头晕、心慌等不适。

(2)回血时护士必须精力集中,严格按照操作规程进行回血,防止误操作造成出血和空气进入的不良事件。

(3)如患者在透析中有出血,如牙龈出血,在回血时按医嘱用鱼精蛋白中和肝素。

(4)如回血前伴有低血压症状,通知医师,回血后应再测量,并观察患者的病情,注意排除其他原因导致的血压下降,嘱患者血压正常后才能起床离开。如生活不能自理、老年人、儿童患者离开时,护士应给予协助。

(5)记录并总结治疗状况。

2.回血后患者止血处理

(1)内瘘患者穿刺点用无菌敷料覆盖。

(2)拔针时用 1.5cm×2cm 大小的纱布卷压迫穿刺部位。

(3)弹性绷带加压包扎止血,按压的力量以既能止血又能保持穿刺点上下两端有搏动或震颤。

(4)15～20min 缓慢放松,防止压迫时间过长内瘘阻塞。

(5)止血贴继续覆盖在穿刺针眼处 12h 后再取下。

(6)同时指导患者注意观察有无出血发生,若有出血发生,应立即用手指按压止血,同时寻求帮助。

(7)指导患者穿刺处当天保持干燥,勿浸湿,预防感染。

3.透析机的消毒保养

透析结束后每班护士根据要求对机器进行消毒、机器外表面清洁维护、更换床单位,避免交叉感染。

六、血液透析治疗的观察与处理

透析治疗中的护理观察和处理大体分为两类:对透析设备方面的观察与处理;透析患者的观察与护理。在实际操作中遇到问题,又存在着两者的交叉处理。前者为透析技术,操作不当会发生溶血、凝血、漏血、空气栓塞、血行污染等,其发生率低与技术操作的人为因素有关,在这方面主要是提倡护理人员工作责任心,遵守操作规程与熟练的操作技术相结合,防患于未然;后者为透析护理,如透析治疗中患者失衡综合征、血压异常、心律异常、发热、肌肉痉挛、免疫与过敏反应等的发生,与患者体质、机体对治疗耐受程度有关,其结果与护士工作经验,处理是否及时、正确、到位密切相关,两者均为透析治疗中护理工作重点和护理人员必须掌握的技能。

血液透析治疗过程中对患者的观察与血液透析治疗的原理密切相关。血液透析是利用特殊材料的半透膜制成中空纤维,血液运行在中空纤维管腔内,透析液运行在中空纤维管外,以透析膜将血液与透析液隔开,在血液与透析液逆向流动的过程中,通过透析、弥散、渗透、压力梯度等原理,清除患者体内滞留的中、小分子代谢产物及水、电解质,纠正酸中毒并补充患者体内缺乏的电解质,维持机体酸碱平衡及内环境的稳定。

应用半透膜及相关原理对患者血液进行净化的同时,在短时间内伴随患者体内大量代谢产物快速被清除,会引起患者血流动力学及机体内环境的改变。因此在透析治疗中应当注意观察透析治疗对患者的影响,观察患者生命体征、病情变化,及时处理突发事件是护士的主要责任。

血液透析中最常见的并发症为血压、心率的改变及失衡综合征的发生,对患者并发症的观察与护理措施如下。

(一)对患者血压的观察及处理

在血液透析治疗中最常见的并发症是高血压与低血压。

1.透析治疗中的低血压

(1)发生原因:透析开始血液被引入体外的血液回路内循环,使患者体内血容量减少(循环血量据透析器的大小而不同,约为 200mL),再经过透析 4h 的超滤和清除毒素使体内循环血量减少,血液渗透压降低。在血液透析治疗中,由于除水使患者血压有不同程度下降,真正需要进行处理的低血压发生率占 7.24%。肾衰竭患者的水钠潴留是普遍存在的,透析治疗前要求患者体重不超过干体重的 3%~5% 或透析期间每天体重增加不应超过 1kg。治疗中超滤速度过快,超滤量>1000mL/h 以上;超滤量过多>干体重 5% 以上,易导致血浆容量在短时间内急速下降,当下降程度超过机体耐受性,患者则会出现心率增快、血压降低、面色苍白、冷汗淋漓、四肢厥冷、恶心、呕吐等低血容量性休克的表现,严重者出现表情淡漠、嗜睡、抽搐、昏迷等。

引起低血压的原因还有血流动力学的改变对原有心脏疾病的影响。如老年、糖尿病透析患者多合并心脏疾病,尿毒症性心肌损害如心肌炎、心包炎等,在血容量降低心肌缺血时,均会发生心率的改变,甚至出现心力衰竭引起血压的降低。在观察中可见,由于心脏原因引起的血压变化最初是随心率的改变而升高和降低的。

引起低血压的原因还有低钠透析液使患者血浆渗透压降低,机温过高使外周血管扩张,使回心血量减少及患者体内电解质及酸碱平衡的改变,低氧血症、低蛋白血症、甲状旁腺功能减退、自主神经功能紊乱、动脉硬化等多种因素。归纳起来最常见的原因是:血容量降低、渗透压降低、超滤速度过快。

护理上观察极为重要,当患者血容量降低之初,表现为迷走神经兴奋如频繁打哈欠,由于心脏功能的代偿最早表现为心率增快。及早发现及时补充生理盐水,提高循环血量,及时停止超滤或减慢超滤速度,对防止病情恶化极为重要。

(2)处理措施:透析患者本身存在着水钠潴留高血压,随着透析超滤的进行,血压会逐渐下降。一般对逐渐血压降低只需注意观察,但对血压急剧下降,或血压下降伴随心率改变并有症状者,均应给予积极关注、适当处理。低血压的发生时间 70.37% 均发生在血液透析第 3h、第 4h,应引起特别注意。

1)严密观察血压变化,测量血压每 0.5~1h 一次,发现异常及时通知医生,必要时随时监测。

2)发现低血压后立即停止除水。

3)摇低床头使患者头低足高位。

4)补充血容量,遵医嘱给予生理盐水 100～200mL。

5)提高血浆晶体或胶体渗透压。10％氯化钠注射液 10mL,静脉注射;50％葡萄糖注射液 20mL 静脉注射;人血清蛋白 5～10g 静脉注射。

6)使用升压药物:生脉注射液 20～40mL 静脉注射或口服盐酸米多君片等。

7)症状缓解后重新设定除水量、减慢除水速度或停止除水。

8)安慰患者,待病情好转后针对患者进行健康教育,积极采取预防措施。

9)对回血前、后发生的低血压应教会患者如何保护和观察内瘘是否通畅。

(3)预防措施

1)改变治疗方法:对长期低血压患者可使用高钠透析液(氯化钠 140～145mol/L)或采用在线 HF、HDF 等方法,对大量水潴留的患者使用程序除水、单超或序贯透析。

2)劝告患者限制盐的摄入量,减少透析间期饮水量,防止饮水过多致使体重增长。

3)对患者干体重进行再探讨,根据心胸比值重新确定干体重的设定值,不要过度除水;去除患者特殊因素如有腹腔积液而实际外周水肿并不明显等情况。

4)指导患者在透析之后视血压实测值服用降压药物。

5)对易发生低血压的患者在透析过程中最好不要进食。

6)确定心功能状态,有无合并心肌炎、心包积液等。

7)纠正贫血,纠正低蛋白血症,加强饮食指导,增加蛋白质摄入量。

8)考虑使用血容量监测。

2.透析治疗中的高血压

(1)发生原因:在血液透析治疗中高血压的患者占 80％以上,与年龄无关。大体分为容量依赖型及肾素依赖型高血压,前者与水在体内大量滞留,血容量过多有关;后者与超滤后血容量降低刺激容量感受器,使肾素－血管紧张素系统功能亢进,末梢毛细血管收缩增强有关。还与升压物质相对清除过慢,浓度相对升高有关。

容量依赖型高血压多发生在透析治疗开始,随着体内潴留水分的大量被清除,血压逐渐下降,也有降至正常。肾素依赖型高血压则随着体内潴留水分的大量被清除,血容量降低刺激容量感受器,使交感神经兴奋肾素分泌增加,及血浆中儿茶酚胺浓度异常升高,引起外周血管收缩而使血压逐渐升高。这类患者多发生在治疗 2h 以后,患者会出现头痛、恶心、呕吐,严重者甚至在薄弱环节发生出血(如脑出血,患者还会出现意识障碍、昏迷等)。由于治疗中使用抗凝血药物,预后往往很严重。一般在收缩压达到 24kPa 时,应及时通报医师及时处理,防止脑血管意外等情况的发生。

(2)处理措施

1)患者发生高血压后应及时告知医生。

2)容量依赖型高血压的治疗方法为适当除水,将患者体重维持在干体重水平。过早的给予降压药物会造成血压降低后对大量除水的不耐受。

3)肾素依赖型高血压的处理一般是在 HD 治疗后 2h 给予降压药物,如硝苯地平 10mg 口服或卡托普利 12.5mg 口服等。

4)在回血前血压＞26.7/13.3kPa 时应慎重处理(延迟回血),应先使用降压药物,待血压下降至 24.0/13.3kPa 后再进行回血操作,血流量降低为 80mL/min 进行回血治疗。对老年患者,应注意防止脑血管意外的发生。

(3)预防措施

1)合理应用降压药物,观察患者降压药物的服用及疗效。

2)观察总结患者干体重控制情况。

3)指导患者低钠饮食,控制水的摄入量。

在血液透析治疗中对高血压与低血压的管理非常重要,是防止心脑血管并发症的重要方面并关系到患者的长期存活率与生活质量,应针对患者个体制订护理方案,观察患者服用降压药物的疗效,督促医生对患者降压药物进行调节。

血液透析患者的血压应维持在 18.7/12.0kPa 以下,但由于患者的情况不同,应根据患者不同的降压效果区别对待。如高龄及糖尿病肾病患者,合并血管病变、动脉硬化及缺血性心脏疾病等比较多,循环系统的调节功能低下,透析中易发生低血压或直立性低血压。

(二)对患者心律改变的观察与处理

(1)发生原因:在透析治疗中,部分患者主诉心慌、胸闷、气短,出现恶心、呕吐、心律失常、血压不稳定等情况。检查心电图可见心房颤动,室性/室上性期前收缩,窦性心动过速、过缓,右束支传导阻滞等多种表现。

在血液透析治疗中各种电解质及 pH 的改变,特别是钾离子、钙离子的浓度变化直接影响心肌收缩力。钙离子参与心肌兴奋－收缩耦联过程,心肌细胞膜上钙离子通透性增强时,钾离子通透性减弱,心肌兴奋增高,心肌收缩力加强心率加快,反之心率减缓。

血液透析开始时血液的引出及大量超滤后,循环血量的减少所产生的血流动力学的改变增加了心脏的负担,更加重了原有心脏疾病的心肌缺血症状,血容量的降低刺激交感神经兴奋,释放肾上腺素、去甲肾上腺素,产生儿茶酚胺的增加,刺激心肌细胞膜上的 β 受体使心肌兴奋性增强,收缩力增加,心搏加快,多种关联因素均可诱发心律异常。

透析患者由于高龄、糖尿病肾病及脂肪代谢的紊乱,使心血管并发症发病率高。在透析患者死因中,心血管疾病占第一位,应引起高度重视。在血液透析治疗中患者出现心律异常时应及时通报医师,及时按医嘱处理。

(2)处理措施

1)观察患者心率/心律变化情况,对病情严重者协助医生做心电图,必要时进行心电监测。

2)严格执行医嘱设定血液流量及除水量,并根据病情随时调整。

3)遵医嘱给予患者吸氧,及时准确使用药物,如硝酸甘油、丹参制剂、毛花苷 C、普萘洛尔等。

(3)预防措施

1)充分透析清除毒素,避免由于代谢产物的积蓄造成心肌的损害。

2)避免除水过多、过快造成的冠状动脉血流减少致使心肌缺血。

3)尽量减少血流动力学对患者心脏的影响,如减慢血液流量 150～180mL/min,使用小面积透析器,延长透析时间或改为腹膜透析。

4)合理控制血压。

5)改善贫血,应维持红细胞压积在 35～54。

6)防止透析治疗中低氧血症的发生,使用生物相容性好的透析器与适当吸氧。

7)加强饮食指导防止钾过多的摄入。

(三)对患者失衡综合征的观察与处理

(1)发生原因:肾衰竭患者代谢产物及电解质在体内大量积蓄,如钾、钠、氯、尿素氮、肌酐、肌酸等在血液中浓度很高,使血浆渗透压增高。由于血液透析治疗,短时间内代谢产物急被清除,导致浓度的迅速降低,血浆渗透压也随之降低。由于血-脑屏障,脑脊液中毒素的清除速度较血液慢,形成了渗透压差,使血液中的水分进入颅内而发生脑水肿。患者出现头痛、恶心、呕吐、烦躁不安、痉挛,严重者可出现意识障碍,称为失衡综合征。

(2)护理措施与预防

1)失衡综合征多见于尚未适应透析治疗的患者。为了避免失衡综合征的发生,对初次接受血液透析治疗的患者一般采用低效透析方法,包括减慢血流速度,应用面积小的透析器,短时间及每日连续透析的方法进行诱导。

2)提高透析液中的钠浓度,可在治疗结束前 1h 给予 50％ 葡萄糖注射液 20～40mL 静脉注射,提高患者血浆晶体渗透压,使患者能够适应透析治疗后再逐渐纳入常规透析。

3)发生失衡综合征时遵医嘱给予降颅压等对症处理。

(四)对患者免疫反应与过敏反应的观察与处理

(1)发生原因:当血液与透析膜接触时,某些膜表面上的游离羟基激活补体,产生补体片段 $C_{3a}C_{5a}$。这些致敏毒素在迅速返回体内时引发过敏反应。组胺的释放刺激皮肤瘙痒,细胞激肽的产生刺激体温升高,前列腺素使末梢血管扩张血压降低,同时对白细胞有异化作用,使白细胞沉积在肺静脉毛细血管床,不仅使肺血管内血液淤滞,而且血小板释放的血栓素使肺血管收缩形成肺动脉高压,影响肺泡扩张造成低氧血症。

在透析液被细菌污染情况下,内毒素可透过透析膜进入血液与蛋白结合,刺激单核细胞释放白介素、肿瘤坏死因子、细胞激肽等炎症物质,引起患者瘙痒、发热、哮喘、休克等。

过敏反应的发生与透析器及血液回路的生物相容性(如原材料、质量、消毒方式)及操作方法密切相关,也与治疗中用药、输血、输蛋白等诸多因素有关,并且还与患者本身是否是过敏体质及个体耐受性有关(如透析器首次使用综合征)。血液透析中过敏反应常常发生在治疗开始和用药、输血后,发现患者出现瘙痒、皮疹,应引起注意,特别是在治疗之初患者出现胸闷、呼吸困难应立即报告医师并做好抢救准备。

(2)护理措施

1)吸氧。

2)抗过敏药物的应用如地塞米松 5mg 静脉注射。

3)对症治疗的配合。

4)回血。

(五)对患者肌肉痉挛的观察与处理

(1)发生原因:血液透析治疗中超滤过多,使血容量降低血压下降。毛细血管收缩以补充血容量,使末梢微循环灌注量不足,组织缺氧。透析中钠的清除及使用低钠、低钙透析液,使电解质发生改变。酸碱平衡失调、长期透析患者卡尼汀(肉毒碱)丢失,均可使患者在治疗中出现肌肉痉挛。一般多以下肢发生的频率高,也有发生在腹部及上肢。

(2)护理措施

1)通常处理方法以血压变化决定,血压低以补液(如生理盐水 100～200mL 静脉注射),提高血浆晶体渗透压(如静脉给予高渗糖、高渗盐等)为主;血压无变化时以补充钙制剂(如静脉给予 10％葡萄糖酸钙)为主。

2)长期透析患者应补充卡尼汀(如静脉给予雷卡)。

3)给予局部热敷或按摩。

(3)预防措施

1)确认干体重的设定值是否正确,透析超滤量是否适当。

2)透析液中的钠浓度与钙浓度设置是否合理。

3)透析患者均存在不同程度的钙磷代谢异常,日常观察患者纠正钙、磷代谢异常的疗效,及时与医师通报非常必要。

(六)对患者体温异常的观察与处理

(1)发生原因:通常在透析治疗时患者体温无明显变化。但是血液透析患者本身存在中性粒细胞功能低下,淋巴细胞不仅功能低且数量少,使得透析患者细胞免疫与体液免疫均功能低下;常有患者自身存在感染,在透析治疗中发生体温升高的情况,多表现为寒战、高热。

体温升高还与透析相关因素有关:①直接因素:如透析器与血液回路在连接操作中被污染。②间接因素:如透析液有污染使内毒素过膜等引起血行的污染;在治疗中输血或血浆制剂等。另外,透析治疗中患者体温降低,往往由超滤量过多、循环末梢血管收缩及机温过低引起。

(2)护理措施

1)严格执行无菌操作原则,阻断感染途径,特别是连接透析器及回路、皮肤消毒等各个环节。

2)严格执行操作规范,如机器消毒和酸洗,防止污染与交叉感染。

3)患者自身合并感染者要遵医嘱应用抗生素。

(七)对患者体温异常的观察与处理

(1)发生原因:通常在透析治疗时患者体温无明显变化。但是血液透析患者本身存在中性粒细胞功能低下,淋巴细胞不仅功能低且数量少,使得透析患者细胞免疫与体液免疫均功能低下;常有患者自身存在感染,在透析治疗中发生体温升高的情况,多表现为寒战、高热。

体温升高还与透析相关因素有关:①直接因素:如透析器与血液回路在连接操作中被污染。②间接因素:如透析液有污染使内毒素过膜等引起血行的污染;在治疗中输血或血浆制剂等。另外,透析治疗中患者体温降低,往往由超滤量过多、循环末梢血管收缩及机温过低引起。

(2)护理措施

1)严格执行无菌操作原则,阻断感染途径,特别是连接透析器及回路、皮肤消毒等各个环节。

2)严格执行操作规范,如机器消毒和酸洗,防止污染与交叉感染。

3)患者自身合并感染者要遵医嘱应用抗生素。

4)物理降温或药物降温等对症处理。

5)对于体温降低在处理上可适当提高机器温度,纠正血容量不足,给予适当的热水袋及保暖处理。

第五章　手术室护理

第一节　手术常用无菌操作技术

一、手术室无菌技术操作原则

（一）目的

手术中的无菌操作是预防患者手术部位感染、保证患者安全的关键，也是手术成功的重要因素。所有手术相关人员必须充分认识其重要性，严格执行无菌技术操作原则，并且贯穿于手术的全过程。

（二）原则

1.凡参加手术人员要自觉严格遵守无菌技术操作。

2.手术医生、护士穿手术衣、戴手套后，双手不得低于腰、高于肩。

3.无菌桌单应铺4～6层，无菌器械桌单应下垂30cm以上，手术器械不能超出器械桌边缘以外。

4.手术人员更换位置时，应退后一步离开手术台，两人背靠背交换，不得污染手臂及无菌区域。

5.器械、物品应从手术人员的胸前传递，避免于身后或横向传递。

6.术中手术衣、手套被污染、破裂或疑似污染，均应及时更换。

7.手术开始后，各手术间无菌台上所有物品不得互相交换使用。

8.已打开但未使用的无菌器械包，超过4h，应重新灭菌。

9.未经灭菌、灭菌日期不清的物品和测试灭菌效果试纸未达到要求的物品，严禁使用。

10.术中尽量减少开关门的次数和人员的走动，限制参观人数。

11.加强无菌技术监督，坚持原则，发现违反无菌技术者，应立即制止并纠正。

二、手术室外科刷手的目的、方法及注意事项

（一）目的

1.去除手及手臂皮肤上的细菌。

2.预防患者手术部位感染。

（二）操作步骤

1.调节水温。

2.自来水冲洗手、前臂、上臂。

3.取灭菌手刷。

4.取刷手液：用肘关节按压刷手液瓶盖取刷手液5mL于手刷毛面。

5.刷手：指尖→指缝→手掌→手背→腕部（环形）→前臂→肘（环形）及肘上10cm，左右交

替(先左先右都可)。

6.刷子掷于污物桶内。

7.冲手:指尖向上,肘部处于最低位,由指尖至肘部,由上臂至肘部。

8.取擦手毛巾:抓取毛巾中心位置,勿触及其他毛巾。顺序:手掌→手背→腕部→前臂→肘部→肘上。

9.毛巾放至回收筐内。

10.涂抹消毒液:

(1)手和前臂:用额头或下巴按压消毒液瓶盖,左手接适量消毒液,消毒右手指尖,右手掌将消毒液均匀涂于左前臂,不超过刷手范围。

(2)左手接少量消毒液,按"六部洗手法"均匀涂于双手。

(三)注意事项

1.刷洗原则:先指后掌、先掌面后背面。

2.冲洗原则:在整个过程中双手应保持位于胸前并高于肘部,保持手尖朝上,使水由指尖流向肘部,避免倒流。

3.手刷一定要灭菌。

4.刷手时应控制水流,以防水溅到洗手衣上,若有潮湿,及时更换。

5.保持指甲及甲床的清洁,不留长指甲。

6.外科手消毒剂开启后应标明日期、时间,易发挥的醇类产品开瓶后的使用期不得超过 30d,不易挥发的产品开启后使用期不得超过 60d。

三、穿无菌手术衣的目的、方法及注意事项

(一)目的

1.防止手术人员身体及服装所带微生物感染患者。

2.建立无菌屏障。

(二)操作步骤

1.从器械台上拿取折叠好的无菌手术衣,面向无菌台站立,手提衣领,抖开。

2.两手提住衣领两角,衣袖向前,将衣展开,内侧面面对自己。

3.将衣向上轻轻抛起,双手顺势插入袖中,两臂前伸,不可高举过肩,也不可向左右伸开,以免污染。

4.巡回护士在穿衣者背后协助提拉衣内侧,并系住衣领后带和腰内带。器械护士带好无菌手套后松开腰前带,一端递与巡回护士所持的无菌持物钳,原地旋转,将左右两端系于腰部。

5.连台手术更换手术衣:由巡回护士协助,先脱去手术衣,再脱手套。涂抹消毒液后,穿手术衣。

(三)注意事项

1.穿手术衣时,应面向无菌台。

2.手术衣大小长短合适,要求无污染、潮湿、破损。

3.拿取手术衣时,只能触及手术衣的内面。

4.穿戴好手术衣、手套后,双手置于胸前,不可将双手置于腋下或上举过肩,下垂过腰。不

得离开手术间,不触及非无菌物品。

5.如有血液或体液污染应及时更换。

6.无菌手术衣的无菌区范围为肩以下、腰下及两侧腋前线之间。

四、戴无菌手套的目的、方法及注意事项

(一)目的

防止手术过程中皮肤深部的常驻菌随汗液带到手的表面

(二)操作步骤

1.戴手套法(建议采取手无接触戴手套法)

(1)掀开手套袋,捏住手套口的翻折部(手套的内面),取出手套,分清左右侧。

(2)显露右侧手套口,将右手插入手套内,带好手套。注意未戴手套的手不可触及手套的外面(无菌面)。

(3)用已戴上手套的右手插入左手手套口翻折部的内面(手套的外面),帮助左手插入手套并戴好。

(4)分别将左右手套的翻折部翻回,盖住手术衣的袖口。翻盖时注意已戴手套的手只能接触手套的外面(无菌面)。

(5)用无菌盐水冲去手套外面的滑石粉。

2.脱手套法

(1)用戴手套的手抓取另一手套腕部外面,翻转脱下。

(2)已脱手套的手指插入另一手套内,将其翻转脱下。注意保护清洁的手不被手套外面污染。

(三)注意事项

1.严格区分无菌面和非无菌面,未戴手套的手不可触及手套外面,已戴手套的手不可触及手套内面或未戴手套的手。

2.发现手套破裂或疑似破裂时应立即更换。

3.脱手套时,须将手套口翻转脱下,不可用力强拉手套边缘或手指部分。

4.洁净手术室须使用无粉手套。

5.感染、骨科等手术时手术人员应戴双层手套(穿孔指示系统),有条件内层为彩色手套。

五、铺无菌器械台的目的、方法及注意事项

(一)目的

1.建立无菌屏障,防止无菌手术器械及敷料再污染。

2.加强手术器械管理,防止手术器械敷料遗漏、遗失。

(二)操作步骤

1.器械护士将器械车放于手术间合适位置(距墙最少30cm以上),无菌器械包置于器械车中央。

2.检查无菌包名称、灭菌日期和标志、包布(或外包装)是否完整、干燥。

3.先打开无菌包包布一角,再打开左右两角,最后打开近身侧一角

4.外出刷手,涂抹消毒液。

5.用消毒的手直接打开内层包布,检查包内灭菌化学指示物。

6.器械护士再次涂抹消毒液,穿无菌手术衣、戴无菌手套。

7.巡回护士依次将手术所需用物放至在无菌台上;倒无菌液于无菌容器中,检查液体名称、浓度、有效期、瓶口有无松动、液体有无混浊、沉淀、变质(不可溅湿台面)。

8.器械护士整理敷料及器械,按手术使用顺序排列整齐,分类清晰,关节合拢,不超过台缘。

(三)注意事项

1.无菌操作时环境清洁,操作区域相对宽敞。

2.打开无菌包时,手与未消毒的物品不能触及包的内面,未经消毒的手臂不可跨越无菌区。

3.无菌器械台的铺巾保证4～6层,四周无菌单垂于车缘下30cm以上,并保证无菌单下缘在回风口以上。

4.手术器械台缘平面以下应视为有菌区,物品不可超过台缘。移动无菌器械车时,器械护士不可手握边栏,巡回护士不可触及下垂的手术布单。反垂落台缘平面以下的物品,必须重新更换。

5.术中接触胃肠道的器械、用物不能直接放回器械台面,应放于台面上固定的弯盘等容器内,避免污染其他无菌物品。

6.器械护士应及时清理无菌台上的器械及用物,以保持无菌器械台清洁、整齐、有序,保证及时供应手术人员所需的器械及物品。

7.各类物品放有定数,递出、收回均应做到心中有数。关闭体腔、缝合伤口前,必须清点器械、敷料、缝针,并做记录签名。

8.移动无菌手术台时,洗手护士不能接触台缘平面以下区域。巡回护士不可触及下垂的手术布单。

9.无菌包的规格、尺寸应遵循《医疗机构消毒技术规范》的规定。

六、器械传递法

(一)目的

提供给手术医师所有手术器械,正确持握和传递器械,适用手术操作。

(二)评估

1.人员站位距离是否合理。

2.器械是否完好。

3.其他辅助用物是否齐全。

(三)用物

需传递的器械、物品生理盐水。

(四)操作步骤

1.摆放器械和物品于器械台合适的位置。

2.护士持握器械和物品。

3.根据医师要求所需器械盒物品递于医师手中。

(五)注意事项

1.传递器械前、后应检查器械的完整性,防止缺失部分遗留在手术.部位。

2.传递器械应做到稳、准、轻、快,用力适度,以达到提醒术者的注意力为度。

3.传递方式应正确,术者接过后无须调整即可使用。

4.传递拉钩前应用盐水浸湿。

5.安装、拆卸刀片时,应注意避开人员,尖端向下,对向无菌器械台面。传递锐利器械时,建议采用无触式传递,预防职业暴露。

6.传递带线器械时,应将缝线与器械分开,以免术者接器械时抓住缝线,影响操作。

7.向对侧或跨越式传递器械时应从术者臂下方传递,避免影响术者操作,禁止从术者背后传递。

8.传递敷料时应检查其完整性,不夹带碎屑杂物等。需要时先浸湿,然后及时展开,成角传递。

9.传递器械时快递、快收,及时整理收回切口周围的器械,擦净血迹分类放置。

10.污染的器械应放入指定容器,不宜再用。

第二节 手术体位安置原则、
方法及常见体位并发症的预防

一、手术体位安置原则

1.参加人员

体位的安置由手术医生麻醉医生、巡回护士共同完成。

2.保证患者舒适安全

骨骼隆突处衬以软垫,以防压伤;在摩擦较大的部位衬以海绵垫、油纱或防压疮垫,以减小剪切力。

3.充分暴露术野

保持手术体位固定,防止术中移位影响手术,便于手术医生操作,从而减轻损伤和缩短手术时间。

4.不影响患者呼吸

俯卧位时应在胸腹部下放置枕垫,枕垫间须留一定空间,使呼吸运动不受限,确保呼吸通畅。

5.不影响患者血液循环

患者处于侧卧或俯卧时,可导致回心血量下降。因此,安置手术体位时应保持静脉血液回流良好,避免外周血液回流受阻,肢体固定时要加衬垫,不可过紧。

6.不压迫患者外周神经

上肢外展不得超过 90°,以免损伤臂丛神经;截石位时保护下肢腓总神经,防止受压;俯卧位时小腿垫高,使足尖自然下垂。

7.不过度牵拉患者肌肉骨骼

保持患者功能位,如麻醉后患者肌肉缺乏反射性保护,长时间颈伸仰卧位或颈部过度后仰可能会导致颈部疼痛;不可过分牵引四肢,以防脱位或骨折。

8.为防止发生体位并发症

在安置体位时,告知麻醉医生做好相应准备;移位时应动作轻缓,用力协调一致,防止体位性低血压或血压骤然升高以及颈椎脱位等严重意外发生。

二、常见手术体位安置方法

(一)仰卧位

适用于头部手术、颈部手术、胸部手术、四肢手术等手术体位的安置。安置时,上肢外展不得超过90°,约束带固定于患者膝关节上3～5cm,腘窝处垫一软垫,足跟部放置水囊。上肢不需外展者将其固定于身体两侧并安装护手板,以利于保护上肢及各种管道。

1.头部手术

(1)颅脑手术:安装外科头架,用消毒头钉或头托固定头部,托盘放于头端,头部侧偏＞45°时在一侧肩下垫一薄软垫。

(2)眼科手术:枕部垫一海绵头圈。

(3)乳突手术:枕部垫一海绵头圈,头部转向一侧,患耳向上,肩胛下垫一小软垫。

2.颈部手术

(1)在仰卧位安置的基础上,在患者肩下垫甲状腺垫(梯形垫),使患者头后仰,头顶部垫一海绵头圈。

(2)或将手术床的背板抬高,头板降低,是颈部伸直,头后仰。

3.胸部手术

(1)纵开胸骨行纵隔手术或心脏:背部纵向垫一小软枕,躯干两侧各垫一圆柱形软垫,以稳妥固定体位,双手臂放于身体两侧,横单固定。

(2)乳房手术:患侧肩下垫一软枕,手臂置于手术桌上,健侧肢体放于体侧。

4.腹部手术

(1)一般腹部手术:平卧,手臂自然置于体侧并安装托手板,或按需要外展固定于托手板上,双膝下垫一软枕。

(2)肝部手术:可在有背部肋下相应区垫一软枕,是患侧抬高15°左右,缝合腹膜前取出。

(3)脾部手术:在左背部肋下相应区垫一软枕。

5.四肢手术

(1)上肢手术:平卧,健侧上肢置于体侧,横单固定,患侧上肢置于手术桌上,双膝下垫一软枕,约束带固定。

(2)下肢手术:下肢自然放置,有静脉通路的上肢外展置于托手板上,另一侧上肢放于体侧,横单固定。

(二)侧卧位

1.胸部手术

(1)在健侧上肢建立静脉通路。

(2)头部垫一头圈,注意保护眼睛、耳朵。

(3)安置手托(支手架),侧胸部垫一胸垫,距离腋窝至少 10cm,防止手臂、腋神经、血管受压。患侧上肢置于手托架上,健侧上肢放于托手板上,固定稳妥。

(4)两侧用骨盆托固定,下腿伸直,上腿弯曲,两膝之间垫一软垫,约束带固定。

(5)健侧髋骨处、外踝处垫以水囊,预防压疮。

2.肾脏手术

(1)在健侧上肢建立静脉通路。

(2)头部垫一头圈,注意保护眼睛、耳朵。

(3)安置手托(支手架),侧胸部垫一胸垫,距离腋窝至少 10cm,防止手臂腋神经、血管受压。患侧上肢置于手托架上,健侧上肢放于托手板上,固定稳妥。

(4)患者腰部对准腰桥位置,升高腰桥,用宽胶布固定。调节手术床呈"A"形,使患者凹的腰区逐渐变平,腰部肌肉拉伸,肾区显露充分。缝合切口前及时将腰桥复位。

(5)患侧上肢置于手托架上,健侧上肢放于托手板上。下腿弯曲,上腿伸直,两膝之间垫一软垫,约束带固定。

(6)健侧髋骨处、外踝处垫以水囊,预防压疮。

(三)俯卧位

1.胸、腹部用模块式俯卧位垫支撑,使胸腹部悬空,以免影响呼吸。

2.头转向一侧,放置于马蹄形头托上或头架上。

3.两小腿下垫一软垫使膝关节微屈,用约束带固定。

4.双手自然屈曲放置于头两侧,颈部手术俯卧位时,用宽胶布固定在身体两侧。

5.男性患者悬空会阴部,避免压迫阴囊。女性患者避免压迫乳房。

(四)膀胱截石位

1.患者仰卧,两腿分开呈 90°,夹角不可过大,防止过度外展拉伤内收肌。臀部尽量移至手术床腿板下折床缘处臀部下垫一软枕,以抬高臀部,利于手术部位的显露。

2.两腿放置于腿托架上,膝关节屈曲 90°,约束带固定,防止压迫、拉伤腓总神经。

3.安置搁物挡板,便于会阴手术物品的放置。

(五)半坐卧位,适用于五官科局麻手术

1.患者仰卧于手术床上,将手术床头端摇高 75°,床尾摇低 45°,整个手术床后仰 15°,使患者屈膝半坐在手术床上。

2.双上肢自然放于身体两侧,横单固定,约束带固定膝部。

三、常见体位并发症及预防

(一)常见体位并发症

主要有压疮和意外伤害。

(二)预防

1.手术前认真评估患者全身情况;手术中仔细观察,及时处理,及时汇报,及时记录。

2.患者骨骼隆突出衬软枕,预防压伤;在摩擦较大的部位,衬以水囊、油纱,以减小剪切力,特别注意年老体弱的患者。

3.摆放各种体位前应通知麻醉医生,以保护患者的头部及各种管道如气管插管、输液管道等,防止管道脱落颈椎脱位等意外发生。

4.体位安置完成后再次确认床单是否平整、清洁、干燥,患者身体与床面是否呈点状接触,防止患者局部受压导致压疮发生。

5.体位安置完成后检查患者身体与手术床、金属物品间是否有接触,防止电灼伤发生。

6.手术中注意保持患者皮肤干燥,防止消毒液、渗液、冲洗液等浸湿床单,避免压疮及意外烧伤。

7.手术中头低位时尽可能垫高头部,以防长时间头低位引起眼部并发症。

8.手术中变换各种体位时,应有防止身体下滑的措施,以避免剪切力的产生。

9.在手术允许的情况下,每2h适当调整体位,如左右倾斜手术床15°～30°,微抬高或降低手术床背板,患者的头偏向一侧等,一缩短局部组织的受压时间。

10.粘贴及揭除负极板、电极片及搬动患者时,动作应轻柔勿拖拽患者,防止人为意外伤害。

11.手术结束应检查、评估皮肤情况,与病房护士仔细床旁交接,使对患者的护理得到延续。

12.发生体位并发症时,应在手术护理记录单上注明原因、症状、处理措施,并有巡回护士、医生共同确认签字。

第三节　麻醉的护理配合

一、麻醉的护理配合之概念

麻醉指在安全条件下,使手术患者的整个机体或机体的某部分痛觉暂时消失,并为手术操作创造良好的条件。随着医学科学的不断发展,麻醉已远远超出单纯解决手术无痛的范围。现代麻醉学包括临床麻醉、疼痛治疗、急救复苏、重症监测和科学研究等,临床麻醉的目的除了手术期间消除患者疼痛,保障患者安全,创造良好的手术条件外,还应对患者的各种生理功

能进行监测、调节和控制,减少麻醉的并发症,促进患者术后迅速恢复。手术室护士在麻醉的过程中担负着大量的护理、配合工作,这不仅要求掌握各种护理技术、麻醉的护理配合,也应了解和熟悉麻醉的基础知识及各种现代化监护技术,对麻醉有一个较全面、系统的认识。麻醉与护理之间的配合主要体现在对麻醉患者的管理上,包括麻醉前、麻醉中.麻醉后三方面。

(一)麻醉前

1.核对患者姓名、血型、将实施的手术名称、异常化验等,通过护理患者,应初步判断患者的一般情况,术前用药情况,义齿是否去除,以及禁食情况。术前的短暂交谈可以消除患者的紧张情绪,避免不必要的交感兴奋,是一项名副其实的心理护理,对医患双方都十分有利。

2.检查患者手术野皮肤的情况,核对从病房带入手术室的液体、药物等。若发现术前未备皮,或手术野皮肤有脓、疖、痈、压疮等感染情况,应立即通知手术医生或麻醉科医生,重新讨论

麻醉和手术方式,避免不必要的浪费。另外,从病房带入的补液可能含有抗生素、钾离子等会对患者产生过敏、心肌抑制、循环抑制的重要药物,应予以停药,并告知麻醉科医生或手术医生,杜绝重大事故的发生。

3.核对手术体位,结合患者的实际情况,设计好电刀负极板的位置,向麻醉科医生建议建立不受体位限制的静脉通路。这样手术室护士在手术和麻醉科医生之间起到了桥梁作用,使两者的操作在开始之前就做到了密切配合,保证了以后的工作能有条不紊地顺利进行。

(二)麻醉中

麻醉中护士与麻醉科医生的配合因麻醉方式、麻醉阶段的不同而有所区别。主要分为麻醉诱导期、麻醉维持期和麻醉苏醒期3个部分。

(三)麻醉后

麻醉清醒后或区域麻醉结束以后;麻醉科医生和护士的主要任务是检查手术结束工作是否完善,并把患者安全送抵苏醒室或病房。把患者送出手术室之前,护士应对患者全身做"一分钟检查",即:观察患者全身上下有无血渍污渍,手术切口敷贴是否已被出血浸湿、已拔除的静脉、动脉穿刺点有无渗血、有无完好整洁的敷贴,胃管、导尿管、深静脉导管是否通畅,胸腔引流瓶负压是否存在、密闭,手术野引流瓶有无快速、新鲜出血,患者是否全身冰冷、哆嗦、寒战,患者物品(包括:病历、摄片、标本、药品、输血袋等)是否齐全,若一应具备,患者便可送离手术间。在护送患者回病房或苏醒室的途中,所有的护送人员都应严密观察患者,时刻准备投入抢救工作。严密观察患者,除了观察心电监护仪以外,还要观察患者的神志、口唇颜色和呼吸起伏,争取早一步发现监护仪异常情况。一旦患者发生延迟的呼吸抑制,手术室护士应配合麻醉医生进行人工心肺复苏(CPR),并召集所有就近人员投入抢救,做到快速抢救的同时,急速转运患者至有呼吸机的场所,以利进一步的抢救。

二、全身麻醉的护理配合及注意事项

全麻是最常用的麻醉方式之一,尤其在时代与技术飞速发展的今天,以及患者理念的不断更新,全麻越来越多地被应用于各类手术。

(一)基本概念

要做好全麻的护理配合,首先要对全麻的概念、目的和实施方法有一个大体的了解,熟悉每一个步骤的特点,才能做到灵活、恰当地将护理工作运用到全麻过程中。

1.定义

全身麻醉,简称全麻,即:通过药物的作用,使患者在完全无知晓的情况下接受手术的一种麻醉方式。它包括三大要素,即:意识丧失、无痛和肌肉松弛,这三大要素的完成是由全麻药(包括静脉全麻和吸入全麻药),阿片类镇痛药(常用的有芬太尼、舒芬太尼等)以及肌松药(常用的有去极化肌松药,如:琥珀胆碱;非去极化肌松药,如维库溴胺、阿曲库胺等)综合作用的结果。

2.分期

(1)麻醉的诱导期:即为三类药物的初步运用期和气管插管的完成,也包括通气道、喉罩等其他插管通气装置的置入。

(2)麻醉的维持期:各种麻醉药物的血药浓度趋于平稳,麻醉的重点在.于各种支持治疗,如:补血、补液、抗心律失常、抑制不良反射、维持良好的通气状态和处理各种突发事件等。

（3）麻醉清醒期:尽可能快地排除各种麻醉药物,使患者意识、呼吸恢复,直至拔除气管插管,患者自主呼吸平稳,能准确回答医护人员的提问。由此可见,全麻工作最危险的阶段在麻醉的诱导期和清醒期,也是需要护理配合的关键时期。

3.准备工作

每次在麻醉进行之前,手术室的护士对手术室环境和室内仪器的检查准备工作也是保障手术和麻醉安全十分重要的一环。此项工作包括:

（1）设定合理的手术室温度和相对湿度:手术室温度应保持在 22～25℃（在这个温度,不论患者的年龄.性别、手术类型和采取的麻醉方式,都有利于患者体温维持正常）。相对湿度保持在 50%～60%,低于 50% 应纠正,以免影响手术患者的散热和静电蓄积。

（2）在有噪声检测的条件下,将噪声高限设置在 90 分贝。高于 90 分贝的各种环境容易使工作人员思想分散,工作差错率大大提高。

（3）检查各种医疗仪器的放置情况,做到每个手术台有单独集中的电源插座板;麻醉机、呼吸机、除颤仪也有单独的插座板;其他监护仪可共用一个集中的插座板。避免仪器、电缆、导线扭曲、打结或被重物挤压,发生漏电事故。

（4）逐一检查仪器的良好绝缘和可靠接地情况,尤其是对那些可能同时使用的仪器,如:有创血压计除颤机和电刀等。

（二）全麻的护理配合

1.全麻诱导期的护理配合

（1）患者制动:全麻诱导以后,患者将在 30～60s 内快速意识丧失,继而出现全身肌肉松弛,彻底失去防御能力,可能迅速发生身体某一部位的坠落。因此,手术室护士应在全麻诱导之前完成对患者四肢的固定,做到完全制动。

（2）协助插管:为提供良好的气管插管条件,手术室护士可根据要求调节手术床的高度及角度。在困难插管的情况下,手术室护士要积极充当插管者的第三只手,做好纤维支气管镜、特殊插管仪器的传递吸引的准备等工作。

（3）摆放体位:插管完成之后,按照手术的要求和患者目前的体位、监护仪摆放位置、电极板位置等情况,护士应快速设计出合理易行的翻身方案,指挥室内所有人员协调地将患者放置到安全合理体位。要做到对患者体位的改变距离最小,各类医疗仪器的移位最少以及拆除重放的监护电极最少。最后,还要在患者身体易受压的部位放置软垫,如额、眼、颊、肘、手臂、胸部、腰腹部、膝盖、踝部、足跟等处。

（4）协助抢救:在诱导插管期发生心血管意外或其他意外情况的概率相对较高。在发生上述情况时,手术室护士应立即参与抢救工作,如准备抢救药物,建立更多的静脉通路,准备除颤仪,寻求其他医务人员的帮助等。

2.全麻维持期的护理配合

全麻维持期是患者耐受各种药物的相对稳定期,故麻醉本身突发的变化不多,多数意外情况是由手术操作引起的。这段时间护理工作重点是对患者生命体征的严密观察,及时发现意外情况,并迅速寻找原因。洗手护士的工作贯穿于整个手术进程,故较麻醉医师更易发现由手术操作所引起的危险情况,如脏器、神经牵拉、损伤,大血管破损,手术野不明原因渗血,胸膜腔漏气等,能提供非常可靠的病因信息。另外,及时计算出血量、尿量、冲洗量也对麻醉医生的液体调控有很大的帮助。

三、局部麻醉的护理配合及注意事项

局部麻醉在小手术中的运用频率较高,如浅表部位的清创、淋巴结活检,扁桃体摘除术、腭咽成形术等,甚至脑外科的钻孔引流术。通常这些手术过程中的麻醉由手术医生操作。所以,护士更应加强对局麻方式及局麻醉药的了解,以更好地、安全地配合医生。

(一)局麻的基本概念

1.定义

局部麻醉是指患者神志清醒,身体某一部分的感觉神经传导功能暂时被阻断,运动神经保持完好或同时有程度不等的被阻滞状态,这种阻滞完全可逆,不产生组织损害。

2.分类

常用的局部麻醉有表面麻醉、局部浸润麻醉、区域阻滞、神经传导阻滞四类,后者又可分为神经干阻滞、硬膜外阻滞及椎管内麻醉。

(二)局麻药的分类及其不良反应

局麻药的结构与其是否容易导致过敏反应密切相关。了解局麻药的类别,可提醒手术室护士密切注视局麻药皮试的结果,注意观察患者有无出现皮疹、惊厥及至意识丧失等情况。

1.分类

局麻药可以分为酯类－普鲁卡因、丁卡因、普鲁卡因等;酰胺类－利多卡因、甲哌卡因、丙胺卡因及布比卡因等。

2.不良反应

酯类药因稳定性较差,可引起过敏反应。布比卡因有较强的心脏毒性,入血后会发生严重的心律失常。有几种局麻药,对感觉神经和运动神经的阻滞有差别性,例如:布比卡因和罗哌卡因,对感觉神经可满意地阻滞,而对运动神经阻滞不深,故广泛应用于分娩镇痛和各种产科手术,也可用于手术后镇痛。另外,局麻药中常加入肾上腺素,可使局部血管收缩,延缓局麻药吸收,起效时间增快,阻滞效能加强,延长作用时间,减轻毒性反应,还可以清除普鲁卡因和利多卡因扩血管作用,减少创面渗血。一般加用肾上腺素的浓度为1∶200000,但高血压、肢端坏死的患者禁用。局麻药内加用肾上腺素,有时可引起患者面色苍白、烦躁不安、心悸、气短、恶心、呕吐、心动过速和血压升高等症状,应与过敏反应鉴别诊断。

(三)表面麻醉、局部浸润麻醉的护理配合

表面麻醉和局部浸润麻醉的实施,一般由手术医生自行操作完成,没有麻醉医生的参与,特别多见于眼科、耳鼻咽喉科、口腔科和神经外科。在这种情况下,手术室护士担当着麻醉药的配制、供给和患者生命体征的监护使命。

1.局麻药的配制与供给

(1)表面麻醉局麻药可卡因(4%)、利多卡因(2%～4%)、丁卡因(0.5%～1%),使用剂型有溶液、软膏、栓剂、凝胶等。可用于耳、鼻、喉、支气管、直肠、黏膜、口咽、眼、皮肤等部位。

(2)浸润麻醉局麻药:短时效:0.5%～1.0%普鲁卡因,最大剂量800mg,含肾上腺素最大

剂量 1000mg;中时效:0.5%～1.0%利多卡因,最大剂量 300mg,含肾上腺素最大剂量 500mg;长时效:0.25%～0.5%布比卡因,最大剂量 175mg,含肾上腺素最大剂量 225mg。

注:

短时效作用时间:30～60s。

中时效作用时间:120～360s。

长时效作用时间:180～420s。

手术室护士应注意含肾上腺素局麻药的肾上腺素浓度为 1:200000,高血压患者配成 1:450000 溶液,一次用量≤0.25mg。末梢动脉部位,如手指、足趾、阴茎阻滞,局麻药内禁止加入肾上腺素,以防组织坏死。

2.患者生命体征的监护

患者入室后,与患者进行交流(如核查年龄、性别、禁食情况等),尽量清除患者对手术室的恐惧感。向患者作自我介绍,指导患者及时告知自己手术过程中出现剧痛、胸闷、恶心等情况,以及依靠缓慢深呼吸来稳定情绪,增加氧合等。值得指出的是,这种心理护理将贯穿整个手术的始终而尽量避免各类镇静、催眠药物的使用,以免发生呼吸抑制和患者主诉不清。

四、椎管内麻醉的护理配合及注意事项

椎管内麻醉也是常用的麻醉方式之一,多用于剖宫产、膀胱部分切除术、TUVP、TURBT等多类手术。在此过程中,患者多处于清醒状态,可与医护人员作一定的语言交流,故更应做好护理与配合,使患者保持平稳的心理状态,以有利于手术的顺利开展。

(一)基本概念

椎管内腔之中的各个间隙从外向内有:硬膜外间隙、硬膜下间隙、蛛网膜下隙和血管间隙。所谓的硬膜外阻滞和蛛网膜下隙阻滞是局麻药被注入这两个不同的间隙而产生麻醉效果。由于蛛网膜下隙阻滞即腰麻,局麻药直接作用于脊神经根及脊髓,故腰麻产生的效果快而完全,局麻药的浓度和用量较低,而且由于脑脊液的流动性和脑脊液与椎管内麻醉药比重差别,使得患者体位的轻微改变即能引起麻醉平面的移动,因此患者的体位在椎管内麻醉中比硬膜外阻滞中显得更为重要。

(二)常用药物

1.蛛网膜下隙阻滞的常用药

0.5%布比卡因 8～15mg,10%GS 配成重比重液。麻醉效果几乎在注药后 1min 内产生,20min 左右麻醉平面固定,维持 2～2.5h。

2.硬膜外阻滞

1%的普鲁卡因或 2%～3%的氯普鲁卡因(可普诺),一般注入试验剂里 3～5mL 后 5min左右出现麻醉平面,首次用量 10～15mL 后平面固定,麻醉时间根据手术时间而定,一般 40～5s 后可加首次量的 1/2～1/3。

(三)椎管内麻醉的护理配合

主要体现在帮助麻醉医师摆放患者体位、调节麻醉平面以及并发症的发现和及时处理。

1.体位的放置

蛛网膜下隙阻滞麻醉主要是在侧卧位下进行穿刺(椎管内麻醉时,患者应向手术野侧行侧

卧位)。放置体位时,手术室护士应配合麻醉医师指导患者先侧身侧卧,后屈膝,双手抱膝,并低头看至脐孔处,尽力弓背,呈"虾米"状。安慰患者放松腰背部肌肉,以利进针。体位是椎管内穿刺成功的关键,所以在整个穿刺过程中,手术室护士应帮助患者保持体位,分散其注意力,以利穿刺的顺利进行,同时,要严防患者坠床。

2.手术床的调节

(1)手术床的调节对于蛛网膜下隙阻滞麻醉的麻醉平面调控至关重要。手术室护士应及时配合麻醉师在平面上升过快过高时,将手术床摇至头高脚低位;而在平面过低时,摇至头低脚高位;左侧麻醉不全时,摇至床左偏;反之,右偏。另外,在小儿椎管内麻醉时,由于小儿平面上升皆又快又高,可在穿刺时,即将手术床摇成轻度头高位。

(2)在硬膜外麻醉时,手术床的位置对麻醉平面的调节影响不大。但下列的情况需非常重视。在产科麻醉中,由于产妇右旋的子宫压迫腹后壁的大血管,会导致约50%的临产期产妇出现"仰卧位低血压综合征"。故有的产妇入手术室后即出现心动过速,脸色苍白,血压降低的情况。此时,有经验的手术室护士只需将手术床摇至左倾20°~30°,即可缓解此症状。

3.并发症的发现和及时处理

(1)蛛网膜下隙阻滞麻醉在穿刺后最易、最多发生的并发症为高平面阻滞。患者会出现严重低血压,心动过缓,甚至呼吸抑制。此时,手术室护士应配合麻醉师行辅助呼吸或控制呼吸,快速补液以及准备升压药等。

(2)硬膜外麻醉在手术室内发生最多最严重的并发症为局麻药入血和全椎管内麻醉。这两种并发症若不及时处理后果皆非常严重。在硬膜外注药后若发生患者抽搐,呼吸幅度下降,神志不清,血压速降,应警惕上述并发症的发生。此时,手术室护士应及时提醒麻醉师,帮助其快速进行气管插管,并准备抢救药物,同时请求其他专业人员的帮助。

第四节 手术中器械物品清点查对制度

随着新、高、尖手术的不断开展,手术器械、手术敷料也在不断地变化,以及手术室与供应室的一体化管理,促使了手术室对清点核对制度的规范化。清点核对制度是手术室工作中非常重要的制度之一,严格清点核对制度能完全避免异物遗留体腔。坚持在术前、术中、术后"三人四次"清点核对制度,以保证患者的安全,避免器械在回收、清洗、灭菌过程中的丢失。

一、清点原则

1.严格执行"三人四次"清点制度。"三人"指手术医生第二助手、刷手、护士、巡回护士;"四次"指手术开始前、关闭体腔前、关闭体腔后、术毕(缝完皮肤后)。

2.在一些腔隙部位如膈肌、子宫、心包、后腹膜等的关闭前、后,刷手护士与巡回护士应共同清点物品。

3.术中临时添加的器械、敷料,刷手护士与巡回护士必须在器械台上及时清点数目至少两次,并检查其完整性,及时准确记录无误后方可使用。

4."三不准"制度的执行刷手护士在每例手术进行期间原则上不准交接换人;巡回护士对手术患者病情、物品交接不清者,不允许交接班;抢救或手术紧急时刻不准交接班。

5.清点物品时坚持"点唱"原则。刷手护士大声数数,巡回护士小声跟随复述。

6.准确及时记录所有手术台上物品,器械、巡回护士两人核对无误后并在手术器械敷料清点单上签全名。

二、清点内容

(一)器械

包括普通器械、内镜器械等所有手术台上的器械。手术开始前严格核对器械是否齐全完整,功能是否良好,螺丝是否松动、完整等。手术中,凡使用带有螺丝螺帽弹簧、支撑杆等小配件的器械时,使用之前和使用之后都应仔细检查其数目及完整性。内镜器械术前必须检查镜面有无破损或模糊不清,对操作钳、钩,配件、盖帽、胶皮等进行清点检查,确保其完整性,并由巡回护士记录。

(二)敷料

主要包括纱布垫、大纱布、小纱布、小纱条、棉片、棉球等。清点时必须分类清点,检查其完整性并防止重叠及夹带。小纱条、棉片等物品严禁重叠在一起清点,必须将其摊开,检查正、反两面是否一致;手术中严禁裁剪纱布、纱垫等敷料制作成其他的敷料使用。

(三)其他

包括手术刀片、电刀片、线轴、缝针等,手术中刷手护士随时监控所有物品如对缝针数目进行清点,随时了解缝针去向。

三、清点时机

手术前,刷手护士提前20min洗手上台,整理台,上所有器械、敷料,执行清点查对制度。

(一)第一次清点

手术开始前整理器械时,由刷手护士与巡回护士对台上所有用物进行面对面的一对一点唱,巡回护士边记录边复述,有错时要及时指出并再次点唱,原则上所有用物,尤其纱布垫、纱布、棉片.缝针、棉球、电刀笔、吸引头、刀片等小件物品必须点唱两遍,点唱、记录双方确认名称、数目无误后方可使用台上用物,如有疑问应及时当面纠正核实,杜绝错误记录的发生。

(二)第二次清点

在关闭体腔前,刷手护士与巡回护士对手术使用的所有器械敷料至少清点两遍,并在清点单上写明清点数目,清点无误后手术医生方可关闭体腔,刷手护士对器械数目及去向应做到心中有数。

(三)第三次清点

第一层体腔关闭结束时,刷手护士、巡回护士及医生第二助手,对术前及术中添加的器械、物品进行至少两遍的清点,并在清点单上写明清点数目。

(四)第四次清点

手术结束缝完皮肤时,刷手护士与巡回护士清点手术使用的所有器械、敷料数目,并在清点单上写明清点数目。需要清洗的器械集中放置在清洗箱内,巡回护士填写器械交接卡,刷手护士核查后,密闭送入供应室或清洗间,进入清洗、打包、灭菌流程。

四、清点注意事项

1.当有器械纱布垫、纱布、缝针、棉片等掉下手术台时刷手护士应及时提示巡回护士拾起，放于固定位置，任何人未经巡回护士许可，不得拿出手术间。

2.深部脓肿或多发脓肿行切开引流时，创口内所填入的纱布数目，应详细记录在手术护理记录单"其他"栏内，手术结束后请主刀医生签名确认，作为提示外科医生在手术后取出时与所记录的数目核对，防止异物遗留体腔。

3.术中如送冰冻、病理标本检查时，严禁用纱布等手术台，上的用物包

裹标本，特殊情况必须记录用物的名称及数目并签名确认。

4.有尾线的纱布，手术前、后检查其完好性和牢固性，防止手术中的断裂及脱落。

5.手术台上污染的器械，器械护士与巡回护士清点无误后，在手术台上用无菌垃圾袋密闭保存，防止在清点过程中加重污染。

6.器械在使用过程中，发现有性能上和外观上的缺陷无法正常使用必须更换时，器械护士在器械上用丝线做标志，以便术后更换。

7.手术切口涉及两个或两个以上部位或腔隙，关闭每个部位或腔隙时均需清点。

8.建立"手术器械、敷料清点单"使用制度。目前，国内大部分医院都采用了"手术器械、敷料清点单"来客观、动态的记录手术过程中使用的器械、敷料，手术结束时由器械护士、巡回护士签名。

五、清点意外事件的处理

(一)术中断针的处理

断针处理的最终目的是必须找到断针并确认其完整性。

1.根据当时具体情况马上对合并核查其完整性，初步确定断针的位置，缝针无论断于手术台上还是手术台下，器械护士应立即告知手术医生，并请巡回护士利用寻针器共同寻找。

2.若断针在手术台上找到，器械护士将缝针对合后与巡回护士共同核对检查确认其完整性，用无菌袋装好，妥善放于器械车上，以备术后清点核查。

3.若断针在手术台下找到，巡回护士将缝针对合后与器械护士共同核对检查确认其完整性，用袋子装好，放于消毒弯盘内，以备术后清点核查。

4.若在手术台上或台下均未找到，则请放射科行 X 线摄片寻找并确认。

(二)术中用物清点不清的处理

1.手术中，器械护士一旦发现缝针、纱布有误时立即清点，并告知手术医生、巡回护士协助共同寻找。

2.仔细寻找手术野、手术台面、器械车、手术台四周及地面、敷料等。

3.如寻找未果，立即报告护士长，并根据物品性质联系放射科摄片。

4.最终目标是寻找到缺少的物品，确保不遗留于患者体腔及手术间，防止造成接台手术清点不清。

第五节 手术室标本管理制度

为了规范病理标本管理,避免各类差错事故的发生,保证准确及时发出病理报告,特制定以下规定。

一、标本范围

手术中取下的标本不论组织大小,都必须送病理检查,不得随意丢弃。

二、标本制作

手术结束,由手术医生将手术标本让患者家属或委托人确认,确认无误后,巡回护士应将组织标本放置于标本袋(杯)中,并逐项核查标本袋(杯)及病理申请单是否填写正确。然后将组织标本浸泡于10%福尔马林溶液内送至标本窗口,立即将标本袋封口,并在标本送检本上做好登记。

三、填写病理申请单

主管医生应在术前正确填写病理申请单,包括科室、患者姓名、性别、年龄、送检日期、病史摘要、临床检查及手术所见临床诊断,送检标本的采取部位,送检标本名称、数量及送检医生签名等。于手术当天与病历一起带入手术室。

四、凡送检的冰冻病理标本,手术医师必须按要求填写冰冻病理申请单

五、核对签收制度

内容包括:日期、科室、手术间号、患者姓名、患者 ID 号、标本名称及数量、核查护士签名、送检人员签名、病理科签名。

六、手术室核查护士签名

标本袋上的标签应外露,便于查对。同时保持标签及病理申请单干燥、清晰,标本袋完好不漏水,将标本置入容器内。每日手术室机动护士核查,保证标本与病理标本送检本、申请单、标本袋上所填各项一致及标本总数一致,核查无误后签名。

七、标本送检

核查人员核查病理标本送检本内容,完全符合送检质量标准并与病理、申请单、标本袋所填内容一致后,交由中央运输人员送检。中央运输人员在拿取标本时与手术室核查护士面对面交接,清点无误后带上"病理标本签收簿"送往病理科。由病理科工作人员核对无误签收后,方能留下标本。

八、送检时限

普通标本:每日 9∶00、14∶30 与 18∶00 分 3 次送检。

冰冻标本:随取随送。

九、病理科收到标本后应及时操作检查。病理报告签发时限

1.冰冻报告一般在收到标本后半小时内发出临时冰冻报告。如遇特殊情况应及时通知手

术室,五天后发出正式冰冻报告。

2.石蜡切片报告在实际收到标本后五个工作日内发出,如遇特殊情况(需做酶标、特染、脱钙等)应及时发出临时报告。

3.细胞学检查:脱落细胞学检查在收到标本后三个工作日内发出报告。

十、病理标本病检后至少保留一个月

十一、凡违反上述规定者,按性质、后果,责任到人

第六节 手术患者的抢救配合技术

一、外科休克的抢救

(一)定义

休克是由于组织有效循环血量灌注不足引起的代谢障碍和细胞受损。休克可分为低血容量性休克、感染性休克、心源性休克和神经性休克四类,外科休克主要是前两种。出血性休克和创伤性休克都属于低血容量性休克。前者可由食管静脉曲张破裂溃疡病出血、肝脾破裂、宫外孕等引起,后者如骨折、挤压伤、大手术等血液流失体外或血浆、血液渗到组织间隙而导致循环血量急剧下降所致。感染性病理生理与低血容量性休克基本相同,但由于感染和细菌毒素作用,微循环变化的不同阶段常同时存在,不像低血容量性休克那样典型,并且细胞损害出现也较早,有时很快进入 DIC 阶段。

(二)临床表现

早期精神紧张或烦躁,面色苍白,手足湿冷,心跳加快,血压稍高,晚期血压下降,收缩压<10.7kPa(80mmHg),脉压差<2.67kPa(20mmHg),心率增快,脉搏细速,皮肤湿冷,全身无力,尿量减少,反应迟钝,神志模糊,昏迷。

(三)急救措施

1.患者仰卧,搬运宜轻。双下肢抬高 20°～30°,以增加回心血量和减轻呼吸负担。

2.保持呼吸道通畅,昏迷患者及时清除呼吸道血块、异物和分泌物。吸氧 4L/min。

3.迅速建立 1～2 条静脉通道,尽快补充液体。妥善固定,防止输液管脱落。若穿刺困难,应立即协助医生静脉切开或深静脉插管。输液应先快后慢,避免过快、过多引起心力衰竭和肺水肿等并发症。

4.迅速、准确执行医嘱,按医嘱用药,对于口头医嘱应重复两遍确认无误后方可用药,用药前将空安瓿或药瓶与医生再次查对 1 次。

5.严格三查七对制度,落实无菌技术操作规程。

6.注意保暖,保持室温在 22～25℃,以降低患者的新陈代谢率。

7.迅速准备必要的急救器材,如吸引器、除颤器、静脉切开包、导尿包、腹腔穿刺包,发现故障,应迅速协助排除。

8.手术过程中应掌握好输液速度,补液太慢、太少,不易纠正休克。

9.固定患者,上好约束带,防止坠床。

10.及时抽取血液标本送各种化验检查。

11.认真、详细做好各种抢救记录。

(四)监护要点

监测生命体征、尿量、引流量、输入液量等。

二、呼吸、心搏骤停的抢救

(一)定义

心搏骤停是由于各种原因致心跳突然停止正常收缩和供血功能,使全身血液循环中断,导致各组织器官严重缺氧和代谢障碍。

(二)常见原因

心搏骤停有原发性和继发性两种。常见原因:冠心病、心肌梗死、风湿性心脏病、心肌病脑出血、严重外伤、严重中毒严重水、电解质和酸碱平衡失调、麻醉手术意外、低温、休克、自缢、触电电以及先天性心脏病等。

(三)临床表现

意识消失;大动脉无搏动(颈、股动脉);无自主呼吸;心搏停止、心音消失;瞳孔散大、对光反射消失;切口不出血、术野血色暗红;心、脑电图呈一直线。

(四)急救措施

1.一般措施

(1)保持呼吸道通畅,迅速建立人工呼吸。

(2)迅速建立静脉输液通道。若穿刺困难,立即协助医生做中心静脉置管或静脉切开,需要动脉输血者,立即准备动脉输血器材。

(3)及时连接好心电监护仪。

(4)严格医嘱用药,口头医嘱必须复述一次方可执行。加药用的注射器,用标签纸注明种类,以防配伍禁忌;液体包装袋,应在其表面注明内含药名、剂量,以便控制输液速度;药袋、安瓿等,需保留至抢救停止,以便查对和统计。

(5)备齐急救药品和器材。常用药品:肾上腺素、阿托品、多巴胺、甲基泼尼松龙、氢化可的松琥珀酸钠、2%利多卡因、5%氯化钙、10%氯化钾、异丙肾上腺素、呋塞米、5%碳酸氢钠,以及血管加压素[硝酸甘油、硝普钠、毛花甘 C(西地兰)]等;常用器材:气管切开包、静脉切开包、中心静脉导管、开胸包,备好灭菌的除颤器极板。

(6)接通电源、保证良好照明,连接吸引器,协助安装呼吸机、除颤器等。

(7)严格执行三查七对制度和无菌技术操作规程。随时配合手术医生、麻醉医生工作。

(8)固定患者,上好约束带,防止坠床。

(9)密切观察体温、脉搏、血压变化及出血量、输入量尿量,并详细记录。

(10)具有哀伤观念,一切操作应轻、稳,防止粗暴,避免在抢救中并发其他损伤。

(11)及时、准确留取各种标本。

注意为患者保暖及戴冰帽或头部敷冰。

2.心肺复苏

(1)胸外心脏按压：

1)患者仰卧于硬板床上或地面,头后仰 20°。

2)保持呼吸道通畅。

3)术者左手掌根置于胸骨中下段 1/3 处,右手压于左手背上,借操作者的体重向脊柱方向带有冲击性按压,100 次/min。若为小儿,只用一掌根按压即可,新生儿可用 2~3 指的压力按压(不可用力过猛、过大,避免肋骨骨折),100 次/min。挤压与放松之间百分比各占 50%。

4)胸外心脏按压的同时,给予人工呼吸,比例为 30∶2。在进行人工呼吸时应暂停按压。

(2)控制呼吸:将面罩紧贴于患者口鼻上或呼吸器与气管插管套管相接,间歇、节律的挤压呼吸囊(一次 700~1000mL 气体),形成被动吸气后呼气,10~12 次/min,可持久、有效的人工呼吸,适合现场抢救。气管内插管后机械通气,以机械方式进行人工呼吸,特别适用于无自主呼吸或自主呼吸极微弱、肺泡通气不足、急性呼吸窘迫综合征等。

(3)监听呼吸音的声音,保持管道通畅,防止扭曲或呼吸道梗阻。

3.胸外电除颤术

(1)除颤前,正确连接各部件、检查仪器性能、接电源,做好除颤前的准备工作。

(2)电极板涂导电胶或用生理盐水纱布包裹,分别放置在心尖部和胸骨右侧缘第二肋间。

(3)充电:直流电除颤,首次 200J,再次可增加至 270J,第三次或以上可 360J。

(4)除颤:术者手持电极绝缘柄,身体离开患者和床,按下放电钮,直流电电击时间为 0.0025~0.004s。患者抽动一下,立即观察心电示波器,并听心音。若仍有心室纤颤,可准备第二次除颤。

4.心肺复苏有效指征

心电图恢复、触及大动脉搏动、瞳孔缩小、对光反射、睫毛反射及吞咽反射恢复、自主呼吸恢复、口唇发绀逐渐减轻、收缩压＞10.6kpa(80mmHg)。

三、局麻药物毒性反应

(一)定义

是指短时间内血液中药物浓度过高,超过机体耐受性而引起的中毒反应。

(二)临床表现

早期表现为面色苍白、出冷汗、反应迟钝、眩晕、躁动、肌肉抽搐、血压上升、脉率增加,晚期可导致呼吸衰竭或心搏骤停等。

(三)急救措施

(1)立即停止用药,并报告麻醉医生。

(2)托起下颌,给氧,4L/min。必要时面罩吸氧或气管内插管,进行辅助呼吸。

(3)固定四肢,防止坠床。

(4)出现惊厥,放牙垫,防止舌咬伤。常用药物有硫喷妥钠静脉注射或给地西泮 10~20mg 静脉注射;出现低血压,酌情给麻黄碱等升压药或扩充血容量,以维持循环功能;若心动过缓时,静脉注射阿托品 0.5mg。

(四)监测要点

(1)监测循环状况：定时测量心率、血压及尿量。

(2)监测呼吸状况：观察呼吸频率、血氧饱和度及皮肤的颜色。

四、呼吸道梗阻

(一)定义

指舌后坠、分泌物过多、喉痉挛、误吸等原因引起的呼吸道不畅，换气障碍。

(二)临床表现

患者突然出现呼吸困难，呼吸频率加快，口唇青紫，血氧饱和度下降，躁动不安。

(三)急救措施

(1)舌后坠，用手托起下颌或用舌钳将舌头牵拉。

(2)分泌物过多，及时清除、改善呼吸。

(3)喉痉挛，轻者应停止麻醉和一切刺激，用面罩加压给氧；重者可静脉给肌松剂（司可林）；松弛声门，快速气管插管，上呼吸机。必要时备气管切开包。

(四)监测要点

密切观察呼吸频率、节律及血氧饱和度的变化。

五、急性肺水肿

(一)定义

是指由于术中输液过多过快、左心衰竭、误吸或使用血管收缩药不当等引起的肺部急性淤血的综合征。

(二)临床表现

频繁咳嗽，咳出或从口鼻腔中涌出粉红色泡沫样痰。肺部听诊可闻及广泛的湿啰音和哮鸣音。

(三)急救措施

(1)立即限制输液量，给氧 4L/min 行加压呼吸。

(2)遵医嘱用药：静脉注射强心药毛花苷 C（毛花苷丙）、利尿药呋塞米（呋塞米）、血管扩张药、大剂量地塞米松等。

(3)必要时，上止血带。止血带轮流加压于四肢近端，5min 换一侧肢体。平均每侧肢体加压 15min，放松 5min。

(四)监测要点

(1)监测呼吸状况：呼吸频率，血氧饱和度。

(2)监测循环状况：测量心率、血压及尿量。

六、低血压

(一)定义

指由于术中失血过多、麻醉过深、椎管内麻醉平面过高，内脏.牵拉反应、腔静脉变化，低温，缺氧，与严重高碳酸血症、体位改变以及术前与术中用药不当等。

(二)临床表现

心率增快、血压下降、烦躁不安，面色灰白、皮肤湿冷等。

（三）急救措施

（1）协助医生迅速查明原因,予以针对治疗。

（2）如为低血容量性休克,迅速补充血容量。

（3）保持输液通畅,加快输液速度。

（4）减浅麻醉、手术操作的刺激或用局麻药做局部封闭。

（5）积极处理缺氧和高碳酸血症。

（6）根据医嘱静脉注射麻黄碱收缩血管,提高血压。

（四）监测要点

监测心率、心律及血压的波动情况。

七、心律失常

（一）定义

指手术过程中麻醉或手术操作刺激、麻药及其他药物影响等导致的心脏异常搏动。

（二）临床表现

心慌、心悸,心率加快或减慢,心电图异常等。

（三）急救措施

（1）明确心律失常的原因,去除原因,如暂停手术、减轻麻醉、加强通气、纠正电解质紊乱等。

（2）纠正心律失常常用的药物有 2%利多卡因、阿托品、普萘洛尔（心得安）、异丙肾上腺素等。

（四）监测要点

加强循环状况的监测,定时测量心率、心律,观察心电图及血压的变化。

八、多器官复合伤的抢救

（一）定义

多器官复合伤（简称多发伤）是指在外力撞击下,人体同时有两个以上的部位脏器受到严重损伤,即使这些伤单独存在,也属较严重者（单纯的脊柱压缩骨折轻度软组织伤、手足骨折等除外）。

（二）多器官复合伤的确定

具有下列伤情 2 条以上者可确定为多发伤:

（1）头颅伤:颅骨骨折伴有昏迷,半昏迷的颅骨内血肿,脑挫伤,颌面部骨折。

（2）颈部伤:颈部外伤,伴有大血管损伤、血肿、椎损伤。

（3）胸部外伤:多发性肋骨骨折、血气胸肺挫伤、纵隔、心脏、大血管和气管损伤,膈肌破裂。

（4）腹部损伤:腹内出血、内脏伤、腹膜后大血肿。

（5）泌尿生殖系损伤:肾破裂、膀胱破裂、子宫破裂、尿道断裂、阴道破裂。

（6）骨损伤:骨盆骨折伴休克、脊椎骨折伴有神经系统损伤、上肢、肩胛、长骨骨干骨折、下肢长骨骨干骨折、四肢广泛撕脱伤等。

（三）多发性复合伤的特点

应激反应重、伤情变化快、病死率高;伤势重、休克发生率高;易发生低氧血症;易漏诊和误诊;多发伤多数需要进行手术治疗;伤后并发症和感染率发生高。

(四)急救措施

(1)接手术通知单时应准确了解伤情及诊断,了解患者姓名、性别、年龄、手术部位及拟施行手术名称。

(2)迅速做好手术前的各项准备工作,除手术间常规物品外,还应备好:器械包、敷料包、手术衣、气管切开包、心脏按压包、除颤器、硬膜外穿刺包,急救药品和抢救物品、一次性中单2块(1块铺手术床,1块备用)等。

(3)患者入手术室时,应与急诊科护送人员交接病情、用药、静脉通道、是否留有尿管、胃管、皮试结果、尿量、引流量等,检查化验单是否齐全,有无携带贵重物品。

(4)如休克患者,过床时应先移下肢,然后抬高头部平移至手术床,防止窒息。

(5)若未建立静脉通道,应先选大血管迅速建立静脉通道1~2条,并妥善固定。若穿刺困难,立即协助医生做静脉切开。

(6)连接吸引器,配合麻醉医生开始麻醉工作。

(7)器械护士上台、补充台上所需物品并洗手上台;巡回护士摆放手术、体位、上约束带固定患者;待医生消毒铺巾后,巡回护士迅速清理地面杂物,与器械护士、第二助手共同清点物品。

(8)手术开始前打开无影灯照至手术部位,迅速接好电刀、电凝、气囊、止血带,并调到指定工作参数,手术开始后整理术间物品,保证术间的整洁有序。

(9)术中密切观察患者生命体征、尿量、出血量,对输入液量做到心中有数,发现异常及时报告麻醉医生或手术医生,术中各抢救设备出现故障,应迅速协助排除,器械不足立即给以补充,以免耽误抢救。

(10)维持术间秩序,控制人员进入,并减少室内不必要的走动。

(11)严格执行查对制度,落实无菌技术操作规程,做好各项抢救记录。

(12)认真填写急诊登记本、交班本。术毕整理手术间,物品放归原处。

(五)特殊物品准备及配合

(1)头颅伤、颌面部伤:备深静脉穿刺包,脑科托盘、头圈、双极电凝、骨蜡、脑棉片、20mL注射器1个,内用生理盐水,并认真做好深静脉穿刺时的配合工作。

(2)胸部外伤:备侧卧位体位架、体位垫、深静脉穿刺包、胸腔闭式引流瓶。

(3)腹部、会阴部外伤:备大量无菌纱垫(用于填塞止血)、大量外用盐、水;会阴部伤者备截石位腿架、肛门敷料。

(4)四肢骨折、广泛软组织撕脱伤等开放性伤:备清创车、外用生理盐水、过氧化氢(双氧水)、清洁绷带、电动骨钻、C型臂机、气压止血带等。

(5)监测要点

1)监测循环状况:监测心率、血压、中心静脉压及尿量。

2)监测呼吸情况:观察呼吸频率、血氧饱和度及皮肤的色泽。

3)监测引流液、输入液量,正确估计出血量。

九、大面积烧伤的急救预案

(一)烧伤严重程度分类

1.轻度烧伤

总面积在 10％以下的二度烧伤。

2.中度烧伤

总面积在 11％～30％之间,或三度烧伤＜10％。

3.重度烧伤

总面积在 31％～50％,或三度烧伤在 11％～20％之间;总烧伤面积＜30％,伴下列情况之一者:全身情况较重或有休克者;有复合伤或合并伤;中、重度吸入性损伤。

(二)特重烧伤

总面积在 51％以上,或三度烧伤＞21％。

1.临床表现

烧伤性休克基本为低血容量休克,故其临床与创伤或出血性休克相似,其特点如下:脉搏增速、尿量减少、口渴、烦躁不安、恶心与呕吐、末梢循环不良、血压和脉压的变化、化验检查数据的改变。

2.急救措施

抢救药品与器材的准备

(1)急救车的准备:急救车上放气管插管一套、急救盘(压舌板、开口器、血压计、听诊器等)、急救药品[山梗菜碱、尼可刹米咖啡因、去甲肾上腺素、阿托品、葡萄糖酸钙、5％碳酸氢钠、毛花甘 C(西地兰)]、气管切开包、静脉切开包、人工呼吸气囊等。

(2)清创物品的准备:清创车、大量肥皂液、生理盐水、0.05％氯己定(洗必泰)、过氧化氢(双氧水)、0.3％碘伏、75％乙醇、剃须刀、无菌台布 2～4 块、治疗巾 8 块、纱布及绷带等。

3.烧伤休克的早期诊断与防治

(1)扼要询问病史,迅速估计伤情。了解致伤原因受伤环境.受伤经过及处理情况,既往史。注意是否有休克、复合伤、中毒吸入性损伤等。

(2)确定是否需要紧急气管切开。疑有吸入性损伤合并呼吸道梗阻、头面部严重烧伤颈部或胸部三度环形切痂引起呼吸困难之一者,均应立即建立人工气道、气管内插管、环甲膜切开或环甲膜穿刺,气管切开。

(3)镇静止痛。现场已给药者,应待 4h 后方可重复给药(已有休克者,应静脉给药)。

(4)静脉穿刺或切开,保持输液通道通畅。制定补液及其他治疗计划。现时抽血进行交叉配血和必要的生化检查。

(5)留置导尿管、记尿量、测比重,注意有无血红蛋白尿、血尿。

(6)抢救人员分工明确,各尽其责,确保救治工作顺利进行。主班护士主要负责循系统的复苏。快速建立多个静脉通道,必要时进行胸外心脏按压。采集化验标本,抽血送血型交叉实验,配合医生检查、清创、患者保温、导尿、执行口头医嘱等。辅助护士主要负责呼吸系统的管理。保持呼吸道通畅,吸氧,观察生命体征的变化,合并外伤者做术前准备,如备皮等。机动护士主要负责准备急救及手术用物、取血、做抢救记录和协助主班护士工作等。

4.烧伤创面的处理

(1)剃除创面及附近的毛发(头发胡须腋毛、阴毛等),剪除指(趾)甲。

(2)用肥皂水或清水将创面周围皮肤洗净。污染较重时,肥皂水中可加入等量的过氧化氢(双氧水),以利去污,再用 75％乙醇或氯己定溶液涂擦,注意乙醇不接触二度创面,以减轻伤员的痛苦。

(3)铺无菌单。以大量灭菌等渗盐水再次冲洗创面,纱布轻轻拭干,去除浮于创面上的污垢、泥沙、异物等。创面污染较重时,也可用大量清水冲洗,再用氯己定及生理盐水冲洗干净后,用无菌纱布轻轻吸干。

(4)清创后根据伤情采用暴露或包扎疗法。

5.清创中的注意事项

(1)特大面积烧伤,应在休克初步得到纠正后进行清创。

(2)禁止在静脉麻醉或其他全身麻醉下行大刷在洗的所谓彻底清创。

(3)小儿烧伤面积较大者,即使休克已纠正,在简单清创时仍可出现再次休克,应引起注意。

(4)清创动作要轻柔,尽量减少伤员的痛苦及对创面的刺激,对某些休克尚不够平稳,但受伤时间已较长的伤员,可以采取分区清创的方法(如一次清创一个肢体,稍歇一定时间再清创一个范围)。这样既减轻了干扰,又不致过久延误清创时机。

(5)对于陷入创面的沙屑、煤渣,如不易清除掉时,就不必一次清除。

(6)浅二度的水疱疱皮一般不进行揭除。小水疱可不必处理或于水疱表面用 75％乙醇或氯己定消毒后抽去水疱液;大水疱则可进行低位引流。清洁水疱疱皮的保存可以保护疱皮下创面,免受暴露和加深,以防止污染并减轻疼痛。

(7)深二和三度表面的坏死表皮应除去,否则焦痂不易干燥,易致感染。

6.监测要点

(1)测循环状况:定时测心率、血压、中心静脉压、尿量。

(2)监测呼吸状况:呼吸节律、频率深浅。

第七节　麻醉后复苏护理

一、麻醉苏醒室的任务

1.救治当日全麻患者或部分麻醉术后未清醒者,直至清醒。

2.监护和治疗在苏醒过程中出现的生理功能紊乱。

3.患者苏醒后无异常,送入病房,如病情危重需进一步加强监测和治疗则直接进入重症监护治疗室(ICU)。

二、全麻苏醒期的护理配合

(一)患者制动

全麻苏醒期患者发生躁动的病例数量很多,故手术室护士要事先做好制动工作,以免患者坠落。并在患者拔管后,主动与其交流,判断其神智情况。对于完全清醒的患者只需告知其不能翻身,而对于尚未清醒的患者,要围起搬运床护栏,继续观察,寸步不离。

(二)检查各类导管的放置情况

包括胃管、营养管、引流管(T管、胸腔引流管、腹腔引流管等导尿管)、深静脉导管漂浮导管,对于位置不当、引流不畅等情况应立即通知麻醉或手术医生,予以即刻处理。

(三)出血情况

检查引流瓶、切口周围敷料、拔除的动静脉穿刺口有无新;鲜出血,是否呈持续性,督促医生及时处理。

(四)及时发现呼吸道梗阻

复苏期是呼吸梗阻的高发期,包括:舌后坠、喉痉挛、支气管痉挛、延迟性呼吸抑制等。所以,手术室护士应严密观察氧饱和度和患者的呼吸频率,及时提醒麻醉师各种呼吸抑制的发生,及时处理。

第八节 感染的概念及预防与控制原则

一、医院感染

医院感染是指住院患者在医院内获得的感染,包括在住院期间发生的感染和在医院内获得,出院后发生的感染,但不包括入院前已开始或者入院时已处于潜伏期的感染。此外,医院的工作人员在医院内获得的感染也属医院感染。广义地讲,住院患者、医院工作人员、门急诊患者、探视者和患者家属等在医院的区域里获得感染性疾病均可以称为医院感染。由于就诊患者、探视者和患者家属在医院的时间短暂,获得感染的因素多而复杂,常难以确定感染是否来自医院,所以实际上医院感染的对象主要是住院患者和医院工作人员。

二、医院感染的类型

(一)交叉感染

患者与患者,患者与工作人员之间通过直接或间接传播引起的感染。

(二)自身感染即内源性感染

病原体来自于患者本身的感染。长期使用抗生素、免疫抑制剂或激素等,可致全身抵抗力降低,引起自身感染。如可致术后伤口感染的葡萄球菌就来自于自身皮肤,链球菌来自口腔等。长期使用抗生素造成的菌群失调症,可使耐药菌异常增殖而发展为新的感染。如致病性大肠埃希菌肠炎等。

(三)医源性感染

指在诊断治疗或预防过程中由于所用器械、材料及场所的消毒不严,或由于制剂不纯而造成的感染。

(四)带入传染

患者入院时处于某种疾病的潜伏期,住院发病后,传染给其他人。

三、医院感染的预防与控制

预防和控制医院感染是一项保障患者安全、提高医疗护理质量以及维护医务人员职业健康的重要工作。各级医院应开展医院感染的管理与监控工作，做到管理规范化、操作标准化检查安全化、监测常规化，减少医院感染的发生。

(一)预防原则

1.工作人员上岗应按要求着装，在进行消毒等工作时采取自我防护措施，防止因操作不当可能造成的人身伤害。如发生医院感染事件及锐器伤、化学烧伤，应及时报告医院感染管理办公室。

2.严格执行医院感染管理制度，做好个人防护和公共环境的保护。

3.基本防护：在医院传染病区、发热门急诊以外的从事诊疗工作的医护、医技人员。

4.防护配备：工作衣、工作服、工作鞋，戴工作帽和口罩。

5.加强防护：进行接触血液、体液、排泄物、分泌物等可视污染物的医护人员；进入传染病区的工作人员；传染病流行期间的发热门诊。在基本防护的基础上根据诊疗危险程度使用隔离衣、防护镜外科口罩、手套、面罩、鞋套等。

6.严密防护：进行有创操作，如给呼吸道传染病患者进行气管插管、切开吸痰时，防护要求在加强防护的基础上可使用面罩。

(二)管理原则

1.加强组织建设，健全医院感染管理体系

建立医院感染管理委员会和医院感染管理科，各科室成立医院感染管理小组，建立完整的三级医院感染监控体系。实行分级目标管理，责任层层落实，严格考核，共同完成医院感染管理预定目标。

2.做好医院感染知识培训，全面提高认识

医务人员和患者进行预防医院感染的宣传教育是防止医院感染的一项重要工作。定期开展各级各类讲座、培训班，分期分批对各类人员采取针对性的培训。对进修生实习生、新上岗人员进行院感知识岗前培训。加强患者入院时的健康行为宣传和住院期间的自我健康保护意识，主动积极地配合护理治疗，通过患者和医务人员的共同努力，减少医院感染的发生。

3.抓好医院感染管理，严格把好监控质量关

加强医院感染监测。对住院患者进行医院感染前瞻性监测；对出院病例进行医院感染回顾性和医院感染漏报率监测。发生医院感染流行趋势或暴发时，开展医院感染流行病学调查，积极查找感染原因，采取控制措施。对临床科室、营养膳食科及重点医技科室的消毒隔离工作进行监督、指导。对全院各科室使用中的紫外线灯辐射强度进行监测。

4.完善管理制度，要严格按法律法规、制度进行工作

严格消毒灭菌、合理使用抗生素、对于一次性医疗物品严格管理，医疗和生活垃圾分类管理、加强院内重点科室和易感科室的管理。

第九节 手术室医院感染的特点及危险因素

手术室是对患者进行治疗、抢救的重要场所,也是医院感染控制的重点科室。层流手术室采用空气洁净技术,对微生物污染采取程度不同的控制,以达到控制空间环境中空气的洁净度,提供适宜的温、湿度,创造一个清新、清洁、舒适、细菌数低的手术空间环境,使患者在手术时组织受到尽可能少的损伤。防止外来污染物的进入,极大地降低了院内感染率,尤其是降低了手术部位的感染率。尽管净化空调可有效过滤送风中的细菌,但仍需加强手术室内温度控制,只要有适当水分,细菌就会在整个系统中随时随地地繁殖,造成整个控制室失败。

一、手术室感染的特点及危险因素

手术室医院感染主要以外源性感染为主。随着手术量的增加,微创手术的迅速发展,医院环境的改善及对感染控制的重视,外源性感染菌群主要来源于手术室空气、手术器械及手术人员等。但近年来,手术室对院内外源性感染的有效控制,耐药菌株种类和耐药性增加,内源性感染的比例有轻微增加的趋势。

(一)手术室布局不合理

手术室分区不清,无明显标志和隔离门。手术间配置设计不合理,未按切口等级分开,通道混乱,人、物流程划分不严格,有菌及无菌物品空间混杂,易引起交叉感染。

(二)组织管理因素

医院感染控制监管科监管力度不足,科室感染控制小组管理不当,督查工作不仔细,医护人员对医院感染控制认识不足,未严格执行各项工作及操作制度,工作随意性强,各类措施落实不到位。

(三)手术室内常见传染源

1.手术室工作人员

手术室工作人员皮肤鳞屑、头皮是主要储菌源,术中咳嗽喷嚏、说话可使鼻咽部细菌通过空气喷出,污染术野。术者手卫生操作不严格,术中手套破裂,手术衣帽、口罩等未严格消毒等。

2.手术室空气

在手术过程中,空气消毒时间及强度不够,手术接台频繁未做好消毒处理、手术工作人员术毕撤台动作力度太大及人员和物品的频繁流动引起的粉尘、纤维微粒都易引起室内空气污染。

3.手术器械辅料

术后器械清洗不彻底,血液、组织等残留,消毒灭菌监测不规范,敷料包潮湿,大小不合规格,术中临时消毒器械方法、时间不当,手术器械暴露时间过长,接送患者不使用交换车,易引起手术室感染。

4.患者自身因素

患者年龄因素,老年人免疫功能减退、小儿免疫功能不完善、有疾病基础或长期使用免疫抑制剂可能造成免疫力下降,手术患者过度肥胖、体内存在原发病灶或植入物,都有可能加大感染率。

5.麻醉因素

围术期麻醉师的操作可影响手术感染率,吸氧管、呼吸囊、吸痰管.鼻胃管等易被污染,气管插管、吸痰等侵袭性操作,机械性破坏正常人体防御机制引起手术感染。术中体温过低、疼痛等应激反应引起局部组织缺氧,抗感染能力降低。

6.手术操作因素

医护人员无菌观念淡薄,不能区分有菌无菌区域,未严格执行无菌操作技术,手术时间过长,器械台面浸湿,空腔脏器手术未做好保护性隔离,感染手术时医生未彻底清除坏死组织,缝合时留有空腔,操作动作粗暴,深部手术未放置引流管等。

7.滥用抗生素

术前术中未严格根据适应证及抗菌素使用原则合理应用抗生素,导致药物不良反应和细菌耐药性增加,引起感染。

第十节　手术室医院感染及控制的措施

手术室是实施手术的重要场所,也是医院感染的高危科室之一,它不仅担负着对患者进行手术的重任,还担负着对急危重症患者的抢救任务,其工作质量直接影响手术患者的预后及医院的医疗效果,手术感染严重者可危及患者生命。当前手术室医院感染控制已成为手术室医护人员最重要的任务,手术室及参与手术的医务人员必须提高对医院感染的认识,才能更有效地预防与控制医院感染,确保医疗质量和医疗安全。

一、感染因素的来源

手术切口部位感染的致病菌,可来源于医护人员、医院环境和患者。引起清洁伤口感染大部分是外源性污染,清洁伤口以外的感染,多来源于肠胃道、呼吸道等部位。

(一)医护人员因素

可来源于医护人员的手部皮肤、鼻咽部、皮肤和毛发,手术室各类成员的手是手术切口感染的潜在来源,可通过卫生洗手,穿戴手术衣和手套对病原微生物形成有效地屏障。鼻咽部寄居的微生物会因讲话、咳嗽、打喷嚏而播散至周围环境,经直接接触传染给患者。所有进入手术室的人员均是造成环境污染的来源,其皮肤、毛囊、汗腺和皮脂腺充满微生物菌落,以头颈部、腋窝、会阴和手足最多,平均每分钟每个人的皮肤会掉落 4000~10000 个微生物,最常造成感染的是金葡萄球菌,其感染程度与皮肤、毛发的清洁度和头发的长短有关。

(二)环境因素

手术室空气环境的洁净度直接会影响患者的伤口愈合,如接台手术频繁,术毕收拾物品、患者与医务人员的流动都会引起粉尘微粒,污染手术室的内环境,手术间得不到充分的清洁消毒,导致空气洁净度降低,是引起感染的重要因素之一。空气和尘埃中携带的微生物也可以来自,上呼吸道,人员走动时的散布;带菌的微粒可能会直接落入手术切口,或先落到器械物品上而后污染手术切口,导致感染。接送患者的推车和医护人员鞋的污染也是感染因素的重要来源,患者推车进出病房、手术室及其他地方,医护人员不按规定换二便鞋进入洁净手术室,将有菌区细菌带入无菌区,有时甚至是一些强致病菌,如大肠埃希菌、铜绿假单胞菌、枯草杆菌等。

(三)手术器械、医疗用品

误使用未灭菌或使用包装不符合要求、灭菌不合格、过期包、潮湿的器械包和敷料包等实施手术造成严重的手术切口感染。手术中布类脱落的碎屑对手术也会造成感染,一是手术单使用时间过长,反复高压消毒使布纤维变疏;二是上次手术中凝积的血块、碎骨、线头等清洗不彻底,致手术单包裹黏附成为下次使用的污染源。

(四)患者自身因素

人体应对感染有三种防御机制:分别为皮肤和黏膜、炎症反应、细胞和体液免疫反应。皮肤和黏膜:皮脂腺分泌的物质可抑制细菌的滋生;汗水可冲刷掉细菌;鼻腔、口腔和呼吸道的黏膜也有清理细菌的作用,皮肤破损时,会导致该防御机制出现故障。炎症反应:当病原体等抗原侵入人体时,相应部位血流会增加,中性粒细胞、单核细胞会先后进入该部位吞噬、溶解病原体。死亡的白细胞导致脓液的产生。细胞和体液免疫反应:分别由 T 淋巴细胞核 B 淋巴细胞介导的免疫反应。手术和麻醉用药皆会不同程度的影响人体免疫系统的正常功能,增加患者感染的机会,同时患者自身携带的菌群也是手术切口感染的重要来源。

二、感染的危险因素

(一)患者自身因素

婴幼儿免疫系统发育不完全,老年人免疫功能衰退,易造成术后的感染。营养不良的患者,营养不良不利于伤口的愈合,从病理生理学角度考虑营养不良可影响免疫系统,从而增加感染的发生率。基础疾病严重的患者,如患有糖尿病、恶性肿瘤等,术后极易发生感染,跟疾病造成患者免疫能力下降有关。过度肥胖的患者,体壁脂肪组织过多,因手术切口过大、组织暴露困难、手术难度增大、手术时间延长、脂肪组织血液供应较肌层减少等因素,因而肥胖者术后感染的发生率较高。有远处感染灶的患者,患者本身存在感染灶,即使感染灶与手术区域很远,但其术后伤口感染率要大大高于非感染灶患者,因此术前治愈原有的感染灶对降低术后感染的发生有很大的意义。鼻腔携带金黄色葡萄球菌的患者,手术切口感染中金葡萄球菌是最重要的病原菌。最近的研究表明,内源性金葡萄球菌感染的发生率在增加,消除鼻腔携带金葡萄球菌理论上可减少手术伤口感染率。有免疫反应改变的患者,患者使用肾上腺糖皮质激素、放疗、化疗,均可增加术后感染的概率。术前住院时间长的患者,由于术前住院时间越长,医院内的耐药菌株在患者体内定植的可能性就越大,进而增加了术后感染的危险性。

(二)手术有关因素

手术室在设计中结构不完善,区域划分不清,洁污通道不分,容易引发交叉感染。手术类型不同,感染率也不尽相同,资料显示矫形外科手术感染率为 0.8%,而心脏外科为 2.5%,乳腺活检、肿块切除和乳房切除的手术感染率分别为 3.3%、6.6% 和 19.0%。有研究表明未穿外出衣的人员污染明显,洗手衣细菌菌落数高于穿外出衣人员 2.2～2.43 倍。刷手时间长短对感染也有影响,据调查统计显示,由医务人员洗手不彻底导致细菌传播造成感染,占医院感染发生率的30%。手术术野皮肤消毒范围要足够、要彻底、方法要正确,且用具有广谱杀菌作用的皮肤消毒剂,有效抑制细菌的生长,保护手术切口,可大大减少术后感染。手术前一天用备皮刀剃除毛发可使皮肤上皮损伤导致微生物繁殖,术后感染率比手术当天备皮显著升高。抗菌剂洗可有效降低手术部位的感染率,但必须在术前短期内。

手术时间长短也是感染发生的重要因素,随着手术时间的延长,导致创面的细菌数量增加;长时间的暴露、牵拉损伤组织、出血、麻醉时间的延长,均可导致机体免疫力下降。术者因疲劳而疏于无菌技术操作,在理论上都会增加感染的机会。预防性使用抗生素药物可降低术后手术部位的感染率,但是必须在术前短期内给药,使术中和术后4小时抗菌药在血浆内达到有效浓度。手术器械的清洁消毒质量是手术室医院感染最直接的因素。器械使用后清洁消毒不严格,不按程序清洗手术器械,尤其传染病患者残留的体液、血液极易造成医院感染。体内有植入物的手术(如人工瓣膜的置换、关节置换人工器官的植入等)较普通手术术后感染的感染率高,这是由于微生物通过吸引、黏附并定植于植入物表面而引起感染。手术过程中止血效果不佳、无效腔形成、组织创伤等因素也是造成医院感染的重要原因。

三、感染控制的目的

降低感染的发生率,进而杜绝医院感染、传染病的传播,预防发生社会性流行;促进伤口愈合,缩短住院时间,促进患者早日康复,提高治愈率和病床周转率;减低罹患率、病死率;减轻患者不应有的痛苦和经济负担,降低医疗费用支出;改善医疗品质,提升医院社会效益和经济效益。

四、预防感染控制的措施

(一)建立健全的感染控制制度

树立手术室人员人人管我,我管人人的预防感染意识;制定《手术室医院感染管理制度》《手术室消毒隔离制度》、《连台手术医院感染预防与控制操作规程》、《外来器械医院感染管理制度》、《手术室质量控制标准》等感染控制制度,健全感染控制制度体系,并组织护理人员学习;科内设专人负责手术感染监控工作,促进有效预防手术感染;组织成立科室感控管理小组,每月至少召开一次感染管理会议并记录。科室感控小组每月进行感染管理工作质量检查与不定期抽查,组织感染知识培训,并对自查结果进行分析总结,对培训效果实行评价并记录,实现持续质量改进的目的。护理人员定期轮岗,提高业务水平与无菌观念,掌握预防感染基本知识和基本技能。

(二)环境的清洁

随时保持手术室各处地面清洁,被患者血液或体液污染的器具表面、平面和地面,应及时用含氯消毒液进行擦拭,手术接台前用含氯的消毒液擦拭平面,术前提前做好各项准备工作,术中尽量减少人员在室内走动。手术室温度应在22℃～25℃;相对湿度为50%～60%;手术间墙体表面、地面、设备、设施等表面应在每日开始手术前30min、手术结束后和全天手术完毕后均应进行湿式擦拭清洁,未经清洁、消毒的手术间不得连续使用。坚持每周清洁卫生制度,每周清洗空调过滤板一次,执行后并签名。感染手术应在感染手术间内进行,在无特殊条件下,先做无菌手术,后做一般手术,并将无菌要求高的手术放在洁净度高的手术室进行手术,如心脏手术、脑外及关节置换手术等。

（三）医务人员的管理

所有进入手术室的人员应严格按照规定更换手术室专用的工作衣、鞋帽、口罩;室外的衣服和私人物品均不能进入洁净区;手术衣一旦污染应立即更换,手套破损应立即更换。手术结束后,应将脱下的手术衣、手套、手术帽、口罩、拖鞋等物品放入指定位置后,方可离开手术室,不得随意丢弃;注意使用保护性防护用具,如手套、眼罩或护目镜、面罩、防护拖鞋、防水围裙等用具。患有上呼吸道感染或者其他传染病的工作人员应当限制进入手术室工作;严格限制进入手术间的人数,应在满足手术需要时降低到最少数,大、中、小手术人员应限制在 12、8、6 人范围内,严格控制人员流动。严格限制观摩手术人员,需要时应穿有明显标志的观摩服,应安排人员陪同,不能随意在手术室、手术间内随意走动、互窜手术间等;必须注重个人卫生和形象,每天洗澡,勤修指甲,不可涂擦亮甲油或戴假指甲、涂染脚趾甲,注意洗手,不浓妆艳抹,不佩戴首饰;眼镜于手术前要用清洗消毒液擦拭。

（四）无菌物品管理

应优先选购能采用压力蒸汽灭菌的物品,减少化学灭菌法对人体健康的危害,节约时间,降低成本;快速灭菌后的器械不能裸露传送。无菌物品必须存放于无菌容器、无菌包或无菌区域内并应分类放置于清洁区无菌物品间的橱柜内或储物架上,按有效日期的先后顺序摆放和发放使用,专人负责定期检查,护士长及质量监控人员应定期检查其工作。无菌物品间的室内环境必须干净、干燥、无灰尘、污垢;橱柜或储物架应当距地面 20～25cm、距及天花板 50cm、距墙壁 5～10cm;温度应维持在 18～22℃,相对湿度维持在 35%～60%;工作人员搬运无菌物品时双手必须保持清洁干燥,否则手中的湿气及微生物亦会侵入无菌包内。无菌物品的使用过程中,应以保持其无菌性和完整性的方式打开进行配置和传递;无菌物品应直接由刷手人员取出或安全地放置于无菌区内;无菌物品一打开必须保持其在器械护士的视线范围内,确保其无菌性。严禁将手术室器械、敷料包挪为他用,不得自带手术器械在手术室使用。建立手术器械及外来器械借用及使用制度,并认真落实。

（五）无菌技术操作原则

无菌技术操作是预防与控制感染的关键措施之一,手术室的工作人员和实施手术的医护人员必须严格遵守无菌技术操作规程。术前做好各项准备工作,避免浮尘飞扬,影响洁净效果,术中应尽量减少人员走动,各种操作动作要轻,勿在手术间内抖动各种敷料。使用少尘、无尘、无粉物品,使用无粉手套;限制区域区内只允许使用无菌物品,若对物品的无菌性有怀疑,应视其为污染;无菌手术衣只有肩部以下、腰部以上的前缘和袖子视为无菌,穿戴好无菌手术衣、手套后,双手仅能在肩部以下、腰部以上的前方操作。无菌台的铺设应尽量接近手术开始时间,手术未开时用无菌单遮盖无菌台面,无菌台只有台面高度视为无菌,且台面应保持干燥;无菌台一旦建立,必须严防被污染;刷手人员只能碰触无菌物品和无菌区,且应面向无菌区,应避免依靠非无菌区。非刷手人员只能碰触非无菌物品和非无菌区,应尽量避免进入无菌区,传递无菌物品给器械护士时,不应跨越无菌区。手术中手术人员更换位置时,应后退一步,采取背靠背交换或面对面旋转交换形式,不得污染手臂及无菌区域;使用无菌物品、器械、敷料时,应检查外包装的完整性和灭菌有效日期,灭菌合格,包布不得有潮湿破洞。包装不合格或超过有效期限的物品不得使用;使用防水较好的外科手术衣和铺巾,即使潮湿也能够起到屏障作用;手术中手术衣、手套、口罩怀疑被污染或已被污染、浸湿或破损时应及时更换;凡怀疑物品、器械被污染时,须重新清洗、灭菌后再用。接触患者的麻醉物品一人一用一消毒。手术开始后,各手术台上一切物品不得交互使用;已取出的无菌物品未使用亦未被污染,不得放回无菌容器或无菌包内,须重新清洗、灭菌后再用。限制手术台上翻动患者。必要时动作应轻柔,减少浮游菌沉降于手术区域。

(六)外科刷手及手消毒

外科洗手是控制感染的有效措施,剪短指甲,不可佩戴假指甲、首饰;洗手时应当彻底清洗容易被微生物污染的部位,指甲缝、指关节及佩戴饰物的部位等严格执行外科刷手制度;严格执行外科刷手至 3min 以上,刷洗范围为双手、前臂及上臂下 1/3;术前使用适量的消毒剂充分揉搓至消毒剂干燥;在刷洗、消毒后,保持手上抬并离开身体;使用的手消毒剂须具有卫生部"卫生许可批发"的产品,医用洗手液合格证、标志应齐全。建议:使用洗手液、手消毒剂应为密闭的一次性单包装产品。

(七)感染手术处理

传染病包括丙肝、乙肝、结核、梅毒、淋病等。传染病患者的手术应尽可能安排在其他手术之后。器械须标明有传染病标志后方可送至消供中心处理。地面、手术台、手术间的设备和仪器都应用消毒剂擦拭。关闭手术间,待自净后方可再度使用,门外应挂"隔离标志"。用过的医疗垃圾并贴上传染的标示,感染性废弃物的处理按相关规定。

第十一节 手术室、消毒供应中心管理规范

手术室是医院救治患者的重要科室,对手术室消毒灭菌的要求也越来越高。手术室所有物品由消毒供应中心直接向手术室供应,既控制了交叉感染,加快了手术器械的周转率,又可保障各类手术用物的安全,其工作质量直接影响医疗护理质量和患者安危。为加强消供中心的科学管理,确保医疗安全,适应医院发展建设需要,特制定标准。

一、基本概念和术语

(一)手术室消毒供应

承担科室所有重复使用的诊疗器械、物品的清洗消毒、灭菌以及无菌物品的供应。

(二)去污区

对重复用过的诊疗器械物品,进行回收、分类清洗、消毒的区域为去污染区。

(三)检查包装灭菌区

对去污后的诊疗器械、物品,进行检查、装配、包装、灭菌的区域,包括敷料制作为清洁区域。

(四)灭菌物品存放区

存放保管、发放无菌物品的区域,为洁净区域。

（五）去污

使用机械清洗消毒装置或用手工、洗涤剂浸泡清洗，去除被处理物品上的有机物、微生物和无机物的过程。

二、基本原则

手术室消毒供应中心的清洗消毒工作应符合《医院消毒供应中心清洗消毒技术操作规范》《医院消毒供应中心灭菌效果监测标准》规定。诊疗器械、物品的再处理应符合使用后及时清洗、消毒、灭菌的程序。一次性使用的诊疗器械、物品用后不应再次使用。甲类及按甲类传染病管理执行，乙类传染病及其他特殊污染的诊疗器械.物品应执行专门的操作流程。

三、建筑要求

手术室消毒供应中心的扩建应遵循医院感染预防与控制的原则，以提高工作效率和保证工作质量为前提。消毒供应中心的合理布局可避免交叉感染，节省人力、物力和财力，提高工作效率。

1.周围环境应清洁、无污染源，区域相对独立；内部通风、采光良好，便于组织内部工作流水线。

2.建筑面积应符合医院建设标准，并兼顾未来发展规划的需求。

3.建筑布局应分为工作区和办公区。工作区包括去污区、检查包装灭菌区和灭菌物品存放区。工作区划分应遵循"物品由污到洁，不交叉、不逆流"的原则。

4.工作区域的天花板、墙壁应无裂隙，不落尘，便于清洗和消毒。墙角宜采用弧形设计以减少死角。电源插座应采用嵌墙式防水安全型。地面应防滑、易清洗、耐腐蚀，地漏应采用防返溢式，污水应集中排至医院污水处理系统。

5.工作区域的洗手设施应采用非手触式水龙头开关，灭菌物品存放区不宜设洗手池。洁具的清洗间应采用封闭式设计。

四、人员编制

1.应根据手术消毒供应的工作量及各岗位需求，科学、合理的配置护士、消毒员和其他工作人员，携带传染病毒及其他健康方面疾病者不得从事手术消毒供应工作。

2.消毒供应中心的工作人员应当接受与其岗位职责相应的岗位培训，正确掌握以下内容：各类诊疗器械、器具及物品清洗、消毒、灭菌的操作规程；相关清洗、消毒、灭菌设备的操作流程，职业安全防护原则和方法，医院感染预防与控制的相关知识。

五、领导体制

手术室消毒供应在医院占有重要地位，应由院长领导和护理部或总护士长进行业务指导，或由护理部直接领导，总务后勤等部门在设备、安装、维修、物资供应等方面予以保证。

六、必备的设备、设施和条件

医院应根据手术室消毒供应的规模、任务及工作量，合理配置配套设施。

1.清洗消毒设备及设施：应配有污物回收器具及其清洗装置，分类台、手工清洗槽及相应清洗用品、压力水枪、压力气枪、超声清洗装置、烘干机等，宜配备机械清洗消毒设备且符合国家有关规定。

2.检查、包装设备：应配有辅助照明装置、包装台、器械柜、敷料柜、包装材料切割机、封口机及清洁物品装载设备等。

3.灭菌设备及设施：应配有压力蒸汽灭菌器、无菌物品卸载设备等。根据需要配备干热灭菌和低温灭菌装置。各类灭菌器应符合国家标准。

4.储存、发放设施：应配备灭菌物品存放设施及运送器具等。

5.根据工作岗位的不同需要，应配备相应的个人防护用品，包括护目镜、口罩、面罩、帽子、防护手套、防水衣或防水围裙、防护鞋等，在去污区宜配置洗眼装置。

6.要有常水（自来水）、热水供应和净化系统。

7.蒸馏水供应、过滤系统和贮存设备，必须备有蒸馏器。

8.各种冲洗工具：包括去污、除热源、除洗涤剂、洗涤池和贮存洗涤物品设备等。

七、材料要求

手术室消毒供应室使用的各种材料包括清洁剂、酶清洁剂、润滑剂、消毒剂、洗涤用水、包装材料、监测材料等，应符合以下要求。

(一)清洁剂

应根据器械的材质、污染物种类，选择适宜的清洁剂。

(二)碱性清洁剂

pH≥7.5，应对各种有机物有较好的去除作用，对金属腐蚀性小，不会加快返锈的现象。

(三)中性清洁剂

pH6.5～7.5，对金属无腐蚀。

(四)酸性清洁剂

pH≤6.5，对无机固体粒子有较好的溶解去除作用，对金属物品的腐蚀性小。

(五)酶清洁剂

为加入多种酶的清洁剂，有较强的去污能力，能快速分解蛋白质与脂肪等多种有机污染物。

(六)洗涤用水

应有冷热自来水、软化水、去离子水或蒸馏水供应。自来水应符合中华人民共和国国家标准 GB5749—2006《生活饮用水卫生标准》，软化水、去离子水或蒸馏水应符合清洗消毒设备的要求。去离子水或蒸馏水水质标准应符合电导率≤15$\cup$S/cm(25℃)。

(七)润滑剂

应为水溶性，成分符合药典的要求，与人体组织有较好的相容性，不破坏金属材料的透气性、机械性及其他性能。

(八)棉布包装材料

应为非漂白棉布，无破损，宜＞140 支纱 1 平方英寸。初次使用前应高温洗涤，进行脱脂去浆处理，使用次数不宜超过 50 次，且应有使用次数的记录。

(九五)其他相关包装材料

应符合《GB/T19633—2005 最终灭菌医疗器械的包装》的要求。

(十五)消毒灭菌监测材料

应有卫生部消毒产品卫生许可批件，有效期内使用。自制测试标准包应符合《消毒技术规范》有关要求。

八、操作程序

(一)清洗

手术结束后,洗手护士将手术器械清点后交于消供中心或器械工人,将器械放入器械清洗机配置的清洗筐里或人工清洗,并将器械的各个关节全部打开,以达到彻底清洗器械的每一个咬合面。另外,使用一些配套的特殊清洗架,可以使一些特殊器械得到清洗,如内腔镜的一些器械管腔可以使用高压水枪进行清洗,使用高压气枪对管腔进行干燥处理。一些精细器械可以装入精细仪器清洗盒内进行清洗,或使用超声波清洗机进行单独清洗,除了可以彻底清洗干净外,还可保护这些精细器械在清洗过程中不易受损。

(二)包装

手术器械经清洗消毒机清洗烘干处理后,在清洁区内整理核对,并将各类手术器械重新打包备用。手术用的敷料由洗衣房清洗处理后运送至手术、消供中心的敷料间打包备用。不耐高温高压的物品及使用率不高,但需长期备用的抢救应急器械选用纸塑袋包装,在使用封口机对纸塑袋包装物品进行封口的同时,在封口处打印灭菌日期、有效期及工作人员代码,便于手术器械的使用和管理。

(三)灭菌

手术室大部分物品属耐高温高压物品,主要经预真空高压蒸汽灭菌器灭菌,备用手术器械包装后,由预真空高压蒸汽灭菌器位于清洁区的一屏门进入灭菌器,经灭菌处理后的物品由无菌室的另一屏门输出,灭菌物品存放在无菌间内备用。小部分不耐高温、高压物品用纸塑袋包装后,经环氧乙烷或低温等离子灭菌器进行消毒灭菌处理后备用。

九、管理要求

1.应建立健全的岗位职责、操作规程、消毒隔离、质量管理、监测、设备管理、职业安全防护及职业暴露监护管理制度和突发事件的应急预案。

2.建立质量管理与追溯制度,完善质量控制过程的相关记录,保证供应的物品安全。

3.了解医院感染的常见原因,掌握专用器械、用品处理的要点。

4.护理管理部门、医院感染管理部门、设备后勤管理部门等,在各自职权范围内,落实岗位培训制度,将消毒供应专业知识和相关医院感染预防与控制知识纳入手术、消供中心人员的继续教育计划,并为其学习、交流创造条件。对消毒供应中心清洗、消毒、灭菌工作和质量监测进行指导和监督,定期进行检查与评价。发生可疑医疗器械所致的医源性感染时,组织、协调消毒供应中心和相关部门进行调查分析并提出改进措施。对清洗、消毒与灭菌设备的配置与质量指标提出意见。负责设备购置的审核(合格证、技术参数);建立对厂家设备安装、检修的质量审核、验收制度;专人负责消毒供应中心设备的维护和定期检修,并建立设备档案。保证消毒供应中心的水、

电、压缩空气及蒸汽的供给和质量,定期进行设施、管道的维护和检修。

5.严格执行《医院工作制度》、《消毒管理办法》有关供应室管理的规定。健全岗位责任制、物品洗涤、包装、灭菌、存放、质量监测、物资管理等制度。

6.消供中心人员必须树立严肃认真的工作态度,严格执行无菌观念,认真执行各项技术操

作规程和质量检验标准,熟悉各种器械、设备的性能、消毒方法和洗涤操作技术,做到供应物品的绝对无菌,确保医疗安全。

7.质量控制:由护士长或质量监督员负责对原材料的质量检查,并对供应的无菌医疗用品进行定期定量的质量监测。

8.无菌间内所有物品按使用频率分类摆放,设立标签、靠近使用点,便于操作,符合方便省力原则,以保证在最短时间内找到所需物品,并由专人定期整理。库房物品的储存,在保证手术供应的前提下,尽量减少库存量,以免无菌物品过期,减少消耗,降低成本。同时采用搁架开放式储存,设立标签,既不会为寻找物品浪费时间,也确保无菌物品不被污染,取放物品一目了然。

9.保持消供中心的清洁是控制医院感染的重要手段。给每人划分清洁包干区,做到分区落实,责任到人,在做好日常清洁工作的基础上,每周彻底打扫1次,以保持工作环境整洁明亮。同时也要求个人的清洁,工作服清洁、整齐。在保持工作环境整洁明亮的同时,工作人员每天都要对脉动真空灭菌器、软水机和蒸汽发生器等灭菌设备进行保养及安全进行检查,发现问题及时与维修人员联系,确保灭菌设备处于最佳工作运行状态。

第十二节　清洗消毒及灭菌技术操作规范

一、概述

(一)清洗

去除医疗器械、器具和物品上污物的全过程,流程包括冲洗、洗涤、漂洗和终末漂洗。

(二)冲洗

使用流动水去除器械、器具和物品表面污物的过程。

(三)洗涤

使用含有化学清洗剂的清洗用水,去除器械、器具和物品污染物的过程。

(四)漂洗

用流动水冲洗洗涤后器械、器具和物品上残留物的过程。

(五)终末漂洗

用软洗、纯化水或蒸馏水对漂洗后的器械、器具和物品进行最终处理的过程。

(六)超声波清洗器

利用超声波在水中振荡产生"空化效应"进行清洗的设备。

(七)清洗消毒器

具有清洗与消毒功能的机器。

(八)闭合

用于关闭包装而没有形成密封的方法。例如反复折叠,以形成一弯曲路径。

(九五)密封包装层间链接的结果

密封可以采用诸如黏合剂或热熔法。

(十五)闭合完好性

闭合条件能确保该闭合至少与包装上的其他部分具有相同的阻碍微生物进入的程度。

(十一)包装完好性

包装未受到物理损坏的状态。

(十二)植入物

放置于外科操作造成的或者生理存在的体腔中,留存时间为 30d 或者以上的可植入型物品。

(十三)湿热消毒

利用湿热使菌体蛋白质变性或凝固酶失去活性,代谢发生障碍,致使细胞死亡。包括煮沸消毒法、巴斯德消毒法和低温蒸汽消毒法。

二、清洗及消毒、灭菌技术操作规范

1.清洗、消毒、灭菌效果的监测应符合 WS310.3 的规定。

2.耐湿、耐热的器械、器具和物品,应首选物理消毒或灭菌方法。

3.应遵循标准预防的原则进行清洗、消毒、灭菌,CSSD 不同区域人员防护着装要求应符合规定。

4.设备、药械及耗材应符合国务院卫生执行部门的有关规定,其操作与使用应遵循生产厂家的使用说明或指导手册。

5.灭菌

(1)压力蒸汽灭菌:适用于耐湿、耐热的器械、器具和物品的灭菌。包括下排气式和预真空压力蒸汽灭菌,根据待灭菌物品选择适宜的压力蒸汽灭菌器和灭菌程序。灭菌器操作方法遵循生产厂家的使用说明或指导手册。压力蒸汽灭菌器操作程序包括灭菌前准备、灭菌物品装载、灭菌操作、无菌物品卸载和灭菌效果的监测等步骤。灭菌前按以下要求进行准备每天设备运行前应进行安全检查,包括灭菌器压力表处在"零"的位置;记录打印装置处于备用状态;灭菌器柜门密封圈平整无损坏,柜门安全锁扣灵活、安全有效;灭菌柜内冷凝水排出口通畅,柜内壁清洁;电源、水源、蒸汽、压缩空气等运行条件符合设备要求。

1)进行灭菌器的预热,预真空灭菌器应在每日开始灭菌运行前空载进行 B−D 试验。

2)灭菌物品应按正规操作进行装载,使用专用灭菌架或篮筐装载灭菌物品。灭菌包之间应留间隙,利于灭菌介质的穿透,宜将同类材质的器械、器具和物品,置于同一批次进行灭菌。材质不相同时,纺织类物品应放置于上层、竖放,金属器械类放置于下层。手术器械包、硬式容器应平放;盆、盘、碗类物品应斜放,包内容器开口朝向一致;玻璃瓶等底部无孔的器皿类物品应倒立或侧放;纸袋、纸塑包装应侧放;利于蒸汽进入和冷空气排出。下排气压力蒸汽灭菌器中,大包宜摆放于上层,小包宜摆放于下层。下排气压力蒸汽灭菌器的装载量不应超过柜室容积 80%。预真空和脉动真空压力蒸汽灭菌器的装载量不应超过柜室容积的 90%;同时不应小于柜室容积的 10%和 5%。

6.按以下要求进行灭菌操作

(1)应观测并记录灭菌时的温度、压力和时间等灭菌参数及设备运行状况。

(2)灭菌过程的监测应符合 WS310.3 中相关规定。

1)无菌物品按以下要求进行卸载。

2)从灭菌器卸载取出的物品,待温度降至室温时方可移动,冷却时间应＞30min。

(3)每批次应确认灭菌过程合格,包外、包内化学指示物合格;检查无湿包现象,防止无菌物品损坏和污染。无菌包掉落地上或误放到不洁处应视为污染。

7.快速压力蒸汽灭菌

适用于对裸露物品的灭菌。注意事项:宜使用卡式盒或专用灭菌容器盛放裸露物品。快速压力蒸汽灭菌方法可不包括干燥程序;运输时避免污染;4h 内使用,不能储存。

8.干热灭菌

适用于耐热、不耐湿、蒸汽或气体不能穿透物品的灭菌,如玻璃、油脂、粉剂等物品的灭菌。灭菌物品包体积不应超过 10cm×10cm×20cm,油剂、粉剂的厚度不应超过 0.6cm,凡士林纱布条厚度不应超过3cm,装载高度不应超过灭菌器内腔高度的 2/3,物品间应留有充分的空间。灭菌时不应与灭菌器内腔底部及四壁接触,灭菌后温度降到 40℃以下再开灭菌器。有机物品灭菌时,温度应≤170℃。灭菌温度达到要求时,应打开进风柜体的排风装置。

9.环氧乙烷灭菌

适用于不耐高温、湿热如电子仪器、光学仪器等诊疗器械的灭菌。其他类型环氧乙烷灭菌参数符合《消毒技术规范》的规定。注意事项:金属和玻璃材质的器械,灭菌后可立即使用。残留环氧乙烷排放应遵循生产厂家的使用说明或指导手册,设置专用的排气系统,并保证足够的时间进行灭菌后的通风换气。环氧乙烷灭菌器及气瓶或气罐应远离火源和静电。气罐不应存放在冰箱中。

10.过氧化氢等离子体低温灭菌

适用于不耐高温、湿热如电子仪器、光学仪器等诊疗器械的灭菌。注意事项:灭菌前物品应充分干燥,灭菌物品应使用专用包装材料和容器。灭菌物品及包装材料不应含植物性纤维材质,如纸、海绵、棉布、木质类、油类、粉剂类等。

11.低温甲醛蒸汽灭菌

适用于不耐高温医疗器械的灭菌。注意事项:应使用甲醛灭菌器进行灭菌,不应采用自然挥发的灭菌方法。甲醛残留气体排放应遵循生产厂家的使用说明或指导手册,设置专用的排气系统。

12.储存

灭菌后物品应分类、分架存放在无菌物品存放区。一次性使用无菌物品应去除外包装后,进入无菌物品存放区。物品存放架或柜应距地面高度 20～25cm,离墙 5～10cm,距天花板50cm。物品放置应固定位置,设置标志。接触无菌物品前应洗手或手消毒。消毒后直接使用的物品应干燥、包装后;专架存放。

三、器械、器具和物品的清洗操作方法

(一)手工清洗的操作程序

冲洗:将器械、器具和物品置于流动水下冲洗,初步去除污染物。洗涤:冲洗后,应用酶清

洁剂或其他清洁剂浸泡后刷洗、擦洗。漂洗:洗涤后,再用流动水冲洗或刷洗。终末漂洗:应用软水、纯化水或蒸馏水进行冲洗。注意事项:手工清洗时水温宜为 15～30℃。去除干固的污渍应先用酶清洁剂浸泡,再刷洗或擦洗。刷洗操作应在水面下进行,防止产生气溶胶。管腔器械应用压力水枪冲洗,可拆卸部分应拆开后清洗。不应使用钢丝球类用具和去污粉等用品,应选用相匹配的刷洗用具、用品,避免器械磨损。清洗用具、清洗池等应每天清洁与消毒。

(二)超声波清洗器台式

适用于精密、复杂器械的洗涤。操作程序有冲洗:于流动水下冲洗器械,初步去除污染物。洗涤:清洗器内注入洗涤用水,并添加清洁剂。水温应≤45℃。应将器械放入篮筐中,浸没在水面下,腔内注满水。超声清洗时间宜 3～5min,可根据器械污染情况适当延长清洗时间,不宜超过 10min。终末漂洗应用软水或纯化水。超声清洗操作,应遵循生产厂家的使用说明或指导手册。注意事项:清洗时应盖好超声清洗机盖子,防止产生气溶胶。应根据器械的不同材质选择相匹配的超声频率。

(三)清洗消毒器

操作程序应遵循生产厂家的使用说明或指导手册。注意事项:设备运行中,应确认清洗消毒程序的有效性。观察程序的打印记录,并留存。符合 WS310.3 的有关规定。被清洗的器械、器具和物品应充分接触水流;器械轴节应充分打开;可拆卸的零部件应拆开,管腔类器械应使用专用清洗架。精细器械和锐利器械应固定放置。冲洗、洗涤、漂洗时应使用软水,终末漂洗、消毒时应使用纯化水。预洗阶段水温应≤45℃。金属器械在终末漂洗程序中应使用润滑剂。塑胶类和软质金属材料器械,不应使用酸性清洁剂和润滑剂。定时检查清洁剂泵管是否通畅,确保清洁剂用量准确。设备舱内、旋臂应每天清洁、除垢。

第十三节　清洗消毒及灭菌效果监测标准

一、要求

1.应专人负责质量监测工作。

2.应定期对清洁剂、消毒剂、洗涤用水、润滑剂、包装材料等进行质量检查,检查结果应符合要求。

3.应定期进行监测材料的质量检查,包括抽查卫生部消毒产品卫生许可批件及有效期等,检查结果应符合要求。自制测试标准包应符合《消毒技术规范》的有关要求。

4.设备的维护与保养应遵循生产厂家的使用说明或指导手册对清洗消毒器、灭菌器进行日常清洁和检查。

二、器械、器具和物品清洗质量的监测

1.日常监测应每批次监测清洗消毒器的物理参数及运转情况,并记录。

2.对清洗消毒器的清洗效果可每年采用清洗效果测试指示物进行监测。当清洗物品或清洗程序发生改变时,也可采用清洗效果测试指示物进行清洗效果的监测。

三、灭菌质量的监测

1.对灭菌质量采用物理监测法、化学监测法和生物监测法进行,监测结果应符合标准的要求。物理监测不合格的灭菌物品不得发放,并应分析原因进行改进,直至监测结果符合要求。

2.包外化学监测不合格的灭菌物品不得发放,包内化学监测不合格的灭菌物品不得使用。并应分析原因进行改进,直至监测结果符合要求。

3.生物监测不合格时,应尽快召回上次生物监测合格以来所有尚未使用的灭菌物品,重新处理;并应分析不合格的原因,改进后,生物监测连续三次合格后方可使用。

4.灭菌植入型器械应每批次进行生物监测。生物监测合格后,方可发放。

5.按照灭菌装载物品的种类,可选择具有代表性的PCD进行灭菌效果的监测。

四、压力蒸汽灭菌的监测

(一)物理监测法

每次灭菌应连续监测并记录灭菌时的温度、压力和时间等灭菌参数。

(二)化学监测法

(1)应进行包外、包内化学指示物监测。具体要求为灭菌包包外应有化学指示物,高度危险性物品包内应放置包内化学指示物,置于最难灭菌的部位。

(2)采用快速压力蒸汽灭菌程序灭菌时,应直接将一片包内化学指示物置于待灭菌物品旁边进行化学监测。

(三)生物监测法

(1)应每周监测一次。

(2)紧急情况灭菌植入型器械时,可在生物PCD中加入5类化学指示物。5类化学指示物合格可作为提前放行的标志,生物监测的结果应及时通报使用部门。

(3)采用新的包装材料和方法进行灭菌时应进行生物监测。

(4)小型压力蒸汽灭菌器因一般无标准生物监测包,应选择灭菌器常用的、有代表性的灭菌制作生物测试包或生物PCD,置于灭菌器最难灭菌的部位,且灭菌器应处于满载状态。生物测试包或生物PCD应侧放,体积大时可平放。

(5)采用快速压力蒸汽灭菌程序灭菌时,应直接将一支生物指示物,置于空载的灭菌器内,经一个灭菌周期后取出,规定条件下培养,观察结果。

五、干热灭菌的监测

(一)物理监测法

每灭菌批次应进行物理监测。监测方法为将多点温度检测仪的多个探头分别放于灭菌器各层内、中外各点,关好柜门,引出导线,由记录仪中观察温度上升与持续时间。温度在设定时间内均达到预置温度,则物理监测合格。

(二)化学监测法

每一灭菌包外应使用包外化学指示物,每一灭菌包内应使用包内化学指示物,并置于最难灭菌的部位。对于未打包的物品,应使用一个或者多个包内化学指示物,放在待灭菌物品附近进行监测。经过一个灭菌周期后取出,据其颜色的改变判断是否达到灭菌要求。

（三）生物监测法

应每周监测一次，新安装、移位和大修后，应进行物理监测法、化学监测法和生物监测法监测（重复三次），监测合格后，灭菌器方可使用。

六、过氧化氢等离子灭菌的监测

（一）物理监测法

每次灭菌应连续监测并记录每个灭菌周期的临界参数如舱内压、温度、过氧化氢的浓度、电源输入和灭菌时间等灭菌参数。灭菌参数符合灭菌器的使用说明或操作手册的要求。

（二）化学监测法

每个灭菌物品包外应使用包外化学指示物，作为灭菌过程的标志；每包内最难灭菌位置放置包内化学指示物，通过观察其颜色变化，判定其是否达到灭菌合格要求。

（三）生物监测法

应每天至少进行一次灭菌循环的生物监测，监测方法应符合国家的有关规定。

七、低温甲醛蒸汽灭菌的监测

（一）物理监测法

每灭菌批次应进行物理监测。详细记录灭菌过程的参数，包括灭菌温度、湿度、压力与时间。灭菌参数符合灭菌器的操作手册的要求。

（二）化学监测法

每个灭菌物品包外应使用包外化学指示物，作为灭菌过程的标志；每包内最难灭菌位置放置包内化学指示物，通过观察其颜色变化，判定其是否达到灭菌合格要求。

（三）生物监测法

应每周监测一次，监测方法应符合国家的有关规定。

第十四节　手术室无菌操作技术

无菌技术操作是外科治疗的基本原则，是手术室护士的基本护理操作，是预防手术感染的关键环节之一。因此，做好无菌技术操作非常重要。手术室常用的无菌技术有：外科刷手术；穿无菌手术衣；戴手套；铺无菌巾；术中无菌要求。

一、外科刷手术

所谓外科刷手术是指手术人员通过机械刷洗和化学药物作用，以祛除并杀灭手部皮肤表面上的油垢和附着的细菌，而达到消毒手的目的。它包括手的机械刷洗和化学药物作用两个过程。

（一）外科刷手法

1.外科刷手法分3个步骤

机械刷洗、擦拭水迹、手的消毒。下面介绍机械刷洗与消毒

（1）刷手方法：取灭菌毛刷，用毛刷取抗菌洗手液 5～10mL，刷洗手及上臂。顺序为：指尖→指蹼→甲沟→指缝→腕→前臂→肘部→上臂。刷手时稍用力，速度稍快，范围包括双手、前臂、肘关节上 10cm（上臂 1/2）处的皮肤，时间约 3min。刷手毕，用流动水冲去泡沫。冲洗时，双手抬高，让水由手、臂至肘部方向淋下，手不要放在最低位，避免臂部的水流向手部，造成污染。

（2）擦拭手臂：用消毒毛巾或一次性纸巾依次擦干手、臂、肘。擦拭时，先擦双手，然后将毛巾折成三角形，搭在一侧手背上，对侧手持住毛巾的两个角，由手向肘顺势移动，擦去水迹，不得回擦；擦对侧时，将毛巾翻转，方法相同。

（3）消毒手臂：取手消毒液 2mL 至手掌，均匀涂抹在对侧前臂至肘部，再取手消 2mL，同样方法消另外一侧，最后双手取手消 2mL 按七部洗手法搓揉双手，待消毒液自行干燥，达到消毒目的。目前我国已有少数医院免除了术前对手的机械刷洗，改为直接用氯己定已醇洗手液"七步法"洗手 1 次、消毒液擦拭 1 遍的方法对手进行处理，以减轻刷洗对手术人员皮肤的伤害。无论采用哪种操作方法，都必须遵循正确的方法吸收、有效去除病菌、兼顾合理保护的原则。

2.连台手术的洗手原则

当进行无菌手术后的连台手术，若脱去手术衣、手套后手未沾染血迹、污染，直接用消毒液涂抹 1 次即可

二、穿无菌手术衣

常用的手术衣有两种式样：一种是对开式手术衣，另一种是包裹式（遮盖式）手术衣。目前我国大部分医院采用包裹式（遮盖式）手术衣。

（一）穿对开式手术衣的方法

1.器械台上取用折叠好的无菌手术衣，选择较宽敞的空间，手持衣领抖开，面向无菌区，注意勿使手术衣触碰到周围人员、物品或地面。

2.两手持手术衣领两角，衣袖向前将手术衣展开，使手术衣的内侧面面向自己。

3.将手术衣向上轻轻抛起，双手顺势向前平行插入袖中，两臂前伸，不可高举过肩，也不可左右展开，以免污染。

4.巡回护士在穿衣者背后抓住衣领内侧，协助穿衣者系上衣领后带。

5.穿衣者双手交叉，身体略向前倾，用手指夹住腰带并递向后方，巡回护士接住并系好。穿好手术以后，双手应举在胸前，上不过锁骨，下不过脐部，左右不过腋前线。

（二）穿包裹式手术衣法

1.消手后，取手术衣，将衣领提起轻轻抖开露出袖口。

2.将手术衣轻掷向上的同时，顺势将双手合前臂伸入衣袖内，并向前平行伸展。

3.巡回护士在其身后系背部内侧系带。

4.戴无菌手套。

5.将前襟的腰带递给已戴好手套的手术医生，或由巡回护士用无菌持物钳夹持腰带原地绕穿衣者一周后交穿衣者自行系于腰间。

6.无菌区域为：颈以下，腰以上的胸前、双手、前臂、侧胸及手术衣后背。

（三）连台手术衣的更换方法

进行连台手术时，手术人员应洗净手套上的血迹，然后由巡回护士松解背部系带，先后脱去手术衣和手套。脱手术衣时注意保持双手不被污染，否则必须重新刷手消毒。

（四）脱无菌手术衣的方法

1.两人脱衣法

对开式无菌手术衣由巡回护士松解后背系带及腰带后，面对脱衣者，握住衣领脱去手术衣，再自行脱取手套。全包式无菌手术衣由穿衣者先自行松解腰带，再由巡回护士在其身后松解颈部、背部系带后，面对脱衣者，握住衣领脱去手术衣，最后自行脱去手套。

2.个人脱衣法

由他人松解各个系带后，脱衣者左手抓住右肩手术衣外面，自上拉下，使衣袖由里向外翻，同法拉下左肩，脱掉手术衣，并使手术衣里外翻，保护手臂及洗手衣裤不被手术衣外面污染。

三、戴手套

由于手的刷洗消毒仅能祛除、杀灭皮肤表面的暂居菌，对深部常驻菌无效。在手术过程中，皮肤深部的细菌会随术者汗液带到手的表面。因此，参加手术的人员必须戴手套。

（一）戴手套法

1.先穿手术衣，后戴手套。

2.打开手套包布，显露手套。

3.右手持住手套反折部，向手套包布中央后取出，避免污染。

4.戴左手，右手持住手套反折部，对准手套五指，插入左手。

5.戴右手，左手指插入右手套的反折部内面拖住手套，插入右手。

6.将反折部分翻向上，盖住手术衣袖口。

（二）协助术者戴手套法

1.器械护士双手手指（拇指除外）插入手套反折口内面的两侧，四指用力稍向外拉开，手套拇指朝外伤，小指朝内下，呈外八字形，扩大手套入口，有利于术者穿戴。

2.术者左手对准手套，五指向下，护士向上提，同法戴右手。

3.术者自行将手套反折翻转压住手术衣袖口。

（三）无接触戴手套法

1.外科刷手后，取无菌手术衣，选择宽敞处，巡回护士协助穿手术衣。

2.双手伸入袖内，手不出袖口。隔着衣袖左手取出右手的无菌手套，扣于右手袖口上，手套的手指向下，各手指相对。

3.放上手套的手隔着衣袖抓住手套翻折边，另一手隔着衣袖捏住另一侧翻折边，将手套翻套于袖口上，手指迅速伸入手套内。

4.再用已戴好手套的右手，同法戴另一只手套。

（四）连台手术的脱手套法

首先脱去手术衣，将戴手套的右手插入左手手套外面脱去手套，注意手套不可触及左手皮肤，然后左手拇指伸入右手鱼际肌之间，向下脱去右手手套。此时注意右手不可触及外面，以确保手不被手套外的细菌污染。脱去手套后，双手需重新消毒或刷洗消毒后方可参加下一台手术。具体要求同连台手术的洗手原则。

四、铺无菌巾

手术野铺无菌巾的目的是防止细菌进入切口。因此应保持无菌巾干燥。

(一)铺无菌巾原则

1.铺无菌巾由器械护士和手术医生共同完成。

2.铺巾前,器械护士应穿手术衣、戴无菌手套。手术医生操作分两步:第一,未穿手术衣、未戴手套,直接铺第1层切口单;第二,双手臂重新消毒1次,穿戴好手术衣、手套,方可铺其他层单。

3.铺无菌单时,距离切口2~3cm,悬垂至床缘30cm以下,至少4层。

4.无菌巾一旦放下,不要移动,必须移动时,只能由内向外(由切口向周边)移动,不得由外向内移动。

5.严格遵循铺巾顺序,方法视手术切口而定,原则上第1层无菌巾是从相对干净到较干净、先远侧后近侧的方向进行遮盖。如腹部治疗巾的铺巾顺序为:先上后下,先对侧后同侧。

6.铺单时,双手只接触手术单的边角部,应避免接触手术切口周围的无菌手术单部分。

7.铺中单、剖腹单、胸单等大单时,要手握单角向内翻卷并遮住手背,以防手碰到周围非无菌物品而被污染。

(二)手术铺巾法

依据手术部位的不同,铺无菌巾法而不同。(以腹部手术为例)

1.器械护士递1,2,3块治疗巾,折边对向助手,依次铺盖切口的下方、对方、上方。

2.第4块治疗巾,折边对向自己,铺盖切口的同侧,4把巾钳固定。

3.铺大单2条,于切口处向上外翻遮盖上身及头架、向下外翻遮盖下身及托盘,保护双手不被污染。

4.对折中单1条,铺于托盘面上。

五、术中无菌要求

无菌技术是整个手术过程中手术技术操作的核心。手术时间长、环节多、人员杂,特别是在手术紧张时,稍有不慎,即可使无菌技术遭到破坏。因此,所有参加手术的人员必须认真对待,互相监督,并遵守以下原则。

1.穿戴好无菌手术衣、手套的手术人员的无菌区域及无菌单的无菌范围应保持不被污染。手术台面以下视为以有菌,手术人员的手、器械物品不可放到该平面以下,否则视为被污染。

2.开无菌包内层包布应用无菌钳打开。手术医生铺毕第1层无菌巾后,必须重新涂抹手消毒剂,消毒双手1次。

3.器械应从手术人员的胸前传递,不可从术者身后或头部传递,必要时可从术者手臂下传递,但不得低于手术台的边缘,手术者不可随意伸臂横过手术区取器械。

4.手术人员的手不要接触切口周围皮肤。切皮后,应更换手术刀片和盐水垫,铺皮肤保护巾。处理空腔脏器残端时,应用盐水垫保护周围组织,并用消毒液消毒切口部位,已污染的刀剪、敷料等,必须另放于弯盘中,不能放回无菌区。缝皮前,应冲洗伤口,洗净手套上的血迹,祛除皮肤保护巾或手术薄膜,用含碘消毒剂消毒周围组织后,再行缝合。

5.术中因故暂停手术时,应用无菌单将切口及手术区遮盖,防止污染。

6.无菌物品一经取出,虽未使用,不能放回无菌容器内,必须重新灭菌后再使用。无菌包打开后未被污染,超过4h不可使用。

7.利用包布铺无菌区时,包布的内面是无菌的,包布的外面、边缘视为有菌。临时打开无菌包拿取物品时,应使用无菌持物钳夹持或将包布四角翻转,并用手握住四角由器械护士接取无菌物品。

8.保持无菌巾干燥,取用无菌溶液时防止液体外溅,无菌巾一旦浸湿,应立即更换或加层。软包装的无菌溶液打开后,应一次用完不保留。若为瓶装溶液必须保留时,应注明开启的时间,并及时盖好瓶盖避免污染,2h内有效。无菌包坠落地面、无菌区建立超过4h,不可使用。手套破口,及时更换。未经消毒的手不要跨越无菌区。

9.手术人员更换位置时,如两人邻进,先由一人双手放于胸前,与交换着采用背靠背形式交换,如非邻进,则由双方先面向手术台推出,然后交换。

10.术中关闭门窗,尽量减少开关门的次数。限制非手术人员进入手术间,减少人员走动,参观者距离手术人员30cm以上。

11.口罩潮湿后及时更换,手术人员咳嗽、打喷嚏时,应将头转离无菌区。及时擦拭手术者的汗液,避免滴落在手术台上。

12.加强无菌技术监督,坚持原则,任何人发现或被指出违反无菌技术时,必须立即纠正。

第十五节　特殊感染手术的管理

一、特殊感染概念

指由人类免疫缺陷病毒、炭疽杆菌、破伤风梭菌、SARS冠状病毒、气性坏疽等引起的一种严重传染病。在患者手术过程中,患者的体液、分泌物、血液等对术间环境及术者造成污染,若处理不当可导致交叉感染引起某种疾病的流行与爆发。

二、术前的准备

(一)物品准备

物品力求简单,不需要的用物搬离室外,术中使用一次性手术敷料,术中物品尽量使用一次性用物。

(二)工作人员准备

禁止参观手术,手术人员穿双层隔离衣,戴双层口罩,防护鞋、鞋套及隔离眼罩,到岗前检查皮肤是否完整,若有皮肤破损禁止参加手术。

(三)术间准备

应选择靠近手术室入口的隔离手术间或负压层流术手术间进行手术,在门口挂有隔离标记牌,尽量减少环境污染。

(四)患者准备

使用专用接送通道和患者接送车,患者接送车不得与其他混放。

三、手术中的护理

(一)工作人员

设定两名巡回护士,一名器械护士。其中一名巡回护士做必要的传递工作和执行隔离措施,术间工作人员在手术开始后,不得随意进出。

(二)物品传递

在术中锐利器械不可徒手传递,需用弯盘传递,防止锐器伤手。

(三)术中标本存放

严格检查盛放标本容器,以防渗漏,术中标本需在术后单独密闭送检,并在标签中注明传染名称告知病理科注意事项。

四、术毕护理

(一)工作人员

术后,工作人员脱离防护用品,再次进行刷手并进行手消毒,更换口罩、帽子、鞋套后离开术间。

(二)手术敷料器械、环境的处理

对可重复使用器械用含氯 2000mg/L,消毒剂浸泡 30min 后、装密闭转运箱,并在标签上注明传染类别、名称,交与消供中心,对使用过的器械,进行两次或两次以上的消毒灭菌,并对灭菌后的物品进行生物学监测。

对术中用过的一次性用物放入黄色塑料袋进行双层打包并注明传染种类,进行终末处理或焚烧处理,对术后环境表面(无影灯、手术床、吊塔、器械桌、接送床等)用 2000mg/L 含氯消毒液擦拭。

(三)手术间的消毒

将术间封闭并开放层流净压系统开放 72h,72h 后做环境及用物的生物学监测及卫生学监测,平均菌落数≤5cfu/m³,并未检出特异性致病菌为合格,术间可开放使用。

第十六节　手术涉及患者的不安全因素与风险

手术室是医院的重要部门,是进行手术及抢救的重要场所。特殊的工作环境和工作性质,跨部门多学科的相互协作,团队成员的多样性、复杂性,手术和麻醉的不可预知性等诸多因素决定了手术室是一个高风险的科室,主要涉及患者、手术室工作人员和仪器设备等三方面的不安全因素和风险。

一、手术室护理常见的安全隐患

手术室易发生差错事故及护理缺陷的环节很多,一旦发生失误,轻则影响患者治疗,延误手术时间,造成时间与物品的浪费;重则患者致残,甚至致死。

(一)手术患者身份错误

1.风险因素

未按接送工作程序仔细核对手术患者,是导致手术患者错误的主要因素。同一病区多个手术患者转床手术患者、接台手术患者容易出现混淆。

2.防范措施。

(1)严格遵守查对制度。手术患者按接送流程,去病区接患者、患者接至准备室、患者被接入手术间、麻醉开始前、手术开始前、手术结束后、患者被送入麻醉恢复室、患者被送回病区等不同时间、地点,交接的工作人员均应共同核对病区、患者姓名、性别、患者腕带、手术部位、手术名称、病历和 ID 号或住院号等内容,患者的身份必须在被运送的不同阶段得到核实并签名确认。

(2)手术患者的腕带,标志带用不褪色的笔写明患者的姓名、性别、ID 号或住院号、科室。

(3)手术部位用不褪色的笔做标志。

(4)接患者时让患者自己亲口说出姓名。

(5)对神志不清的患者或年幼的患者,其身份的确认必须由其合法监护人、亲属、朋友和外科医师共同完成。

(二)手术部位错误

1.风险因素

(1)评估、核对患者不全面,漏核对手术部位。

(2)书写问题:字迹模糊或潦草,难以辨认。

(3)病史记录不全面或错误。

(4)书写记录错误,如写错手术部位,或写错左右,或写错数量。

(5)参与手术的人员信息交流不充分。没有在患者清醒状态下与患者核对姓名、手术部位;没有与病历核对;术前主刀、麻醉医生、护士没有执行三方核查制度。

(6)遇到抢救或性格急躁的医生,未仔细核对,匆忙开始手术。

(7)手术医生、手术室护士的主观经验与错误手术部位的发生有关。

2.防范措施

增强责任心,认真做好手术三方核查制度,准确记录、仔细核对、把控好每一个环节。在手术部位皮肤上,用不褪色的画线笔作明确标记等措施,均可有效预防降低错误手术部位的发生。

(三)手术部位异物残留

1.风险因素

(1)器械护士与巡回护士在术前、术中、术后没有清点数目,或清点错误。

(2)术中大出血或深部手术操作。

(3)记录不及时,忘记记录或记录错误。

(4)术中器械护士或巡回护士换人,交接班不清楚。

(5)护士或医生责任心不强、工作疏忽大意。

2.防范措施

(1)器械护士整理器械台时,应查对器械、敷料等用物的数量及完整性(尤其是器械的关节及部件)。

(2)器械护士与巡回护士、手术医生严格执行"三人四次清点"规定,正确准确记录。手术未结束,任何物品不得挪离手术间。

(3)手术台上使用的敷料如脑棉片、纱布巾、纱布垫等均应完好无损,并带 X 线显影线(或显影片),以便在产生数据误差时,通过体腔内 X 线检查,易于查找和判断。随患者带入手术间的敷料,术前要清理干净,防止清点时发生错误。手术台上丢弃的敷料应放置于专用容器中便于术毕清点。

(4)术中由器械护士负责管理台上物品,其他人员不得随意拿取、添加物品;由巡回护士负责管理台下,其他人员不得往手术间带入或拿出任何物品。如遇特殊情况,需经巡回护士同意。

(5)术中增减物品,手术用物清点单上应及时记录,手术台上掉下的物品由巡回护士统一管理。

(6)严格执行交接班制度。清点物品时,必须由两人读出核对器械、敷料的名称和数量,并在手术物品清点单上签字确认。坚持"交不清不接,接不清不交"的原则。

(四)手术部位感染

1.风险因素

(1)住院时间过长。

(2)手术区域备皮不彻底及周围皮肤的污染。

(3)术前、术中大出血时未及时使用抗生素。

(4)手术医生、实习医生未按《医务人员手卫生规范》进行外科手消毒。

(5)术中参观及手术人员过多。

(6)使用的手术器械、敷料及物品等未达到灭菌水平。

(7)术中输入大量液体或术中室温过低。

2.防范措施

(1)缩短住院时间,择期手术患者应当尽可能在手术部位以外的感染治愈后行手术。

(2)正确准备手术部位皮肤,彻底清除手术切口部位和周围皮肤的污染:术前备皮应当在手术当日进行,确需去除手术部位毛发时,应当使用不损伤皮肤的方法,避免使用刀片刮除毛发。

(3)预防使用抗菌药物;手术患者皮肤切开前 30min,或大出血、手术时间过长时应给予合理种类和剂量的抗菌药物。需要做肠道准备的患者,术前一天分次、足剂量给予非吸收性口服抗菌药物。

(4)手术人员要严格按照《医务人员手卫生规范》进行外科手消毒。

(5)保证手术室门关闭,保持手术室正压通气,环境表面清洁,最大限度减少人员数量和流动。

(6)保证使用的手术器械、敷料及物品等达到灭菌水平(尤其对外来厂家器械的监控)。

(7)术中保持患者体温正常,防止低体温。

(五)药品使用错误

1.风险因素

未严格执行三查七对制度、执行口头医嘱、手术台上使用无标签的药物、输注血制品的时机及方法不当、未按操作规程进行操作与核对。

2.防范措施

(1)认真执行查对制度,给药时要严格执行三查七对。

(2)患者带入手术室的特殊药品有严格的交接制度。

(3)在手术中给药多为口头医嘱,护士必须在听到医嘱后重复 2 次,与麻醉医生进行核对后方可给药,给药后再次核对。

(4)在术前和术中给予抗生素时,必须看到 24h 内的皮试结果方可使用。

(5)手术室的护士应熟悉常用药品的药理作用、用途、用法、剂量、不良反应和配伍禁忌等以利于抢救工作的配合。

(6)在输注特殊药品时,必须注明药物名称、剂量、输液速度并签字。

(7)手术中给药的安瓿、容器等须保留至手术结束后方能处理。

(六)手术患者术中安全管理

1.风险因素

参加手术人员未能严格按手术室相关制度执行各项规程。

2.防范措施

(1)参加手术人员须认真实施手术安全核查与手术风险评估程序,认真执行《手术室查对制度》,准确填写《手术风险评估表》《手术安全核查表》和《手术物品清点单》。

(2)严格执行《手术患者体位管理制度》,正确安置患者的麻醉体位、手术体位,防止压力性损伤和神经损伤。

(3)严格执行各项医疗护理技术操作规程、《口头医嘱执行制度》、《抢救工作制度》、《手术室输血查对制度》、《院感管理制度》等。

(4)严格执行安全防范措施,正确使用约束带,防止患者坠床或坠车。

(5)术中所用无菌物品及植入物标签、灭菌指示卡均应规范粘贴于手术物品清点单背面。

(6)预防性规范使用抗菌药:术前 30min,手术时间超过 3h,及大出血时须追加使用抗菌药。

(7)严格执行《手术标本管理制度及送检流程》,严防手术标本错误。

(8)麻醉医及巡回护士须严密观察手术患者的病情变化,准确书写麻醉记录单和术中护理记录单。患者病情有特殊变化时,须立即向主刀医生报告,并及时处理。

(9)术中如遇特殊情况,如改变术式或麻醉方式等,应及时告知患者及家属,并履行告知签字手续。

(10)术中如遇参加手术人员无法解决的问题,须及时报告相关科室负责人或医务科或总值班,及时进行处理,切忌盲目自行处理,防止不安全事故发生。

(七)手术体位并发症

1.风险因素

(1)手术体位摆放不当。

(2)体位垫、床单折叠不平整或有硬物,受力点不均匀。

(3)手术时间过长,骨突部位长时间受压。

(4)移动患者时有拖、拉动作。

(5)患者年老或年幼、营养状况差或消瘦。

(6)皮肤状况差,缺乏弹性或皮下脂肪;外周血液循环不足。

2.防范措施

(1)术前检查患者皮肤完整性,摆放手术体位前,确保床单清洁、平整、干燥、无异物。

(2)按照体位摆放操作流程安置手术体位,动作应相互协调、稳妥。在手术体位能充分暴露术野的情况下,尽量保持肢体的功能位置。对易受压部位、骨突处垫软垫,约束带固定应松紧适宜。

(3)手术过程中巡回护士提醒手术医生勿压迫患者肢体,并注意观察患者的末梢血液循环状况。

(4)全身麻醉患者贴眼保护膜,必要时涂眼膏。

(5)摆放俯卧位时,协助麻醉医生注意观察麻醉插管的气道阻力,保持呼吸道通畅,维持胸腹部悬空,并防止男性患者会阴部、女性患者乳房处受压。

(八)术中输血并发症

1.风险因素

输血时不能按要求进行"三查十对"制度。输注血制品的时机及方法不当。

2.防范措施

(1)完善和严格执行查对制度是杜绝输血并发症的关键。

(2)在每一个交接及输注环节都严格落实查对制度并签名确认。

(3)血制品袋及容器保留至手术结束,送输血科做专门处理。

(4)输血过程中如发生输血反应,及时去除血袋及输血器并妥善保存,报医务科、输血科做相应处理。并做好抢救工作。

(九)电灼伤

1.风险因素

(1)头面部手术给予面罩吸氧时,使用电刀引起头面部烧伤。

(2)使用无绝缘层或绝缘层已破损的电刀头进行手术止血时可发生灼伤。

(3)电外科设备引起的烧伤,多见于电刀笔和回路电极板(又称负极板)。

2.防范措施

(1)头面部手术时禁止开放性给氧,或使用电刀时暂停给氧。

(2)变温毯使用前应确保性能完好。

(3)根据手术类型选择电灼器种类及其功率,严格遵守操作流程。

(4)使用高频电刀时,局部皮肤用75％乙醇消毒,待干后方可使用,以防发生火灾。

(5)患者皮肤与手术床金属部件之间应垫绝缘垫,再用布包裹,以防灼伤。

(6)使用一次性负极板,确保负极板粘贴部位、粘贴顺序正确,与皮肤粘贴紧密,防止松脱、移位。

（7）按规程安全使用电外科、激光等设备。

（十）标本遗失

1.风险因素

（1）未与手术医生进行标本存留的核对与交接。

（2）对标本送检流程不熟悉。

2.防范措施

（1）手术中切下的小病理标本，由巡回护士即刻留于标本袋内，贴上标签，注明科室、床号、姓名、病理名称、住院号。

（2）手术中冰冻切片标本，由巡回护士填写好患者的各项信息后由专职人员立即送到病理科。

（3）一般大标本由器械护士在手术结束后置于标本袋内，与巡回护士再次核实，详细登记放置到指定地方。

（4）病理标本由专人查对后定时送往病理科。节假日由值班护士查对确认，病理科接收后在登记本上签字。

（5）巡回护士应将切下组织标本放置于标本袋中，并逐项核查标本袋是否填写正确，然后将手术标本与手术医生确认，无误后交接。

（6）做好术中冰冻标本的登记、交接，以防丢失。

二、手术室质量安全管理组织构架

（一）护理部三级质量控制

由护理部、总护士长、科护士长组成三级质量控制，护理部每年对手术室管理、手术室感染控制、手术室患者护理质量，手术室护理文件书写、手术医生及手术患者满意度五个方面进行质量督查。

（二）手术室二级质量控制

在科护士长的领导下，成立护理质量安全与持续改进质控小组，由科护士长、质量控制组长组成的手术室科内管理体系，强调自我质量控制，结合交叉互相检查的方法，及时发现问题，进行分析处理，制定整改措施，跟踪评价改进效果，确保手术室护理质量得到持续改进。

（三）手术室质量安全管理的目的

通过对手术室护理工作的监控，使手术室护理人员在业务行为、职业道德等方面都符合手术室工作要求和手术患者需要，能够以最短的时间、最好的技术、最低的成本，产生最优化的手术室护理效果，为患者提供优质护理服务。

（四）手术室质量管理指标

为向手术患者提供安全、优质的护理服务，手术室根据质量管理要求，应达到的预期护理质量目标。

三、手术室护理安全评价标准

手术室护理质量直接关系到手术患者的安危。制定科学的、完善的手术室质量安全控制评价标准，可使各项工作有章可循，是保证护理质量的基础。

第十七节 手术核查制度及患者保护

患者的安全管理是手术室管理的一项重要工作。患者具有生命健康权、知情同意权、隐私保护权、人格权与监督权等权利。患者安全核查、各项查对和术中清点等都是手术室医护人员应重视的工作。手术室医护人员应严格执行各项规章制度,减少人为因素给患者造成的伤害。

一、手术安全核查制度

1.手术安全核查是由具有执业资质的手术医生、麻醉医生和手术室护士三方(以下简称三方),分别在麻醉实施前、手术开始前和患者离开手术室前,共同对患者身份和手术部位等内容进行核查的工作。

2.本制度适用于各级各类手术,其他有创操作可参照执行。

3.手术患者均应佩戴有患者身份识别信息的标志以便核查。

4.手术安全核查由手术医生或麻醉医生主持,三方共同执行并逐项填写《手术安全核查表》。

5.实施手术安全核查的内容及流程。

(1)麻醉实施前:三方按《手术安全核查表》依次核对患者身份(姓名、性别、年龄、住院号或ID号)手术方式、知情同意情况、手术部位与标志、麻醉安全检查、皮肤是否完整、术野皮肤准备、静脉通道建立情况、患者过敏史、抗菌药物皮试结果、术前备血情况、假体、体内植入物、影像学资料等内容。

(2)手术开始前:三方共同核查患者身份(姓名性别、年龄)、手术方式、手术部位与标志,并确认风险预警等内容。手术物品准备情况的核查由手术室护士执行并向手术医师和麻醉医师报告。

(3)患者离开手术室前:三方共同核查患者身份(姓名、性别年龄)、实际手术方式、术中用药输血的核查、清点手术用物、确认手术标本、检查皮肤完整性、动静脉通路引流管、确认患者去向等内容。

(4)三方确认后分别在《手术安全核查表》上签名。

6.手术安全核查必须按照上述步骤依次进行,每一步核查无误后方可进行下一步操作,不得提前填写表格。

7.术中用药、输血的核查:由麻醉医生或手术医生根据情况需要下达医嘱并做好相应记录,手术室护士与麻醉医生共同核查。

8.住院患者《手术安全核查表》应归入病历中保管,非住院患者《手术安全核查表》由手术室负责保存1年。

9.手术科室、麻醉科与手术室的负责人是本科室实施手术安全核查制度的第一责任人。

10.医疗机构相关职能部门应加强对本机构手术安全核查制度实施情况的监督与管理,提出持续改进的措施并加以落实。

二、查对制度

1.执行各项医疗护理操作要做到"三查"(操作前操作中、操作后)，"七对"(床号、姓名、药名、药物浓度、剂量、方法、时间)，防止差错事故发生。

2.接手术患者时，应认真查对病室、床号、姓名、性别、年龄、住院号、ID号及手术名称、手术时间、手术部位有无过敏史、用药试验结果、术前用药、各项检查结果等，防止出现差错。

3.实施体腔或深部组织手术时，落实器械、纱布巾、纱布垫、棉片、棉球、缝针、电刀笔物品的清点制度，防止物品遗留体腔。

4.留取病理组织标本，应妥善保管，及时登记并与手术医生交接，防止标本丢失。手术切下的标本，手术室护士与手术医生核对无误后，术者在病理标本登记本上签字后专人送检，并与病理科相关人员核对后分别交接签字。

5.执行口头医嘱时，在执行前、后均复述一遍，并做四对(对药名、剂量、质量及方法)，经与麻醉医生查对无误后方可使用。

6.手术前后应检查患者皮肤完整性，发现异常，应及时报告手术医生，并在《手术护理记录单》上记录。

7.术中输入血制品时，严格做好"三查十对"。"三查"(有效期、质量、输血装置是否完好)，"十对"(科室、姓名、性别、床号、ID号、住院号、血袋号、血型、血液有效期、种类及计量。)

三、输血查对制度

1.根据医嘱由巡回护士与取血人核实输血成分及用量。

2.取血者每次只能取一名患者所需的血。

3.取血人在血库查对一遍。

4.取血人和巡回护士查对，麻醉医生与巡回护士再次查对。

5.输血前应仔细核对患者姓名、科室住院号、JID号、血型、血袋号、保存期。

6.输血时再查对一遍。

7.输血时严格执行无菌技术操作，根据医嘱调节滴数。

8.输血过程中严密观察患者有无输血反应(如发抖、寒战、荨麻疹)如发生及时报告医生。

9.应用加压输血器时，注意不可走空，以防大量气体进入，形成气体栓塞。同型不同献血者的血液不能混合输入;两袋血之间须用生理盐水冲洗输血器管腔。

10.输完血后，血袋保留24h后再处理，以备查对。

四、给药查对制度

(一)给药要严格三查、七对、一注意

(1)三查:备药时查、用药时查(与下达医嘱医生查)、用药后查。

(2)七对:对药品名称、剂量、浓度、用法、配伍禁忌、质量及有效期。

(3)一注意:注意用药后反应。瓶签脱落、字迹不清、包装破坏或疑有污染的药物，一律不用。

(二)术中用药

要与下达医嘱单医生查对药名.用量、用法，并与手术医生查对后给药;

（三）给药时注意事项

（1）输葡萄糖时不能直接输血，以防高渗葡萄糖液使红细胞脆性增加，引起溶血。输血前应先输生理盐水。

（2）输血通道不能给钙，以防凝固。

（3）给钾时不能从静脉推注，以防引起心搏骤停。

（4）糖尿病患者给胰岛素时，要严格计量。

（5）输抗菌素时最好加入到生理盐水内。

（6）静脉输液要加入药品时，要标志清楚。

（7）注意静脉注射正肾等药物时，严防输漏血管外，如发生外漏或外渗要及时处理，以防组织坏死。

（8）手术台上应采取不同的容器盛放药液，以免相互混淆。

（9）输硝普钠等类的降压药注意避光和速度。

（10）使用有可能导致过敏的药物，应查对该药物过敏试验的结果，阴性者方可使用。

（11）用过的安瓿、药品包装及输液瓶、袋等应保留至手术结束方可弃掉。

五、物品清点制度

手术物品清点核对制度的目的是防止医疗物品遗漏在患者的体内。手术物品的清点工作由手术医生、器械护士、巡回护士共同参与完成。

（一）清点方式

两人以"唱点"方式清点，器械护士用平稳、清晰的语言大声唱点术中计数物品，巡回护士小声追随复述，手术医生确认签字。

（二）清点内容

术中使用的器械、纱布、缝针、纱球、脑棉等进入患者体腔的物品。清点过程中注意检查器械的完整性，如持针器尖端的镶片、活动关节的螺丝等，敷料注意完整性。如果是显影敷料，特别关注显影纱线的完整性。

（三）清点环节

术中有四次及以上的清点环节，即手术开始前、关闭体腔前、关闭体腔后和缝合皮肤后。如果术中涉及两个及以上部合或腔隙，关闭每一个部合或腔隙前，增加一次清点过程。

（四）术中计数敷料的管理

（1）术中需填塞纱布、纱球、方纱等，均应暴露一角，如全部填塞，主刀医生应告知器械护士所填敷料的数目；当填塞的敷料取出时，器械护士及时通知巡回护士查实核对。

（2）手术所用的敷料尽可能选择含显影纱线的敷料，手术台上清点数目的敷料不允许带离手术间，必需时应和巡回护士清点确认方可。

（3）手术台上使用后的敷料，一律放置在专用敷料收集容器内。

5.术中计数器械的管理

（1）术中使用器械过程中发现器械无法正常使用，器械护士在器械上系线标记。台上有替代器械，可在手术结束后更换器械。台上没有替代器械，新增加的器械注意登记数量。

（2）台上器械不慎滑落，巡回护士将器械集中在固定地点，便于清点。

（3）手术台上的污染器械,器械护士与巡回护士清点无误后,遮盖保管,防止在清点过程中加重污染。

（4）手术过程中新增器械,洗手护士与巡回护士清点后由巡回护士及时登记。

六、手术室与麻醉恢复室、病房、ICU 患者交接制度

1.接手术患者时,巡回护士或运输中心按手术通知单与病房护士或与接送患者的工作人员共同核对:科室、床号、患者姓名年龄、ID 号或住院号、手术名称、手术部位,询问是否禁食,是否大小便,术前是否用药,清点手术所带物品,如病历、X 线片等,并双方签名。

2.患者接入手术室,由手术室值班人员或总务护士与接手术患者人员共同核对以上内容并签名,入室后巡回护士、麻醉医生及手术医生进行再次核对患者信息。

3.手术结束后,由手术室巡回护士、麻醉医生共同将患者送到麻醉恢复室,并详细交班,待麻醉复苏后由麻醉恢复室护士将患者交与中央运输人员送回病房,与病房护士交接;患者需去ICU 者,由手术医生、麻醉医生、巡回护士共同护送,并与责任护士交接病情、术中用药、出入量、皮肤情况、各种管道是否通畅等。交接患者随带物品,做好交接手续并签全名。

第十八节 手术室药品、血液制品管理

一、药品的管理

手术室药品应根据相关法律法规规范管理。设立药品存放间,备药品柜及急救药车,按需要固定药品品种及基数。指定 1 名护士专门负责药品存放、使用、限额的管理,定期检查和补充。凡过期、失效、变质和标签不清的药品不得使用,确保药物疗效及用药安全。

（一）手术室药品管理制度

1.手术室设药品室、药品柜及急救车,由指定的专人管理药品。

2.内用药和外用药分开放置,统一贴上标签。

3.需要低温储存的药品应放置在冰箱内,每月定期清理冰箱一次,保持冰箱内整洁。

4.根据药品基数,每半月请领药品 1 次,请领数量不宜过多,以免过期。

5.每周检查整理药品柜、急救车、冰箱内药品,如发现混浊、变质、过期或标签不清的药品,立即丢弃,不得使用。

6.每周擦拭药品柜、急救车各 1 次,保持清洁整齐。

（二）常用药品的管理

1.严格执行药品查对制度,做到"三查七对"。

（1）三查:取药时查,用药前查,用药后查。

（2）七对:对药名、浓度及剂量、用法、时间、配伍禁忌、质量、有效期。

2.肌内注射、静脉用药与外用药、消毒剂须分开放置,贴上标志。正确使用药品标签并注意药品名称、浓度和剂量。易燃易爆药品,应妥善保管,远离火源及人群,并写有明显警示。高浓度电解质制剂（如氯化钾等）、肌肉松弛剂、细胞毒性药物等高危药品应分别单独存放,并有

醒目标志。

3.生物制品、血制品及需要低温保存的药品应置于冰箱内、冷藏室保存,每周定期清理1次,保持冰箱内整洁。

(三)急救药品的管理

1.必须做到"四定":定人管理,定品种数量,定位放置,定册登记。

2.抢救药品根据需要确定基数,统一编号放于急救药车内;每次用后及时补足基数。

3.口头医嘱经复述核实后执行,所有药品的空安瓿须在手术结束后经2人核实无误方可丢弃。

(四)高危药品的管理

高危药品是指药理作用显著且迅速、易危害人体的药品。为促进该药品的合理使用,减少不良反应,制定如下管理制度:

1.根据高危药品的分类和品种,结合手术室实际用药情况,制定高危药品目录和品种。

2.高危药品应专柜放置,专人管理,标示醒目。

3.定期对高危药品目录进行更新,及时排查医院内与高危药品相似的、发音相似的药品清单,并采取相应的防范措施。

4.高危药品使用前要进行充分安全性论证,有确切适应证时才能使用。

5.加强高危药品的有效期管理,保证安全有效。

6.护理人员严格遵医嘱执行,并观察不良反应,出现高危药品的不良反应及时报告医生处理。

7.高危药品在使用时,严格执行给药原则,核对患者姓名、床号、药品名称药物剂量及给药途径等5项内容。

8.每日核查备用情况,每周检查有效期、记录,加强高危药品的不良反应监测,更换剂型剂量时,及时反馈给医护人员。

(五)麻醉药品的管理

1.必须做到"五专":专人管理,专柜(屉)放置,专锁保存(麻醉药以双锁保存),专用处方,专册登记。

2.必须做到每班交接清楚,并记录于交接班本上,每班检查药品数量。

3.按需要固定基数,使用后登记并保留其空安瓿备查,并由主治医生以上(包括主治医生)开出处方,凭空安瓿和专用处方到药房领药。如有剩余药液,必须经第二人核实后由药剂科处理。

4.开具麻醉药品处方时,应有病历记录;不得执行无麻醉药处方权资格的医生开具的处方。

二、血液制品的管理

血液是维持生命活力的重要物质。它将氧气、营养物质带给组织细胞,又把细胞代谢的废物经排泄器官排出体外,它是细胞免疫、体液免疫、保持血压和维持有效循环的基础。血液是一系列医疗用血液制品的原料,它可以被用来生产浆血,血小板浓缩液和新鲜血浆。为了保证质量和安全,收集的血液须按国际标准进行综合检测。检测项目包括:血型,乙型和丙型肝炎,艾滋病病毒,人类 T 细胞性白细胞病毒和梅毒等。围术期输血指在提高对机体组织的血氧含量,进而改善手术效果。然而,输血也存在着一些风险,主要的风险包括感染、输血反应、输血中的失误。为了取得最佳的手术效果,手术室护士遵循安全输血原则,对血液制品进行正确的操作和管理。

(一)术中安全输血程序

1.遵照麻醉医生的医嘱取血。

2.医务人员持取血单,自带专用取血箱到输血科领取所需血液成分,发血者和领血者核对科室、姓名、性别、床号、ID 号或住院号、血袋号、血型、血液有效期、种类及计量等,并双方签字确认。

3.输血时应做好三查十对(三查:血的有效期、血的质量、储血装置是否完好;十对科室姓名、性别、床号、ID 号或住院号、血瓶或血袋号、血型、交叉试验结果、有效期、种类及剂量),手术护士与麻醉医生(必须有医生执照和护士执照者)核对,核对无误后 2 人签字,开始进行输注。

4.使用输血器输注少量生理盐水后,连接输血袋输注血液。

(二)输血注意事项

1.输血前将血袋内的成分轻轻混匀,避免剧烈震荡,输注的红细胞内不可加用任何药物,特别是乳酸林格液、葡萄糖注射液。如需稀释,只能用生理盐水。

2.血液成分输注时必须使用带滤网的输血器,血小板输用时禁用微孔滤器。输血时严格执行无菌操作。连续输不同供血者的血液时,应在两者之间输以少量生理盐水冲洗管道,不可直接混合。

3.浓缩红细胞由于保存温度为 4℃～6℃,冬天可适当在室温内放置复温,输注时应先慢后快,根据病情和患者年龄调节输注速度,并密切观察受血者有无不良反应。常温下输注 1 袋红细胞不能超过 4h,洗涤红细胞必须在制成后尽快输用。

4.血小板的保存条件为 22℃±29℃振荡保存,血袋需要有透气性能,能够在保存过程中进行气体交换。血小板不能过冷过热,也不能剧烈震荡,切忌放置在冰箱或温度过高的地方,如治疗台灯管下;如果是冬天,也不能放置在冰冷的操作台,上,要求在 30min 内输注完毕。

5.如果需要同时输用几种血液成分,应先输血小板,其次是凝血因子制品(如新鲜冰冻血浆、冷沉淀),最后是红细胞。所有血制品随取随用,取回后应尽快输用。不可在输血科以外的地方存放。

6.如疑为溶血性或细菌性输血反应,应立即停止输血,用生理盐水维持静脉通路,配合麻醉医生积极治疗抢救,记录患者的情况,并通知输血科,填写患者"输血不良反应反馈单",及时交输血科(血库)保存,将血袋送至输血科查明原因。

7.血浆和冷沉淀融化后要求在 30min 内输注完毕。否则不仅没有疗效,还会由于蛋白的变性危及患者生命。

8.血型报告单长期有效。血型抗体筛查结果的有效期为 3d(未输血除外)。交叉配血报告单有效期为 1d。

9.输完后,将血袋统一放置手术室固定位置,登记存放,24h 后由固定人员交与输血科相关人员核对后分别交接签字。

10.如从血库取回的血温度过低时可术中使用输血加温仪,输血加温仪加温后血液控制在32℃,不超过35℃。加温仪设置不得超过38℃以免红细胞破坏产生急性溶血反应。加温后的血液应该尽快地输注,如未输注,不得冰箱保存。在输注时要注意有无气泡。

第十九节　手术室医用气体及手术室设备的安全与使用

一、手术室医用气体的安全使用

医用气体是手术室必不可少的物资组成部分,无论是中心供气或独立的瓶装气体,医用气体都关系到患者和工作人员的安全,必须正确地安装和使用。

(一)医用气体的理化性质

1.氧气的理化性质

(1)物理性质:氧气是无色、无味、无刺激性助燃的气体,标准状况下,氧气密度比空气大。通常状况下易溶于水,熔点沸点低。

(2)化学性质:氧气的化学性质活泼,具有很强的氧化性质,虽不能燃烧,但可助燃。

2.二氧化碳的理化性质

(1)物理性质:二氧化碳是无色、无味的气体,沸点-70℃。在标准状况下,二氧化碳密度比空气大。通常状况下能溶于水,溶解度随压强增大而增加。

(2)化学性质:二氧化碳能跟水反应生成碳酸,碳酸不稳定,易分解。

3.氮气的理化性质

(1)物理性质:氮气是无色、无味的气体,在标准状况下,氮气密度比空气小,通常状况下不溶于水,熔点为-209.86℃,沸点为-195.8℃。

(2)化学性质:氮气具有三键,键能大,化学性质不活泼,在常温下几乎不与任何化学元素反应,只有在高温时才能与少数金属或非金属元素化合,是不能燃烧也不助燃的气体。

(二)医用气体的中心供应

(1)中心供氧、中心吸引、中心压缩空气是现代化医院必备的三种医用气体供应系统。洁净手术部医院规模还应有氧化亚氮、二氧化碳、氮气以及麻醉废气回收与排放系统。

(2)气站产生的医用气体通过相应的输气管道到达手术室。

(3)中心供气的阀分安全阀和维修阀。

(4)设备带的位置可选择两种方式:一种是镶嵌在墙壁里的内嵌式暗装壁式结构;另一种是安置在吊臂上的悬吊式结构。

(5)医用气体终端固定在设备带面板上,每种气体终端都选用插拔式自封快速接头,且各自独立不具互换性,标示清楚,避免插错接口。一般有六种气体调节装置、监测显示装置和超低压报警装置。手术室设置两套或两套以上气体终端以备急用,一般吊臂上一套,墙上一套。

（三）氧气的安全使用

中心供氧的每个手术间应该配备两套氧气终端。设有二级稳压装置、安全阀和氧流量表，以确保供氧安全和科室成本核算的需要。由于氧气易燃、助燃，所以室内不允许有明火或可燃性或易燃性物质。保持通风良好。氧气管道保持通畅，防止泄露。禁止开放性给氧，避免在高氧浓度环境中使用电外科设备。在气道部位手术使用电刀时应暂时移开氧气，避免烧伤患者或引起火灾。

（四）二氧化碳的安全使用

CO_2是腹腔镜首选气体。CO_2在血液中的溶解度高于空气、氧气甚至N_2O。由于机体内有碳酸氢盐缓冲对，同时血红蛋白和血浆蛋白可携带CO_2（可以解释气栓治疗后临床症状缓解较快的原因），其中CO_2气栓致死剂量是空气气栓的 5 倍量，所以应该高度重视 CO_2 的安全使用，积极预防气体栓塞的发生。

气腹的常见并发症，有气体栓塞高碳酸血症、皮下气肿、气胸、肩痛等。

1.气体栓塞的预防措施

（1）气腹充入 CO_2 速度要缓慢，不能超过 $1L/min$。

（2）早期诊断和处理，减少气栓的大小及其引发的不良后果。

2.气体栓塞的诊断

（1）血氧监测仪可监测低氧血症。

（2）二氧化碳监测仪和监测图对于气体栓塞可以更为有效地提供早期诊断并确定栓塞程度。

（3）从中心静脉内吸出气体或泡沫样血液可以确诊气栓。

3.气体栓塞的处理

（1）立即停止充气和排尽腹腔内 CO_2 气体。

（2）患者置于头低左侧斜坡卧位，此体位在吸气时可以增加胸内压力，以减少气体进入静脉；左侧位可使肺动脉的位置处于低位，利于气泡漂移至右心室尖部，从而避开肺动脉口，随着心脏的舒缩将气体混成泡沫，分次小量进入肺动脉内，逐渐被吸收。

（3）纯氧通气纠正缺氧，可减少气栓大小及后续反应。

（4）提高通气量，增加 CO_2 的排出量。

（5）通过中心静脉或肺动脉导管吸出气体。

（6）如需要心肺复苏应及时进行，临床上 CO_2 栓塞的症状可迅速缓解。

（7）如果怀疑脑部气栓，要考虑高压氧治疗。

二、仪器、设备的管理

随着现代科技和外科学日新月异的发展，手术室的仪器设备种类日趋增多，各种贵重、精密仪器的使用，不仅拓展了外科手术领域，也提高了显微外科技术发展，提高了手术的成功率。虽然它们有诸多的优势，但如果仪器设备使用管理不当，均会带来安全隐患，直接或间接地损坏手术患者利益。

(一)高频电刀的安全使用

1.术中使用安全

(1)操作者戴绝缘手套,穿干燥、绝缘性好的鞋子。

(2)不可盲目加大输出功率,应从小到大逐渐调试。

(3)产生的烟雾和颗粒对人体有害,应及时净化。

(4)暂时不用的电刀笔,应置于绝缘容器内。

(5)及时清除刀头上的焦痂组织,保持良好的传导功能。

(6)硬极板比软极板安全性差(多用软极板),使用中应注意观察。

(7)输出功率高达 100～700W 时,会发生烫伤或干扰其他电子设备。

(8)负极板面积:要求大于 $100cm^2$。一般儿童极板的有效导电面积是 $65cm^2$,成人极板的有效导电面积是 $129cm^2$,一旦负极板接触面减少,电阻增大至不安全水平时,机器即自动报警并停止输出。负极板接触皮肤面积为 $50cm^2$ 时,负极板温度约 36℃,接触皮肤面积下降到 $25cm^2$ 时,温度上升到 33℃,接触皮肤面积下降到 $13cm^2$ 时,温度上升到 40℃,极板温度超过皮肤温度 6℃,可能发生灼伤。

(9)负极板安放部位的选择。

1)合适的部位:易于观察的部位、平坦肌肉区、血管丰富区、剃除毛发的皮肤、清洁干燥的皮肤;负极板距离 ECG 电极 15cm 以上;尽量接近手术切口部位(但不小于 15cm)减少电流环路;尽量避免电流环路中通过金属植入物、起搏器、ECG 电极、心脏、负极板的长边与高频电流向垂直。

2)不合适的部位:骨隆起、瘢痕、皮肤褶皱、脂肪组织或脂肪较厚.表皮、液体可能积聚的部位、金属植入物或起搏器附近。

3)婴儿负极板部位选择:大腿、背部、腹部。15kg 以下小儿,应选择幼儿负极板。

(10)一次性软式负极板使用注意事项。

1)保持平整,禁止切割和折叠,防止局部电流过高或漏电。

2)一次性使用,禁止重复使用,因带有细菌,防止发生交叉感染。

(11)禁止将报警系统消声。

2.使用电刀存在的安全问题

负极板灼伤、极板夹短路烧伤、电刀笔灼伤、旁路灼伤、患者体内灼伤、手术野皮肤烧伤、环境火警等。因此使用操作维修人员应经过一定的培训,掌握高频电刀的工作原理、使用操作规则、年检工作及维护保养(防潮、防湿、防腐,保持设备干燥、清洁、不和化学试剂同放一室)。

3.使用电刀的环境要求

高频电刀使用中会产生火花、弧光,而易燃、易爆物遇火花、弧光会燃烧或爆炸,故在使用高频电刀的手术室中不能放置易燃、易爆的气体、液体或其他物质;对手术患者一般不要使用易燃、易爆的麻醉剂和消毒剂;手术前应注意排除患者机体上所存在的孔洞中可能留存的可燃性气体或液体粘贴负标板尽量接近手术切口部位(但不小于 15cm)减少电流环路;尽量避免电流环路中通过金属植入物、起搏器、ECG 电极、心脏、负极板的长边与高频电流向垂直。

（二）双极电凝的安全使用

1.选择合适的双极镊和输出功率：双极电凝对组织作用范围的大小取决于两个因素：单位组织通过的电流密度和双极镊与组织直接接触的表面积。因此，为了达到既能有效的破坏某一结构，又能最大限度地避免其他组织不必要的损害，根据手术部位和组织性质应选用 0.3～1.0mm 宽的镊子，电凝输出功率一般不超过 4W；当负载 100Ω 时，应小于 22W。

2.使用时间断用生理盐水冲洗，目的是保持组织湿润、无张力；保持术野洁净；避免高温影响周围的重要组织和结构；减少组织焦痂与电凝镊子的黏附。

3.每次电凝时间 0.5s 可重复多次，直到达到电凝效果，间接电凝比连续电凝更能有效地防止镊子与组织或焦痂的粘连，以避免损伤。

4.及时清除电凝镊上的焦痂：用湿纱布或专用无损伤布擦除电凝镊上的焦痂，不可用锐器刮除，否则会损伤镊子尖端的合金材质。

5.镊子的尖端应保持一定的距离，不可互相接触而形成电流短路，失去电凝作用。

6.重要组织结构（如脑干、下丘脑等）附近电凝时，电凝输出尽可能小。

7.脚踏控制板在使用前应套上防水的塑料套，以防止术中的血液及冲洗液弄湿脚踏控制板而难于清洁，或导致电路故障或短路。

8.镊子尖端精细，在使用、清洁、放置时要注意保护镊子，套上保护套，勿与其他重物堆放在一起。

（三）恒温箱的安全使用

1.当实际温度值显示超过 39℃时，温箱内取出的液体不能马上直接用于患者输液。

2.无菌溶液和洁净盖被不应混放，体积大的温箱有独立的多层设置，可分别放置无菌溶液和清洁棉被、毛毯或毛巾被，也可独立、分别设置各自的温度。

3.打开温箱门取物后应立即将温箱门关闭，避免热量散发、影响加温。

（四）加温输液器的安全使用

使用方便，加温速度快；间接地对输液管内液体加热，对药液加温的同时不对药液直接接触，也不与患者接触，安全可靠。温度恒定，不出现先热后凉的现象。

（五）充气升温机

1.充气式升温毯能代替水垫和红外灯，不必提高室内温度，防止烫伤患者，是一种安全有效的升温装置。

2.每使用 6 个月或 500h 后，应更换升温装置过滤器。

3.不应重复使用升温毯，一位患者使用一个，避免增加交叉感染的机会。避免长期使用一个加温毯，防止破损或功能不全而导致烫伤。

4.没有升温毯时，不要直接用软管向棉毯下吹热气，以免烫伤患者。

（六）电动手术床的安全使用

1.按下手按控制器面板上的电动开关，以进入操作准备阶段。

2.正确启动与松开底座刹车。踩下底座旁的刹车助板，并移动手术床的前后固定杆固定，以启动中央机械装置来固定手术台。

3.防止意外伤害。

(1)防止倾倒。打开底座刹车后,未锁定和固定电动手术床时,在操作手术台或移转动换患者过程中,可发生手术床移位、造成患者坠床等情况,所以完成调节操作后一定要锁定手术床。

(2)防止夹伤或压伤:当释放底座刹车时,请勿把脚放在底座下。

(3)防止绊倒:电线放于适当的位置避免行走时被绊倒。

(4)防止触电:当电器检修盖或控制零组件被移走时,请勿操作或维修手术台。

(5)防止灼伤:使用电刀时,防止患者皮肤接触手术床的金属部位,避免旁路灼伤。

4.手按控制板应挂在手术床侧面钢轨上。其线路应避免夹伤、压伤,防止线路压坏。

5.勿放重物于电源线上或使推车压过电源线。

6.勿使患者坐在手术床的头板、支臂板或腿板上。过重可造成配件弯曲损坏。头板与腿板最大载重 40kg。当两腿板分开超过 45°时,只可载重 20kg。手术床承受的重量不宜超过 150kg。

7.勿将物品、配件或重物放于手术床底座的外盖上。

8.手术床和附件的清洗、消毒。

(1)在长期使用过程中,最主要的是保持手术台的清洁。手术完成后,切断电源,对手术台外部帮进行清洗,除去血渍污物,可喷涂消毒液,忌用强腐蚀或酸性的清洁剂和消毒液,也严禁用水冲洗。在冲洗消毒地面时,应将手术台的底轮落下,将其推到干燥处,以防内面受潮。

(2)手术床的消毒,应使用含氯的表面消毒剂消毒手术床,不能使用含酸性的化合物及含酸的混合物,以免腐蚀金属表面。

(3)勿使用清洁剂和清水喷洒或冲洗底座,防止内部的电气控制系统短路损坏.零部件生锈或故障。

9.购买时尽量统一厂家,以减少使用和管理的混乱。同时配件也可通用,避免重复安置、资源浪费。

10.做好配件管理,在不使用时应有序地放置在专用器械架上,定期检查,以防遗失和损坏。

11.掌握电动手术床的正确使用方法及不同零件的用途、安装方法。

12.定期检查电动手术床的功能,由专业人员做好保养工作,确保手术需要。电动调节式手术床要按时充电,以方便术中使用。

(七)C 型臂 X 线机的安全使用

1.手术床应可让 X 线透过。

2.保持清洁,防止灰尘引起 X 线管面放电致使球管破裂。

3.保护高压电缆避免受损,禁止过度弯曲高压电缆。

4.操作人员必须经过培训后方可使用。

5.移动设备时注意控制方向,防止撞击 C 型臂使球管受损。

6.术中无菌管理:术中使用时,预先在 C 型臂两头套无菌布套,或者在手术拍摄部位加盖无菌单,照射完毕再撤除,避免污染手术无菌区域。

(八)X线的防护

1.手术室内应设有防X线的专业手术间。墙壁、天花板、门含有铅层;手术室外的辐射剂量应低于3uGy。

2.手术间门口悬挂警示标志,使用X线时应打开手术间门口的红色警示灯。

3.使用防护设备,如可移动的铅挡板、铅衣、铅围脖、铅围裙、铅短裤、铅橡皮手套等。除工作人员使用防护用具外,也应注意使用防护用具保护患者的生殖器官和甲状腺。

4.放电时室内人员尽量远离球管2m以上,距离球管0.91m的工作人员必须穿戴防护用具,避免原发射线的照射。

(九)气压止血带的安全使用

自动气压止血仪在骨科手术中应用日益广泛。自动气压止血仪不但能减少手术视野的出血,方便术者的手术操作,缩短手术时间,为患者术后的康复提供有利条件,还能减少血资源的应用,减轻患者的经济负担。

1.加强业务培训

加强手术室人员对自动气压止血仪使用的业务培训,使每一位手术室人员都了解自动气压止血仪的使用方法及保养方法。

2.在使用前检查自动气压止血仪的性能

包括气囊及橡皮管是否有漏气、自动压力仪是否完好,以及充放气效果等。在术前先将止血带充气至26.7kPa,看气囊充气是否完整,再轻轻挤压气囊,观察压力表的数值是否下降,判断有无漏气,并将止血带放置一段时间,观察压力表的数值是否下降,避免止血带因老化慢性漏气。

3.正确放置止血带位置

上肢止血带应放置于上臂中上1/3处,下肢止血带应放置于股骨中上1/3处,尽量靠近大腿根部腹股沟处,此处不但止血效果好,并且不易损伤神经。

4.选用绷带作为止血带的保护垫

绷带较软,既能保护压迫处的皮肤,又能避免止血带与压迫血管处产生空隙,影响止血效果。

5.正确选用止血带

止血带气囊长度应能缠绕肢体1周以上,而不仅仅只靠观察止血带,外布套的长度来选用止血带,止血带的宽度也是要考虑的问题,在不影响手术的前提下尽量选择宽的止血带,减轻患者的止血带疼痛。

6.正确捆绑止血带

捆绑止血带时要与肢体垂直,尽量选择肢体粗细较一致的地方捆绑,并将止血带紧紧捆绑在肢体上,外面用绑带缠绕固定,缠绕时注意手法一致,绑带应宽于止血带。

7.正确使用自动气压止血仪

止血带使用前让术者先抬高患肢5min,并用手挤压肌肉驱血,以减少静脉淤血。也可用橡皮驱血带从肢体远端向近端缠绕驱血,效果更好。如为恶性肿瘤患者或感染患者,只需抬高患肢即可;对于心功能代偿不全的患者,抬腿和驱血都要缓慢;对双腿同时手术的患者,更要谨慎,严防静脉回流量突然加大引起心力衰竭。

8.自动气压止血带充气压力及方法正确

充气压力避免过高,减轻患者痛苦和术后并发症,只要能压迫血管即可,最简单的方法就是上肢使用自动气压止血带时,根据术前测量的上肢血压,上肢压力高于收缩压 4~6kPa,即为较合适的压力。下肢使用自动气压止血带时,测量肢体周径,肢体周径≤50cm 者,以肢体周径(cm)作为个体充气(kPa)值;肢体周径>50cm 者,充气压力为 50kPa。特别注意的是充气时先充到较高的压力,然后再逐渐调整到合适的压力,避免静脉淤血,影响止血带效果。

9.严格控制自动气压止血仪使用时间

止血带使用后立即计时,巡回护士要主动向术者通报止血带时间,避免超时。如要反复使用,第 1 次间隔时间不得短于 10~15min,以后逐渐增加间隔时间。缩短止血带使用时间,减少肢体缺氧时间和酸性物质的产生,减轻患者的痛苦。

10.自动气压止血仪使用期间的观察

术中严密观察止血仪压力表的压力变化,如发现压力过高时要及时调整。并且严密观察患者生命体征的变化及患者对疼痛刺激的反应,疼痛发生时,可遵医嘱静脉注射安定镇痛合剂;如还不缓解,可静脉注射小剂量氯胺酮。用药期间注意观察心率、血压、血氧饱和度的变化。对于麻醉阻滞不全的患者,告诉麻醉医生及时地改用其他麻醉方法。

11."止血带休克"的预防

术中放止血带时,要掌握一个"慢"字,逐渐使止血仪压力降至零点,并适当加快静脉补液,以减少回心血量的突然减少引起的不良反应。

12.自动气压止血仪的保管。

手术结束后,止血带如有污迹应及时清洗、消毒,但避免高温消毒及用热水清洗,以减缓橡胶物品的老化,止血带使用一段时间后要及时更换,并有专人定期检修压力仪,以保证止血带的正常使用,上肢 135~225mmHg,下肢 175~305mmHg。

(十)显微镜的安全使用

1.使用前

(1)清洁显微镜,特别是镜头部分,可用脱脂棉蘸 95∶5 的乙醚和无水酒精混合液轻轻抹拭镜头表面,按从中央到周边的顺序反复进行,直到洁净为止。

(2)检查各关节部位,有无松动现象,以免手术中造成不必要的危险。

(3)打开电源开关,检查亮度开关是否在最小处,以免损伤灯泡。

(4)将导光纤维随横臂理顺,切勿强行牵拉和折叠,更不可夹压或缠绕于支架上,以免造成导光纤维扭曲或折断。

(5)调节脚控开关,注意切勿猛踏快踩或用力太大,以免损伤电机。

2.使用后

(1)彻底清洁镜头、支架,清洁脚踏板及电源线并悬挂于适当位置。

(2)调节亮度开关至最小处。

(3)收拢各横臂,拧紧关节旋钮,理顺导光纤维。

(4)将仪器放置到清洁干燥处,使用防尘套罩住整个仪器,锁好底座固定装置,防止振动或碰撞。

(5)建立维护与保养制度,定期由专业人员进行维护与保养,做好使用记录,发现问题及时解决。

(十一)超声刀的使用

1.手柄与刀头连接时不可用暴力,以免损坏刀头。

2.术中清洗刀头时,避免与其他器械或金属接触以免刀头断裂。

3.术后要把手柄和刀头保护套套好,轻拿轻放,以免损坏。

4.刀头禁止超声清洗。

5.应用环氧乙烷或低温等离子灭菌,禁止高温高压灭菌。

6.超声刀不可以用于输卵管的结扎。

7.超声刀的价格昂贵,手术室应有专职护士管理,并制定使用流程及操作指导书,定期进行全员培训,掌握使用及安装技术,督促医生正确使用,延长超声刀的使用寿命。

(十二)血液回收机的使用

自体血液回收机,是利用现代化医学成果和高科技手段,将患者术中出血收集起来,进行过滤、分离、清洗、净化后再回输给患者。

1.血液回收机的工作原理

血液回收机通过负压吸收装置,将创伤出血或术中出血收集到储血器,在吸引过程中与适量抗凝剂混合,经多层过滤后,再利用高速离心的血液回收罐把细胞分离出来,把废液、破碎细胞及有害成分分流到废液袋中,用生理盐水对血细胞进行清洗、净化和浓缩,最后再把纯净、浓缩的血细胞保存在血液袋中,回输给患者。

2.用物准备

血液回收机1架及其一次性使用的配套耗材1套,包括吸引管、抗凝、药袋、储血器、血液回收罐、清洗液袋、浓缩血袋.废液袋;肝素2支,生理盐水数瓶,负压吸引装置1套。

3.方法

(1)准备配套用品:先把一次性使用的配套耗材安装好,并检查各管道是否安装正确。

(2)失血的收集与抗凝:利用负压吸引使储血器形成持续负压,通过吸引头和吸血管将患者创口内血液吸入储血器中,并经多层滤网过滤。在吸血的同时,通过连在吸血管上的抗凝药滴管,抗凝药被吸入吸血管与血液混合,使血液不凝固。收集的血液和抗凝剂暂时储存在储血器内备用。抗凝药为肝素生理盐水,即生理盐水500mL加肝素20000U,抗凝药与吸血量比例为1:8。

(3)血液回收机操作要点。血液回收机采用手动操作或自动操作2种,两者可随意转换。本组均采用手动操作,先接通电源,打开电源开关,当"欢迎使用自体－x000型血液回收机"界面出现时,按手动键。

1)进血。按进血键,离心机开始运转,达5600转/min调速泵以500mL/min流量速度正向转动,收集在储血器内的原血进入回收血罐。血细胞被留在罐内,废液被分离流入废液袋。当血层探头探到血层后,进行清洗程序。

2)清洗。按清洗键,调速泵仍以500mL/min流量转动。清洗液(生理盐水)进入罐内清洗,当流出的清洗液干净(即流出液接近无色),即可进入排空程序。一般情况下,清洗液量为 1000mL。

3)排空。按排空键,离心机停,调速泵反方向转动,血液被泵入血液袋内。一般情况下,一次收血 250mL。若储血罐内仍有血液,可重复按进血、清洗、排空操作,直至储血器内血液全部清洗完为止。

4)浓缩。浓缩只有在特殊情况下才使用,即当储血器内原血全部进入血液回收罐内,血层较薄,血球压积低,无法使血层探头感知,而血液袋内存放有浓缩血细胞。可按浓缩键,使血液袋中的浓缩细胞进入血液回收罐,原来较薄的血层迅速增厚,被血层探头感知,进血停止,再进入清洗。

5)回血。回血只在特殊情况下使用,当储血器内原血全部进入血液回收罐,血细胞少,血层较薄,血袋中又无浓缩血细胞,可用回血的方式,把血液重新排到储血器中,等收集到更多的血液时,再重新进行回收处理。

4.避免医源性交叉感染

血液回收机配套物品(名称见用物准备),均采用环氧乙烷消毒灭菌,且一次性使用,在安装与连接各管道接头时,严格执行无菌操作,即可避免医源性交叉感染。因血液回收均在密闭的配套物品中进行,保持清洁即可。

第二十节　血源性疾病暴露预防和处理的原则与措施

血源性传播疾病大量增加,是医务人员职业暴露的危险性也不断增加的原因之一。据报道,在我国,血源性病原体职业暴露发生的密度护士为每人每年 3.5 次,护理工作中包括传递器械和标本的采集及废弃物处理、注射、采血、输血等凡可能接触患者血液的操作,均可造成护士经血液传播的感染性疾病。

一、血源性传播疾病的暴露危险与防护

血液、体液传播疾病的主要病原体,目前已知通过接触患者血液传播的病原体有 20 多种,所导致的血源性传播疾病多达 50 余种,危害最大的是乙型肝炎、丙型肝炎、获得性免疫缺陷综合征。

(一)血源性疾病感染的原因

(1)医务人员对职业暴露认识不足、防范意识差、相关知识缺乏、麻痹大意或者心存侥幸心理等缺乏教育培训及防护知识。

(2)工作中粗心大意,未严格遵守规范化操作程序及不正确的操作习惯。

(3)必要的防护用品和设施的缺乏。

(4)必要的免疫预防不及时。

(二)血源性传播疾病的暴露防护

(1)提高护士的安全防护意识,树立全面预防观念,防止意外受伤的策略,是医务人员艾滋

病病毒职业暴露防护工作的指导原则。医务人员接触病源物质时,应当采取以下防护措施:

医务人员进行有可能接触患者血液、体液的诊疗和护理操作时必须戴手套,操作完毕,脱去手套后立即洗手,必要时进行手消毒。

在诊疗、护理操作过程中,有可能发生血液、体液飞溅到医务人员的面部时,医务人员应当戴手套,具有防渗透性能的口罩、防护眼镜;有可能发生血液、体液大面积飞溅或者有可能污染医务人员的身体时,还应当穿戴具有防渗透性能的隔离衣或者围裙。

医务人员手部皮肤发生破损,在进行有可能接触患者血液、体液的诊疗和护理操作时必须戴双层手套。

医务人员在进行侵袭性诊疗、护理操作过程中,要保证充足的光线,并特别注意防止被针头、缝合针、刀片等锐器刺伤或者划伤。

使用后的锐器应当直接放入耐刺、防渗漏的利器盒,或者利用针头处理设备进行安全处置,也可以使用具有安全性能的注射器、输液器等医用锐器,以防刺伤。

禁止将使用后的一次性针头重新套上针头套。禁止用手直接接触使用后的针头、刀片等锐器。

(2)改革和完善教育培训体制。医疗管理部门应重视防护针对性教育,进行基础防护知识的培训,包括危险因素、传染途径、洗手方法及暴露后预防等,注重联系实际,并加强制度的制订和执行。通过预防职业暴露各种规范操作训练,纠正医务人员在工作中的不良操作习惯和行为。国内医学院校应尽快增设职业防护相关课程,使医学生在上学期间就具有正确的防护知识,为毕业后走,上临床岗位打好基础。同时加强临床护理人员的继续教育培训,可通过看录像、板报、专题讲座、发放材料等途径实现,在理论学习结束之后,及时确立考核内容、方式、方法。对所学知识进行考核,以提高学员的认知水平。

(3)正确洗手。采用非接触式的洗手设施装置。洗手时严格按照七部洗手法进行洗手。在接触患者前后,进行无菌技术操作前后,接触血液、体液和被污染的物品后均要洗手。

(4)隔离技术的正确使用。进行有可能接触患者血液的操作时应戴手套,结束操作,脱去手套后洗手,并进行手消毒;若在操作过程中,有可能发生血液飞溅,应佩戴防渗透口罩与护目镜;若飞溅面积可能较大,应当穿戴隔离衣或围裙;医务人员在手部皮肤破损下进行护理操作时,应佩戴双层手套。

(5)必要时采取免疫预防措施。接种某些病菌疫苗,并且定期测定抗体水平,确保其对致病因子的免疫力。

二、血源性疾病职业暴露的处理措施

(1)损伤后的紧急处理。立即使用流动水或肥皂液清洗被污染的皮肤;若有伤口,轻轻挤压伤口旁端,尽可能挤出伤口的血液,再用流动水清洗;禁止局部挤压伤口;冲洗后用消毒液进行消毒并包扎,伤口较深者,必要时请外科医生进行处理。被暴露的黏膜,应当反复用生理盐水冲洗干净。

(2)报告部门负责人,登记锐器伤表格,并请部门负责人签字后送交医院感染管理,报告疾控中心,共同评估刺伤情况并指导处理。如可疑 HIV 暴露,在受伤后 1h 内报告疾控中心。锐器伤后应在 4h 内完成评估和处置。

（3）实施预防措施 72h 内做 HBV、HCV、HIV 等基础水平检查。必要时采取预防用药。医务人员艾滋病病毒职业暴露防护工作指导原则，预防性用药应当在发生艾滋病病毒职业暴露后尽早开始，最好在 4h 内实施，最迟不得超过 24h；即使超过 24h，也应当实施预防性用药。如果有 HIV 传播的可能性，但尚未对暴露源进行 HIV 检测，应该实施基本用药方案，等暴露源的 HIV 检测结果明确后，如果暴露源被证实为 HIV 阴性，终止预防用药；如暴露源被证实为 HIV 阳性，则重新评估调整或修改预防用药方案。

（4）建立医务人员职业暴露报告系统。医院感染控制部门建立职业暴露报告系统，便于医务人员在接触高危传染性患者的血液、体液和排泄物后能向有关部门及时报告，并得到及时的咨询和处理。同时收集这些数据，定期进行分析发生职业暴露的原因，从而寻求有效的预防措施，以便减少医务人员的职业感染的危险性。

参考文献

[1]范本芳,等.现代综合护理实践与管理[M].西安:西安交通大学出版社,2022.

[2]侯晶岩.实用内分泌与糖尿病护理实践[M].长春:吉林科学技术出版社,2019.

[3]张薇薇.综合护理实践与技术新思维[M].北京:中国纺织出版社有限公司,2020.

[4]董桂清,等.实用常见疾病护理[M].长春:吉林科学技术出版社,2020.

[5]高晓燕.实用护理学新进展[M].西安:陕西科学技术出版社,2020.

[6]张凤英.实用护理学常规[M].昆明:云南科技出版社,2020.

[7]范光磊,等.内科常见病诊疗与护理[M].长春:吉林科学技术出版社,2020.

[8]张翠华,等.现代常见疾病护理精要[M].青岛:中国海洋大学出版社,2020.

[9]安翠莲.现代护理思维实践[M].北京:科学技术文献出版社,2020.

[10]陈文静,等.临床实用护理常规[M].北京:中国科学技术出版社,2018.

[11]张红,等.精编护理学基础与临床实践[M].长春:吉林大学出版社,2022.

[12]路凤娟,等.常见疾病临床护理实训[M].北京:科学技术文献出版社,2021.

[13]魏丽萍.实用内科护理实践[M].哈尔滨:黑龙江科学技术出版社,2020.

[14]吴小玲,等.临床护理基础及专科护理[M].长春:吉林科学技术出版社,2018.

[15]庞建霞,等.实用临床疾病护理常规[M].北京:科学技术文献出版社,2021.

[16]夏侯洪文,等.现代临床护理基础[M].北京:科学技术文献出版社,2020.

[17]孙丽博.现代临床护理精要[M].北京:中国纺织出版社有限公司,2020.

[18]张海芝,等.实用常见疾病临床护理[M].北京:科学技术文献出版社,2021.

[19]陈素清,等.现代实用护理技术[M].青岛:中国海洋大学出版社,2021.

[20]杨虹秀.呼吸内科常见病护理[M].长春:吉林科学技术出版社,2019.